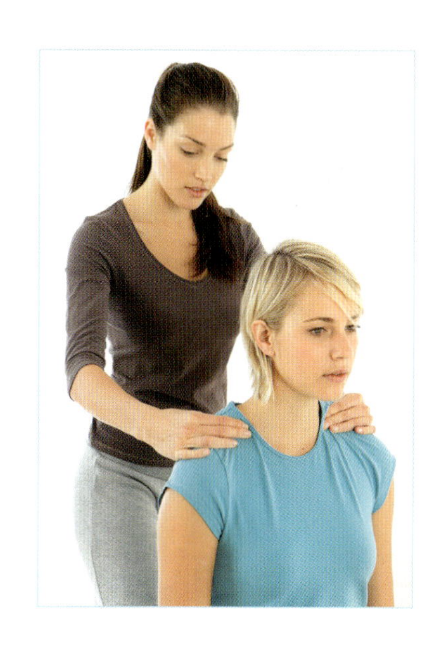

A

Bíblia da Massagem

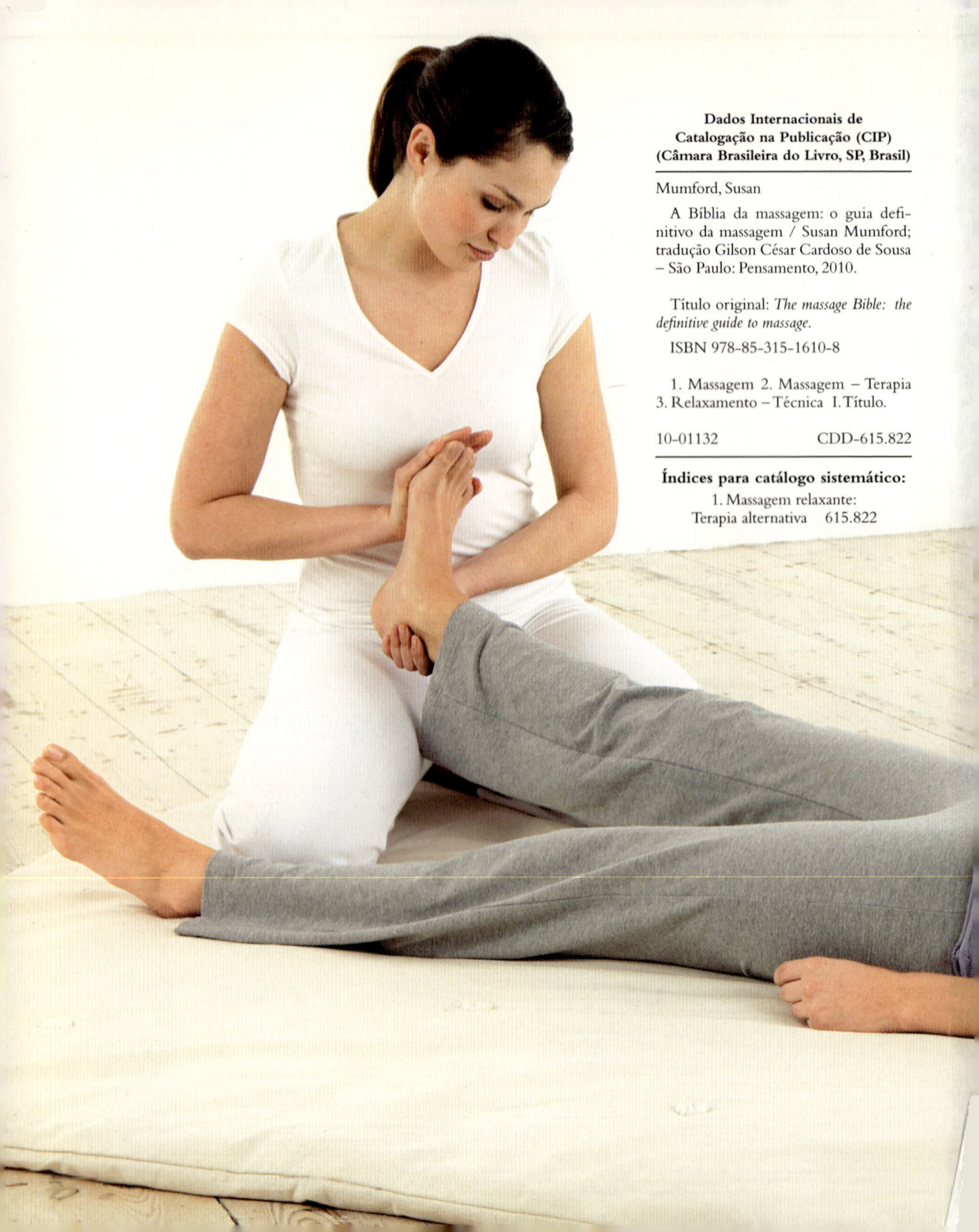

Dados Internacionais de Catalogação na Publicação (CIP)
(Câmara Brasileira do Livro, SP, Brasil)

Mumford, Susan

A Bíblia da massagem: o guia definitivo da massagem / Susan Mumford; tradução Gilson César Cardoso de Sousa – São Paulo: Pensamento, 2010.

Título original: *The massage Bible: the definitive guide to massage.*

ISBN 978-85-315-1610-8

1. Massagem 2. Massagem – Terapia 3. Relaxamento – Técnica I. Título.

10-01132 CDD-615.822

Índices para catálogo sistemático:

1. Massagem relaxante: Terapia alternativa 615.822

A Bíblia da Massagem

O guia definitivo da massagem

Susan Mumford

Tradução
Gilson César Cardoso de Sousa

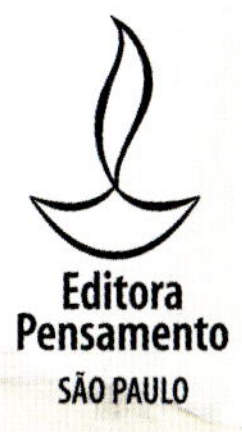

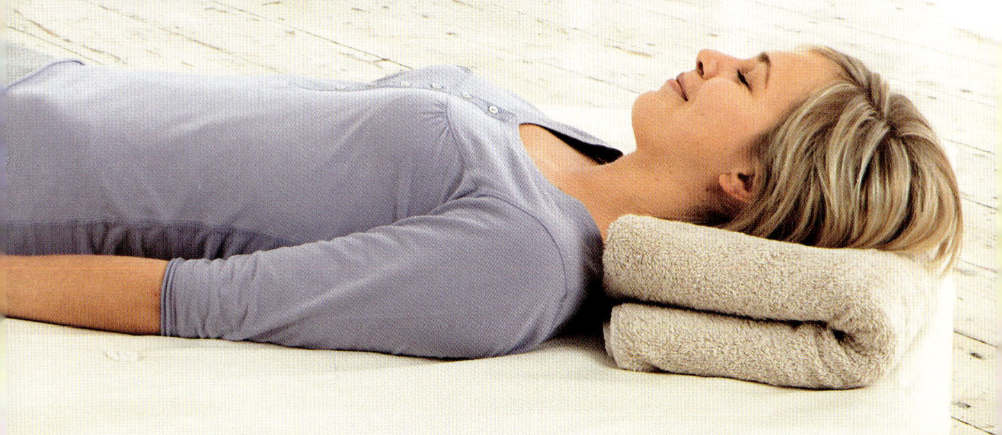

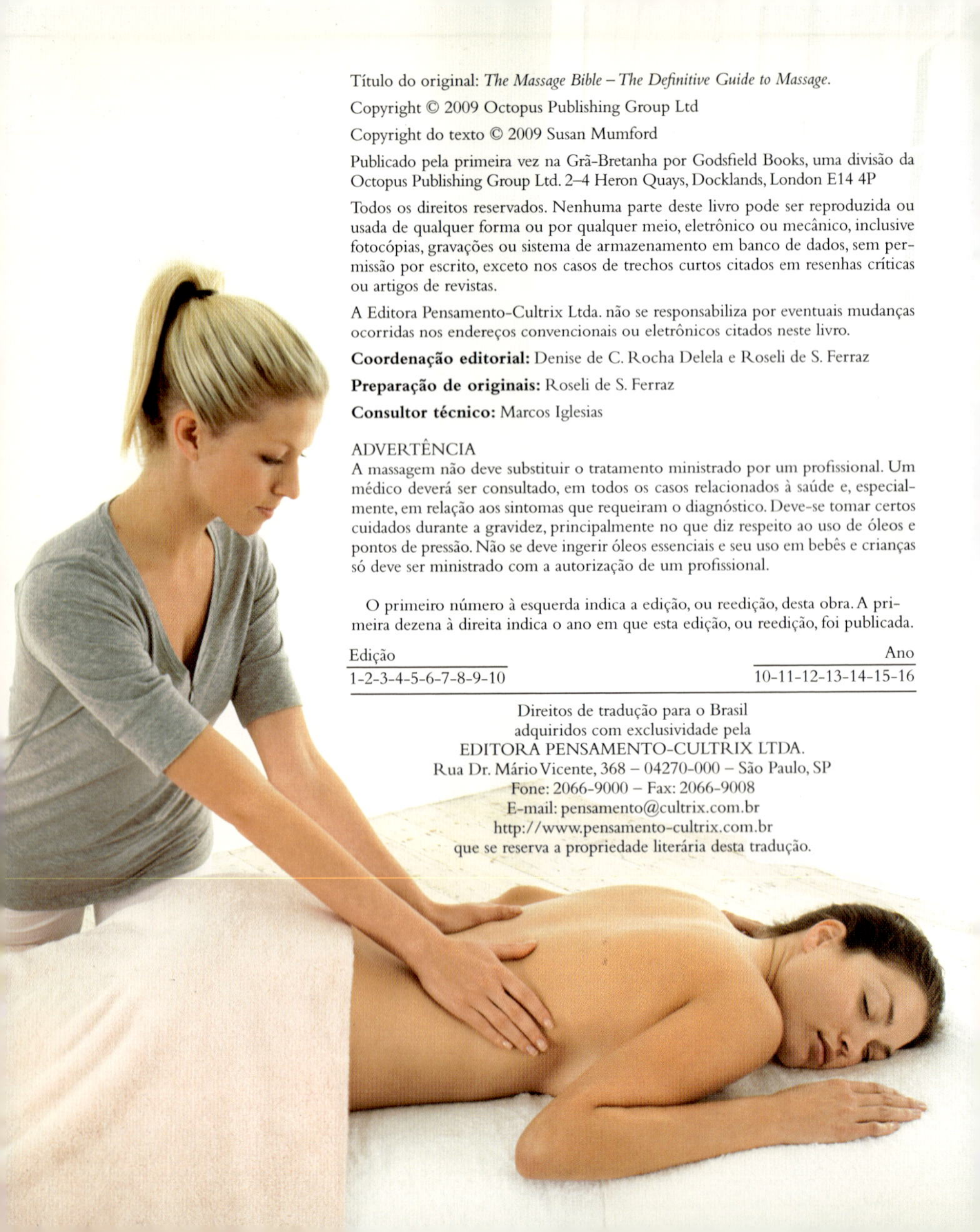

Título do original: *The Massage Bible – The Definitive Guide to Massage.*

Publicado pela primeira vez na Grã-Bretanha por Godsfield Books, uma divisão da Octopus Publishing Group Ltd. 2–4 Heron Quays, Docklands, London E14 4P

Coordenação editorial: Denise de C. Rocha Delela e Roseli de S. Ferraz

Preparação de originais: Roseli de S. Ferraz

Consultor técnico: Marcos Iglesias

ADVERTÊNCIA
A massagem não deve substituir o tratamento ministrado por um profissional. Um médico deverá ser consultado, em todos os casos relacionados à saúde e, especialmente, em relação aos sintomas que requeiram o diagnóstico. Deve-se tomar certos cuidados durante a gravidez, principalmente no que diz respeito ao uso de óleos e pontos de pressão. Não se deve ingerir óleos essenciais e seu uso em bebês e crianças só deve ser ministrado com a autorização de um profissional.

O primeiro número à esquerda indica a edição, ou reedição, desta obra. A primeira dezena à direita indica o ano em que esta edição, ou reedição, foi publicada.

Edição	Ano
1-2-3-4-5-6-7-8-9-10	10-11-12-13-14-15-16

Direitos de tradução para o Brasil
adquiridos com exclusividade pela
EDITORA PENSAMENTO-CULTRIX LTDA.
Rua Dr. Mário Vicente, 368 – 04270-000 – São Paulo, SP
Fone: 2066-9000 – Fax: 2066-9008
E-mail: pensamento@cultrix.com.br
http://www.pensamento-cultrix.com.br
que se reserva a propriedade literária desta tradução.

Sumário

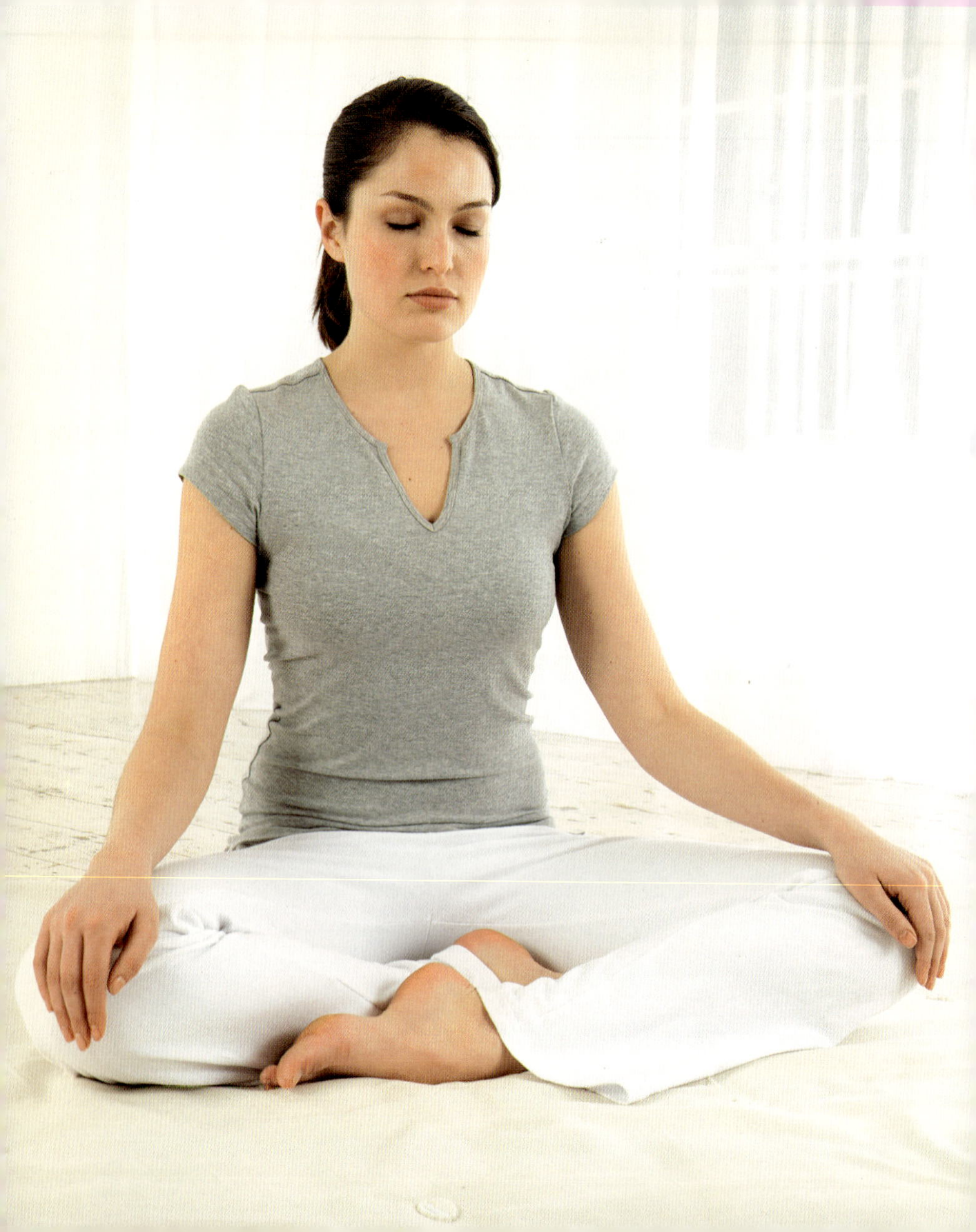

Introdução

Bem-vindo a este guia, que se revelará uma fascinante jornada pelo mundo da massagem. As técnicas de massagem evoluíram ao longo dos séculos, incorporando influências tanto do Oriente quanto do Ocidente. À medida que você for explorando aqui os diferentes aspectos da massagem – de seus começos nebulosos, ao longo de várias técnicas e estilos, até a massagem completa, passo a passo –, desejará aprofundar algumas seções para referência ou seguir o texto todo. Verá, pela leitura, que diferentes abordagens à massagem podem complementar-se e muitas vezes sobrepor-se. Os profissionais discordam frequentemente quanto à melhor abordagem, mas isso apenas mantém a arte da massagem viva e atuante.

O que é massagem?

Massagem é, basicamente, toque – e toque é algo que fazemos todos os dias. Este livro o capacitará a explorar a massagem e descobrir seu próprio talento para ela – mas, por favor, não vá direto ao capítulo das técnicas! Compreensão, preparação e prática são igualmente importantes.

As técnicas são úteis para estruturar a massagem, mas também é útil desenvolver a empatia e a qualidade do toque. Tudo se resume a encontrar o equilíbrio perfeito entre esses elementos. Depois que dominar os fundamentos e adquirir confiança, você poderá começar a adaptar sua massagem a diferentes situações e mesmo usá-la para aliviar incômodos comuns do dia a dia.

Benefícios e estilos

A compreensão básica do corpo propicia uma visão dos benefícios terapêuticos do toque. Desenvolver e aprimorar as habilidades exige disciplina e prática. Acompanhando cada capítulo, você adquirirá o conhecimento necessário do assunto e, com a prática e as informações colhidas, fará massagens relaxantes em seus amigos e familiares. Somente um profissional qualificado pode fazer massagens quando existem problemas clínicos; se você tiver qualquer dúvida, procure conselho médico.

Diversos estilos de massagem estão incluídos neste livro. Com qualquer um deles há sempre um corpo sendo tratado e duas mãos aplicando o tratamento. Por isso, as técnicas dos vários estilos foram agrupadas livremente – a diferença fundamental reside na abordagem.

Não se dominam as técnicas de uma hora para outra e o melhor é praticá-las primeiro em você mesmo. Considere o aumento de sua flexibilidade, relaxamento mental e sensibilidade um bom investimento de tempo. A preparação toda será recompensada quando o processo se transformar em interação dinâmica com seu parceiro. Se dispuser de apenas alguns minutos para a massagem, recorra às dicas rápidas em cada capítulo ou à automassagem, se estiver sozinho.

Mesmo se o tempo for curto, uma rápida fricção nos ombros fará maravilhas para aliviar a tensão e o stress.

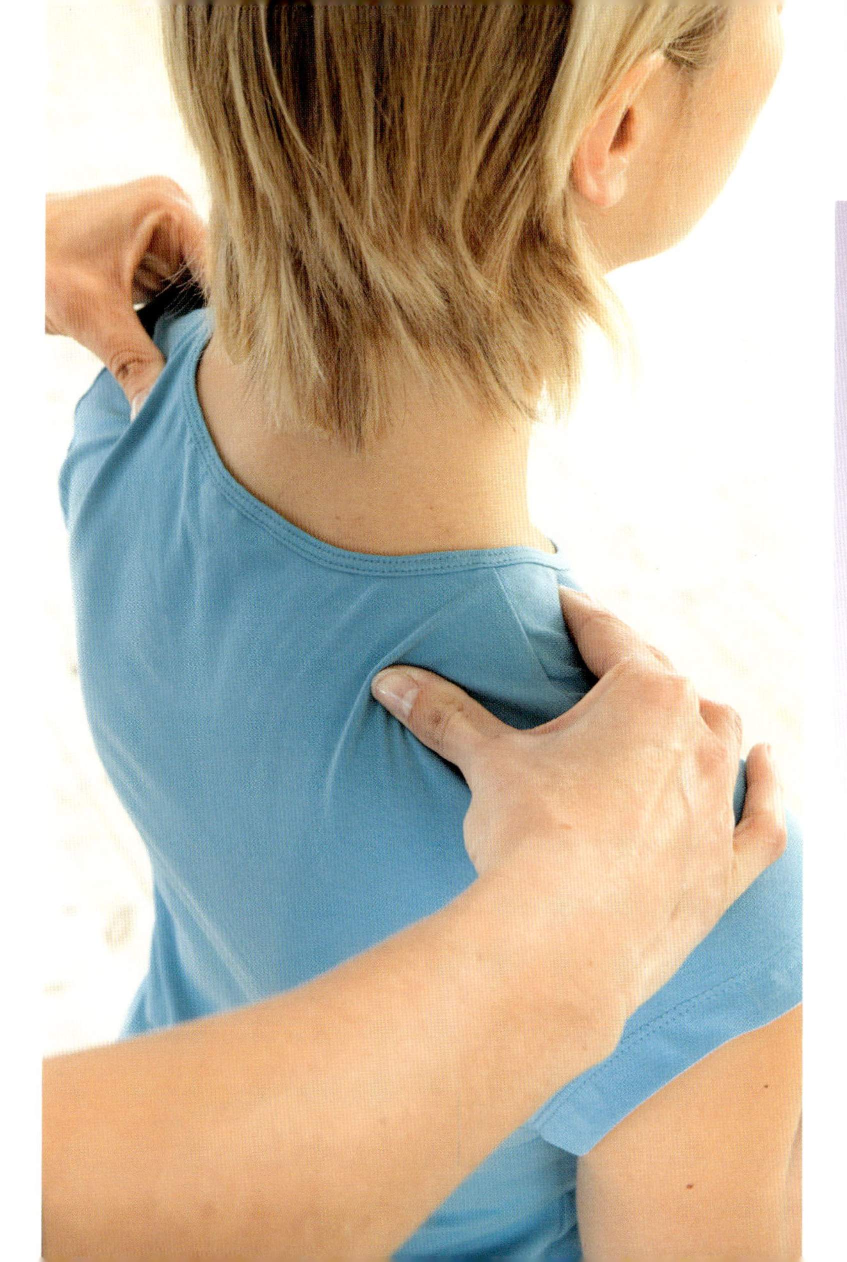

A história da massagem

As origens da massagem são intemporais. "Esfregar" quando alguma coisa incomoda é um instinto natural: alivia, suaviza e revitaliza. O toque terapêutico existe em todas as culturas, por isso é difícil dizer exatamente quando surgiu, embora diversas referências ilustrem o papel da massagem desde o passado remoto até nossos dias.

A massagem oriental

Na China, achados arqueológicos confirmam que a massagem era praticada há mais de três milênios. O *Tratado de Medicina Interna*, do Imperador Amarelo, tido como o primeiro texto médico abrangente e compilado entre 2700 e 200 a.C., prescrevia tratamentos à base de ervas, acupuntura e massagem. *Tuiná*, que significa "empurrar e pegar", evoluiu a partir da massagem popular *anmo* e é praticada ainda hoje. Com raízes na dinastia Shang (iniciada em 1700 a.C.), tornou-se conhecida por volta de 1368-1644 d.C. No Japão, uma antiga forma de massagem, *anma*, foi trazida da China por intermédio do budismo, no século VI d.C. A medicina ocidental prevaleceu no início do século XIX, mas cem anos depois surgiu o shiatsu, que goza atualmente de reconhecimento oficial no Japão.

Na Índia, textos sânscritos que datam de cerca de 1500 a.C. e formam a base da medicina ayurvédica mencionam massagens, óleos e ervas. A massagem indiana para a cabeça, ou champissage (*champi* significa "xampu"), faz parte da toalete familiar há mil anos e é usada para promover a saúde dos cabelos. Hieróglifos de tumbas egípcias, datando de cerca de 2300 a.C., mostram profissionais esfregando mãos e pés com suas mãos.

A massagem ocidental

Segundo Hipócrates, o "pai da medicina moderna" (c. 460-377 a.C.), os médicos "devem adquirir proficiência em diversas artes, mas particularmente na de friccionar". E o médico grego Asclepíades de Bitínia (c. 124-40 a.C.) recomendava massagem, dieta, exercícios e banhos. Na Grécia, a massagem era usada para problemas digestivos e sempre antes da prática de esportes. O médico romano Celso (c. 25 a.C.-57 d.C.) enumerou as fricções detalhadamente, recomendando a massagem para o alívio de dores de cabeça; e Galeno (c. 130-201 d.C.) escreveu que "as fibras mus-

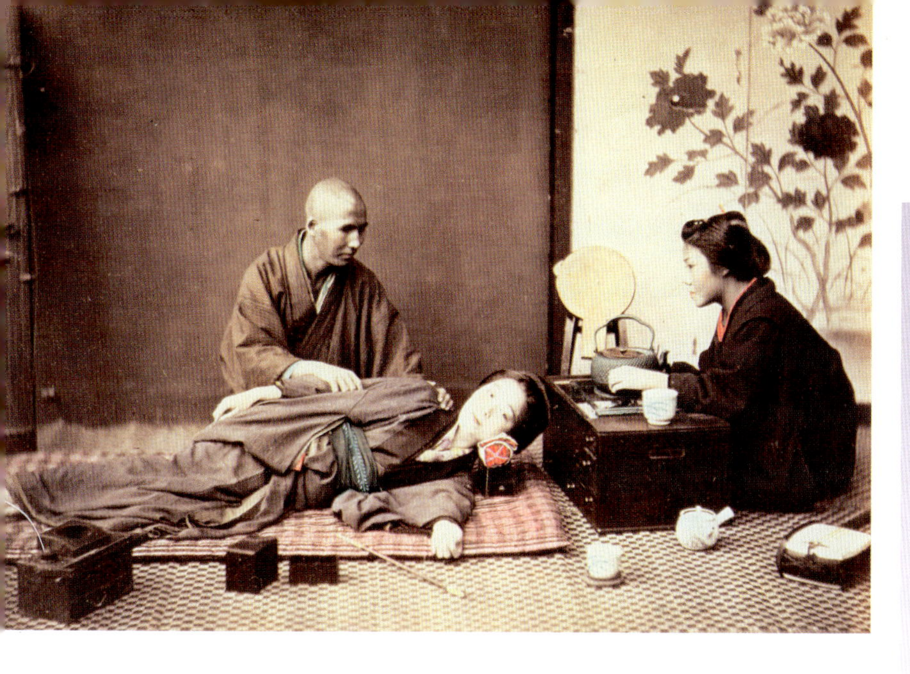

Essa gravura em albumina do século XIX mostra um profissional atendendo uma paciente, no Japão.

culares devem ser estiradas em todas as direções". Plínio, o Velho (23-79 d.C.) foi curado por um médico massagista e Júlio César (100-44 a.C.) recebia massagens para a neuralgia. O médico persa Avicena (980-1037), influenciado por Galeno, escreveu sobre a massagem e descreveu vários métodos de fricção.

Depois, a massagem passou a ser considerada ineficaz e as referências médicas rarearam até o século XV. Em 1813, Per Henrik Ling criou o sistema de movimento sueco, embora a terminologia sueca da massagem só fosse introduzida mais tarde pelo holandês Johann Mezger. Durante a Primeira Guerra Mundial, soldados feridos eram tratados com massagem; e o movimento em prol do corpo, na Califórnia dos anos 60, combinava massagem com evolução pessoal.

Toda cultura tem suas próprias tradições, com a massagem transitando entre prazer, ritos folclóricos e terapia profissional. Hoje ela adquiriu direito próprio, embora forme tradicionalmente parte do todo terapêutico.

A finalidade da massagem

Por que fazemos massagem e por que ela é tão popular? Só porque é tão gostosa? Certamente é gostosa e toda uma indústria da saúde prosperou com base nela. Mas diríamos antes que a finalidade da massagem é beneficiar as duas partes envolvidas – em diferentes níveis.

Alívio do stress

Para fins de saúde e bem-estar, a massagem estimula a circulação do sangue, aumenta o fornecimento de oxigênio aos tecidos e baixa a pressão sanguínea; relaxa os músculos e melhora a flexibilidade das articulações. Também estimula o sistema nervoso, diminuindo ou aguçando a atenção. O relaxamento alivia os efeitos do stress, que no pior dos casos pode causar inúmeros problemas de saúde. Assim, a massagem deve ser usada para prevenir doenças. A estimulação de certos pontos de pressão incrementa a vitalidade dos órgãos internos e pode aliviar os sintomas dos males mais comuns. Quando o corpo se sente bem, a mente se descontrai – e "desligar-nos" é algo que raramente conseguimos fazer. A massagem pode produzir efeitos notáveis, anulando as pressões da vida diária.

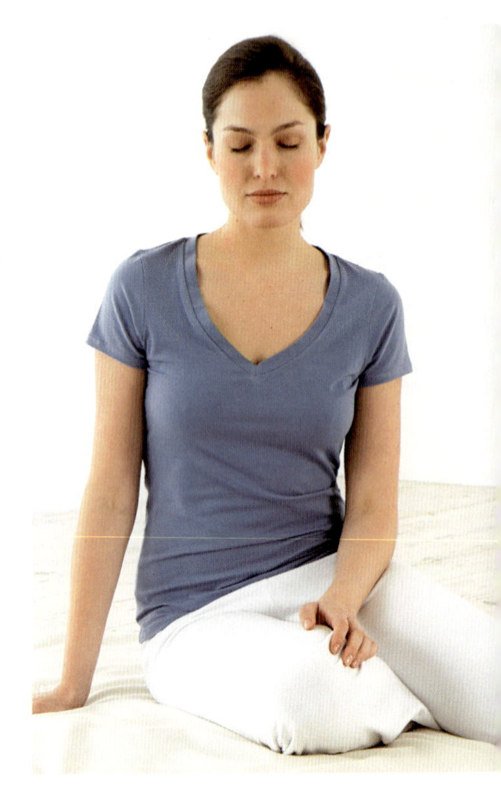

O poder terapêutico do toque

A massagem pode também ser uma cura meditativa e psicológica: às pessoas que tiveram alguma experiência negativa, ela dá a oportunidade de um toque positivo. É também uma forma aceitável de toque para os tímidos e reservados. Graças a ela a pessoa se liga a um parceiro e, de modo maravilhoso, a um recém-nascido. É uma maneira de compartilhar e de se comunicar em nível profundo. A massagem constitui também um recurso muito criativo e divertido para cuidar dos outros e gerar confiança.

A massagem, sendo um poderoso tônico físico e emocional, ajuda a melhorar nossa aparência. Seus benefícios físicos incluem o relaxamento da tensão dos músculos, que pode afetar nossa postura e a expressão facial; e a aceleração da circulação sanguínea, que realça a cor e a vitalidade da nossa pele. O relaxamento e o bem-estar interior se projetam exteriormente, no porte e na maneira como sorrimos.

A massagem ideal inclui o corpo e a mente, gerando um profundo estado de calma e bem-estar.

CONTRAINDICAÇÕES

Você só deve fazer massagem quando se sentir animado e à vontade, e quando seu parceiro gozar de boa saúde.
Os seguintes fatores físicos, ou contraindicações, podem tornar desaconselhável o uso da massagem. Em caso de dúvida, consulte sempre seu médico.

Não massageie caso seu parceiro apresente:

- infecção
- febre
- problemas cardíacos
- pressão alta
- câncer não tratado

Não friccione:

- veias varicosas
- inchaços ou caroços não diagnosticados
- problemas de pele
- cortes
- erupções epidérmicas

Tome cuidado nos casos de:

- asma (os remédios devem estar sempre à mão)
- gravidez (a pressão deve ser bem leve; evite o abdome durante os primeiros quatro meses)

Não massageie se você:

- estiver cansado
- apresentar alguma infecção
- não estiver seguro do que está fazendo

ANATOMIA

Um conhecimento básico de anatomia dá suporte à massagem. O corpo funciona como um todo, sempre trabalhando para manter o equilíbrio interno, processo conhecido como homeostase. É impossível manipular uma parte sem afetar o todo.

Ossos e articulações

A estrutura interna do corpo é o esqueleto, que lhe dá forma. Compreende o esqueleto axial (crânio, costelas e coluna vertebral) e o esqueleto apendicular (que consiste na cintura escapular, nos ombros e na cintura pélvica, na bacia).

Os ossos são constituídos de tecido vivo, capaz de regenerar-se. Em cada extremidade do osso existe uma bainha de cartilagem protetora e, no interior, a medula que produz células. O osso é suprido de sangue por meio do tecido fibroso que o cobre. Os ossos protegem nossos órgãos vitais e, em conjunção com os músculos, permitem o movimento do corpo.

OS OSSOS DO CORPO

Há 206 ossos no corpo, que podem ser longos, curtos, achatados, irregulares ou sesamoides (dentro do tendão). A coluna vertebral, por exemplo, é constituída por 33 vértebras:

- **sete cervicais**
- **doze torácicas**
- **cinco lombares**
- **cinco sacrais**
- **quatro coccígeas**

As articulações são pontos de contato entre dois ossos; graças a elas, somos flexíveis. Os tendões e ligamentos, presos à cápsula articular (ombro ou quadril) ou diretamente aos ossos (joelho e cotovelo), permitem o movimento, mas sem soltá-los. A cartilagem entre os ossos, bem como as bolsas de líquido sinovial, atuam como almofadas que evitam o atrito.

A junta articulada do ombro

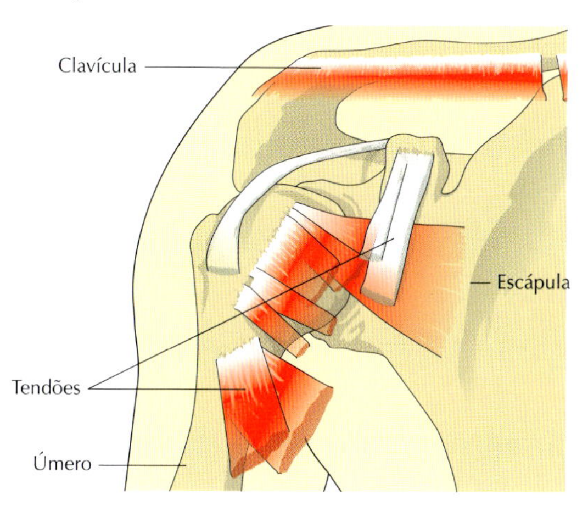

A articulação em dobradiça do joelho

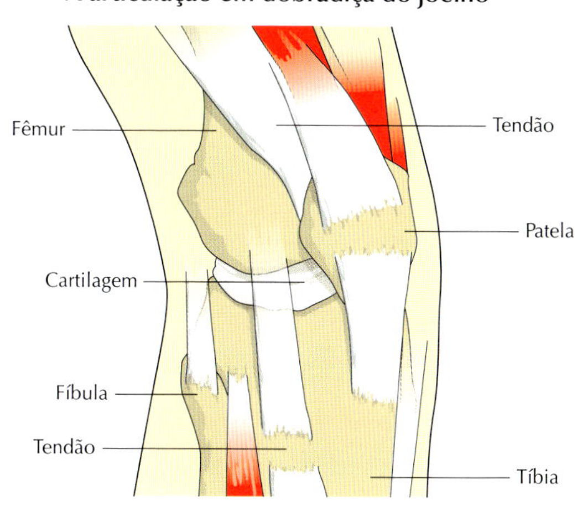

Músculos

Os músculos esqueléticos dão forma ao corpo e propiciam o movimento. Cada músculo é constituído por feixes de fibras encerradas numa capa protetora. Quando o músculo se contrai em resposta a um sinal do cérebro, as fibras deslizam umas sobre as outras, encurtando o músculo.

O músculo se prende ao esqueleto por meio de tendões localizados em cada extremidade, o que ajuda a flexionar e distender a articulação. O ponto onde o músculo se prende é chamado de origem, que é o osso não movido por ele; a inserção é o osso que ele move. Os músculos trabalham aos pares ou em grupos, alternadamente se distendendo e contraindo para produzir o movimento. Os músculos esqueléticos estão sob nosso controle consciente e são chamados de voluntários. Os músculos involuntários ou lisos, que não podemos controlar conscientemente, incluem o coração e os diversos órgãos digestivos.

Para funcionar bem, os músculos exigem grandes quantidades de nutrientes. O sangue lhes fornece glicose e oxigênio, removendo depois os resíduos gerados pelo esforço, sob a forma de ácido lático e ureia. Quando os músculos não se distendem o bastante após o esforço, os resíduos podem permanecer neles, retardando a circulação e a absorção dos nutrientes. Isso por sua vez gera endurecimento e aumenta o tônus, o que com o tempo pode resultar na formação de tecido fibroso – comumente chamado de "nó" – de consistência rígida, responsável pela limitação do movimento.

MASSAGEM E MÚSCULOS

A massagem estimula os músculos ativando os processos normais do corpo. Resíduos como o ácido lático são eliminados das fibras musculares, permitindo que os músculos se movimentem mais firmemente. Além dos benefícios do relaxamento mental, a massagem faz o tônus muscular voltar ao nível ideal.

Guia dos músculos superficiais

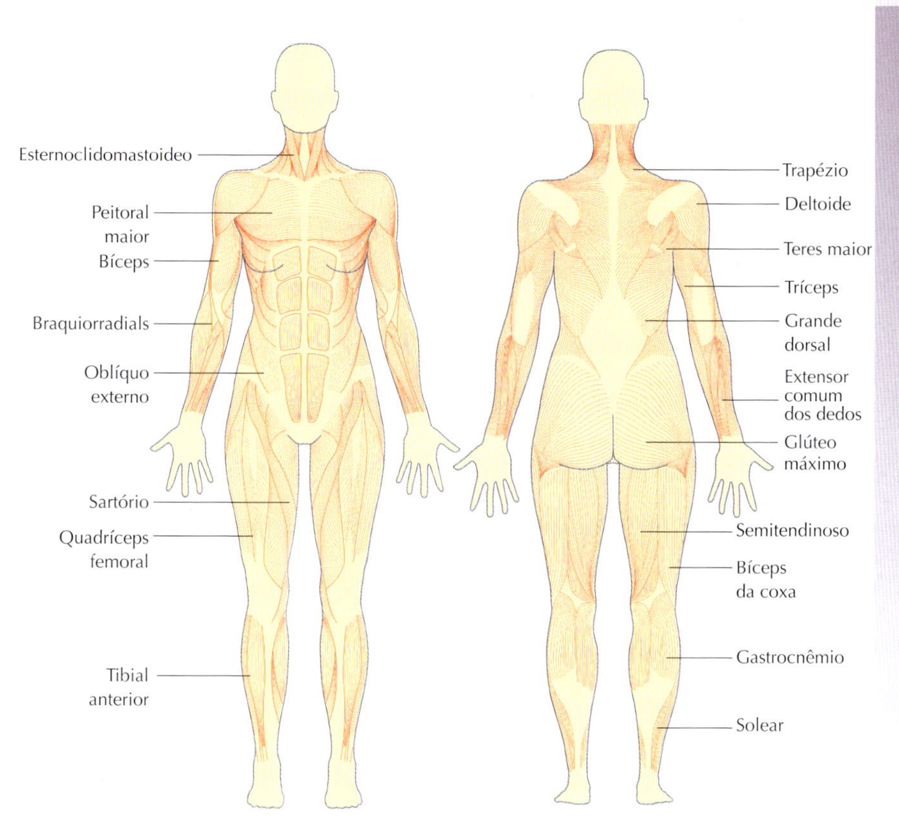

Os músculos superficiais, conforme o próprio nome indica, localizam-se junto à superfície. Estão sob nosso controle consciente, distendendo-se e contraindo-se para produzir movimento.

O sistema nervoso

O sistema nervoso é o nosso sistema de comunicação, dentro do corpo e para o ambiente exterior. Graças a ele, sobretudo, interagimos com o mundo por meio de estímulos que determinam nosso curso de ação mais adequado.

O sistema nervoso central é constituído pelo cérebro e pela medula espinhal. Todos os estímulos devem passar por ele. Nervos se irradiam aos pares ao longo da coluna vertebral, suprindo tanto os membros quanto os órgãos. Esses nervos formam o sistema nervoso periférico. Os nervos espinais suprem o corpo; os nervos cranianos suprem a cabeça. Os estímulos passam através do corpo por meio de receptores sensoriais localizados na pele, tecidos e músculos. A informação chega ao cérebro, percorrendo os nervos sensoriais, ao longo da medula espinhal, enquanto os impulsos do cérebro retornam pelos nervos motores, permitindo que tomemos a atitude mais adequada no momento.

O sistema nervoso autônomo é um sistema completo em si mesmo. Está associado aos processos internos do corpo e se subdivide em dois ramos: o sistema nervoso simpático, que provoca respostas acelerando os batimentos cardíacos e a respiração, e o sistema nervoso parassimpático, que desacelera o corpo para que atuem os processos restauradores como a digestão e o repouso. O corpo trabalha continuamente para manter um equilíbrio saudável entre esses dois sistemas.

MASSAGEM E SISTEMA NERVOSO

A massagem estimula o sistema nervoso central por meio dos nervos periféricos da pele. Isso, por sua vez, ativa o sistema nervoso autônomo. Havendo superestimulação de um sistema, os efeitos terapêuticos da massagem ajudam a restaurar o equilíbrio interno, permitindo ao corpo descansar e aos processos regenerativos entrar em ação.

Guia do sistema nervoso

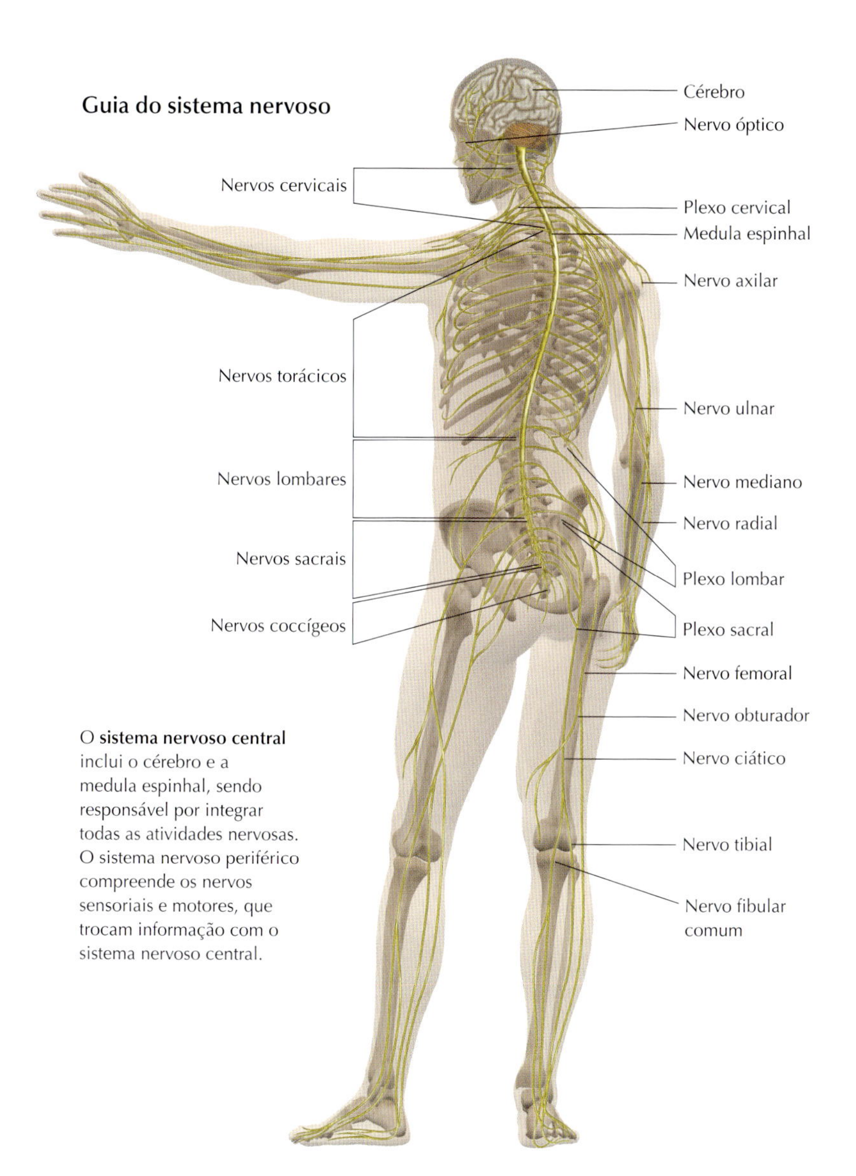

O **sistema nervoso central** inclui o cérebro e a medula espinhal, sendo responsável por integrar todas as atividades nervosas. O sistema nervoso periférico compreende os nervos sensoriais e motores, que trocam informação com o sistema nervoso central.

O sistema circulatório

O sangue é o meio de transporte do corpo. Ele fornece nutrientes aos músculos e órgãos, levando para fora os resíduos metabólicos. O coração é seu maior órgão; músculo que é, funciona como uma bomba a fim de impelir o sangue para todas as partes do corpo. Tem quatro câmaras: dois átrios superiores e dois ventrículos inferiores.

O sangue nutrido de oxigênio é bombeado para fora do coração no ventrículo esquerdo e vai suprir o corpo por meio de uma rede de artérias e pequenos capilares, que levam os nutrientes aos tecidos. O sangue desoxigenado, contendo dióxido de carbono, é então conduzido de volta ao coração pelos capilares e veias. As veias da perna contêm válvulas que incrementam o fluxo de sangue. Ao penetrar no átrio direito, o sangue é impelido para o ventrículo direito e daí para os pulmões, onde é novamente oxigenado. A seguir, volta ao coração pelo átrio esquerdo e recomeça a jornada.

FATOS SOBRE O SANGUE

- O sangue circula pelo corpo 28 vezes por dia.
- É constituído de células vermelhas, brancas e plaquetas, mais plasma (nutrientes e água).
- Há cerca de cinco milhões de células vermelhas por milímetro de sangue.
- As células vermelhas transportam oxigênio.
- As células brancas combatem as doenças.
- As plaquetas coagulam o sangue.

MASSAGEM E CIRCULAÇÃO

A massagem estimula a circulação do sangue. Os resíduos são transportados dos músculos pelos capilares e veias, facilitando a entrada de nutrientes para os músculos e órgãos por meio das artérias e capilares. Os efeitos suavizantes da massagem também podem ter efeitos benéficos para o ritmo cardíaco.

Os grandes vasos sanguíneos

O **coração** funciona como uma bomba para o sistema circulatório, enviando sangue oxigenado (mostrado em vermelho) aos músculos e órgãos. O sangue desoxigenado (mostrado em azul) volta depois para o coração.

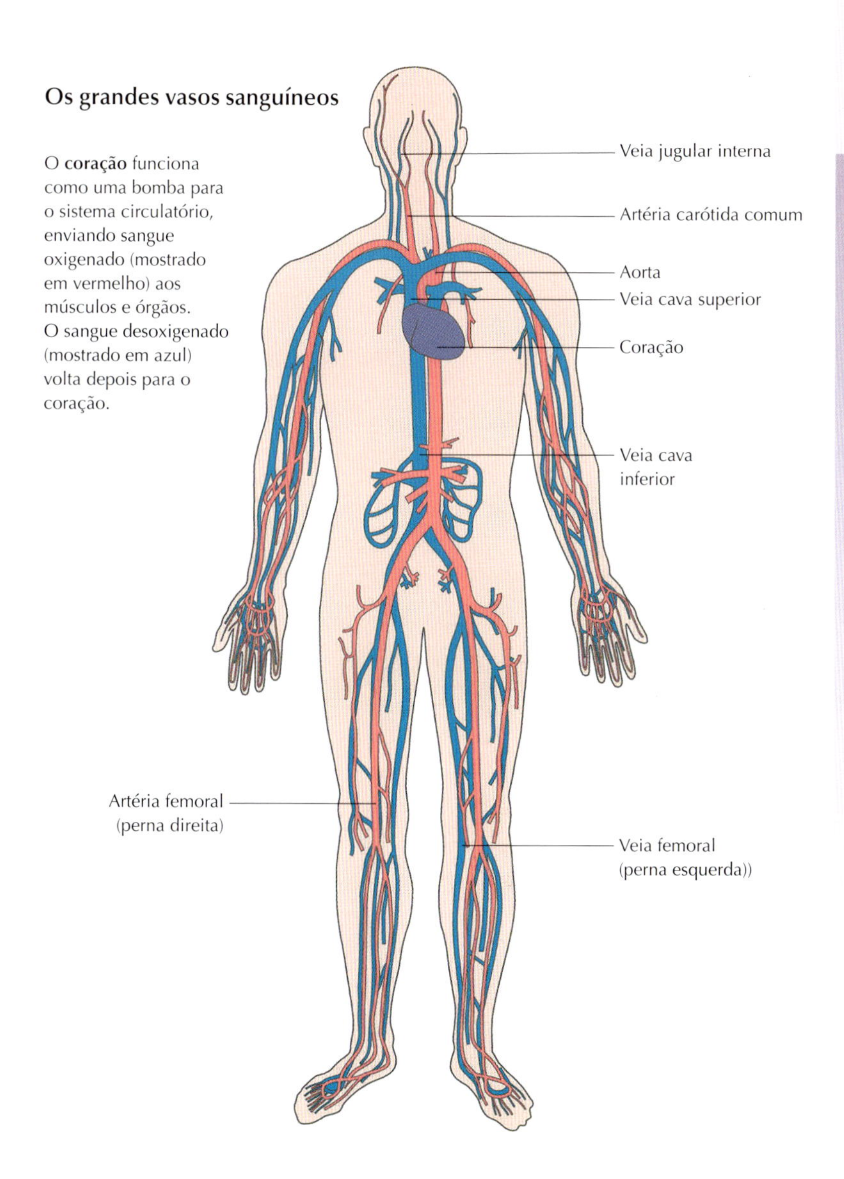

O sistema linfático

O sistema linfático, originado do sistema vascular (vasos sanguíneos), é um meio de transporte que drena os tecidos e células, levando resíduos de volta ao coração por meio dos dutos linfático torácico e direito. Possui seu próprio sistema de vasos: os vasos superficiais drenam as fáscias, os vasos profundos drenam os órgãos.

A linfa é um líquido transparente constituído de plasma, gorduras não transportadas pelas veias, proteínas, células malignas e resíduos celulares. Uma vez coletada, pequenas válvulas se abrem e fecham a fim de transportá-la. Embora não exista nenhuma bomba muscular central, a atividade do esqueleto e a respiração profunda incrementam o fluxo da linfa. A rede de vasos inicialmente conduz a linfa para os nódulos linfáticos mais próximos, onde é filtrada. Os nódulos linfáticos se aglomeram em diversos pontos do corpo como axilas, pescoço e virilhas, quase sempre perto de veias. Aqui, os resíduos são processados e às vezes armazenados; bactérias e células indesejáveis são destruídas pelas células do sistema imunológico, chamadas macrófagos; e anticorpos são produzidos pelas células brancas do sangue, os linfócitos. A linfa filtrada volta em seguida ao coração.

MASSAGEM E SISTEMA LINFÁTICO

A massagem incita a remoção dos detritos metabólicos. O sistema linfático é um dos veículos que transportam esses detritos e, assim, ajuda a manter o corpo saudável. O excesso de fluido ou os produtos dos ferimentos são filtrados nos vasos e nódulos linfáticos, de sorte que o corpo se reconstitui e se recupera mais rapidamente dos traumas.

O sistema linfático

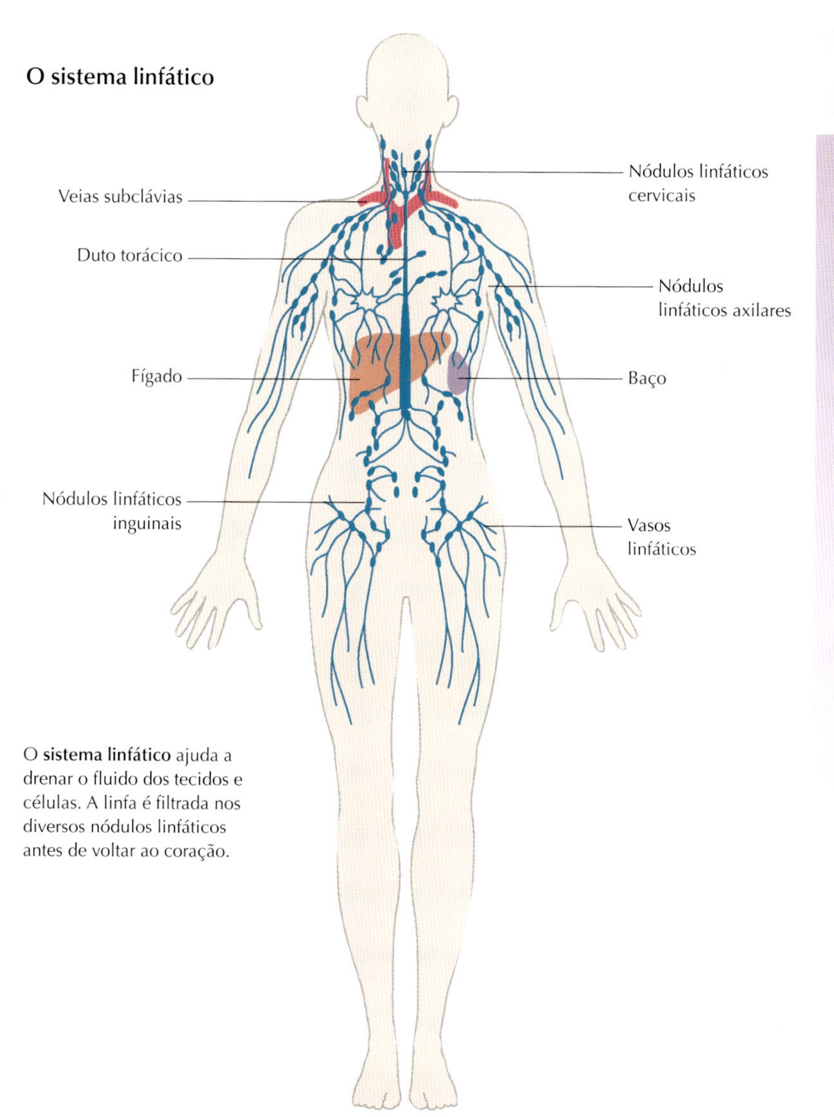

O **sistema linfático** ajuda a drenar o fluido dos tecidos e células. A linfa é filtrada nos diversos nódulos linfáticos antes de voltar ao coração.

Os órgãos principais do corpo

Os órgãos principais do corpo são feitos de músculos lisos, protegidos pelas costelas e irrigados de sangue por meio do sistema circulatório e dos nervos que se ramificam a partir da medula espinhal. Seu funcionamento não depende do nosso controle consciente: são governados pelo sistema nervoso autônomo (p. 18).

OS ÓRGÃOS

ÓRGÃO	FUNÇÃO	LOCALIZAÇÃO
Coração	Bombeia o sangue pelo corpo	À esquerda na cavidade torácica, entre os dois lobos do pulmão esquerdo
Pulmões	Oxigena o sangue e expele o dióxido de carbono	Na cavidade torácica, protegidos pelas costelas
Fígado	Fragmenta os nutrientes e limpa o sangue	Na cavidade abdominal, acima da saliência direita do diafragma, protegido pelas costelas direitas inferiores
Estômago	Armazena e dissolve o alimento	Na cavidade abdominal, acima da saliência esquerda do diafragma, protegido pelas costelas esquerdas inferiores
Rins	Mantêm o equilíbrio dos fluidos e excretam resíduos	Atrás da cavidade abdominal
Intestino grosso	Absorve água, vitaminas e sais minerais; elimina resíduos	Rodeia a cavidade abdominal, à volta do intestino delgado
Intestino delgado	Fragmenta o alimento parcialmente digerido e absorve nutrientes	Liga o estômago ao intestino grosso

Guia dos órgãos principais do corpo

Os **órgãos principais** do tórax são protegidos pela caixa torácica e governados pelo sistema nervoso autônomo.

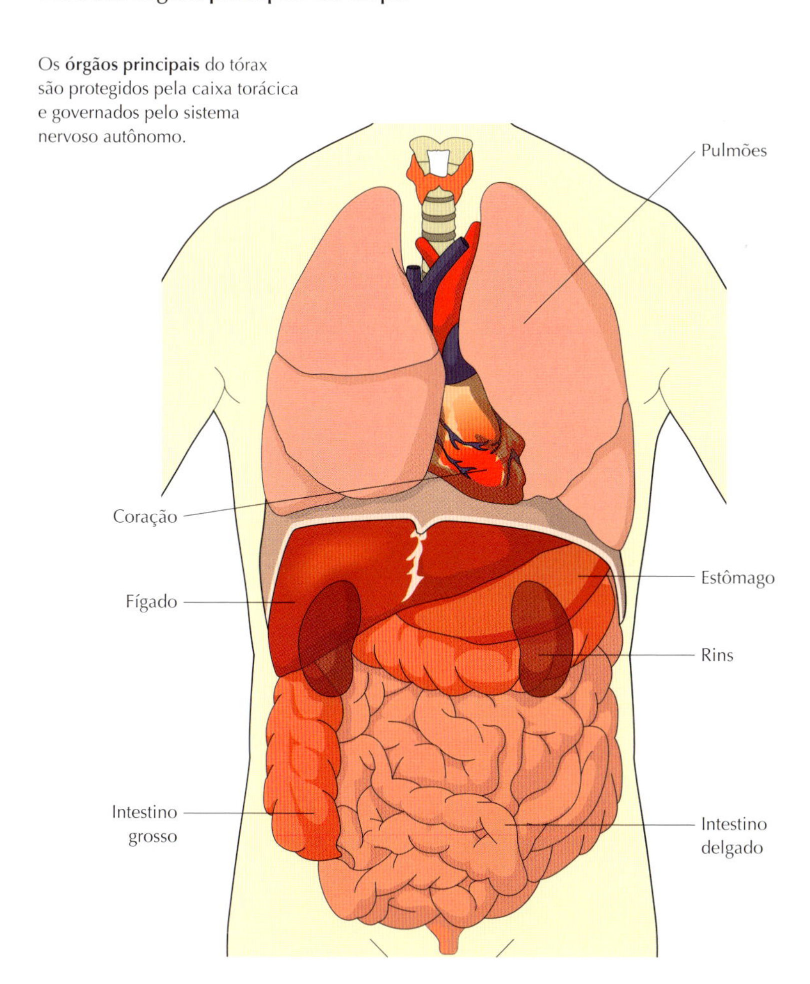

A pele

A pele é o maior órgão do corpo e funciona como o ponto de contato entre nós e o mundo exterior. Como órgão de excreção, elimina o suor e também regula a temperatura corporal. Receptores sensoriais nos fornecem informação imediata sobre o ambiente circundante.

A pele é constituída de duas camadas principais: na base, a derme (sob a qual se estende uma camada de tecido subcutâneo encarregado de fornecer nutrientes), que é fibrosa e suprida de vasos sanguíneos e linfáticos, nervos, folículos capilares, glândulas sudoríparas e sebáceas; acima, a epiderme, que por sua vez possui cinco camadas. A divisão celular ocorre continuamente no nível básico e as células são levadas pouco a pouco para a camada externa da pele, ou córnea. Quando as células da pele chegam à superfície, começam a morrer, de modo que ali essas células mortas permanecem, contendo queratina, uma substância fibrosa que torna a pele espessa. A pele nos protege de bactérias, microrganismos e influências prejudiciais. Vários receptores se comunicam com o sistema nervoso central e são muito sensíveis ao toque, à pressão, à dor e às mudanças de temperatura.

MASSAGEM E PELE

A massagem melhora a pele aumentando o suprimento local de sangue, o que ajuda a mantê-la saudável e elástica. A aplicação de óleos nutritivos e a fricção da massagem também ajudam a eliminar as células mortas da superfície e a umedecer a pele no nível mais profundo.

A pele

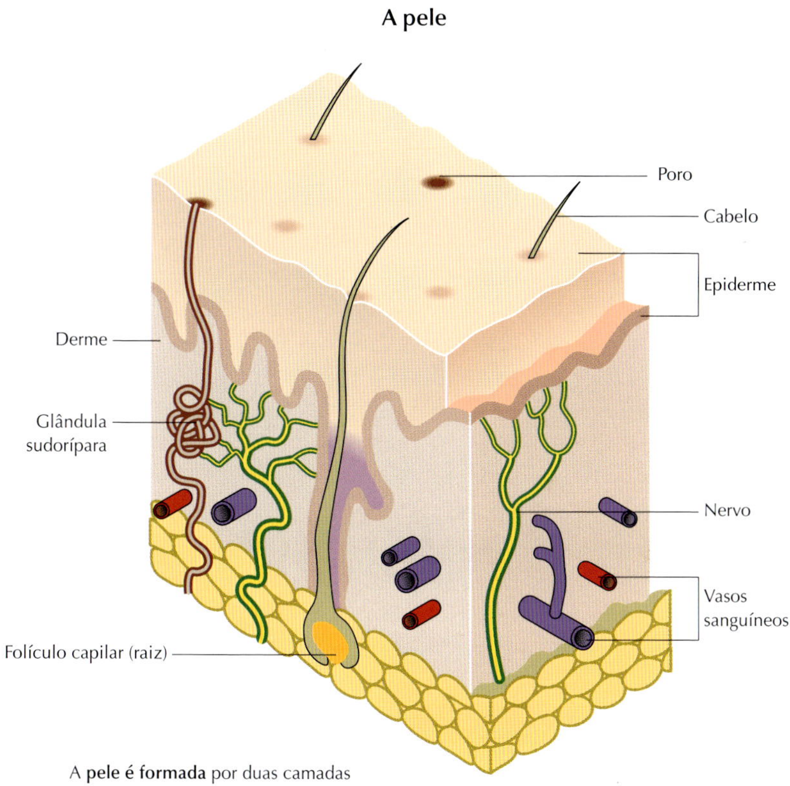

A **pele é formada** por duas camadas principais, a epiderme (por cima) e a derme (por baixo). Rica em terminais nervosos sensoriais, a pele processa constantemente informação sobre o ambiente circundante.

PREPARANDO O AMBIENTE

Quando você aplica massagem, é importante considerar o ambiente, que deve ser tranquilo e acolhedor. Prepará-lo ajuda a concentrar a mente tanto na pessoa que recebe o tratamento quando no motivo da massagem.

O equipamento

Você precisará de uma mesa de massagem ou de espaço suficiente no piso; lâmpadas de luminosidade controlável; um recinto aquecido (o corpo se esfria rapidamente); paz e silêncio, sem interrupções; e, possivelmente, música de fundo. Uma fricção de ombros de 5 minutos exige menos espaço que uma massagem no corpo todo e pode ser feita praticamente em qualquer lugar; mas, ainda assim, merece atenção.

Comece criando um ambiente agradável, que deixe vocês dois bastante à vontade. Velas ou óleos aromáticos num difusor (pp. 32-3) podem requintar o ambiente para amigos e familiares; contudo, para os não íntimos, uma atmosfera despojada e sóbria é mais conveniente.

É importante não haver pressa. Certifique-se de que você e seu parceiro reservaram tempo suficiente não só para a massagem, mas também para o antes e o depois. Combinar o prazo com antecedência significa que ambos ficarão tranquilos, com esse prazo todo para vocês.

Dar e receber

Aplicar massagem é algo realmente especial: você investe tempo e energia em benefício de outrem, sem pedir nada em troca. Nesse período, você focaliza sua atenção inteiramente naquilo que está fazendo – o que às vezes significa comunicar-se sem palavras. Sem dúvida, você precisa atender às suas próprias exigências em termos de energia, postura, bem-estar, habilidades e recursos; mas sua atenção deve voltar-se, primariamente, para a tarefa

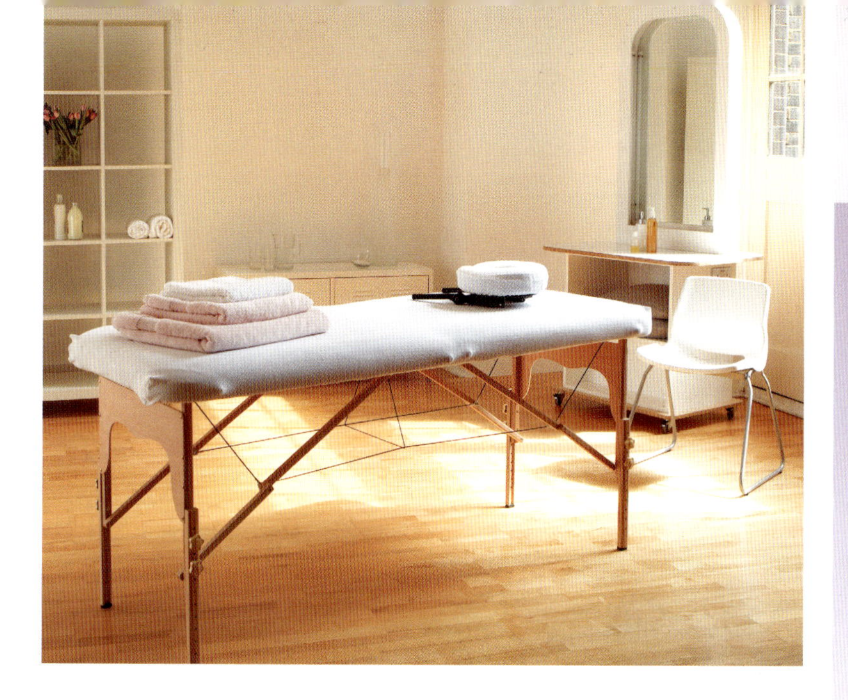

de atender ao parceiro, ouvindo-lhe as necessidades e respostas. Conforme a reação dele aos toques, você ajustará suas técnicas para que a massagem seja uma experiência fluida e dinâmica.

Entretanto, nada acontecerá se seu parceiro não quiser que nada aconteça! Ele deve ser incentivado a permitir que você lhe descontraia os músculos tensos, em vez de se apegar à tensão. Seu papel consistirá em concentrar-se no corpo e no andamento da massagem enquanto você faz algo por ele, sem nenhuma obrigação de retribuir – o que não é tão fácil quanto parece. Peça ao parceiro que vá lhe dando informações, durante e após a massagem, de uma maneira construtiva, não crítica; pois, convém lembrar, essa é uma experiência de aprendizado para os dois. Quando ambos os participantes se fixam no processo em curso, a mágica do dar e receber pode ser plenamente apreciada.

O ambiente da massagem deve ser limpo e discreto, mas convidativo. Tenha tudo à mão antes de começar.

Roupas e equipamentos

Quando você se preparar para a massagem, tenha à mão tudo aquilo de que for precisar e assegure-se de que a mesa de massagem esteja ajustada à sua altura. Assim, poderá se concentrar inteiramente no trabalho.

LISTA PARA A PREPARAÇÃO

Para a massagem, você precisará de:

- Uma mesa de massagem ou tapete macio no piso (poderá acrescentar almofadas, se necessário)
- Um lençol ou pano para cobrir a superfície de massagem
- Pelo menos uma toalha felpuda e outra, menor, para cobrir o peito
- Óleos (pp. 32-3) ao alcance da mão
- Suportes para a cabeça, joelhos e tornozelos
- Um copo de água para ambos
- Lenços de papel
- Música (opcional)
- Velas ou óleos aromáticos num difusor (opcional)

Não se esqueça de:

- Remover todas as joias antes de começar (de ambos)
- Prender os cabelos quando forem compridos
- Certificar-se de que suas unhas estão aparadas
- Checar todas as contraindicações (p. 13)
- Averiguar se o recinto está convenientemente aquecido

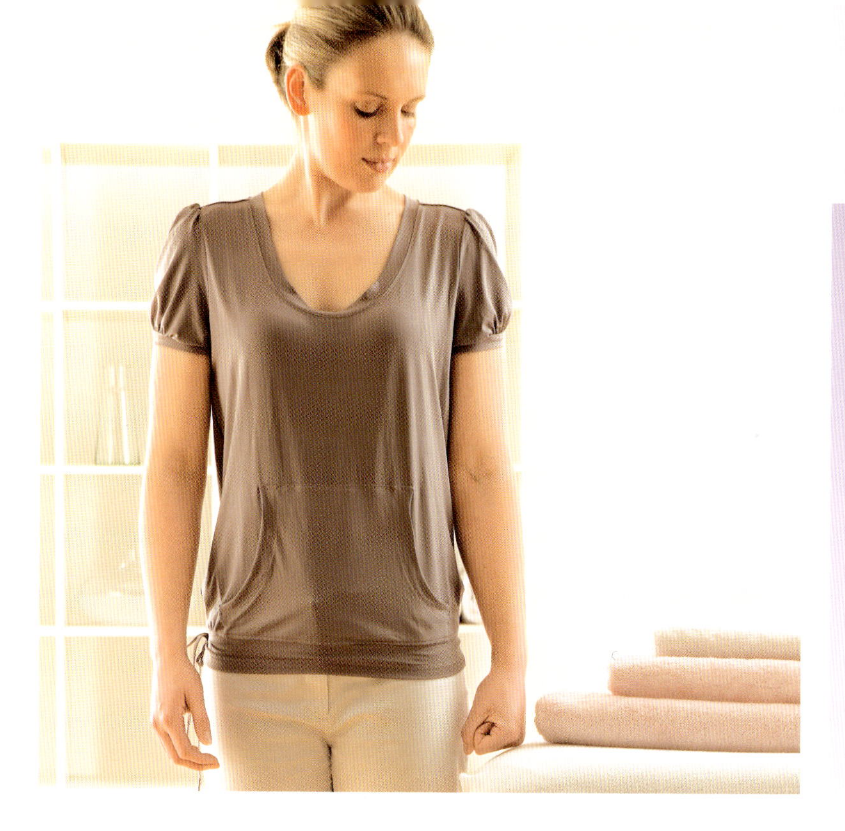

Siga a lista de preparativos e ajuste a mesa à sua altura antes de começar a massagem.

Vista roupas folgadas e confortáveis, que não o impeçam de inclinar-se, estirar-se e mover-se à vontade. Às vezes o óleo pingará em sua roupa, de modo que convém vestir uma facilmente lavável. No caso do receptor, a roupa dependerá do que ele achar mais confortável: para a massagem com óleo, terá de tirar ao menos parte das roupas, ficando as áreas não trabalhadas cobertas com toalhas. Isso, porém, depende do estilo da massagem: na holística, o receptor precisará tirar algumas peças, mas no shiatsu ou na massagem de cabeça ele poderá ficar inteiramente vestido.

Óleos e receitas

Para a massagem com óleo, você precisará de um produto preparado com antecedência. A finalidade dos óleos é permitir que suas mãos deslizem sobre a pele sem resvalar nem aderir. Os óleos usados na massagem são em geral vegetais, de nozes ou sementes oleaginosas. Óleos orgânicos e prensados a frio, de produtores conceituados, são os melhores.

MISTURAS PARA O CORPO

FRACA
Amêndoa 7 ml, semente de uva 3 ml

FORTE
Amêndoa 6 ml, abacate 4 ml, girassol 7 ml, macadâmia 3 ml

NORMAL
Girassol 6 ml, damasco 2 ml, jojoba 2 ml

MISTURAS PARA O ROSTO

FRACA
Girassol 4 ml, jojoba 1 ml

FORTE
Abacate 4 ml, macadâmia 1 ml

NORMAL
Girassol 3 ml, roseira brava 1 ml, damasco 1 ml

A massagem também dá oportunidade de nutrir e hidratar a pele. A maioria dos óleos tem um prazo de validade de um ou dois anos; devem ficar em local fresco e escuro quando não estiverem sendo usados, para minimizar a oxidação. Óleos novos e exóticos aparecem regularmente no mercado. A melhor política é familiarizar-se com alguns deles a princípio (como os sugeridos na p. 33) e aos poucos ir experimentando os outros, à medida que se ganha experiência.

Receitas de misturas

Ao preparar uma mistura de óleos, coloque 10 ml (2 colheres de chá) para a massagem do corpo num frasco de vidro ou 5 ml (1 colher de chá) para a massagem do rosto. As reações alérgicas são raras, mas, para ter certeza, faça um teste com algumas gotas na parte interna do cotovelo e espere 24 horas. Espalhe o óleo nas palmas em vez de aplicá-lo diretamente na pele da pessoa a ser massageada.

ÓLEOS INDICADOS

NOME	QUALIDADES	MODO DE USAR
Semente de uva (*Vitis vinifera*)	Óleo leve, para quase todos os tipos de pele	Como base ou produto principal
Amêndoa doce (*Prunus dulcis*)	Várias indicações; comumente usado em massagem	Como base ou produto principal
Coco (*Cocos nucifera*)	Pesado, gorduroso, solidifica abaixo da temperatura ambiente; bom para peles escuras; prazo de validade longo	Como produto principal para massagem indiana da cabeça
Girassol (*Helianthus annuus*)	Óleo leve e nutritivo, ideal para crianças e peles sensíveis	Como base ou produto principal
Feijão de soja (*Glycine max*)	Substituto para os óleos de amêndoa; cuidado: algumas peles são muito sensíveis a ele	Como produto principal
Caroço de damasco (*Prunus armeniaca*)	Óleo nutritivo, bom para hidratar a pele, sobretudo do rosto	Como parte de mistura
Abacate (*Persea americana*)	Óleo rico, para peles maduras	Como parte de mistura
Noz de macadâmia (*Macadamia integrifolia*)	Óleo nutritivo, para peles maduras	Como parte de mistura
Semente de roseira brava (*Rosa rubiginosa*)	Óleo penetrante, fortemente aromático, bom para rugas e cicatrizes; prazo de validade curto	Em quantidade moderada como parte de mistura
Jojoba (*Simmondsia chinensis*)	Cera vegetal aveludada, boa para peles sensíveis, sobretudo do rosto; solidifica abaixo da temperatura ambiente	Como parte de mistura

Postura

A postura é essencial na aplicação da massagem, principalmente quando feita regularmente. A tentação natural, sobretudo no começo, é concentrar-se nos movimentos e esquecer a postura. Lembre-se de que a massagem deve ser benéfica para quem faz e para quem recebe.

É necessário usar o peso do seu corpo e ter em mente que, embora a massagem seja feita com as mãos, os movimentos não devem originar-se apenas dos ombros. Seguem-se as três principais posturas da massagem.

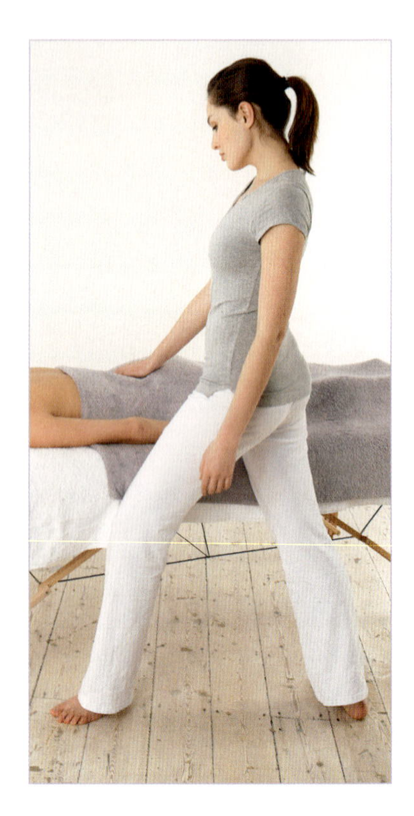

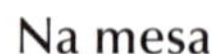

Na mesa

Os pés devem estar na largura dos ombros, bem firmes no chão, lado a lado ou um deles à frente. Mantenha a coluna vertebral o mais reta possível, flexionando levemente os joelhos para que o movimento se origine dos quadris. Ao flexionar-se para a frente, o corpo inteiro deve mover-se, mas sem tensionar o pescoço. Ponha o peso do corpo nas mãos ao pressionar, conservando os ombros relaxados.

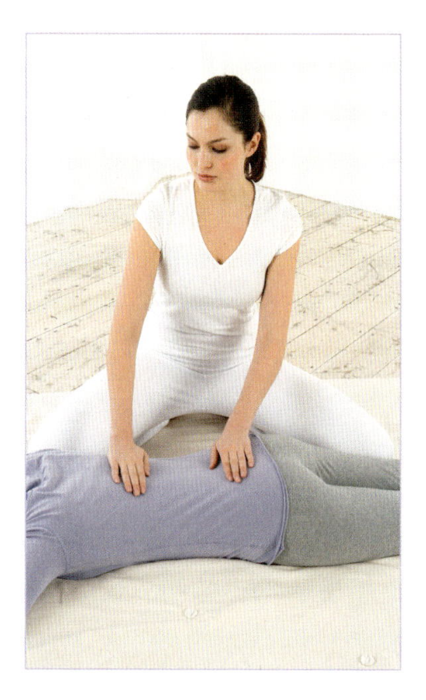

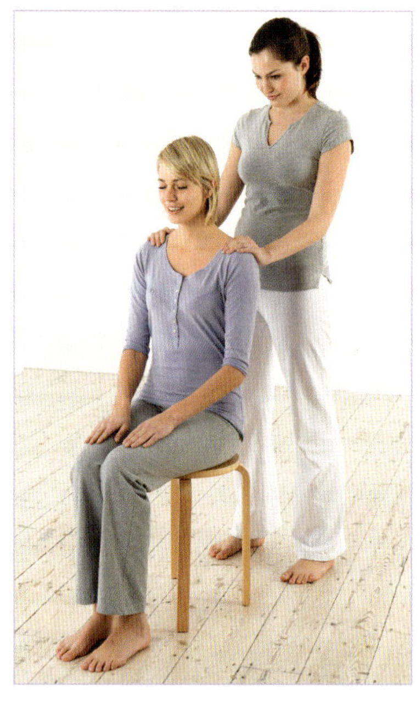

No chão

Mantenha o equilíbrio, deixando flexíveis os joelhos, tornozelos e quadris (almofadas no piso são uma boa ideia). Mantenha a coluna vertebral reta. Para aplicar pressão, incline-se para a frente, transferindo o peso dos quadris, coluna vertebral e ombros para as mãos (mantenha os ombros relaxados). Aplique a pressão de maneira uniforme, sem se esticar demais para retomar facilmente a posição original.

Massagem na cabeça

Fique atrás do parceiro, com os pés na largura dos ombros e estes, relaxados. O movimento deve vir do chão para os ombros, e daí para os braços e as mãos. Não arqueie os ombros nem se dobre por cima do parceiro. Para aplicar a pressão, recue um dos pés e incline-se a partir dos quadris, usando o peso do corpo.

Sinta a energia

Antes mesmo de começar a massagem, convém sentir a energia que brota naturalmente de suas mãos. Você talvez se surpreenda ao saber que todos nós sentimos o ambiente e as pessoas sem perceber. Acontece que quase sempre ignoramos essa sensação ou estamos ocupados e distraídos demais para captá-la.

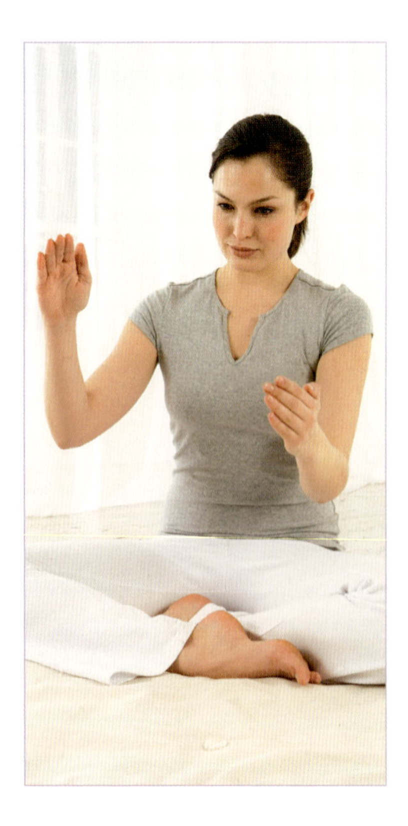

Tente fazer estes exercícios simples para detectar a energia que flui de suas mãos. Afaste todos os preconceitos e procure registrar o que sente.

Segure uma bola invisível

Relaxe e esfregue as mãos até senti-las quentes. Devagar, afaste-as e reaproxime-as. Faça isso várias vezes e registre todas as sensações que lhe ocorrerem; poderá sentir, por exemplo, formigamento, calor ou pressão para que se juntem. Mova-as pelo ar como se estivesse segurando uma bola invisível, mas sempre preservando a conexão entre elas.

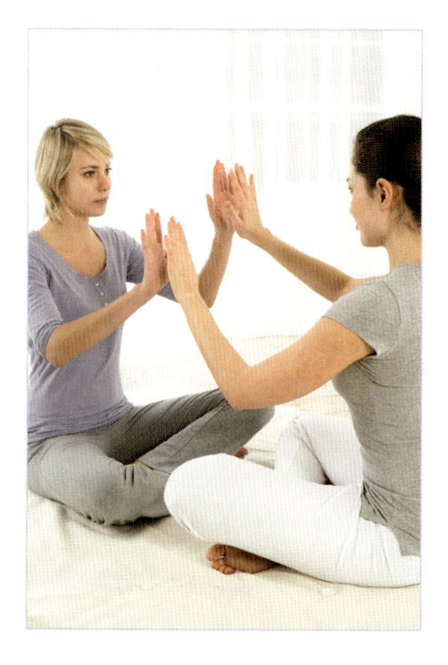

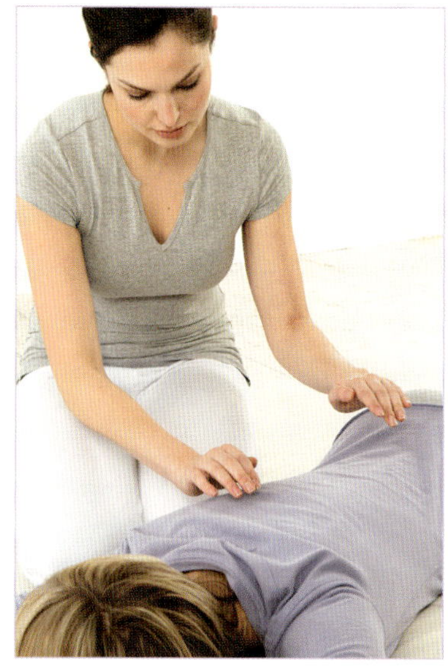

Estabeleça uma conexão

Faça esta experiência com um parceiro. Mantenham as mãos erguidas, palmas contra palmas a certa distância, e procurem encontrar a conexão entre elas. Em seguida, movam as mãos em várias direções: para cima, para baixo, para trás e para a frente, sempre uma diante da outra. Observe se a conexão se altera, quando fica mais forte ou mais fraca. As mãos não devem se encostar. Registre quaisquer sensações ou impressões que ocorram nas mãos.

Estenda a conexão

Com o parceiro deitado de bruços à sua frente, mantenha as mãos um pouco acima de suas costas. Encontre a distância em que consiga sentir a conexão sem nenhum contato. Procure então sentir o parceiro apenas por meio das mãos. Mova-as por diferentes áreas das costas, sempre sem tocá-las, e observe se as sensações se modificam. Depois, compare as impressões com o parceiro.

Aquecimento

Antes de aplicar uma massagem, é importante que você se sinta descontraído, flexível e atento. Por isso, alguns exercícios de relaxamento no início são de fato muito úteis. Vista roupas folgadas, confortáveis, e reserve alguns minutos para a preparação, a fim de concentrar-se depois plenamente no que estiver fazendo.

Respirar

Feche os olhos. Com os ombros relaxados, respire pelo nariz. Sinta o ar descendo até o abdome. Ao expirar, imagine que está expelindo todo o stress e tensão do corpo. Repita várias vezes até se sentir bem descontraído e mentalmente calmo.

Girar a cabeça

Abaixe o queixo até o peito e deixe a cabeça pendente. Em seguida, bem devagar, gire-a para a esquerda num grande círculo, imaginando-a muito pesada. Ao chegar de novo ao peito, gire-a para o outro lado. Procure *sentir* realmente cada músculo do pescoço durante o movimento. Isso ajudará a eliminar a tensão.

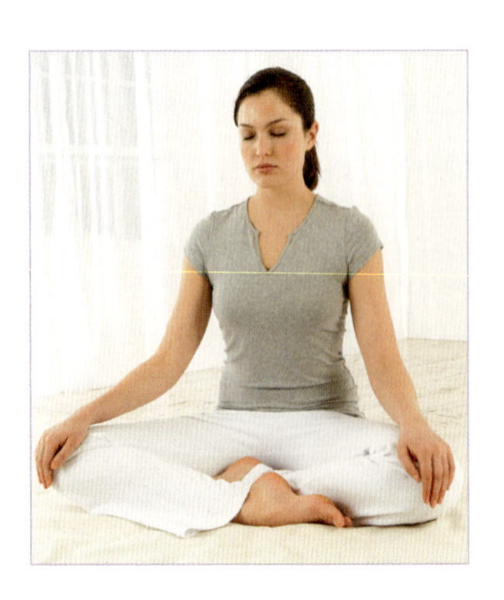

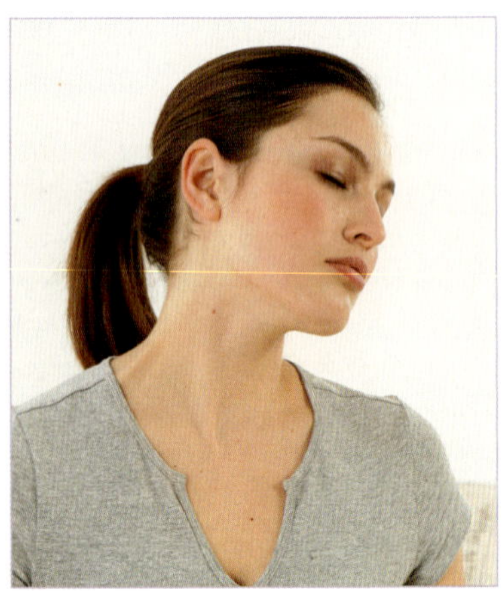

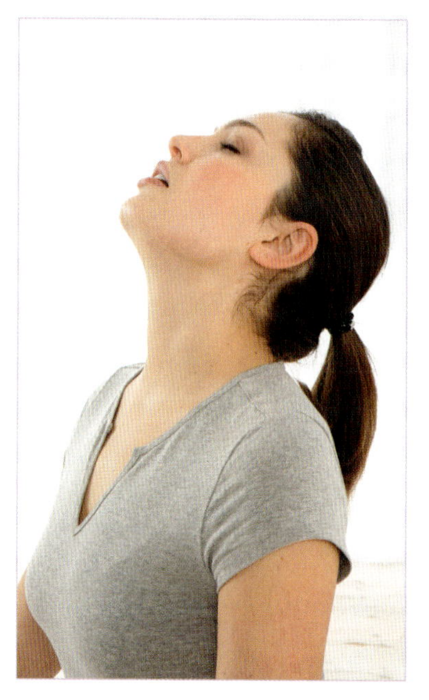

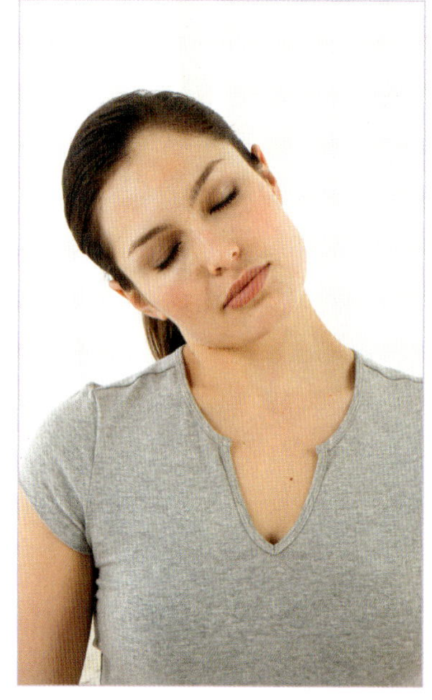

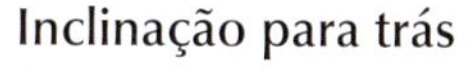

Inclinação para trás

Com o queixo no peito, erga lentamente a cabeça e prossiga o movimento até ela se inclinar ao máximo para trás, sem causar desconforto. Relaxe a mandíbula. Depois, erga de novo a cabeça e baixe-a na direção do peito. Levante-a em seguida até a posição vertical.

Inclinação para os lados

Incline a cabeça ao máximo na direção de um dos ombros, estire-a um pouco mais e suba o ombro até que toque a orelha. Levante a cabeça até a posição vertical e repita o movimento para o outro lado.

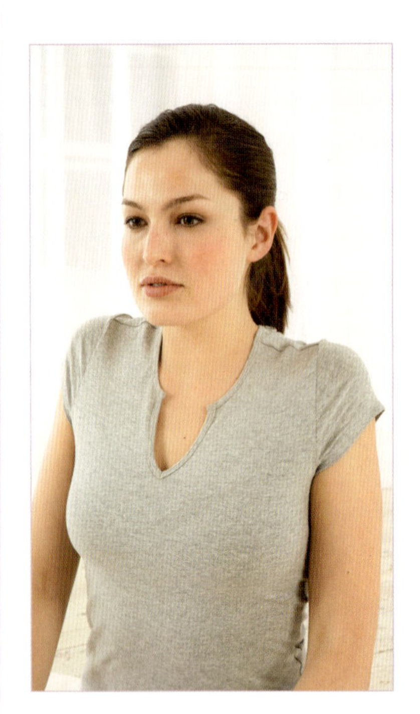

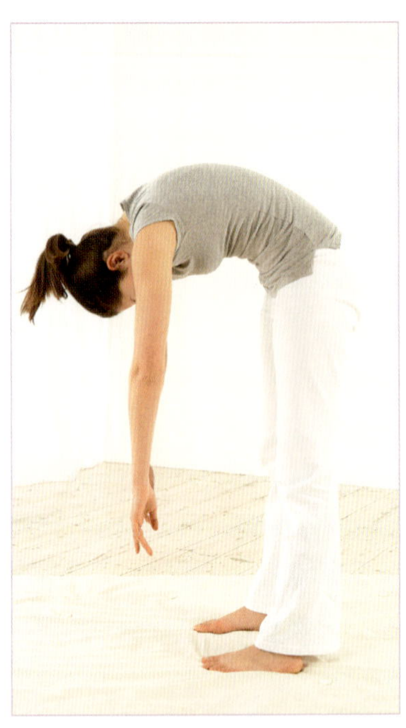

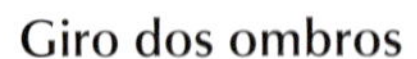

Giro dos ombros

Para completar o relaxamento dos ombros, encolha-os ao máximo, na direção das orelhas. Abaixe-os e gire-os para a frente num grande círculo, procurando aproximá-los das orelhas; puxe-os para trás e abaixe-os. Repita na outra direção. Os músculos devem ficar bem estirados, descontraídos e soltos.

Giro da coluna

Com os pés firmes no chão, incline-se para a frente mantendo relaxados os joelhos, o pescoço e os ombros. Deixe os braços e a cabeça pender livremente. Em seguida, devagar, endireite a coluna a partir dos quadris. Sinta cada vértebra durante o movimento, sempre com os ombros e o pescoço descontraídos. Uma vez na posição ereta, deixe que a cabeça retome a posição natural de equilíbrio.

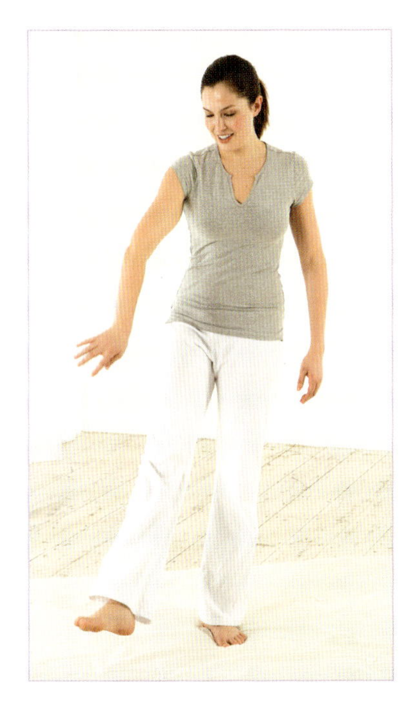

Sacuda-se!

É hora de sacudir tudo! Primeiro, estique os braços para cima ao máximo, relaxe-os e sacuda um deles, depois o outro. Todas as articulações devem ficar soltas, sem desconforto. Firme-se numa perna e sacuda a outra. Procure eliminar toda a rigidez e tensão das articulações.

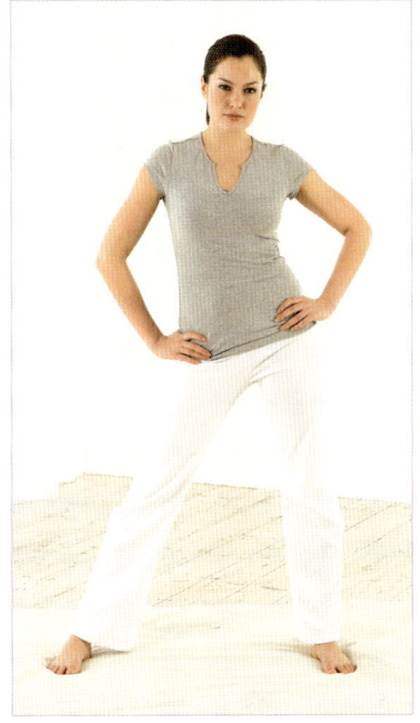

Giro dos quadris

Com os pés afastados na medida dos ombros, joelhos ligeiramente flexionados e mãos na cintura, gire devagar os quadris para a esquerda. Faça um grande círculo até voltar à posição inicial. Em seguida, execute outro grande círculo para a direita. Isso ajuda a descontrair a pelve e a parte inferior das costas.

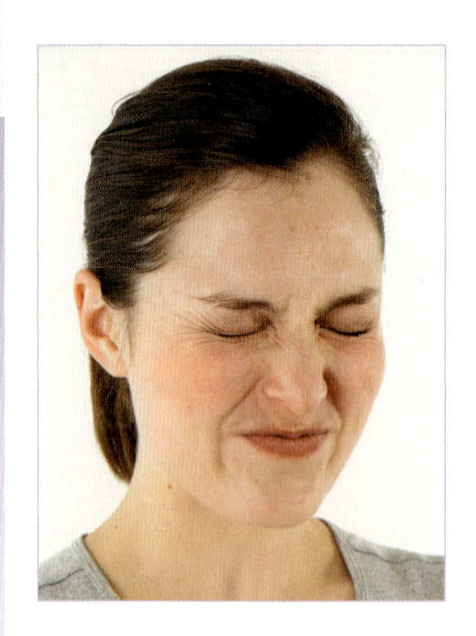

Contração do rosto

Para relaxar os músculos do rosto, contraia-os com força. Mantenha-os em tensão por alguns segundos e solte-os de repente, abrindo os olhos e a mandíbula o máximo possível e esticando a língua bem para fora! Isso é ótimo para ativar o sistema todo e deixá-lo mais alerta.

Alongamento de dedos

Para relaxar as mãos, encurve fortemente os dedos, apertando-os contra as palmas. Solte-os de súbito, estirando-os e afastando-os um do outro tanto quanto puder. Repita, com bastante força, várias vezes para exercitar bem os músculos e as articulações.

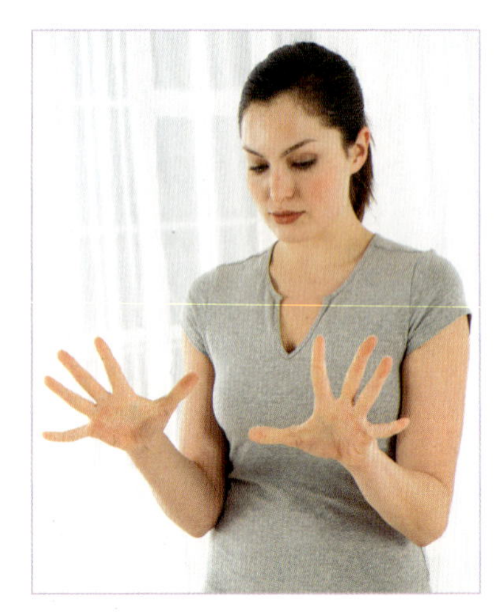

Concentração

Com os ombros e o pescoço relaxados, pés na largura dos ombros e joelhos levemente flexionados, concentre-se em seu interior por alguns segundos. Procure descontrair a respiração, o corpo e a mente. Imagine toda a tensão descendo pouco a pouco pelo corpo até as solas dos pés e passando daí para o chão. Você deve se sentir ao mesmo tempo energizado e relaxado.

O PODER DO ALONGAMENTO

Estirar-se e aquecer-se é importante para você energizar seu corpo antes de trabalhar no do parceiro. Isso o ajuda a manter-se flexível e em sintonia com o corpo, além de melhorar sua postura e facilitar os movimentos. Estire conscientemente cada músculo, procurando ficar relaxado também por dentro. Concentre-se por inteiro em cada exercício. Após o alongamento, descontraia todos os músculos. Quanto mais à vontade estiver com o próprio corpo, mais seu parceiro conseguirá relaxar.

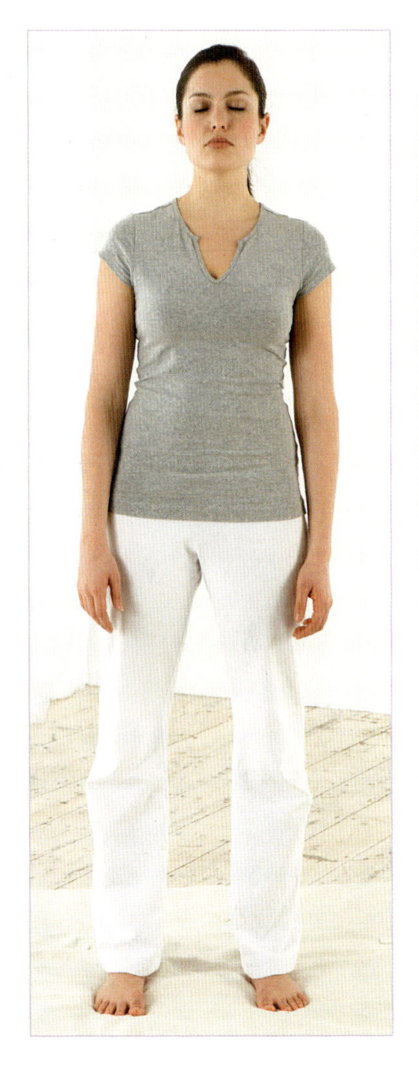

Sensibilidade

Para aprender a massagear, você deve fazer bom uso da sensibilidade. Suas mãos – o principal ponto de contato entre você e o parceiro – não são apenas o instrumento para aplicar as técnicas da massagem: elas se tornam também transmissores, um meio de comunicação entre vocês dois.

As palmas das mãos são muito importantes. Mãos e dedos relaxados são algo que você precisa trabalhar, sobretudo ao ensaiar técnicas novas. Antes da massagem, é boa ideia tornar as mãos mais sensíveis, pois isso garante que sua atenção flua na direção certa. Portanto, faça os exercícios que se seguem.

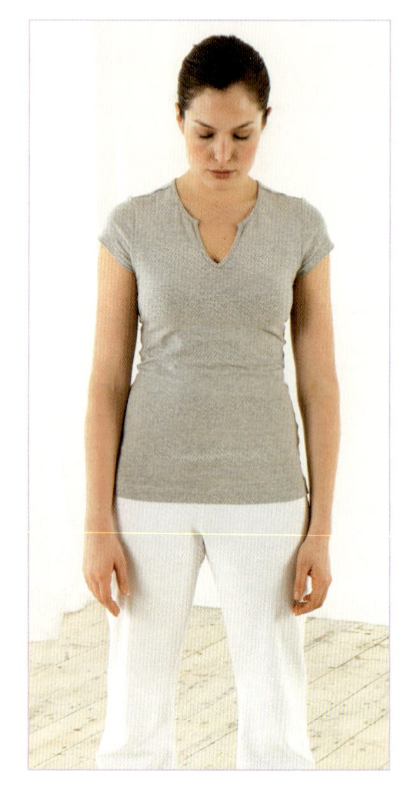

Sentir a respiração

Fique de pé, relaxado, braços ao lado do corpo, pés firmes no chão na distância dos ombros. Respire profunda e suavemente, imaginando que o faz pelas solas dos pés. Sinta o ar subindo pelo centro do seu corpo até os ombros. Ao expirar, imagine o ar descendo pelos braços até as mãos.

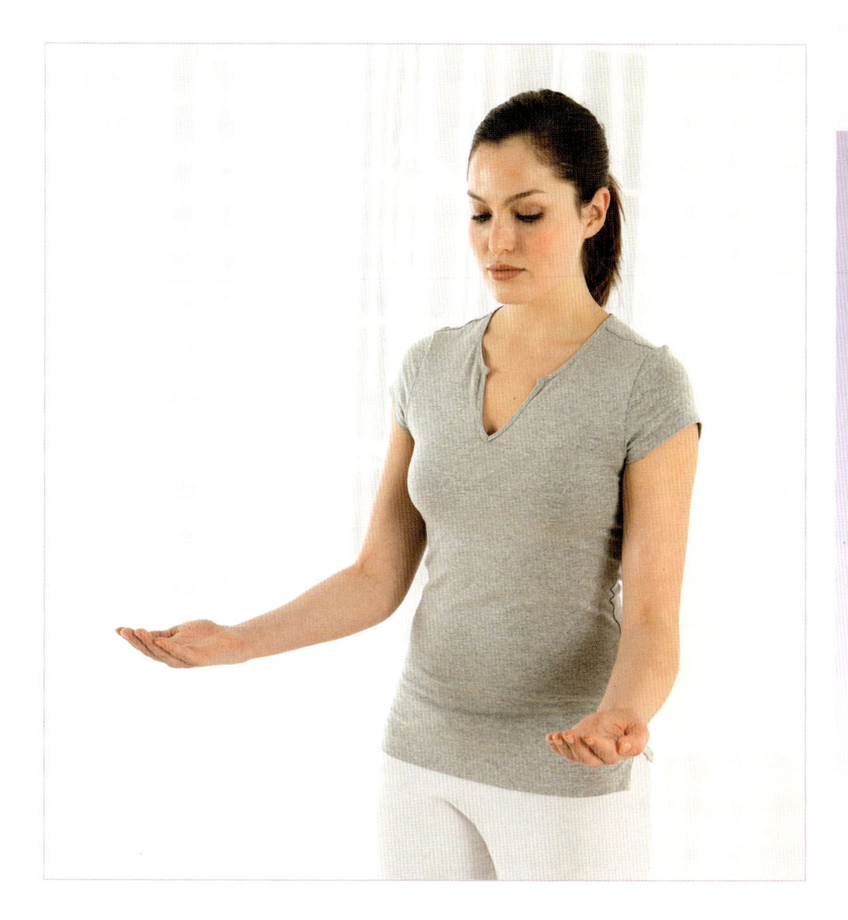

Energizar as mãos

Ao enviar o ar para as mãos, erga os braços à altura dos cotovelos, com as palmas para cima. As mãos serão energizadas e você perceberá um certo formigamento nas palmas. Repita o exercício algumas vezes. Se a sensação não for muito nítida a princípio, não se preocupe – essas coisas exigem alguma prática.

A leitura do corpo

Quanto mais você massagear seu parceiro, mais informações obterá sobre ele. O corpo dá pistas quanto ao que necessita e você ganhará confiança à medida que perceber quais áreas precisam de atenção. Primeiro, observe bem o modo como seu parceiro se posta e se movimenta.

Observou alguns padrões repetitivos ou uma certa tensão? Algo não lhe parece estar bem? Aqui não se trata de fazer julgamentos, mas de observar para ir obtendo aos poucos um quadro mais claro do modo como você poderá ajudar.

O parceiro sem dúvida lhe indicará as áreas de tensão, que são geralmente o pescoço, os ombros e a parte inferior das costas. Depois que iniciar a massagem, suas mãos procurarão obter mais informações. No entanto, quando o parceiro estiver deitado à sua frente antes do início da massagem, você poderá saber muita coisa a respeito dele. Eis alguns pontos por onde começar.

1 Pescoço: a cabeça gira facilmente para os lados? Se não, isso pode indicar enrijecimento.

2 Ombros: estão descontraídos e perfeitamente nivelados? Se não, isso também pode indicar enrijecimento.

3 Parte superior das costas: parece relaxada e perfeitamente nivelada ou as escápulas se projetam demais? Isso talvez signifique que você precisará tratar essa área para os ombros poderem se descontrair.

4 Parte inferior das costas: está muito arqueada? Talvez haja aí tensão excessiva e você precise trabalhar essa área para deixá-la descontraída.

5 Quadris: estão nivelados? Se não, poderá ser sinal de problemas neles e na parte inferior das costas. O relaxamento beneficiará essa área.

6 Mãos: estão fechadas ou em punho cerrado? Então essa área merece atenção, pois seu parceiro não estará descontraído. Se as articulações doerem, massageie a área logo acima e ao redor, nunca elas próprias diretamente.

7 Pernas: há varizes? Elas indicam problemas circulatórios. Não as massageie diretamente.

8 Pele: parece macia ou áspera? Há áreas ressecadas? Isso talvez se deva à falta de hidratação e exija o uso de um óleo de massagem nutritivo.

9 Tornozelos: estão inchados? Então há problemas circulatórios ou de trânsito lento da linfa. Trabalhe a área próxima, não diretamente a inchada, para facilitar a drenagem.

10 Pés: há manchas vermelhas ou algum outro problema local? Não será isso consequência do uso de sapatos muito apertados? As câibras nos dedos melhoram com a massagem, mas tome cuidado caso haja sinais de infecção.

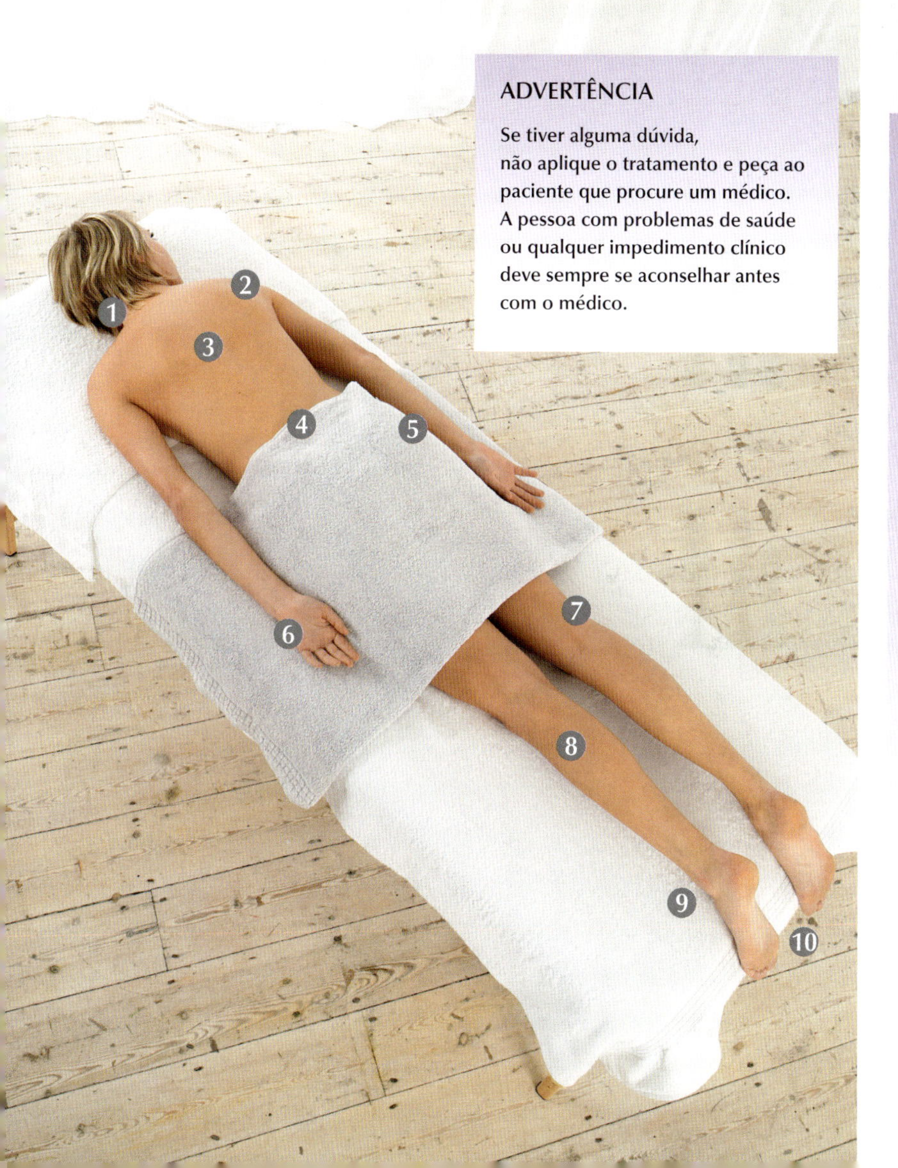

ADVERTÊNCIA

Se tiver alguma dúvida, não aplique o tratamento e peça ao paciente que procure um médico. A pessoa com problemas de saúde ou qualquer impedimento clínico deve sempre se aconselhar antes com o médico.

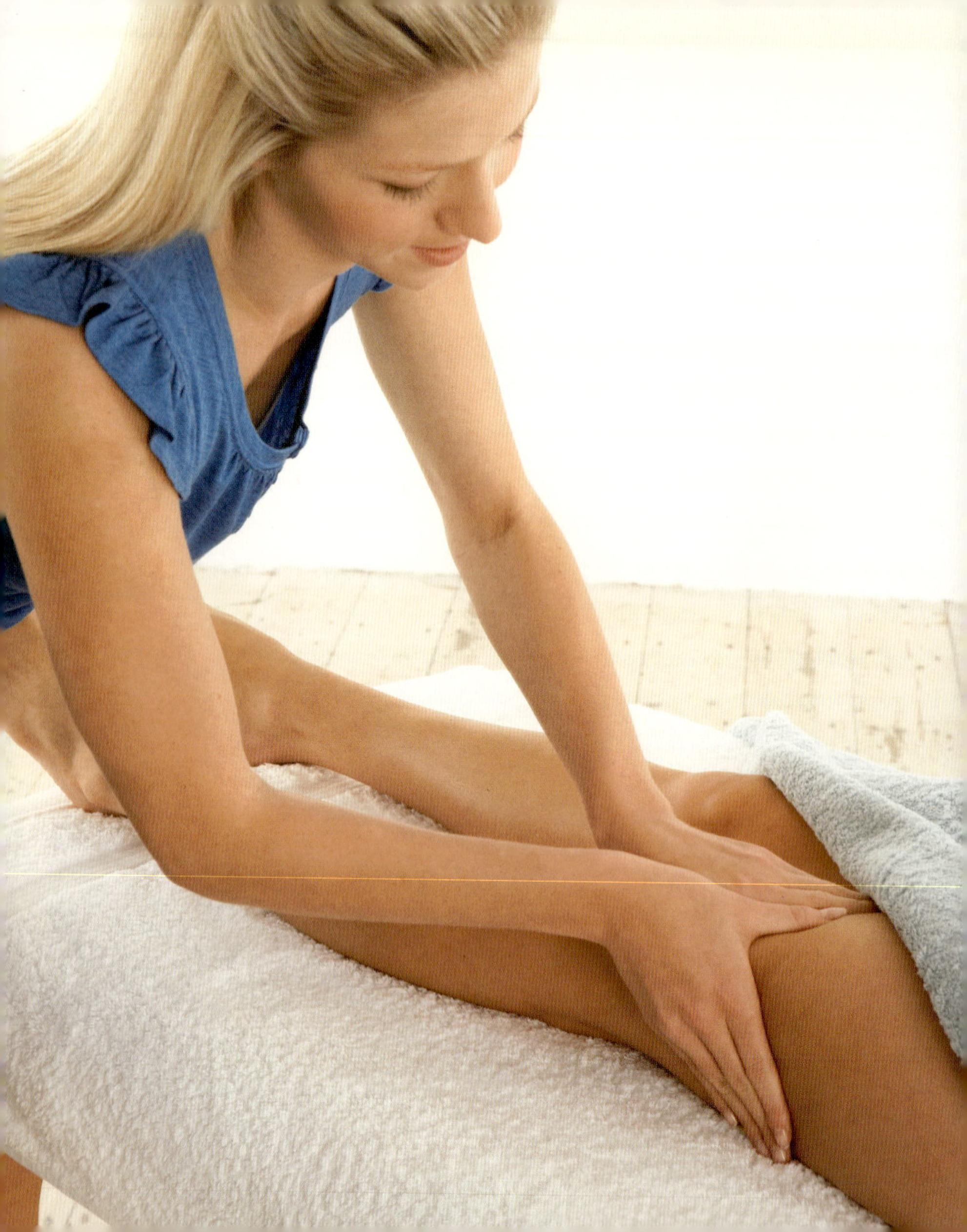

Técnicas

As técnicas de massagem podem ser, de um modo geral, divididas em leves, médias e profundas, tradicionalmente classificadas como alisamento, amassamento e fricção. Para facilidade de referência, elas estão agrupadas aqui segundo o grau de pressão utilizado. Usam-se as pressões leves para preparar ou completar uma sequência; as médias, para aliviar a tensão dos músculos; e as profundas, para proporcionar um relaxamento maior. Certas técnicas são usadas sempre, outras de vez em quando. Você deve se familiarizar com algumas antes de iniciar sequências de massagem no parceiro e, para isso, nada melhor que experimentá-las em você mesmo.

Como, quando e por quê

Todos nós queremos aprender logo as técnicas! Mas a massagem apenas estimula o corpo a curar a si próprio; o interesse pelo corpo do parceiro, para compreendê-lo melhor, deve vir em primeiro lugar. As técnicas, porém, são essenciais: elas dão estrutura e continuidade à massagem.

Aprender logo de início as técnicas básicas ajuda você a criar confiança em suas habilidades como massagista e lhe dá algo com que praticar. Você precisa equilibrar as técnicas e as pressões com outros fatores: uma massagem baseada apenas em técnicas seria um procedimento clínico sem sentido. Assim, en-

LISTA DE TÉCNICAS

- **A massagem deve fluir com facilidade. Certifique-se de estar na postura correta (pp. 34-3) e fisicamente equilibrado, para poder aplicar as técnicas com calma e eficiência.**
- **Use pressões relaxantes antes e depois de aplicar uma determinada técnica, para manter o ritmo.**
- **Comece suavemente e depois vá aumentando a pressão conforme a resposta do parceiro. Vá diminuindo a pressão para não parar abruptamente.**
- **Calque de maneira uniforme nos pontos de pressão, interrompendo-a gradualmente, como começou.**
- **Use as técnicas apropriadas para a área que estiver trabalhando e para o problema que tiver de ser aliviado.**
- **Use as técnicas apropriadas para os grupos musculares que for massagear.**
- **Não massageie a coluna vertebral e as áreas ósseas do corpo.**
- **Não tente curar nenhuma enfermidade com técnicas de massagem.**
- **Use técnicas apropriadas à idade do parceiro (menos pressão para os mais velhos e menos alongamentos vigorosos para, digamos, um jovem na casa dos 20 anos).**

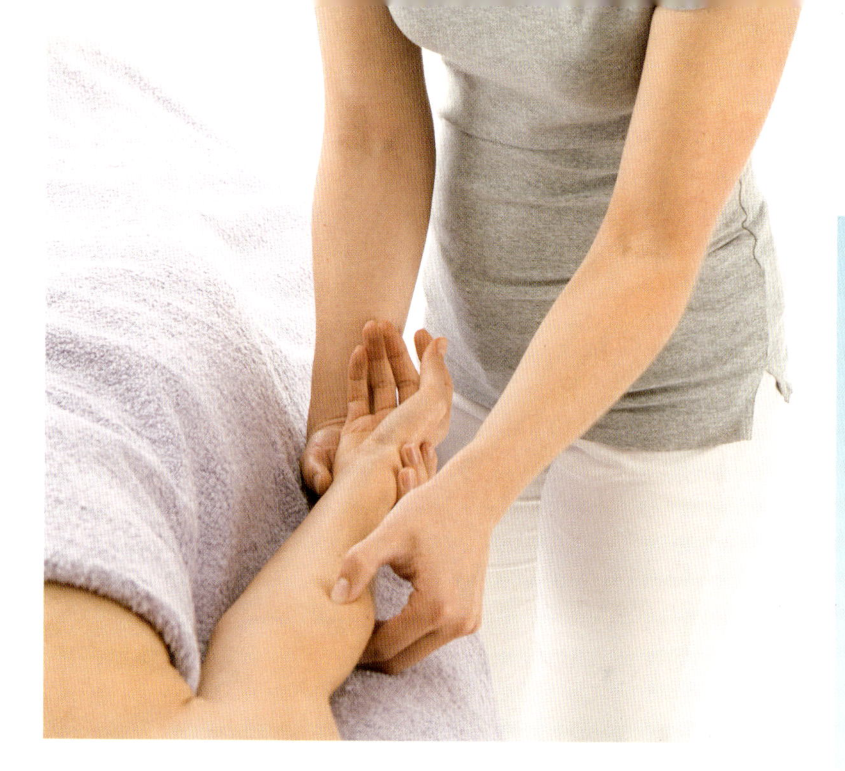

quanto aplica as técnicas, você precisa também saber *por que* as está aplicando. As técnicas são parte do seu instrumental. No princípio, você provavelmente seguirá de perto a rotina aprendida. Mas, quando ganhar mais conhecimento e experiência, será mais seletivo. Não precisará praticar cada técnica todas as vezes e aprenderá aos poucos quais delas funcionam melhor nas diversas situações. Sua habilidade

As técnicas dão estrutura à sequência de massagem. O conhecimento vem com a prática, proporcionando-lhe um repertório a ser prontamente usado.

se aprimorará com a prática e a experiência. O modo de aplicar uma técnica influencia seus resultados; portanto, tenha em mente que precisará sempre conservar o equilíbrio toda vez que fizer uma massagem.

Pressão

Cada toque de massagem exige uma pressão diferente. Há movimentos iniciais leves e harmoniosos na superfície da pele; movimentos de pressão média e mais estimulantes, para estirar, comprimir e revolver os tecidos; e movimentos que exigem pressão intensa e precisa sobre uma pequena área.

Graduar a pressão é algo que você aprende com a prática e a experiência; e também, igualmente importante, com as informações do parceiro. As pessoas têm níveis muito variados de sensibilidade e tolerância à pressão. Recomenda-se começar sempre de maneira bem suave e ir aumentando a pressão conforme necessário; variar a pressão dá ritmo à massagem, tornando-a mais interessante. É preciso haver equilíbrio: pouca pressão pode parecer ineficaz e até irritante; muita pressão às vezes provoca dor e deixa o corpo tenso.

A diferentes técnicas e pressões correspondem diferentes pontos de contato de suas mãos. Alguns toques requerem a mão inteira; outros, apenas os dedos ou polegares; e outros ainda, os punhos. Tudo isso faz parte do vocabulário da massagem e é um idioma fascinante a ser aprendido.

Exemplos de diferentes tipos de pressão

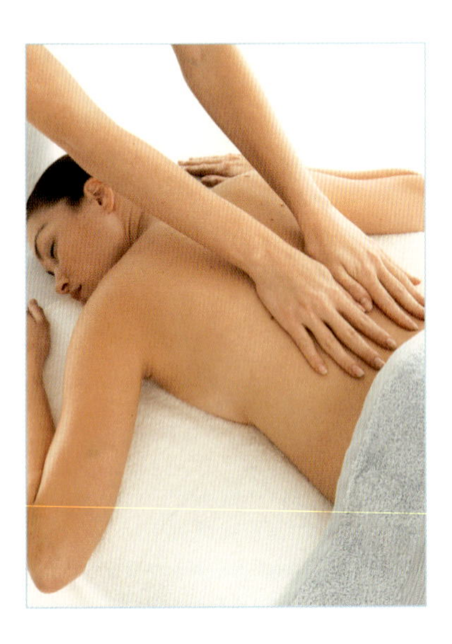

PRESSÃO LEVE: ALISAMENTO (p. 54)
Toques longos, harmoniosos, com pouca pressão, usando-se as palmas das mãos.

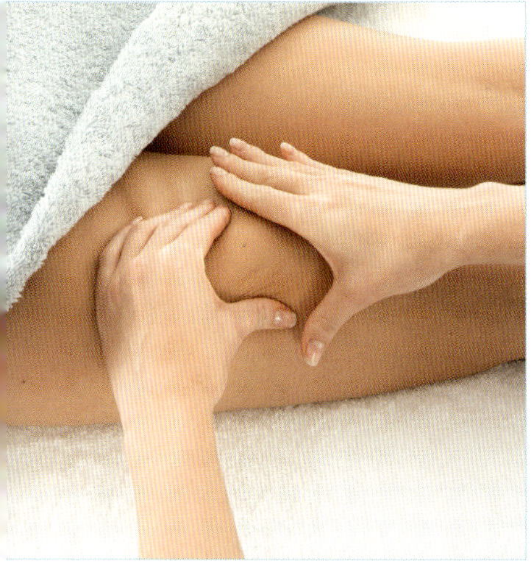

PRESSÃO MÉDIA:
COMPRESSÃO (p. 62)

Toques mais fortes, com pressão estimulante nos músculos, usando-se principalmente os dedos e polegares.

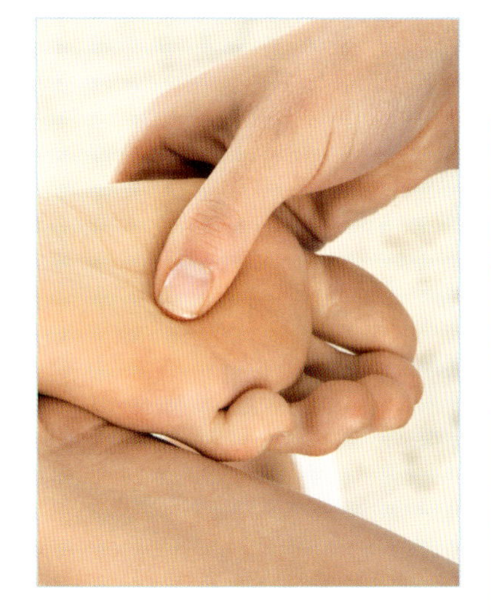

PRESSÃO PROFUNDA:
FRICÇÃO (p. 82)

Pressão num ponto preciso, com os dedos e o polegar.

LISTA DE PRESSÕES

- **Peça sempre informações úteis ao parceiro**
- **Aumente a pressão inclinando-se sobre suas mãos**
- **Use o peso do seu corpo para evitar cansaço nos ombros**
- **Use apenas a pressão que não lhe causar incômodo**

PRESSÃO LEVE

As técnicas de pressão leve devem constituir uma introdução suave e reconfortante ao trabalho com uma determinada sequência ou grupo de músculos. Podem ser usadas a qualquer tempo, para ganhar confiança ou familiaridade durante a massagem, e são muito importantes no final. Você poderá repetir os toques tantas vezes quantas quiser.

Alisamento

PRESSÃO leve
CONTATO mão inteira

O alisamento é um toque suave e deslizante muitas vezes usado para espalhar o óleo no início da massagem. É uma introdução ao conhecimento do corpo do parceiro. O ritmo harmonioso relaxa-lhe os músculos e dá a você a oportunidade de obter informações por meio das mãos. A pressão deve ser maior quando você desliza as mãos em direção ao coração e mais fraca quando as traz de volta.

Como fazer

Esfregue um pouco de óleo nas mãos. Em seguida, espalmando-as juntas sobre o corpo do parceiro no ponto mais próximo de você, siga o contorno dos músculos. Deslize-as o mais longe que puder e depois separe-as, puxando-as lentamente em sua direção. Faça movimentos suaves, tranquilizantes e relaxantes.

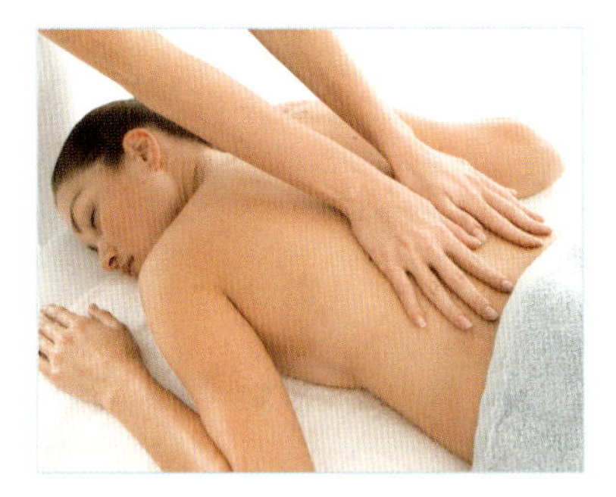

Alisamento nas costas

Posicione-se junto à cabeça do parceiro. Espalhe um pouco de óleo nas mãos e pouse-as na parte superior das costas, logo acima da linha das escápulas. Deslize-as na direção da parte inferior tão longe quanto puder. Mantenha contato total entre suas mãos e o corpo do parceiro. Separe as mãos, reduzindo a pressão, e suba-as pelas costelas até a posição inicial.

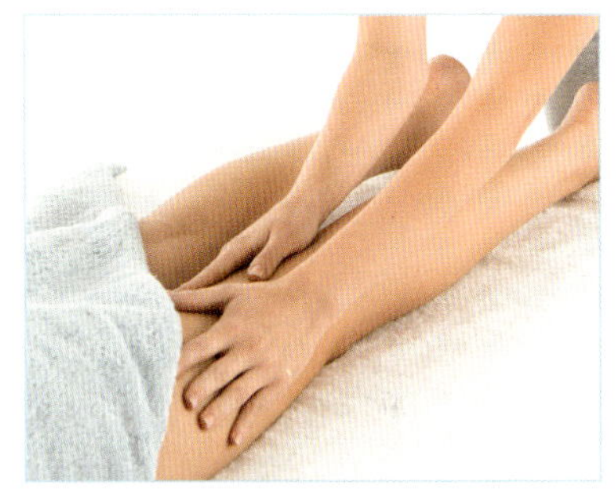

Alisamento nas pernas

Posicione-se junto aos pés do parceiro. Espalhe um pouco de óleo nas mãos e pouse-as no calcanhar. Molde as mãos conforme a forma da perna enquanto sobe pela parte posterior da panturrilha, do joelho e da coxa, tão longe quanto consiga chegar sem desconforto. Separe as mãos e deslize-as pelos lados da perna até a posição inicial. A pressão deve ser menor no joelho. Evite pressionar veias varicosas.

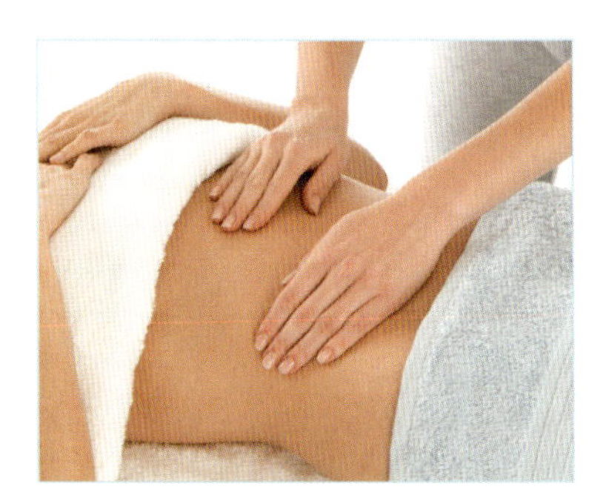

Alisamento no abdome

Coloque-se ao lado do parceiro. Espalhe um pouco de óleo nas mãos e pouse-as espalmadas sobre o abdome. Em seguida, suavemente, gire-as no sentido horário ao redor do umbigo, uma atrás da outra. Mantenha a pressão leve.

Toque de pluma

PRESSÃO leve

CONTATO ponta dos dedos

O toque de pluma é o toque final de uma sequência de massagem. Estimula a superfície da pele e confere uma sensação de tranquilidade, relaxamento e bem-estar. Pode desviar a atenção de uma área do corpo para outra e indica que determinada sequência chegou ao fim. Usa-se bastante nas costas e membros.

Como fazer

Pouse a ponta dos dedos no corpo do parceiro. Deslize-os suavemente para baixo, como se estivesse acariciando um gato. Use as mãos em ritmo alternado para que os movimentos sejam delicados e agradáveis. Só uma das mãos fica em contato com o corpo de cada vez. Aos poucos, vá tornando os movimentos mais suaves e lentos, à medida que se aproxima do final da sequência.

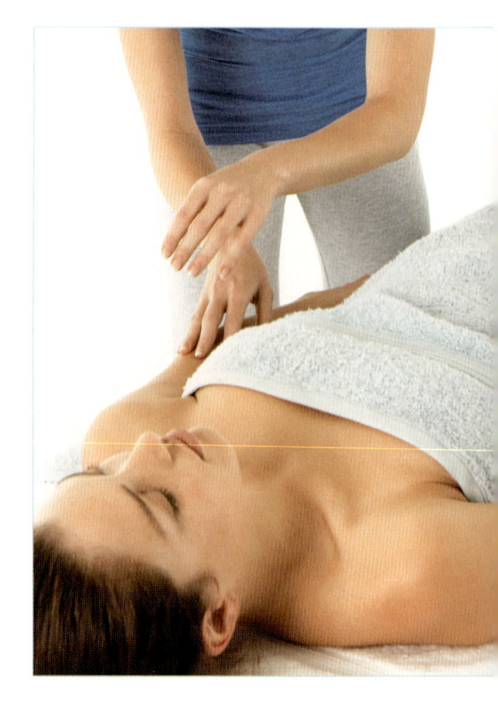

Toque de pluma nos braços

Pouse a ponta dos dedos no alto do braço do parceiro. Em seguida, percorra toda a extensão do membro até a mão. Empregue um ritmo harmonioso, uma das mãos depois da outra. Repita os toques várias vezes e termine comprimindo levemente os dedos.

Toque de pluma nos dedos dos pés

Coloque uma das mãos em concha sob o calcanhar do parceiro, para apoio, e pouse a outra sobre o tornozelo. Suavemente, deslize os dedos até os dedos do pé. Repita várias vezes. Faça pressão firme para evitar cócegas.

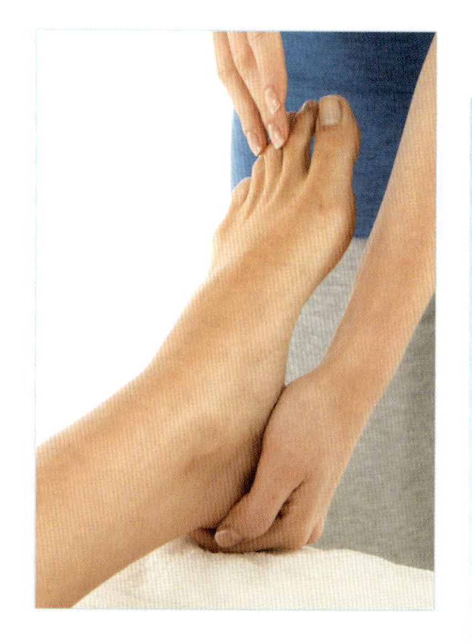

Toque de pluma nas costas

Colocando-se ao lado do parceiro, pouse as mãos no alto da coluna vertebral (nesse caso, poderá trabalhá-la, pois a pressão será muito leve). Com movimentos suaves e alternados, esfregue a coluna até embaixo, até a parte inferior das costas.

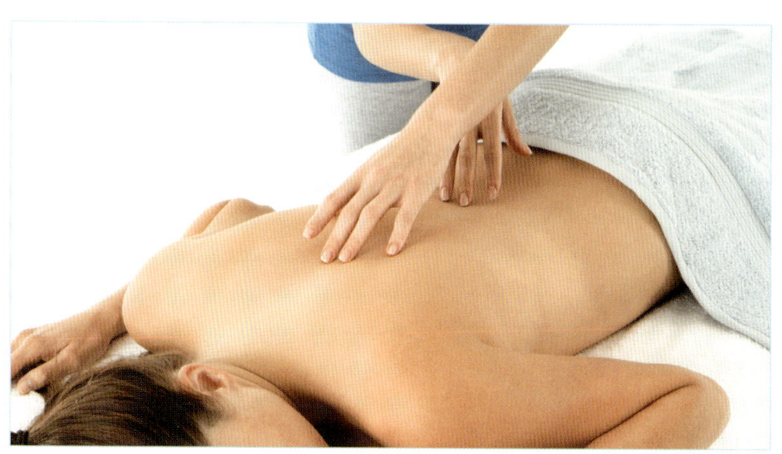

Balanço

PRESSÃO leve
CONTATO mãos

O balanço é um ótimo toque para proporcionar alívio, ajudando o corpo a livrar-se da tensão. Ótimo também para a mesma finalidade no encerramento de uma sequência ou para relaxar o parceiro antes do início desta. É uma espécie de aviso para que ele se descontraia. Aplique esse toque nos membros e no dorso do parceiro deitado de costas.

Como fazer

Coloque as mãos espalmadas, com os pulsos bem soltos, de cada lado do corpo do parceiro. Pressione levemente com uma delas e em seguida repita com a outra do lado oposto, provocando um movimento suave de balanço. Troque a posição das mãos enquanto balança, para mover a maior parte possível do corpo. Os movimentos devem ser lentos e não muito rápidos.

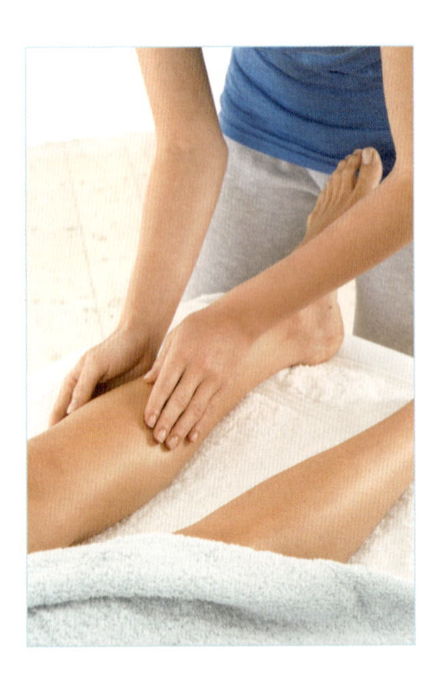

Balanço na perna

Coloque as mãos de cada lado da coxa do parceiro. Suavemente, balance toda a extensão da perna até o tornozelo, com movimentos alternados. Suba para a coxa e volte ao tornozelo, certificando-se de que as articulações se descontraiam sob suas mãos.

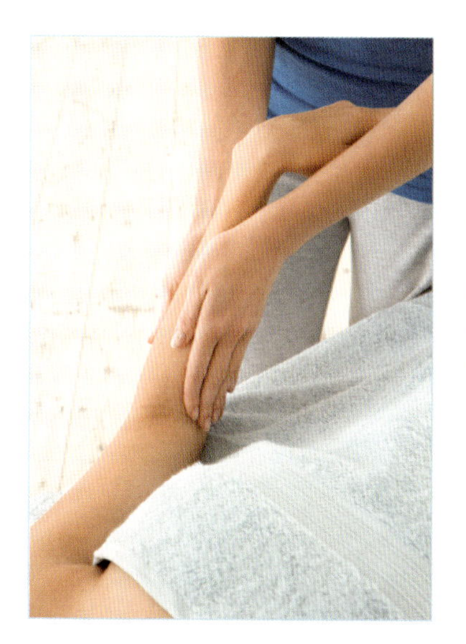

Balanço no braço

Se o braço do parceiro tiver apoio, você poderá fazer movimentos de balanço com esse braço estirado. Do contrário, levante as mãos e coloque-as ao lado da porção superior do braço. Sem parar, balance-o até o cotovelo. Curve o braço do parceiro até encontrar o apoio da mesa e continue os movimentos na direção do pulso.

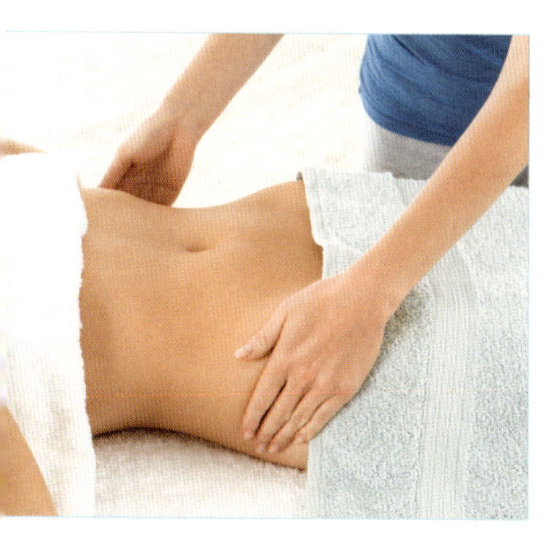

Balanço na parte frontal do corpo

Coloque uma das mãos no peito do parceiro e a outra sob seus quadris. Comece o movimento de balanço com a mão de cima e prossiga com a de baixo. Sem quebrar o ritmo, vá mudando gradualmente a posição das mãos de modo que a de cima desça para os quadris e a de baixo suba para o peito.

Dedilhamento

PRESSÃO leve
CONTATO mãos

O dedilhamento é um toque leve, agradável e estimulante. Os movimentos se alternam entre as mãos, com a ação em staccato e o toque sempre sutil. Ótimo para ser aplicado na cabeça, podendo substituir o toque de pluma no final de uma sequência no corpo.

Como fazer

Pouse a ponta dos dedos das mãos no corpo do parceiro. Afaste uma das mãos, dedilhando suavemente a superfície da pele. Repita o movimento com a outra mão, alternando os toques para cobrir toda a área. Os movimentos devem ser rápidos e leves.

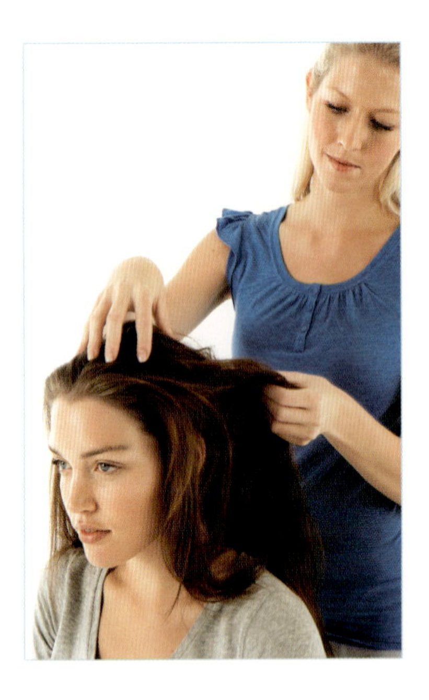

Dedilhamento no couro cabeludo

Fique atrás do parceiro. Pouse a ponta dos dedos no couro cabeludo e afaste lentamente uma das mãos da cabeça, dedilhando os cabelos. Repita o movimento com a outra mão, alternando os toques em ritmo acelerado até cobrir toda a área.

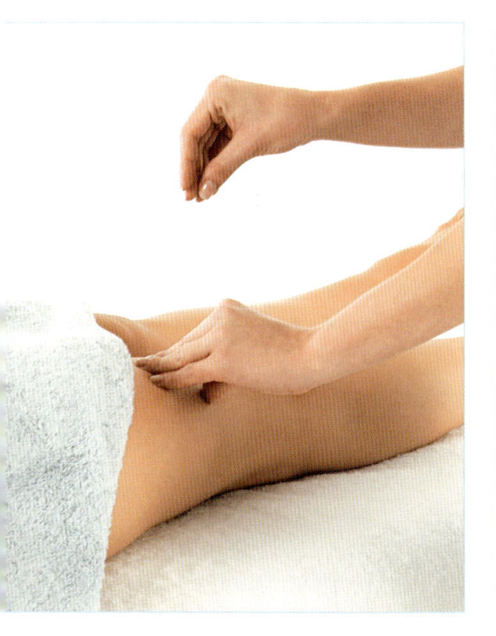

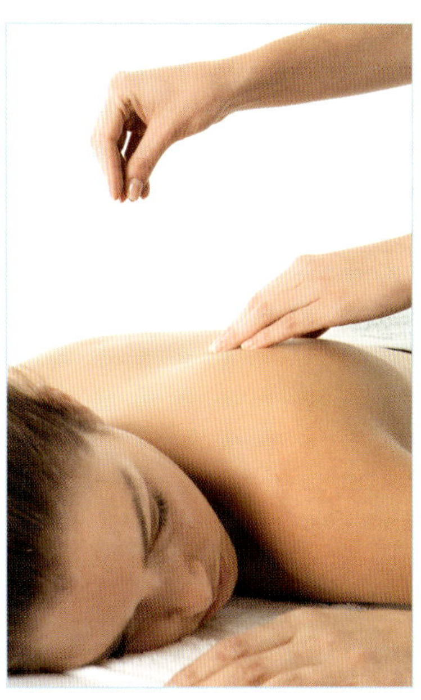

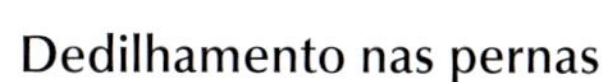

Dedilhamento nas pernas

Fique junto ao joelho do parceiro. Coloque as mãos sobre a coxa e inicie o dedilhamento para cima e para baixo da perna. Termine a sequência no tornozelo.

Dedilhamento nas costas

Fique ao lado do parceiro e pouse as mãos no alto da coluna. Suavemente, dedilhe com os dedos e polegares até a parte inferior das costas, alternando as mãos. Isso estimula a superfície da pele e faz com que a atenção se fixe na coluna.

PRESSÃO MÉDIA

As técnicas de pressão média ajudam a aliviar a tensão dos músculos e são usadas depois da aplicação do óleo, na fase de alisamento. Comece devagar; conforme a reação do parceiro, poderá ir aumentando a pressão até sentir que os músculos dele estão relaxados. As áreas a trabalhar são as musculares.

Compressão

PRESSÃO média
CONTATO dedos, polegares, mãos inteiras

A compressão é uma das técnicas mais estimulantes. Executada após o alisamento com óleo para preparar os músculos, a compressão (como o próprio nome indica) consiste em apertá-los repetidamente para provocar o relaxamento, o alívio da tensão e a redução do tônus. Usa-se em grandes áreas revestidas de músculos como coxas, nádegas e porções laterais da coluna. Não se recomenda, porém, em áreas delicadas ou sobre ossos.

Como fazer

Coloque os polegares e a ponta dos dedos em posição. Pressione com o polegar e, sem perder contato, aplique os dedos e aperte os músculos entre eles. Findo o movimento, comprima de novo numa posição ligeiramente diferente, com a outra mão, em ritmo constante e alternado. Quando se acostumar com esses movimentos, ponha também as palmas em contato, para maior eficácia.

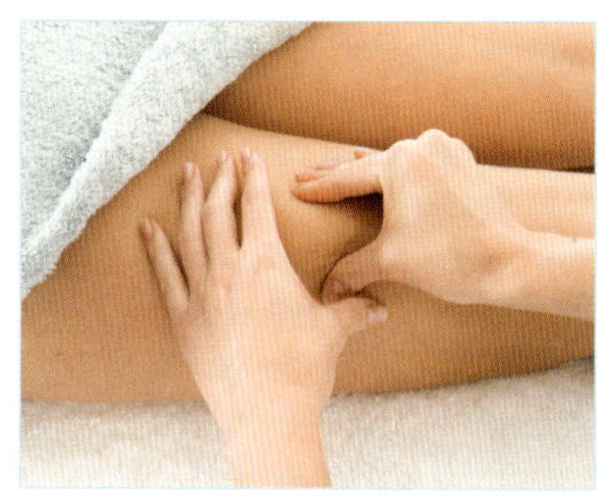

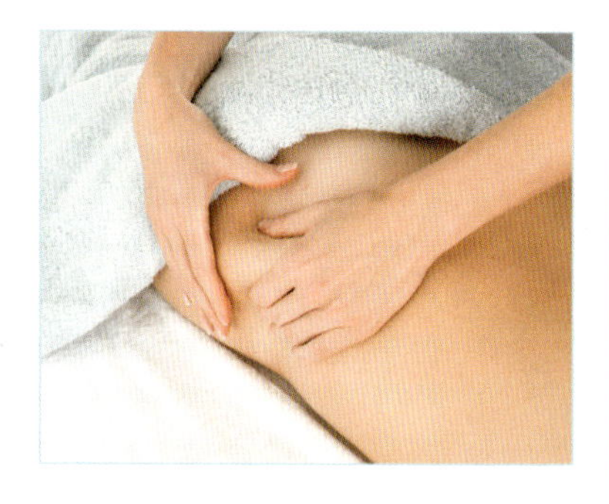

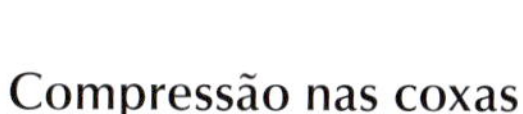

Compressão nas coxas

Posicione-se ao lado do parceiro. Pressione os músculos com o polegar e os dedos. Faça o mesmo movimento com a outra mão, alternando os toques para cima e para baixo da coxa. Fixe-se nos músculos apenas, evitando comprimir a parte de trás do joelho e dentro da coxa.

Compressão nas nádegas

Posicione-se junto à parte inferior das costas do parceiro. Inclinando-se sobre ele, comece comprimindo a nádega oposta, primeiro com uma das mãos e depois com a outra, até obter um ritmo. Massageie as áreas carnudas para eliminar toda a tensão. Você poderá aplicar uma pressão razoável, mas lembre-se: esses músculos costumam ser muito delicados.

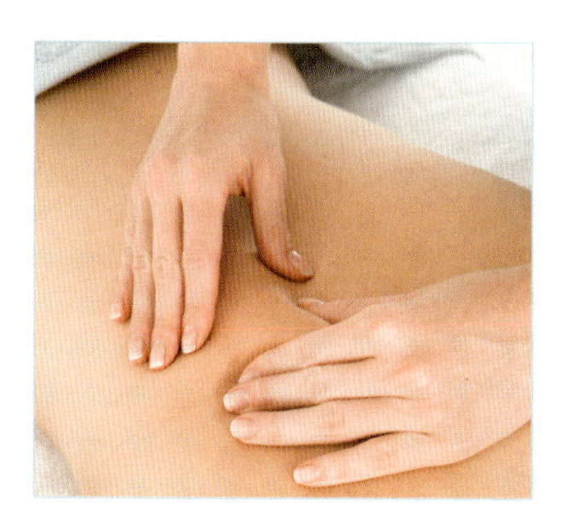

Compressão nas costas

Posicione-se junto às costas do parceiro. Debruce-se sobre ele e comece comprimindo os grandes músculos do outro lado da coluna. Trabalhando a pelo menos 2,5 cm de distância da coluna, empurre os polegares e puxe os dedos em sua direção. Acompanhe a linha da coluna, para cima e para baixo, entre a parte inferior das costas e os ombros, sem tocar nas vértebras.

Espremedura

PRESSÃO média

CONTATO mão inteira

A espremedura é um movimento para cima sobre os membros, com pressão no sentido do coração. Usada após o alisamento, ajuda a aliviar a tensão dos músculos e estimula a circulação. Polegares e dedos circundam o membro enquanto a pressão é aplicada com a mão inteira. Esse toque é ótimo também para detectar "nós".

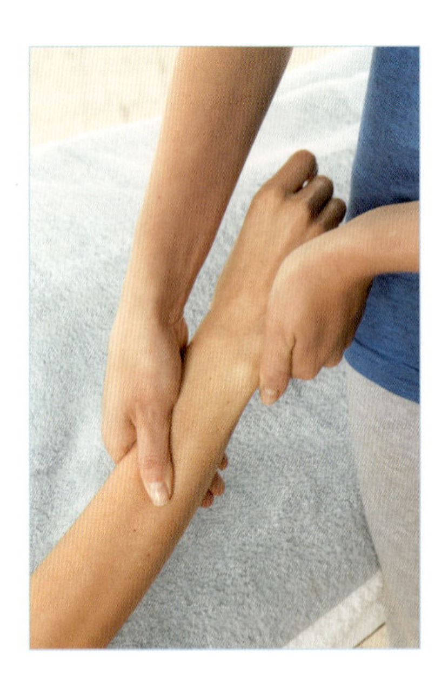

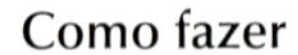

Como fazer

Coloque o polegar e o indicador no membro do parceiro, logo acima da articulação, formando um V com a mão. Lentamente, vá espremendo o membro para cima, pressionando com a mão inteira. À medida que as mãos se deslocam, a pressão pode ser aplicada com um ou outra, alternadamente, abrindo-as ao máximo para acomodar a área do corpo, mas sem reduzir a pressão.

Espremedura no antebraço

Apoiando o braço do parceiro pelo pulso, coloque o polegar e o indicador logo acima da articulação e vá espremendo os músculos na direção do cotovelo. Agora o contato deve ser feito com a mão inteira. Pressione firmemente e relaxe logo abaixo do cotovelo.

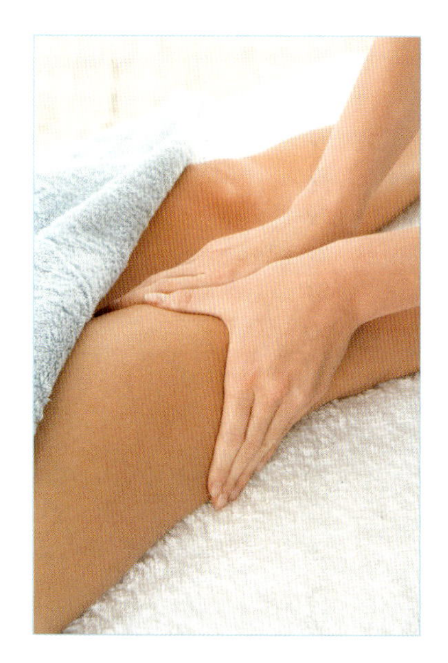

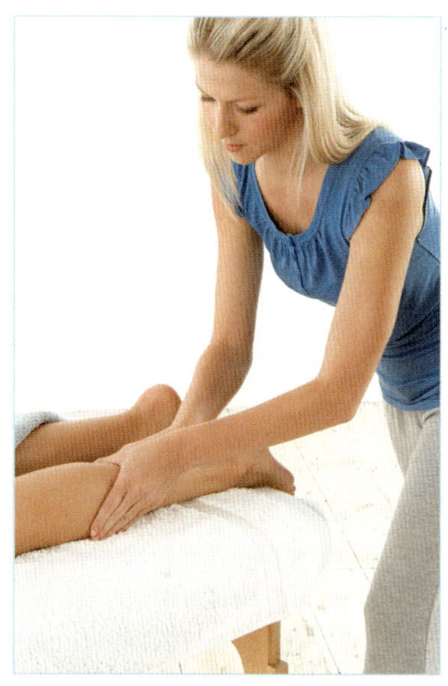

Espremedura na coxa

Coloque as mãos abertas sobre a coxa do parceiro, logo acima do joelho. Com uma das mãos depois da outra, vá pressionando os músculos na direção do quadril. A pressão deve ser firme, repetindo-se o toque várias vezes. Evite a parte interna da coxa e concentre-se nos quadris.

Espremedura na panturrilha

Fique junto dos pés do parceiro, coloque as mãos logo acima do tornozelo, formando um V em torno da perna. Vá espremendo na direção do joelho, pressionando bem os músculos da panturrilha. Evite trabalhar sobre varizes e alivie a pressão antes de chegar ao joelho.

Deslizamento com o polegar

PRESSÃO média
CONTATO polegares

Use o deslizamento com o polegar para relaxar os músculos, sentir os "nós" e conectar toques entre duas áreas. Faça-o ao longo da coluna ou sobre pequenas áreas como as mãos, usando os dedos como apoio. Alterne os polegares para obter um efeito contínuo de deslizamento.

Como fazer
Pouse um polegar no corpo do parceiro e, lentamente, deslize-o para longe de você sobre os músculos, aplicando pressão média. Ao final do toque, erga levemente o polegar para passar à próxima posição. Enquanto isso, comece a deslizar o outro polegar para que os toques se alternem e suas posições se sobreponham.

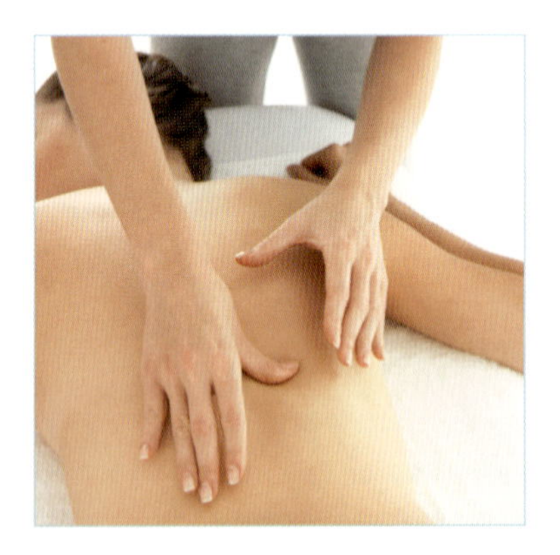

Deslizamento na coluna
Posicione-se junto à cabeça do parceiro. Incline-se para a frente e deslize um dos polegares sobre os músculos de um dos lados da coluna. Alterne com o outro polegar, levantando as mãos entre os toques e descendo para a parte inferior das costas. Repita várias vezes.

Deslizamento na mão

Segure a mão do parceiro com os dedos e deslize os polegares sobre a palma para aliviar a tensão. Adiante primeiro um polegar e depois o outro, procurando cobrir a maior parte da área da palma. Pressione firmemente para mais eficácia, mas consulte sempre o parceiro para saber se não há desconforto.

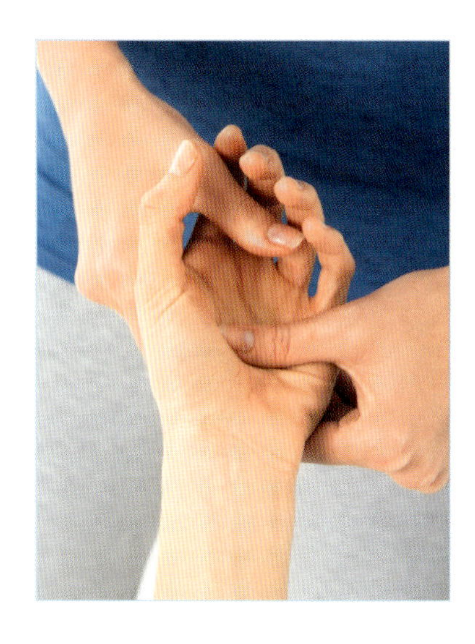

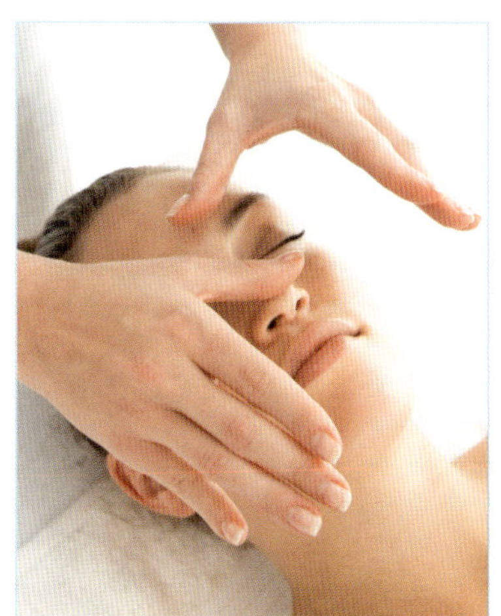

Deslizamento no nariz

Esta é a versão mais branda para trabalhar áreas delicadas. Ao massagear o rosto do parceiro, você deverá aplicar um deslizamento bem suave da parte superior até a ponta do nariz. Faça movimentos curtos, que são muito reconfortantes, para cobrir a área.

Torção

PRESSÃO média
CONTATO mão inteira

A torção é um toque final depois que os músculos foram trabalhados e pode completar uma sequência. Boa para aliviar a tensão dos músculos, é mais usada nos membros ou nas costas. Trata-se de um movimento de compressão entre as mãos, mas é necessário cuidar para que os músculos estejam bem lubrificados para que as palmas deslizem sobre a pele.

Como fazer

Pouse uma das mãos no lado do corpo do parceiro mais perto de você e a outra, no lado oposto. As mãos devem ficar espalmadas contra o corpo e descontraídas. Em seguida, deslize uma das mãos para longe de você sobre os músculos, mantendo-a sempre em contato com eles. Ao mesmo tempo, deslize a outra mão no sentido oposto, recuando – as duas devem encontrar-se no meio do toque. Continue até que suas mãos mudem de posição e depois repita continuamente, para cobrir a área toda.

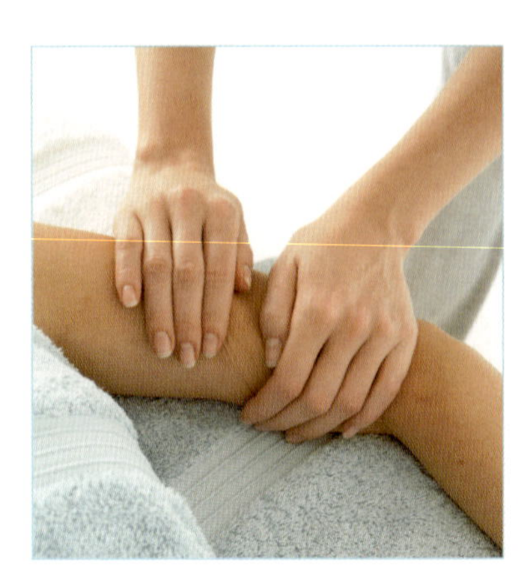

Torção na parte superior do braço

Envolva a parte superior do braço do parceiro com as mãos. Lentamente, comprima-a descendo na direção do pulso, alternando a posição das mãos. Mantenha contato total com os músculos massageados, para obter o efeito de torção. A pressão no braço deve ser um pouco mais fraca que em outras áreas.

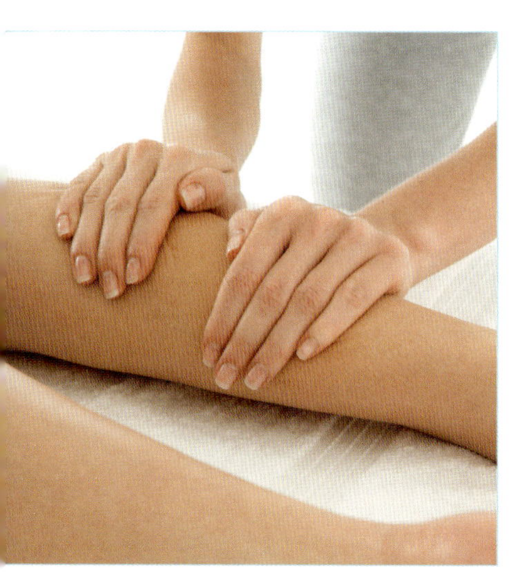

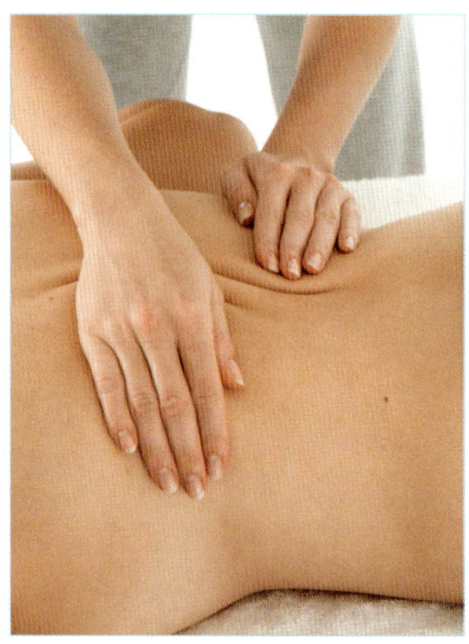

Torção na panturrilha

Depois de trabalhar a perna, envolva com as mãos em concha os dois lados da panturrilha do parceiro, na área logo abaixo do joelho. Puxe uma das mãos em sua direção, sobre os músculos, enquanto desliza a outra para longe. Torça a panturrilha até o tornozelo. Quando esses músculos estão bem tonificados, pode-se usar mais pressão, mas é necessário espalhar bastante óleo.

Torção nas costas

Posicione-se junto às costelas do parceiro. Coloque a mão mais próxima na caixa torácica, logo abaixo da axila, e, estirando-se, coloque a outra mão no lado oposto. Deslize-as na direção uma da outra bem em cima das costas, de modo que terminem em lados opostos. Repita o movimento com firmeza, descendo para a parte inferior das costas.

Movimento em círculo

PRESSÃO média
CONTATO mão inteira ou polegares

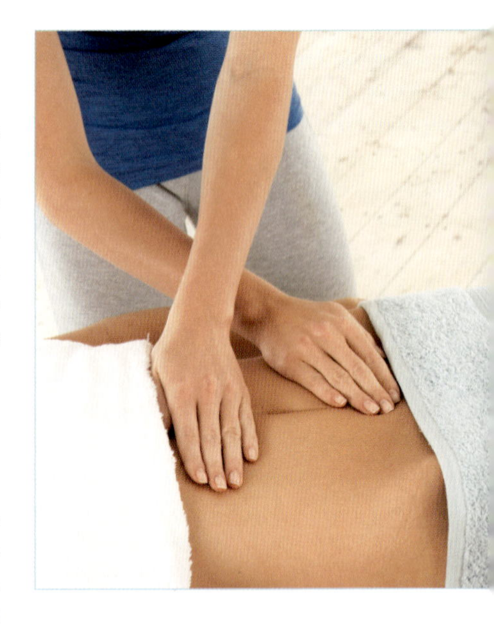

O movimento em círculo é para áreas e articulações delicadas, ajudando bastante o parceiro a relaxar. Praticado lenta e ritmicamente, com a pressão certa, esse movimento reconforta e acalma. Faça círculos com a mão inteira no sentido anti-horário nas costas e no sentido horário na frente.

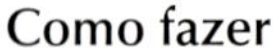

Como fazer

Coloque as mãos espalmadas no corpo do parceiro. Mantendo contato total, faça círculos sobre os músculos, uma das mãos depois da outra. Ao completar o círculo com uma, erga-a de leve, assegurando-se de que a outra continua em contato com o corpo. Isso deve ser feito devagar e várias vezes. Se usar apenas os polegares, o princípio continua o mesmo, devendo um deles permanecer sempre em contato com o corpo.

Círculos no abdome

Coloque-se ao lado do parceiro. Pouse uma das mãos sobre o abdome e comece a fazer círculos no sentido horário, à volta do umbigo. Pouse a outra mão no abdome para continuar o movimento, erguendo de leve uma das mãos quando elas se cruzarem. Use sua sensibilidade para calcular a pressão e mantenha sempre uma das mãos em contato com o corpo do parceiro.

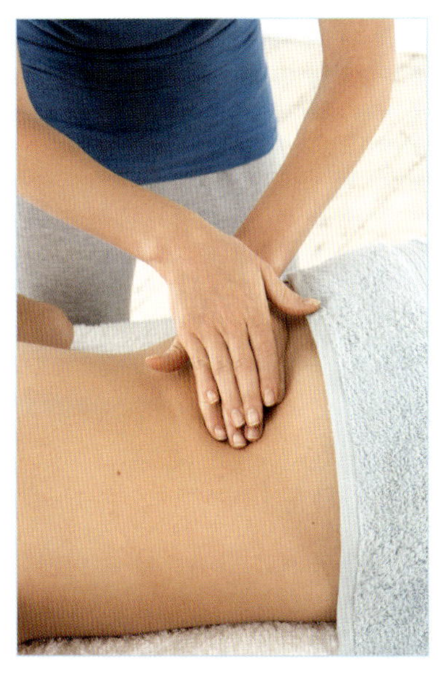

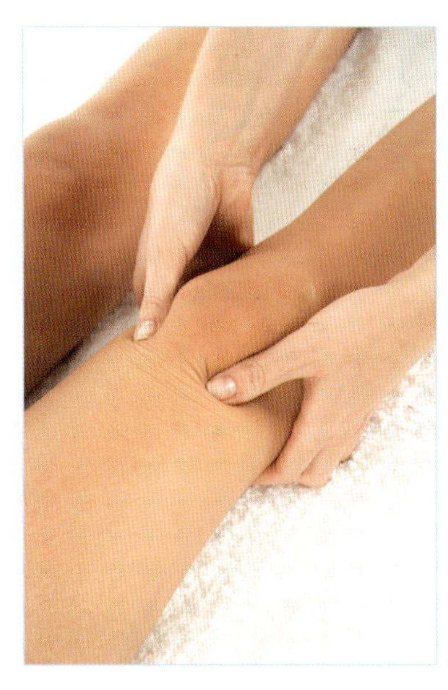

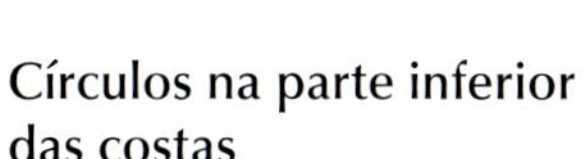

Círculos na parte inferior das costas

Pouse uma das mãos sobre o sacro, a área óssea na base da coluna. Com pressão média, faça lentamente círculos no sentido anti-horário, deslizando a palma pela pele. Use a outra mão como apoio. Quanto mais uniforme for a pressão, melhor será o resultado. Repita várias vezes para deixar a parte inferior das costas bem descontraída.

Círculos no joelho

Coloque um dos polegares logo acima da patela do parceiro e comece a fazer círculos em sentido horário ao redor da articulação. Junte o outro polegar ao movimento, avançando-o na direção oposta. Faça círculos ao redor da articulação várias vezes, erguendo os polegares quando necessário. Esse toque ajuda a relaxar a articulação do joelho.

Pressão com a palma

PRESSÃO média
CONTATO mão inteira

A pressão com a palma é muito eficaz quando corretamente usada, colocando-se todo o peso do corpo nas mãos. A pressão é aplicada nas costas e membros, com ou sem óleo, mas não se indica para áreas delicadas. Estimula a circulação e distende os tecidos.

Como fazer

Procure manter perfeitamente o equilíbrio e coloque as mãos no corpo do parceiro. Mantendo-as espalmadas e relaxadas, debruce-se sobre o parceiro usando o próprio peso para exercer pressão. Pressione uniformemente enquanto executa o movimento, e novamente ao diminuir. Deixe que o corpo responda antes de mudar a posição das mãos.

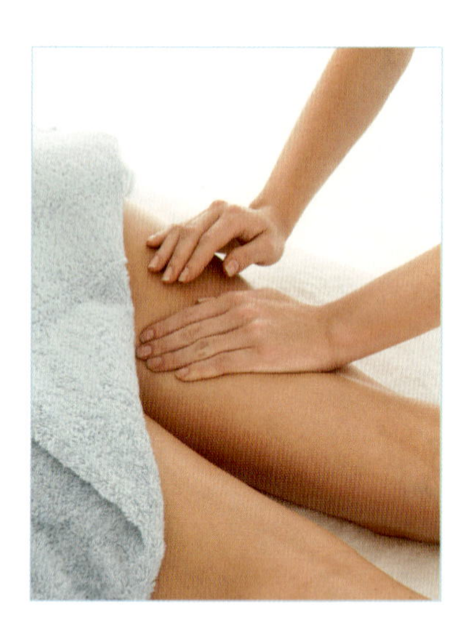

Pressão com a palma na coxa

Fique ao lado do parceiro e coloque as palmas sobre a coxa. Use a de cima como apoio. Incline-se com todo o seu peso e pressione os músculos com a mão de baixo. Continue até sentir resistência e então vá diminuindo a pressão lenta e uniformemente. Faça uma pausa antes de repetir, subindo a coxa.

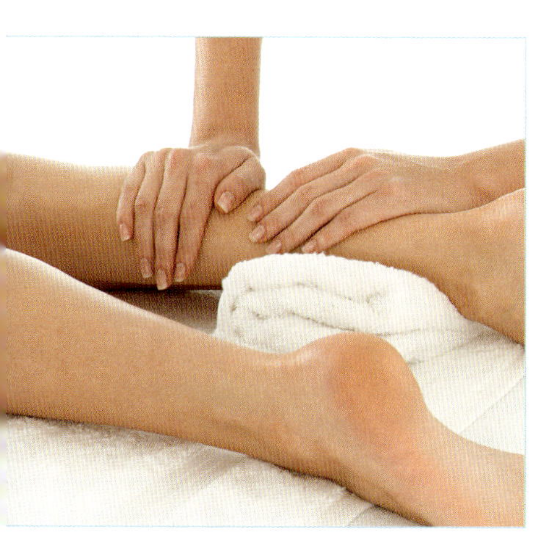

Pressão com a palma nas costas

Depois de massagear as costas do parceiro, coloque as mãos nos músculos da parte inferior, do lado oposto da coluna. Incline-se sobre elas e deslize-as para a frente, usando todo o peso do corpo. Siga a anatomia do corpo até suas mãos se encurvarem à volta dos quadris. Esse toque faz com que os músculos da parte inferior das costas relaxem.

Pressão com a palma na panturrilha

Coloque um suporte sob os tornozelos do parceiro. Posicione-se junto dele e pouse as mãos sobre os músculos da panturrilha. Incline-se pressionando a mão de baixo, alivie a pressão e repita com a mão de cima. Avance ambas na direção do joelho e repita, mas não pressione a articulação.

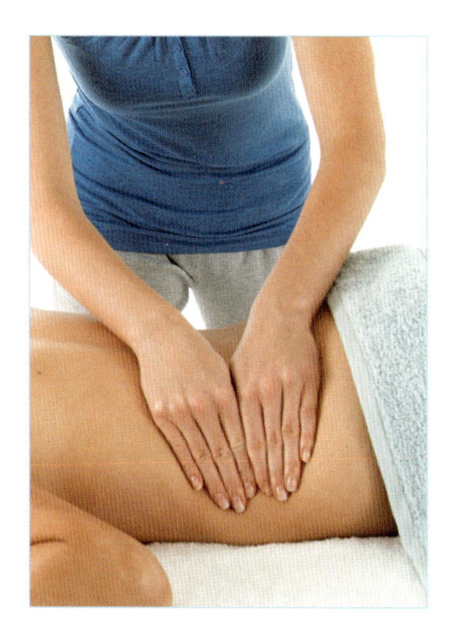

Rotação

PRESSÃO média
CONTATO polegar e pontas dos dedos

A rotação estimula o movimento circulatório quando se aplica pressão em determinado ponto da pele. É um ótimo toque para aliviar e relaxar, trabalhando os músculos em profundidade quando os dedos exercem pressão. Não é invasivo: abrindo-se bem os dedos, a pressão se distribui uniformemente. É um toque muito usado no couro cabeludo.

Como fazer

Pouse a ponta dos dedos no corpo do parceiro, erguendo o pulso e a mão. Gire o polegar e a ponta dos dedos sobre o local, pressionando para baixo. Mantenha os dedos na mesma posição, sem deslizá-los sobre a pele. O movimento é de fricção nos músculos. Depois de várias rotações, mude de posição para cobrir a área toda.

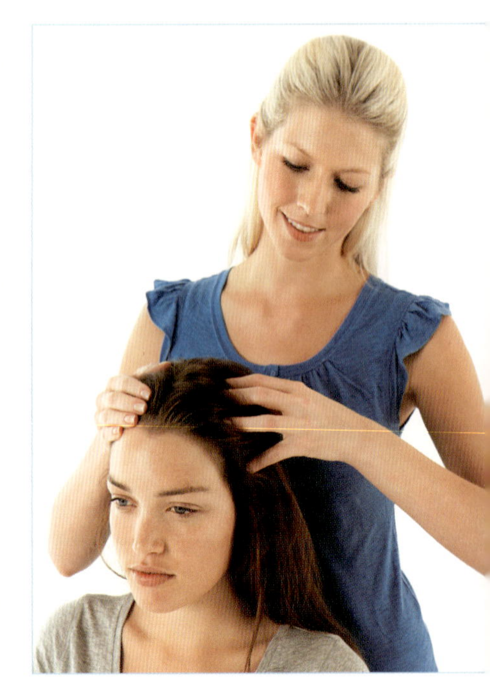

Rotação na cabeça

Por trás do parceiro e apoiando-lhe a cabeça com uma das mãos, pouse a ponta dos dedos da outra no couro cabeludo. Abra bem os dedos, gire-os pelo local e pressione para baixo. Repita várias vezes para cobrir toda a área da cabeça.

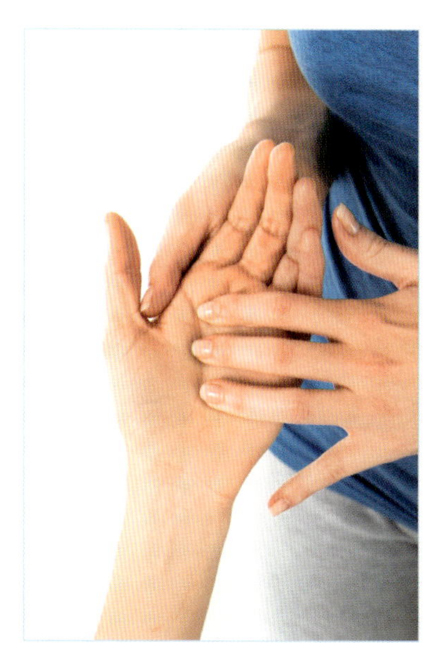

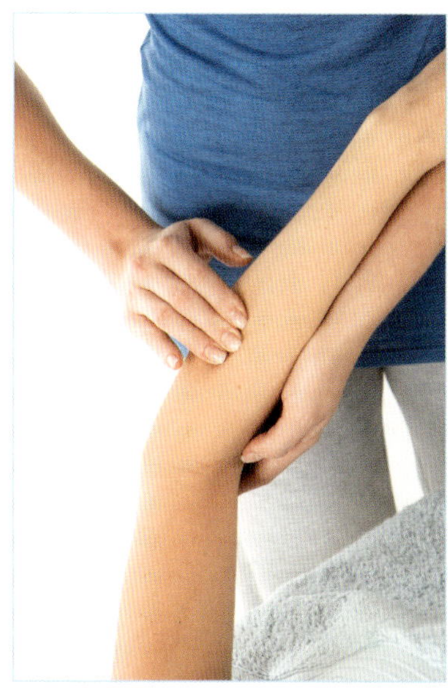

Rotação na palma

Sustente a mão do parceiro por baixo e pouse a ponta dos dedos da outra mão sobre sua palma. Com o pulso e a palma erguidos, faça pequenos círculos sobre a palma do parceiro, usando apenas a ponta dos dedos. Trabalhe a área toda, pressionando para baixo sobre os músculos.

Rotação no antebraço

Sustente o braço do parceiro e coloque a ponta dos dedos no antebraço dele. Gire-as no local sobre os músculos, em várias posições. A pele deve mover-se ao contato dos dedos e a pressão terá de ser constante.

Percussão

PRESSÃO média
CONTATO variado

Os toques de percussão estimulam o fluxo circulatório graças a uma série de movimentos em *staccato*. Devem ser aplicados rapidamente em áreas musculares, com os dedos e os pulsos descontraídos. Eles mantêm o corpo e a mente em estado de alerta e devem ser usados ao fim da sequência de massagem.

Como fazer

Com as mãos, pulsos e dedos relaxados, coloque as mãos no corpo do parceiro. Aplique os movimentos de percussão rápida e levemente sobre os músculos, alternando os toques das mãos. Cubra cada área várias vezes, pressionando com força os músculos mais tensos.

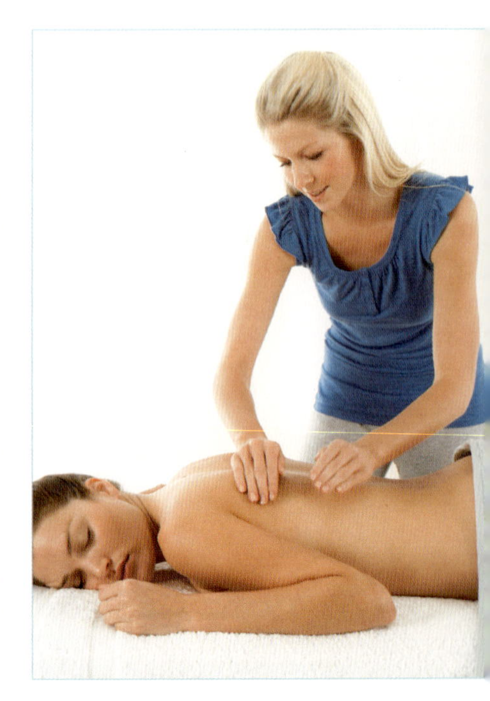

Tapotagem

Fique ao lado do parceiro. Coloque as mãos sobre os músculos das costas, com os dedos bem juntos e deixando algum espaço sob as palmas. Levante e abaixe as mãos alternadamente em rápida sucessão, produzindo um som cavo. Trabalhe as costas para cima e para baixo, em seguida incline-se e repita do outro lado da coluna.

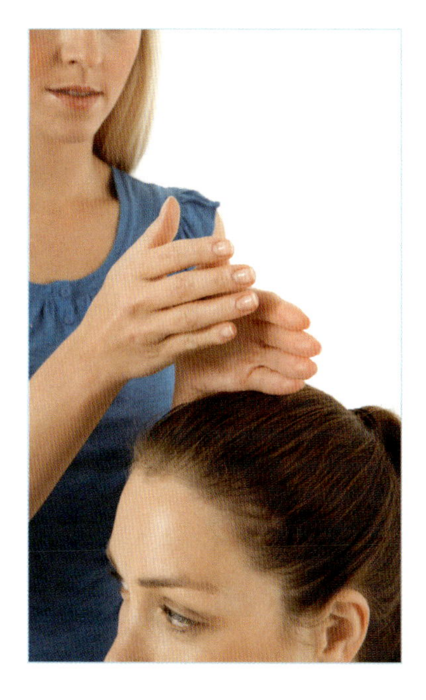

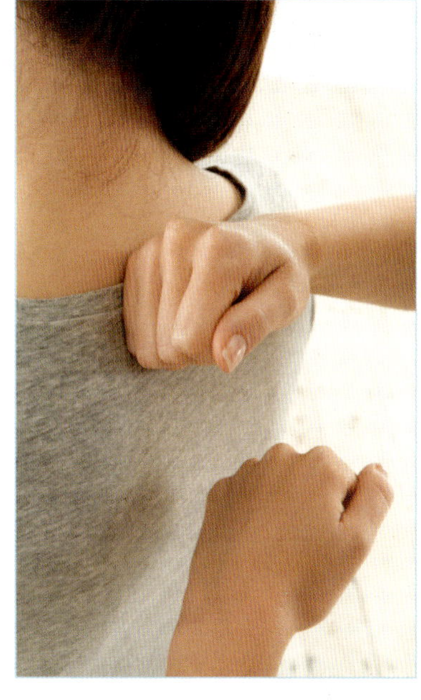

Cutilada

Se aplicada mais levemente, a percussão pode ser feita no couro cabeludo. Fique atrás do parceiro e disponha as mãos uma em frente da outra sobre o couro cabeludo – o contato é feito com os dedos mínimos. Agora golpeie com elas alternadamente, erguendo-as e baixando-as. Cubra a área toda com golpes rápidos e leves. O segredo é manter dedos e pulsos soltos, relaxados.

Soquinhos leves

Fique atrás do parceiro e feche os dedos para formar punhos não muito cerrados. Coloque-os sobre um dos ombros, fazendo contato com a parte inferior carnuda das mãos. Levemente, vá socando o ombro, do pescoço ao braço. Repita no outro ombro e continue para cima e para baixo de cada lado da coluna. Quanto mais soltos estiverem seus punhos, mais facilmente encontrará o ritmo certo.

Fricção

PRESSÃO média
CONTATO mão inteira

Fricção é, pode-se dizer, um sinônimo de massagem. Não se trata de um toque preciso, mas usa-se para relaxar os músculos mediante pressão vigorosa. É feita em movimentos rápidos, quase sempre no couro cabeludo e nas costas. A pressão pode ser aplicada com os dedos, a base da palma ou a palma inteira. É mais eficaz quando a pele não está muito oleosa.

Como fazer

Pouse uma das mãos nos músculos do parceiro e comece a esfregá-los com força numa pequena área. Amplie o toque para cobrir todo o grupo muscular, pressionando mais onde os músculos estiverem muito tensos. Mantendo a mão espalmada e o pulso solto, faça os movimentos lateralmente.

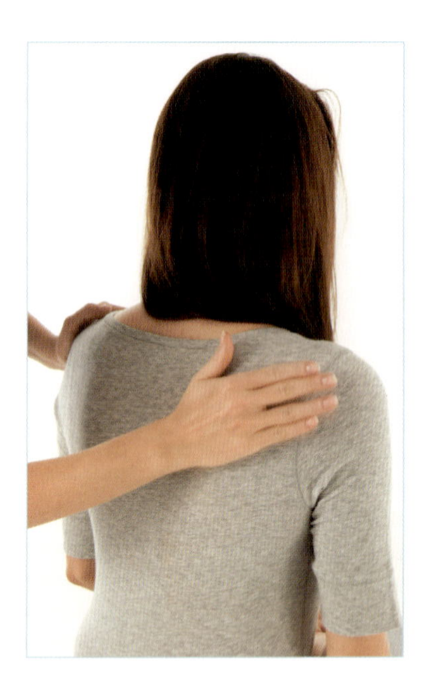

Fricção nas costas

Fique atrás do parceiro. Com a mão espalmada, friccione vigorosamente as costas, evitando a coluna e pressionando mais onde perceber excesso de tensão. Os movimentos devem ser rápidos, de modo que o corpo do parceiro e as mãos do massagista formiguem por causa do aumento da circulação.

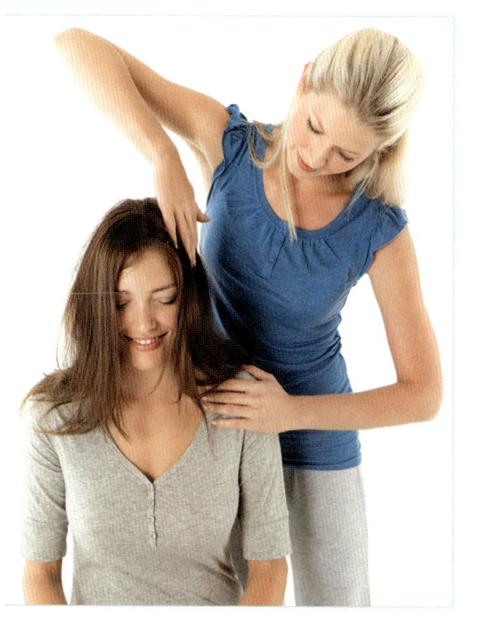

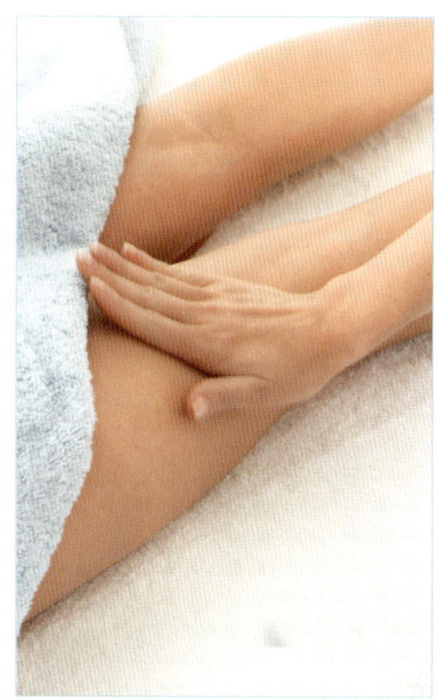

Fricção no couro cabeludo

Fique atrás do parceiro e comece a friccionar levemente o couro cabeludo com uma das mãos, fazendo esvoaçar os cabelos. Cubra a área toda com movimentos rápidos e suaves, mantendo o pulso e os dedos relaxados.

Fricção na coxa

Coloque uma das mãos sobre os músculos da coxa do parceiro e friccione vigorosamente os pontos tensos. Isso é ótimo no início de uma sequência. Faça movimentos de lado a lado até sentir um pouco de formigamento na palma; os músculos ficarão assim preparados para toques mais profundos.

Alongamento com os antebraços

PRESSÃO média
CONTATO antebraços

Os alongamentos com os antebraços são uma ótima maneira de aliviar a tensão e permitem pressionar uma grande área. Quando aplicados com óleo sobre os músculos, os antebraços deslizam sem nenhum desconforto. Use esses movimentos como toque final ou sobre músculos tensos, para descontraí-los.

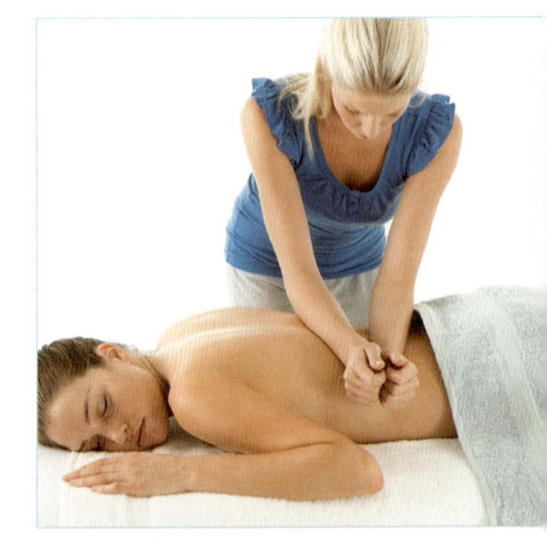

Como fazer

Assegure-se do equilíbrio de sua postura e flexione ligeiramente os joelhos. Debruce-se sobre o parceiro e pouse seus antebraços no corpo dele. Feche as mãos sem forçar e deixe os pulsos descontraídos. Agora, devagar, afaste os antebraços pressionando ao mesmo tempo para baixo. Use o peso do seu corpo para relaxar os músculos do parceiro e repita várias vezes, sem nunca pressionar diretamente os ossos.

Alongamento nas costas

Debruce-se sobre o parceiro com os braços paralelos, pousados sobre a musculatura do outro lado da coluna. Pressione-os e gire-os ao mesmo tempo, lentamente, para que fiquem em perfeito contato com o corpo do parceiro. Esse é um movimento contido e deve ser feito sem que os antebraços deslizem muito. Repita enquanto os músculos estiverem tensos.

Alongamento diagonal nas costas

Debruce-se sobre o parceiro e pouse os antebraços diagonalmente, um diante do outro, em lados opostos da coluna. Devagar, afaste os antebraços, pressionando-os para baixo e deslizando-os sobre os músculos até um deles alcançar o ombro e o outro, o quadril oposto. Ao mesmo tempo, gire os braços para que pulsos e antebraços fiquem bem encostados ao corpo do parceiro.

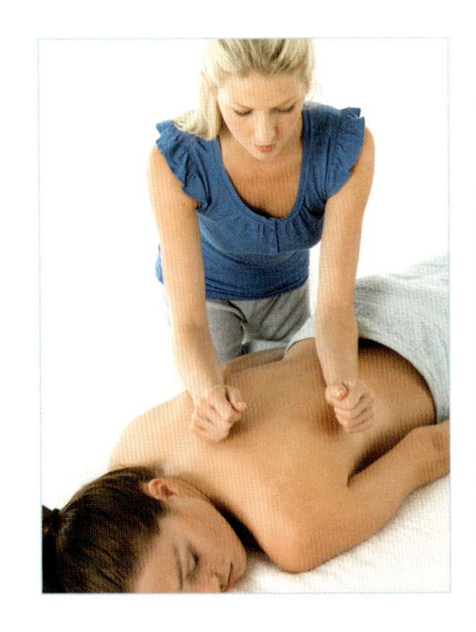

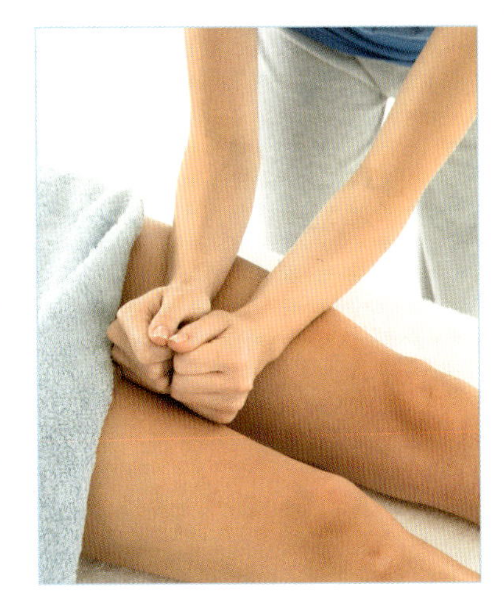

Alongamento na coxa

Fique ao lado da coxa do parceiro. Coloque os antebraços, um diante do outro, sobre os músculos. Lentamente, afaste-os, girando-os enquanto opera o toque até que eles fiquem bem encostados ao corpo do parceiro. Repita o movimento, completando-o antes de alcançar o joelho ou o quadril. Use bastante óleo e evite a parte interna da coxa.

PRESSÃO PROFUNDA

As técnicas de pressão profunda são mais direcionadas e aliviam a tensão de áreas específicas. Devem ser aplicadas com cuidado para evitar incômodos, uma ou duas vezes (conforme a reação do parceiro), sendo necessário depois suavizar a área circundante.

Pressão com o polegar

PRESSÃO profunda
CONTATO polpa do polegar

Esta é uma técnica de fricção pela qual se pressiona um ponto específico, chamado muito a propósito ponto de pressão. Isso promove o alívio muscular e equilibra a energia num determinado meridiano. Os pontos de pressão estão localizados por todo o corpo. O movimento deve ser executado com pressão e descompressão uniformes, devendo ser mantido por alguns segundos. A técnica deve ser aplicada depois do relaxamento do corpo.

Como fazer

Localize o ponto que irá pressionar. Coloque a polpa do polegar na superfície da pele do parceiro e aplique pressão lentamente, uniformemente. Focalize a atenção no ponto de contato. Mantenha a pressão por alguns segundos e solte. Se encontrar resistência, diminua a pressão e tente de novo.

Pressão com o polegar na sola do pé

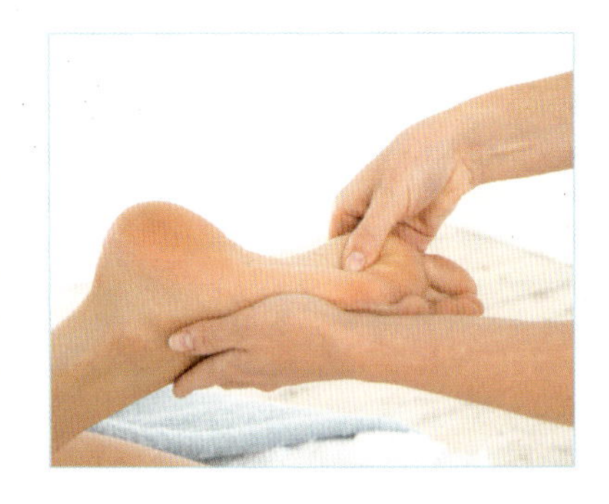

Sustente o pé do parceiro com uma das mãos. Localize o ponto no centro da sola e pouse o polegar sobre ele. Pressione fundo, espere alguns segundos e solte lentamente. Friccione de leve o ponto para relaxar a área e complete o movimento.

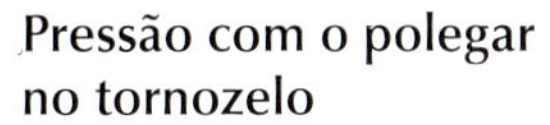

Pressão com o polegar no tornozelo

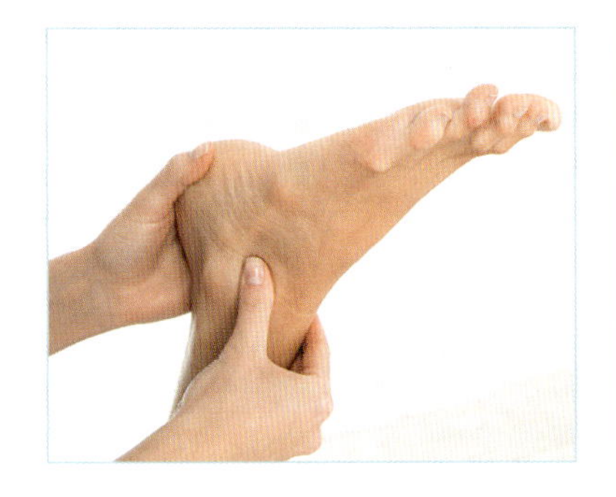

Sustentando o pé do parceiro, pressione à volta da articulação com o polegar. Faça-o lenta e uniformemente, na direção da articulação, e alivie a pressão também devagar. Isso estimula a circulação e aumenta a mobilidade. A seguir, podem ser feitos exercícios passivos de articulação.

Pressão com o polegar no rosto

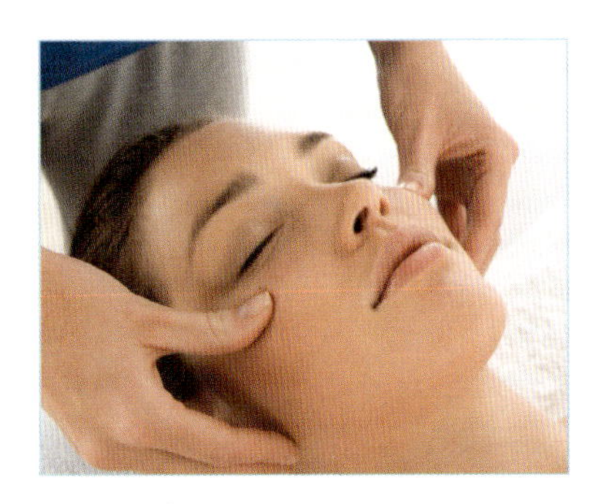

Coloque os polegares abaixo das órbitas oculares do parceiro (as bordas ósseas que ficam sob os olhos). Começando pela ponte do nariz, pressione para dentro levemente com os polegares e solte. Continue pressionando e soltando em intervalos regulares, usando as mãos simultaneamente e trabalhando ao longo das bordas até os cantos externos das órbitas. Isso ajuda a refrescar os olhos.

Pressão com o dedo

PRESSÃO profunda
CONTATO polpa dos dedos

A pressão com o dedo é também uma técnica de fricção, geralmente executada com dois dedos juntos. Nesse caso o toque é menos preciso numa área grande, o que às vezes pode ser mais apropriado. A pressão é aplicada com a polpa dos dedos.

Como fazer

Coloque a ponta dos dedos no ponto que irá estimular e pressione-as uniformemente para baixo. Alivie a pressão devagar. Como a pressão se distribui pelos dois dedos, convém impedir que um pressione mais que o outro.

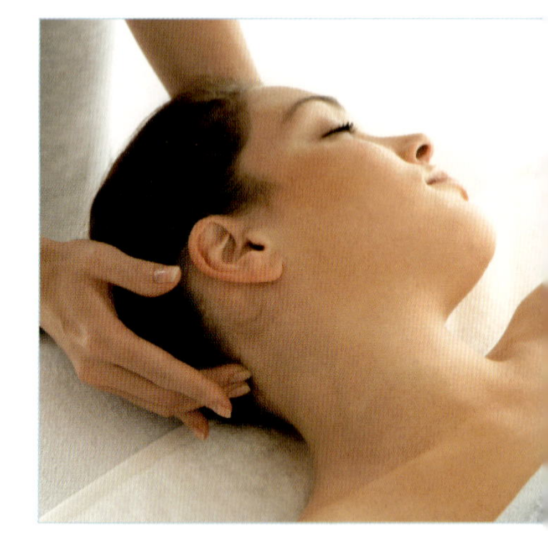

Pressão com o dedo na cabeça

Pouse a cabeça do parceiro numa de suas mãos em concha, voltando-a ligeiramente para que você consiga alcançar a base do crânio. Pressione essa área com os dedos médio e anular, cuidando para não ir fundo demais. Os músculos ali costumam estar muito tensos, de modo que o movimento proporciona grande alívio. Repita em posições diferentes.

Pressão com o dedo no quadril

Depois de trabalhar os músculos da coxa, localize a articulação do quadril do parceiro com a ponta dos dedos. Em seguida, pressione os músculos à volta da articulação com a polpa dos dedos. Comece devagar e alivie a pressão se sentir resistência; tente de novo e assegure-se de que o toque seja cômodo e suave, mas eficaz.

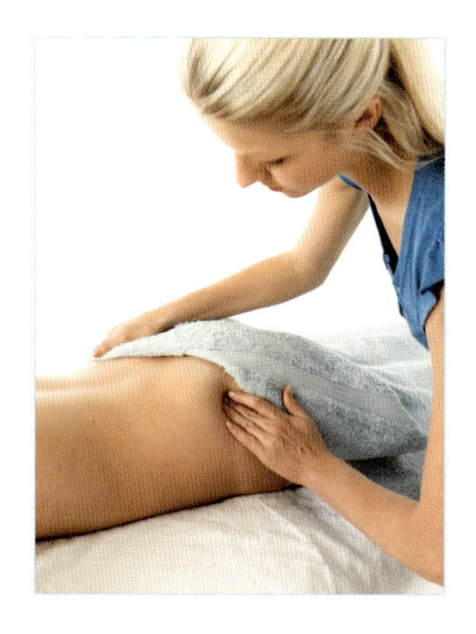

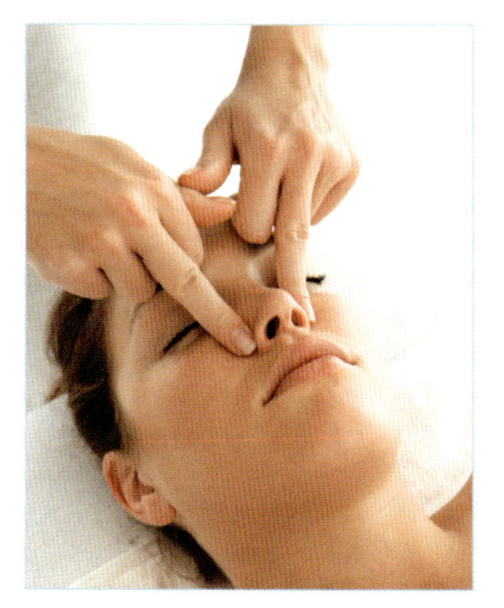

Pressão com o dedo junto às narinas

Localize as depressões macias junto às narinas do parceiro. Com mãos firmes, coloque os dedos médios sobre essas áreas e pressione suavemente com as pontas para estimulá-las. O sentido é uma diagonal aproximada na direção do nariz. A pressão deve ser firme, mas não em excesso.

Vibração

PRESSÃO profunda
CONTATO polpa dos dedos ou polegar

A vibração é um prolongamento da pressão com o polegar e o dedo. Usa-se para estimular pontos específicos em profundidade, devendo, portanto, ser usada com cuidado. Evite o peito e o abdome quando trabalhar a parte frontal do corpo, bem como a área do coração nas costas e qualquer local dolorido.

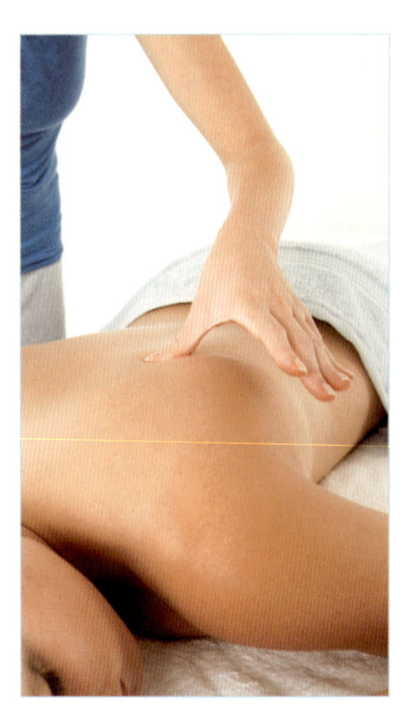

Como fazer

Coloque os dedos ou o polegar no ponto que será estimulado. Pressione para dentro, começando lentamente, e ao mesmo tempo vibre os dedos ou o polegar. Isso intensifica o estímulo e, conforme verá, exige menos pressão. Após alguns momentos, interrompa a vibração e alivie a pressão, como nos demais casos.

Vibração nas costas

Localize o ponto a ser massageado nos músculos próximos à coluna do parceiro. Pressione esse ponto com o polegar, vibrando-o rapidamente. A vibração deve ser localizada, sem mover a pele. Alivie a pressão lentamente, já com o polegar imóvel.

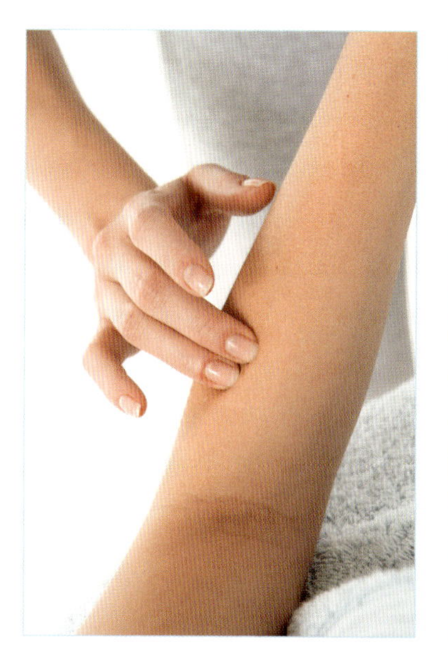

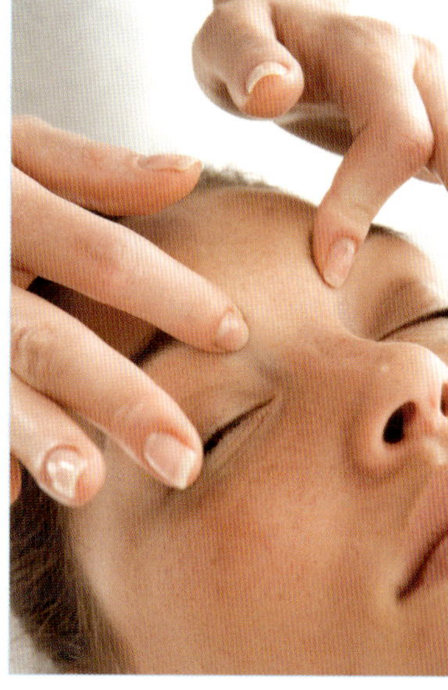

Vibração no antebraço

Coloque os dedos médio e anular nos músculos do antebraço do parceiro, evitando os ossos. Ao pressionar, comece o movimento vibratório com ambos os dedos, para facilitar a penetração. Faça uma pausa e vá recolhendo os dedos lenta e uniformemente.

Vibração no rosto

Coloque os dedos médios nas cavidades ósseas do sobrecenho do parceiro. Com muita delicadeza, vibre os dedos no local, quase sem pressioná-lo. Essa técnica ajuda realmente a energizar os olhos e a face.

Pressão com o tênar (base da palma da mão)

PRESSÃO profunda

CONTATO tênar

A pressão com o tênar permite um toque de maior profundidade e impacto. Use-a em áreas musculares, transferindo o peso do seu corpo para o toque a fim de torná-lo mais eficaz. É um movimento vigoroso, não indicado para áreas delicadas ou doloridas.

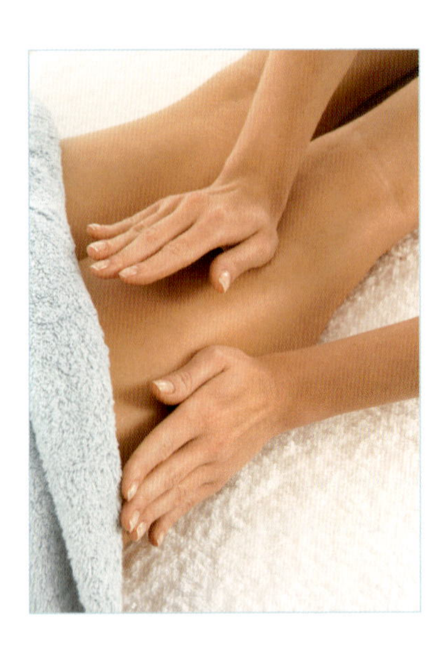

Como fazer

Coloque a mãos espalmadas sobre o corpo do parceiro depois de relaxar todos os músculos da área. Contrabalançando a pressão com uma das mãos, levante os dedos e a palma da outra de modo que apenas o tênar faça contato com a área a ser massageada. Pressione para baixo a fim de trabalhar os músculos, repetindo o movimento várias vezes.

Pressão com o tênar na coxa

Postando-se ao lado do parceiro, pouse o tênar das mãos nos músculos de sua coxa. Pressione subindo na direção do quadril, uma das mãos depois da outra. Você poderá usar bastante pressão, desde que não cause incômodo. Repita em diversas posições, mas evite a parte interna da coxa.

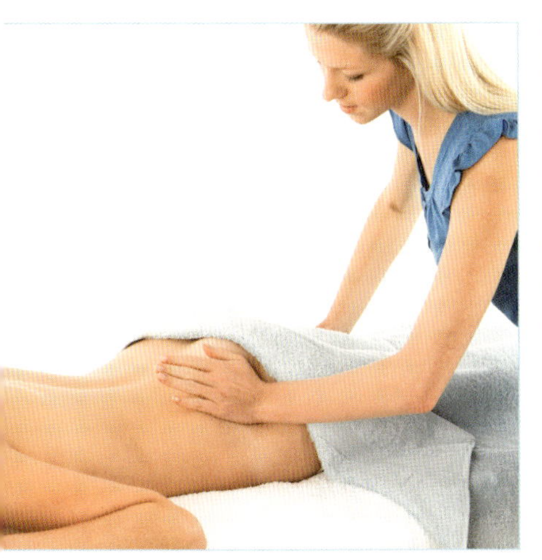

Pressão com o tênar no quadril

Depois de massagear a parte inferior das costas e as nádegas, pressione os músculos à volta do quadril com o tênar e massageie a área ao redor da articulação. Sustente o corpo do parceiro com a outra mão. Pressione firmemente os músculos, fazendo círculos no local para proporcionar maior alívio de tensão.

Pressão com o tênar na cabeça

Na cabeça, a pressão deve ser suave. Fique atrás do parceiro e, apoiando-lhe a cabeça com uma das mãos, coloque o tênar da outra na base do crânio. Pressione os músculos locais em movimentos circulares e vibratórios para aumentar o estímulo; solte. Massageie a maior parte possível da área e complete o tratamento mudando de mão.

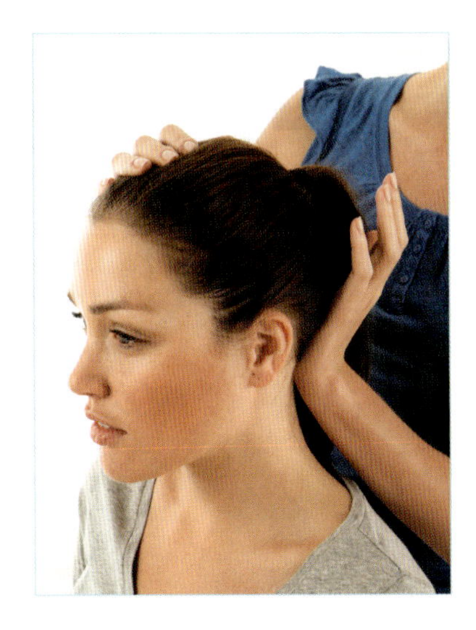

Pressão com os nós dos dedos

PRESSÃO profunda
CONTATO nós dos dedos

Usar os nós dos dedos é outra maneira de variar a pressão dos toques. Só se deve recorrer a essa técnica em músculos que consigam amortecer um pouco o impacto. Ela aumenta a pressão, mas ao mesmo tempo reduz a tensão em seus dedos e polegares.

Como fazer

Feche o punho da mão e pouse os nós dos dedos nos músculos. Intensifique aos poucos a pressão, usando os nós dos dedos como ponto de contato. Trabalhe a área em várias posições, fazendo círculos ao redor dos pontos mais tensos. Variar a pressão melhora a tolerância do parceiro ao toque.

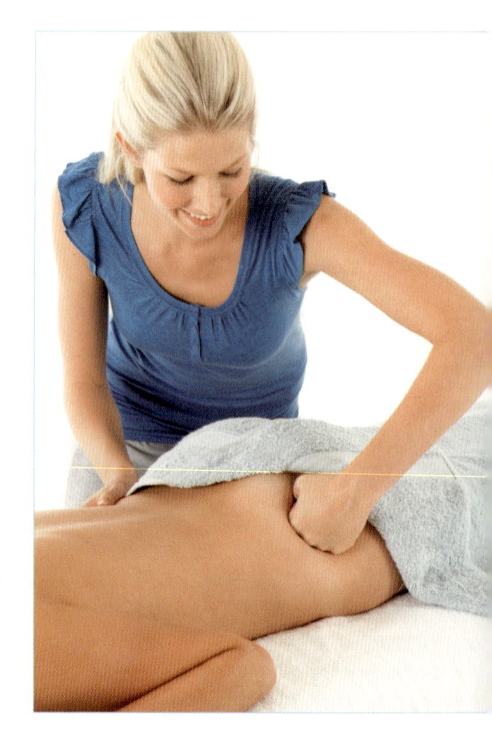

Pressão com os nós dos dedos nos quadris

Depois de massagear as nádegas, coloque o punho sobre os músculos e aos poucos vá aumentando a pressão para baixo. Ao mesmo tempo, descreva círculos ao redor da área, para aumentar o estímulo e fazer com que os músculos se relaxem mais facilmente. Trabalhe em diversas áreas, com mais delicadeza em volta da articulação do quadril, evitando pressão direta nos ossos.

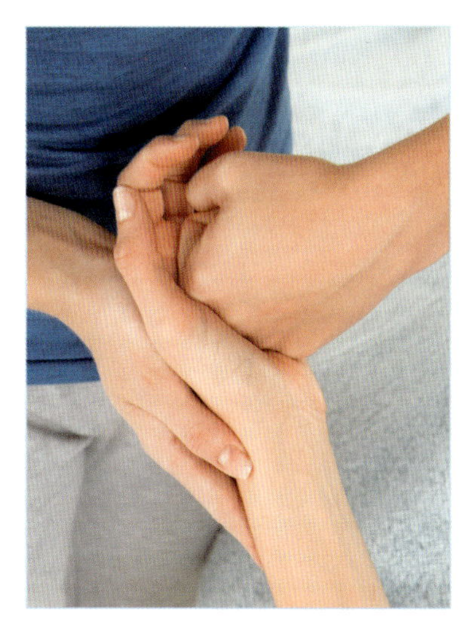

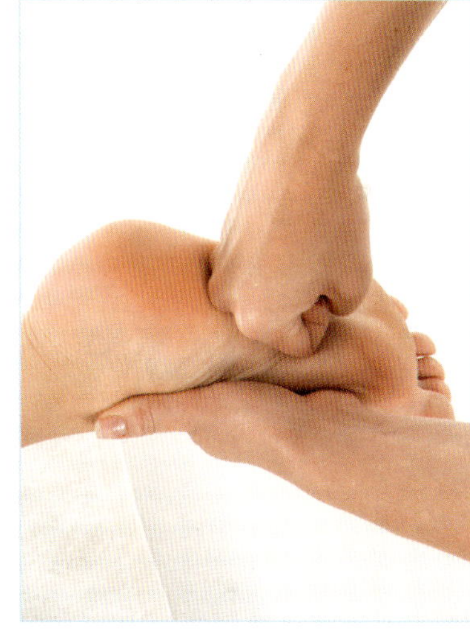

Pressão com os nós dos dedos na palma

Apoiando a mão do parceiro, pressione levemente com os nós dos dedos a palma, fazendo círculos em todos os sentidos para relaxar os músculos. Trabalhe em volta da base dos dedos e polegar, mas evitando a articulação. Esse tipo de pressão pode ser bastante preciso e constitui um meio eficaz de relaxar a mão.

Pressão com os nós dos dedos na sola do pé

Com o pé do parceiro apoiado numa das mãos, coloque os nós dos dedos da outra na parte protuberante da sola e massageie essa saliência macia, passando em seguida para a área ao longo da base dos dedos. A mão em concha, por baixo, oferece resistência à pressão. Faça pequenos círculos no local e prossiga pela borda externa do pé até o calcanhar. Evite, porém, pressionar o dorso do pé.

Pressão com o cotovelo

PRESSÃO profunda
CONTATO cotovelo

O uso do cotovelo lhe dará um controle preciso de movimentos, para que possa trabalhar com eficiência os músculos e outros pontos. Valendo-se do peso do corpo, obterá a pressão necessária sem grande esforço e sem comprometer sua postura. Use a outra mão para garantir a firmeza do toque. Trabalhe com cuidado, evitando ossos e áreas delicadas.

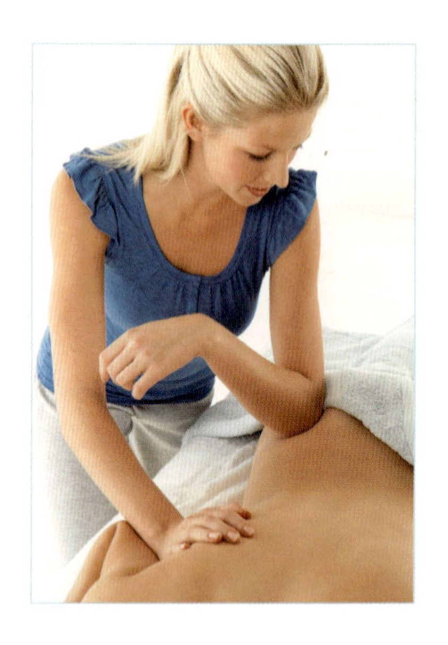

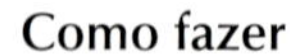

Como fazer

Assegure-se de que sua postura esteja firme e equilibrada. Pouse o cotovelo na parte do corpo que irá estimular. Lentamente, pressione o ponto, sempre atento a sinais de resistência. Se o parceiro resistir, afrouxe a pressão e recomece. Aplique a técnica de forma lenta e constante, para relaxar o corpo do parceiro.

Pressão com o cotovelo no quadril

Fique ao lado do quadril do parceiro. Com os pés bem plantados no chão, localize o ponto a ser massageado na nádega e pouse o cotovelo. Devagar, incline-se para pressionar esse ponto, flexionando os joelhos para ter mais equilíbrio e manter a pressão. Reforce o movimento com a outra mão, inclinando-se sobre ela devagar e com firmeza. Afrouxe a pressão aos poucos.

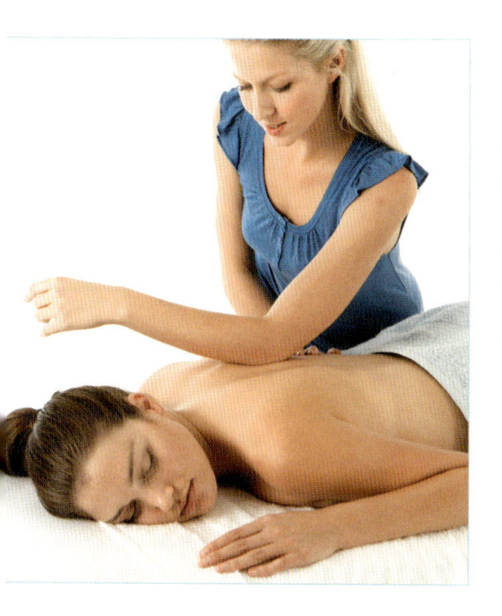

Pressão com o cotovelo na escápula

Fique atrás do parceiro. Localize o contorno da escápula com uma das mãos e pressione a área ao redor com o cotovelo. Oriente o movimento com os dedos para maior precisão e evite pressão direta sobre as costelas. O toque deve ser circunscrito e constante, aplicado ligeiramente em diagonal na direção do corpo.

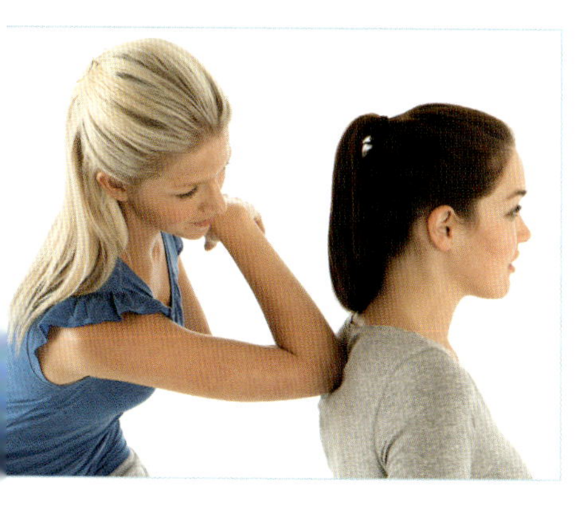

Pressão com o cotovelo na parte superior das costas

Depois de massagear as costas, percorra os músculos com um dedo até a parte lateral da coluna do parceiro. Pressione levemente esses músculos com o cotovelo, nos intervalos correspondentes às depressões intervertebrais. Pressione um intervalo de cada vez até chegar à base da caixa torácica. A pressão deve ser bem suave, evitando-se sempre a coluna.

Movimento de serra

PRESSÃO profunda
CONTATO dedos e polegar

O movimento de serra proporciona maior penetração nos músculos. Dada a sua eficácia, exige aplicação cuidadosa e unicamente em áreas pequenas que sejam fonte de tensão, mas não de dor. Essa técnica é uma das que devem ser usadas após o relaxamento dos músculos. Exige critério.

Como fazer

Pouse os dedos indicador e médio ou o polegar no corpo do parceiro. Pressione o músculo para baixo e, ao mesmo tempo, faça um movimento de serra para diante e para trás com os dedos ou o polegar, para intensificar a pressão do toque. Os dedos não devem deslizar. Você poderá executar o movimento longitudinalmente ou transversalmente em relação ao músculo.

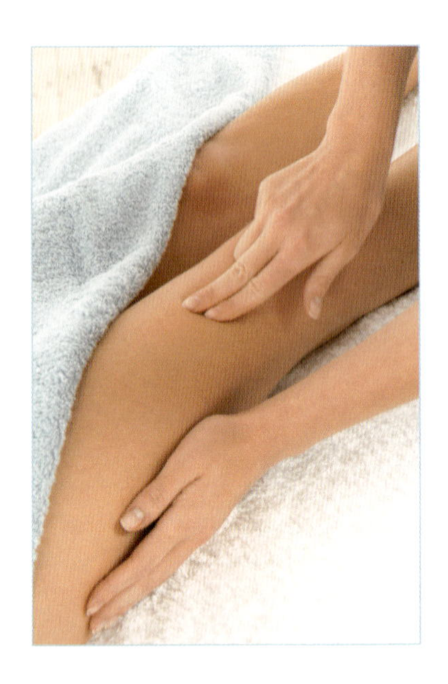

Movimento de serra na coxa

Coloque os dedos, no sentido do comprimento, sobre os músculos da coxa do parceiro. Pressione-os "serrando" para a frente e para trás a fim de aumentar a penetração. Repita várias vezes e afrouxe. Os músculos devem estar bem lubrificados para evitar o excesso de fricção na pele.

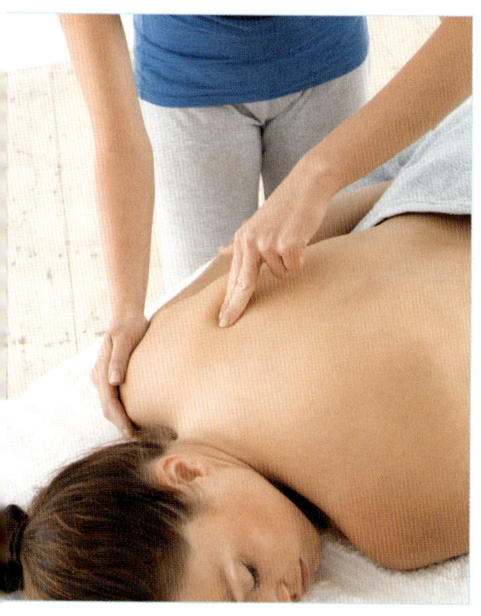

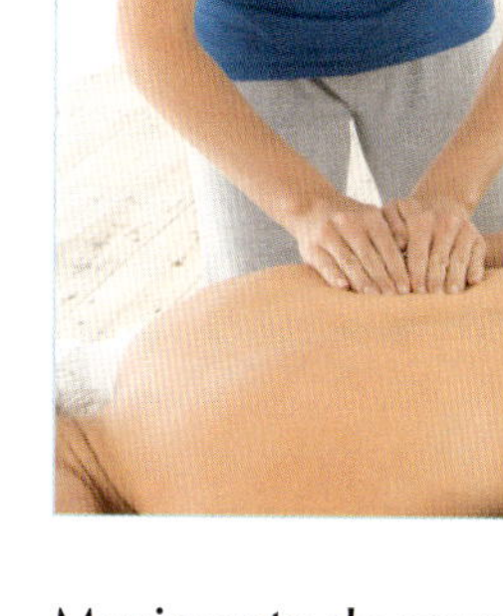

Movimento de serra na escápula

Depois de massagear a área em redor do ombro, comece a "serrar" suavemente com dois dedos os músculos que ainda estiverem tensos. Faça isso apenas duas ou três vezes em cada ponto antes de passar ao próximo. Prossiga à volta da escápula, mas pergunte ao parceiro se não está havendo algum incômodo.

Movimento de serra na coluna

Fique ao lado do parceiro. Se já massageou as costas, poderá agora concentrar-se em determinados músculos usando a técnica de "serrar". Use as mãos sobre os músculos ao lado da coluna. Repita em várias posições, mas evite o toque nas costelas e nas vértebras.

TÉCNICAS PARA AS ARTICULAÇÕES

As técnicas para as articulações dão mais amplitude ao movimento e à flexibilidade, sendo usadas apenas depois que os músculos se relaxaram. Trabalhe primeiro levando em conta o alcance do movimento do parceiro e em seguida procure aumentá-lo ligeiramente, repetindo as técnicas. É essencial levar em conta as informações que o parceiro lhe der.

Tração

A tração, outro nome para alongamento, é excelente quando aplicada depois que os músculos foram massageados. Ajuda a descontrair as articulações, aumenta a mobilidade e completa a sequência de toques para o corpo. Trata-se de uma técnica para os membros, mas pode incluir os dedos das mãos e dos pés e o pescoço. A postura do massagista é vital, bem como sua sensibilidade para uma possível resistência. Os movimentos devem proporcionar a sensação de liberdade, sem jamais causar dor ou incômodo.

Como fazer

Coloque as mãos à volta do membro ou pescoço do parceiro, encurvando-as para maior comodidade. Devagar, puxe o membro em sua direção até sentir um ligeiro alongamento; em seguida, também devagar, solte-o. Ao puxar, erga o corpo apenas o necessário para executar o movimento. Se sentir resistência, é porque chegou ao limite e não deve de forma alguma ir além desse ponto.

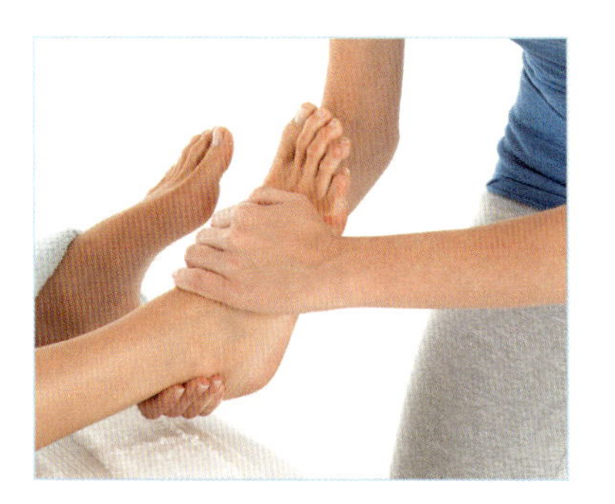

Tração na perna

Posicione-se junto ao tornozelo do parceiro. Encurve uma das mãos à volta do peito do pé e coloque a outra sob o calcanhar. Ao sentir que o pé está bem seguro, levante a perna ligeiramente e, devagar, puxe o membro em sua direção. Faça-o até sentir o ponto de resistência e em seguida abaixe a perna. Retire as mãos.

Tração no pescoço

Fique junto à cabeça do parceiro. Encurve as mãos sob a base do crânio e erga-o um pouco. Puxe-o ligeiramente em sua direção e afrouxe. Você perceberá algum movimento na parte superior das costas. Essa tração tem de ser bem suave e durar apenas alguns segundos, mas ainda assim ajuda bastante a descontrair o pescoço.

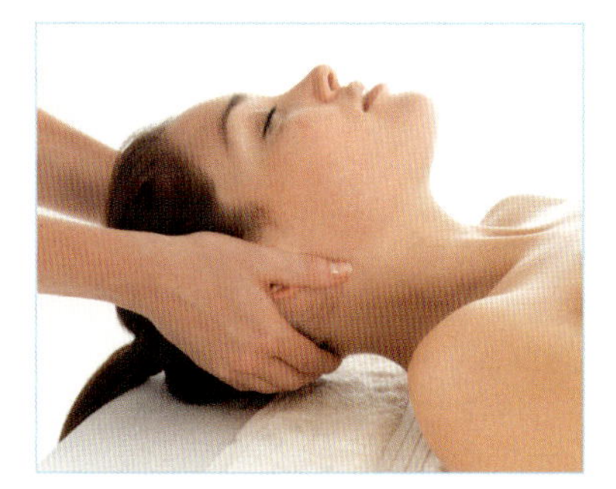

Tração nos dedos

Apoie a mão do parceiro e segure a ponta de um de seus dedos entre o polegar, de um lado, e o indicador e o médio, do outro. Puxe o dedo em sua direção, imprimindo-lhe um bom alongamento. Repita com cada dedo do parceiro.

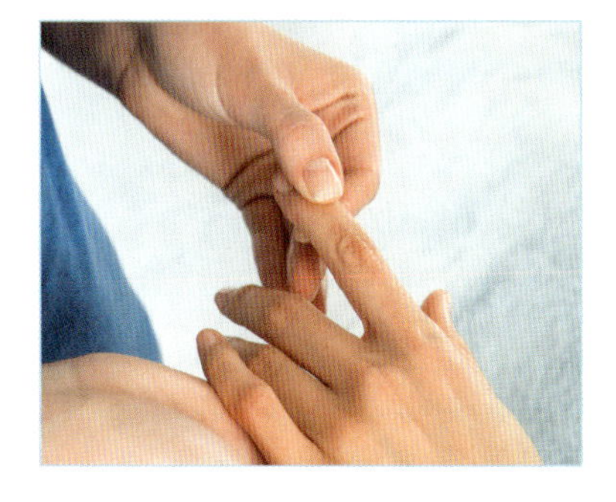

Rotação passiva

A rotação é outra maneira de aumentar a flexibilidade das articulações. Massagear o corpo sem trabalhar as articulações é um procedimento incompleto. Estimule e amplie o alcance do movimento aplicando um pouco de pressão e alongamento ao mesmo tempo. Isso melhora a circulação.

Como fazer

Use uma das mãos para segurar o membro e a outra para imobilizar o corpo do parceiro. Em seguida, devagar, gire o membro num grande círculo, tanto quanto a articulação o permitir, aplicando pressão para aumentar o alcance do movimento. Cuide para que o toque não cause dor. Inverta a direção e repita várias vezes até sentir que o movimento ficou bem mais fácil.

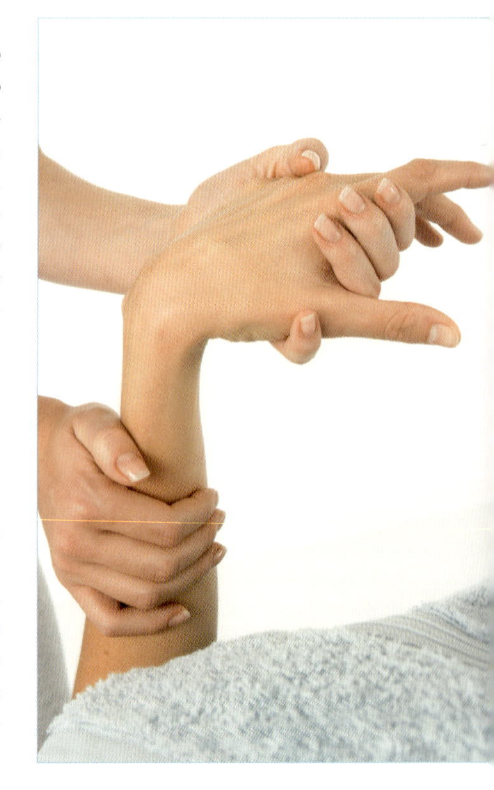

Rotação passiva no pulso

Apoiando o braço do parceiro pelo cotovelo, agarre-lhe firmemente a mão. Mantendo o braço imóvel, comece a traçar um círculo a partir do pulso no sentido horário, procurando alcançar o maior diâmetro possível, devagar e com firmeza. Após completar o círculo, repita no sentido oposto.

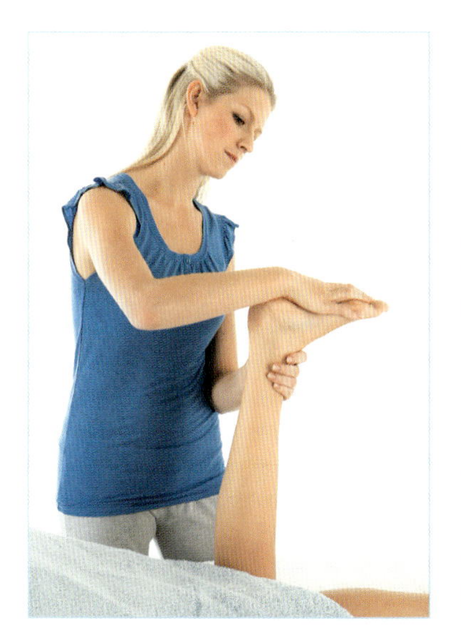

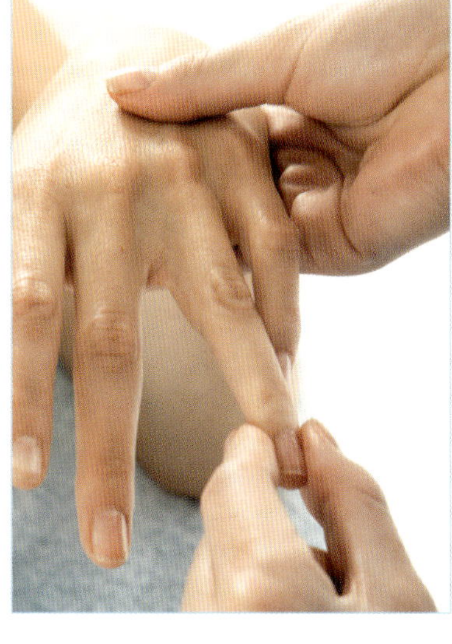

Rotação passiva no tornozelo

Sustente a perna do parceiro à altura do tornozelo. Espalme uma das mãos na sola do pé, apertando a parte protuberante com os dedos. Gire lentamente o tornozelo, apertando o pé para ampliar o movimento. Inverta a direção. Quanto mais lentamente você executar o toque, mais seu parceiro conseguirá relaxar sem resistência.

Rotação passiva nos dedos

Apoiando a mão do parceiro, segure um dos dedos dele entre os seus. Puxe-o devagar e gire-o num grande círculo. Conserve suas próprias mãos relaxadas e vá girando os dedos do parceiro um por um, sem esquecer o polegar. Essa pequena sequência realmente ajuda a aliviar a tensão das articulações porque estimula o fluxo circulatório.

Percepção da energia

Esta não é, a rigor, uma técnica de massagem, pois não há contato com o corpo, mas pode ser associada à massagem para completar o trabalho físico ou iniciá-lo, proporcionando uma sensação de relaxamento. Suas mãos devem permanecer, bem soltas, a uma pequena distância do corpo do parceiro. Essa técnica pode ser aplicada a qualquer área.

Como fazer

Imagine que inspira pelas palmas das mãos e relaxe-as. Mantenha-as a cerca de 5 a 8 cm do corpo do parceiro. Caso o sinta quente, é porque suas mãos estão perto demais. Conserve a mesma posição e imagine que está expirando pelas palmas. Tome consciência de qualquer sensação ou "informação" que o parceiro porventura lhe transmita.

Percepção da energia na parte inferior das costas

Depois de massagear as costas, erga uma das mãos sobre essa área, a curta distância da coluna. Teste essa distância até perceber que é a "correta". Conserve a palma descontraída e focalize a mente na energia que flui de sua mão. Permaneça nessa posição por alguns minutos. Isso ajudará seu parceiro a relaxar.

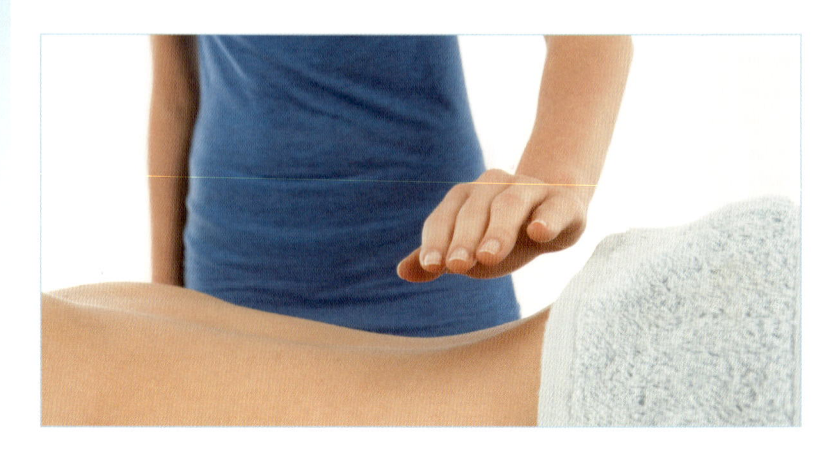

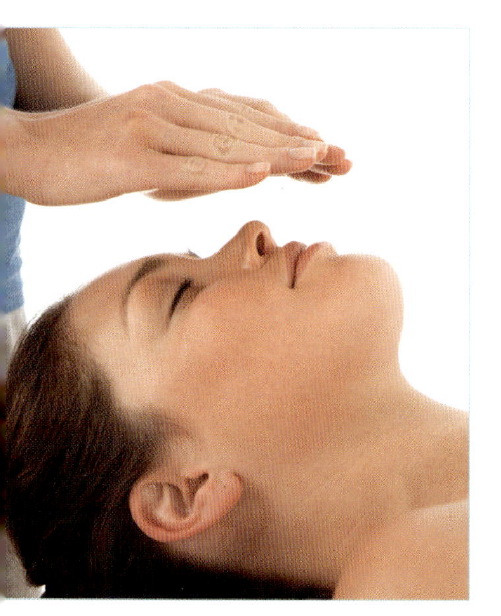

Percepção da energia no rosto

Depois de massagear o rosto, mantenha as mãos erguidas acima dos olhos do parceiro, protegendo-os da luz, mas evitando chegar muito perto (isso poderia incomodá-lo). Imagine que expira pelas palmas de suas mãos. Lentamente, afaste-as depois de alguns minutos.

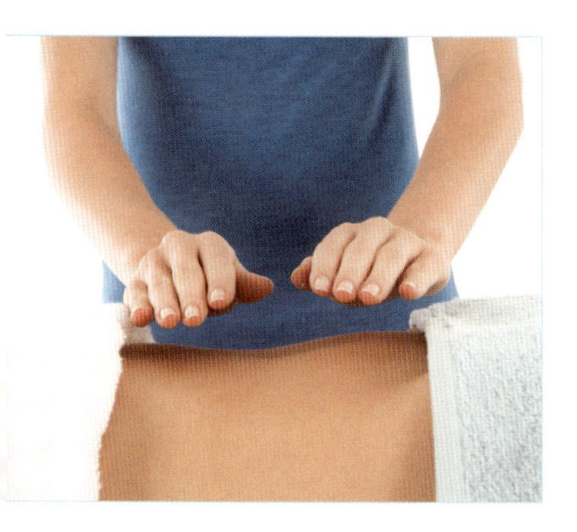

Percepção da energia no abdome

Depois de massagear o abdome, mantenha as mãos ainda por um momento acima dele, de cada lado do umbigo. Isso ajuda o parceiro a concentrar-se. Expire pelas palmas das mãos. Espere o parceiro fazer três respirações completas e, lentamente, afaste as mãos do corpo dele.

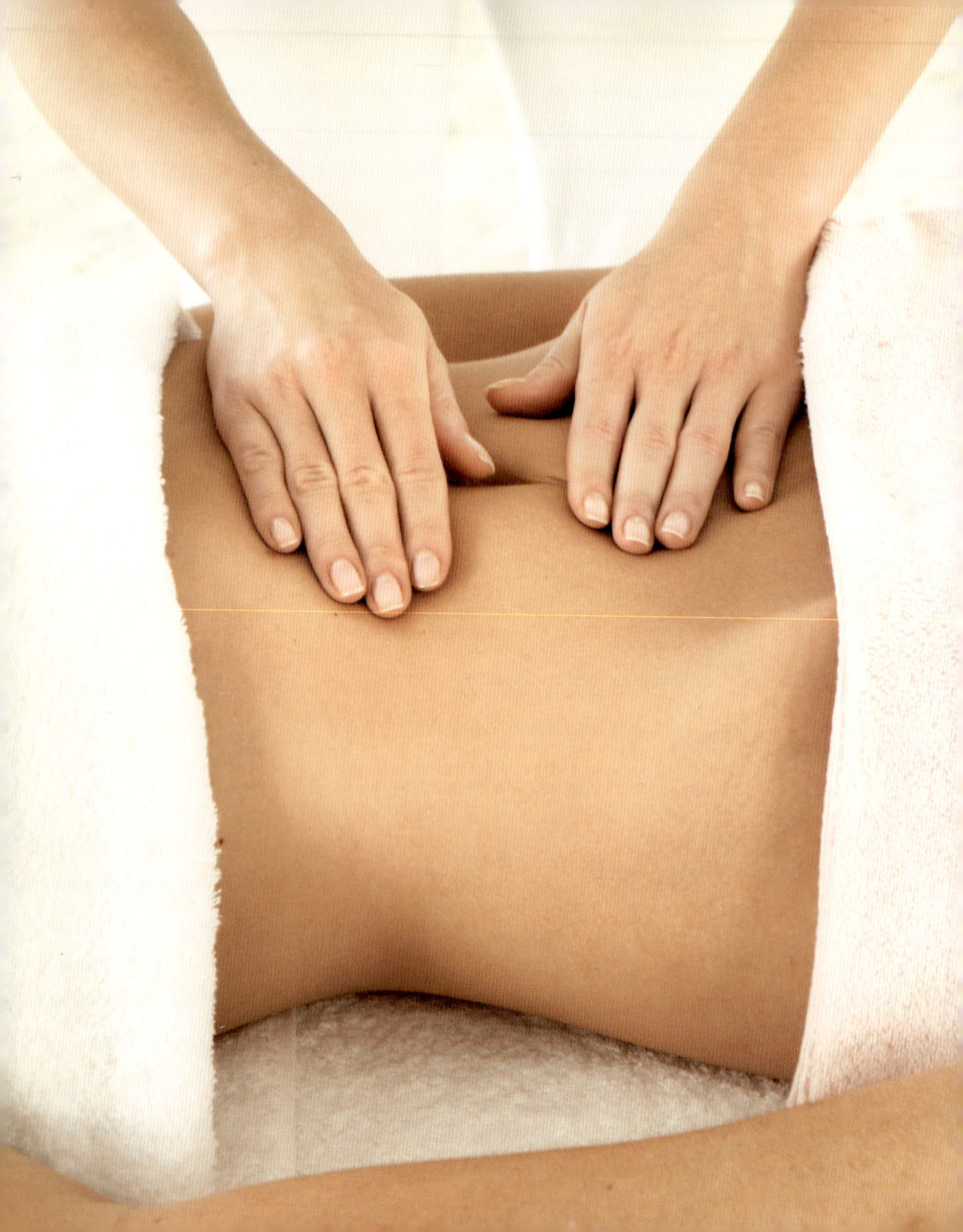

Massagem holística

Esta sequência de massagem holística é uma mistura das técnicas que você já aprendeu (pp. 48-101). A massagem holística se baseia em movimentos da ginástica sueca clássica, alongamentos e interação sensível com o parceiro. O ritmo deve ser lento, pois o objetivo é relaxar. A massagem combina movimentos deslizantes para espalhar óleo, toques firmes para descontrair os músculos e toques mais profundos para aliviar tensões locais. Deve lembrar a dança, em progressão ininterrupta para que ao fim o corpo inteiro esteja relaxado. Mantenha as mãos em contato com o parceiro o máximo possível e esvazie a mente de inquietações. O enfoque tem de ser a própria massagem.

Aplicação

A massagem holística emprega técnicas com que você já está familiarizado e que constituem uma rotina completa. Deve começar pelas costas, uma das áreas de relaxamento mais importantes e que lhe dá a oportunidade de ganhar confiança com a aplicação de toques demorados de alisamento.

O toque deve deslocar-se suavemente de uma parte do corpo para a próxima, seguindo uma rotina fechada. O objetivo não é fazer, por fazer, uma massagem perfeita e sim permitir que o massagista entre num processo de interação com o parceiro. Se algumas técnicas forem muito difíceis para você, retome-as mais tarde, conservando porém as mãos em movimento. A massagem termina nos pés, para que seu parceiro se sinta estabilizado.

PONTOS DE ENFOQUE

Técnicas: os toques principais são alisamento, compressão, espremedura, pressão e alongamento com dedos e polegar, toques agradáveis como o toque de pluma e o balanço (pp. 48-101)

Movimentos: devem ser lentos e tranquilos, passando-se com facilidade de um toque ao próximo. Para manter o ritmo, repita os toques várias vezes, preferindo o alisamento à supressão.

Equipamento: você precisará de uma superfície firme como mesa de massagem ou tapete macio no chão; toalhas para cobrir áreas do corpo em que não estiver trabalhando; suportes para cabeça, joelhos e tornozelos; e um pouco de óleo (pp. 30-3).

Informação: tenha em mente as áreas problemáticas antes de começar e sempre peça informação ao parceiro.

Duração: a massagem corporal leva mais ou menos 45 minutos; a das costas apenas, cerca de 20 minutos.

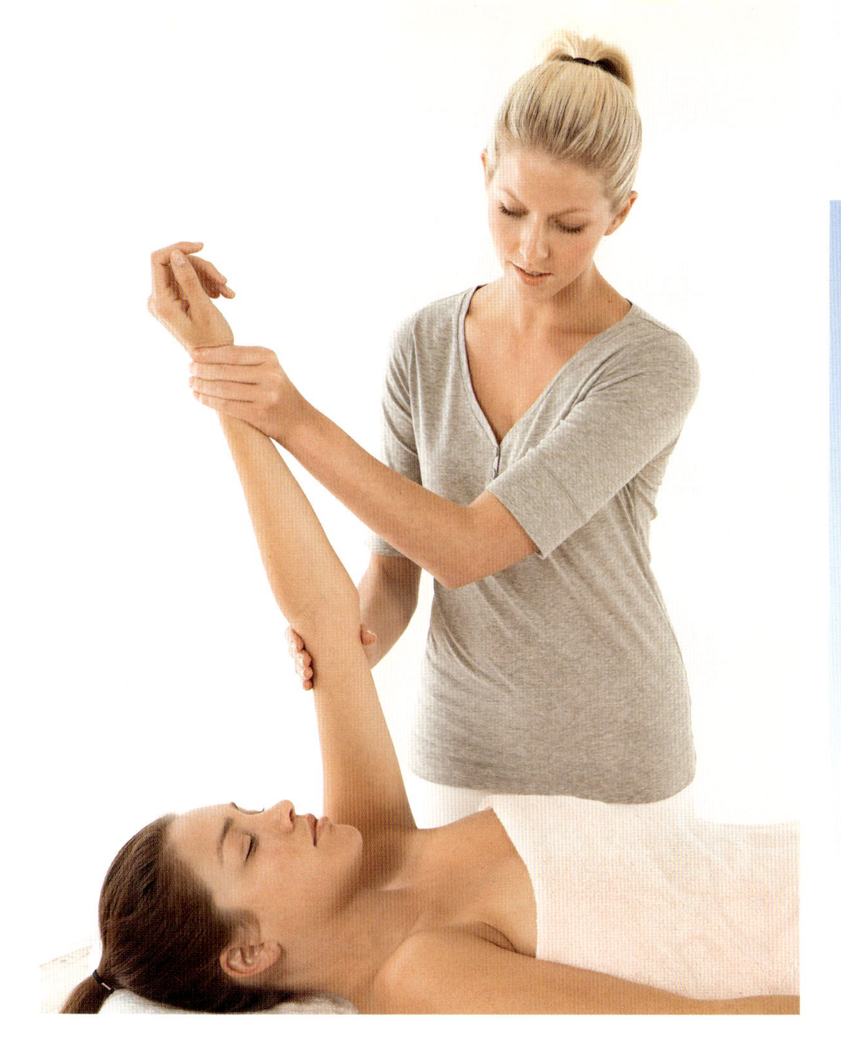

Você e o parceiro devem explorar a sequência da massagem como parte de um processo dinâmico de aprendizado. Não interrompa os movimentos.

As costas

É por aqui que você começa a massagem. Tenha à mão tudo aquilo de que irá necessitar, mas antes se concentre. Em seguida, aproveite bem os longos toques deslizantes por toda a extensão da coluna e a oportunidade de trabalhar alguns grandes grupos musculares.

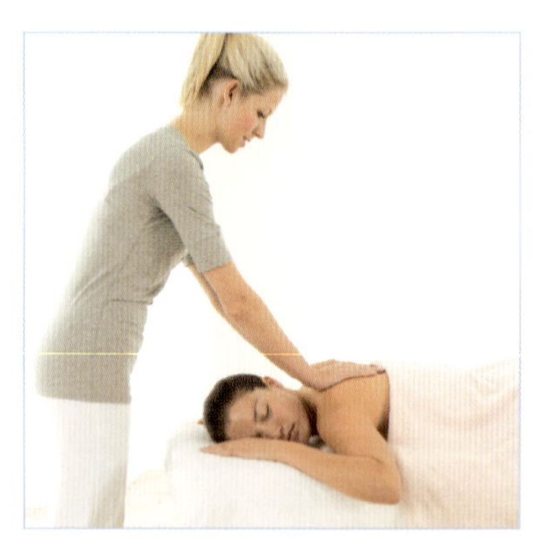

1 **Primeiro toque.** Posicione-se junto à cabeça do parceiro (ver Postura, pp. 34-5). Veja se ele está confortável. Esvazie a mente, respire fundo e relaxe. Concentre-se em seu próprio corpo, imagine que está inspirando pela sola dos pés e expirando pela palma das mãos. Ao expirar, espalme as mãos nas costas do parceiro e relaxe por alguns instantes. Isso dá o tom da massagem.

2 **Alisamento.** Esfregue um pouco de óleo na palma das mãos. Incline-se para a frente, com as mãos juntas espalmadas sobre a parte superior das costas. Deslize-as para baixo até onde alcançar. Elas devem permanecer sempre em contato com o corpo do parceiro, moldando-se a seus músculos. O alisamento espalha o óleo, relaxa o parceiro e é a oportunidade para você detectar tensões.

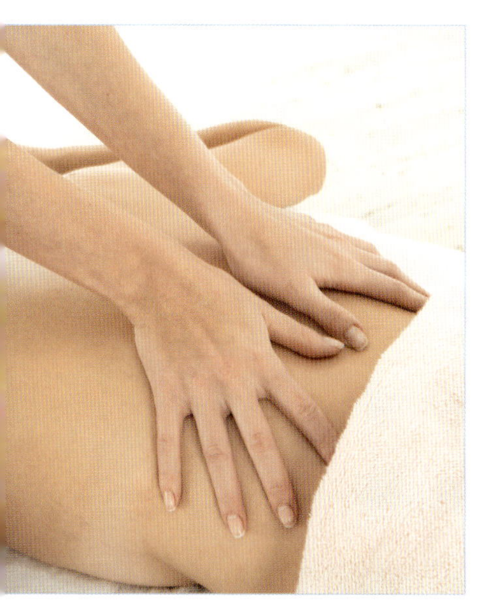

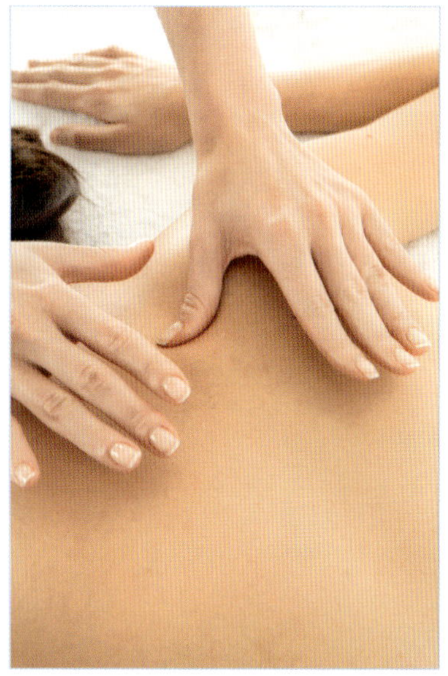

3 **Alisamento.** Ao chegar ao fim do toque, na parte inferior das costas, abra os dedos e separe as mãos, fazendo-as voltar em sua direção pelos lados da caixa torácica. A pressão deve ser mais leve nesse movimento de retorno. Retome a posição original e repita o movimento várias vezes. Suas mãos devem deslizar e inspirar confiança, sem excesso de pressão.

4 **Deslizamento com o polegar.** Pouse os polegares sobre os músculos de cada lado da coluna, no triângulo entre o pescoço e a escápula. Deslize os polegares em movimentos contínuos em direção ao sacro. A pressão deve ser suficiente para relaxar os músculos, mas não dolorosa. Antes de repetir, verifique se a pressão não está incomodando seu parceiro.

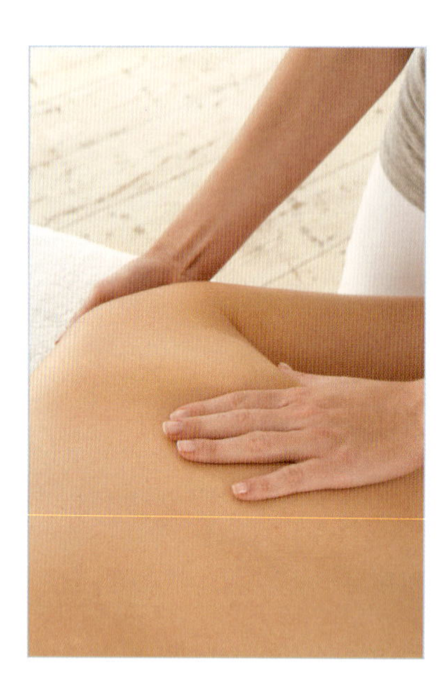

5 **Pressão com a palma.** Sustente o ombro com uma das mãos por baixo e espalme a outra sobre a parte superior das costas, com os dedos encurvados no alto do ombro. Deslize a mão pelo contorno da escápula, pressionando fundo. Repita várias vezes para relaxar os músculos, trabalhando o mais perto possível da escápula.

6 **Pressão com o polegar.** Ainda com o apoio de uma das mãos, pressione o polegar à volta da escápula, buscando a parte interna das costelas sem tocá-las diretamente. Pressione uniformemente com a polpa do polegar, mantenha a pressão por um instante de cada vez e a seguir afrouxe. Isso estimula os músculos intercostais e ajuda o ombro a relaxar.

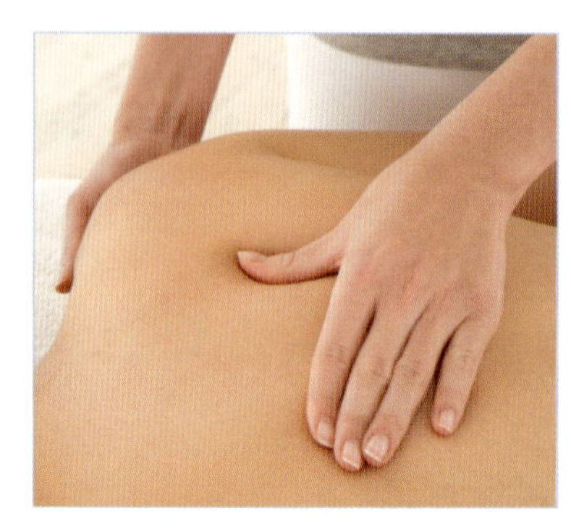

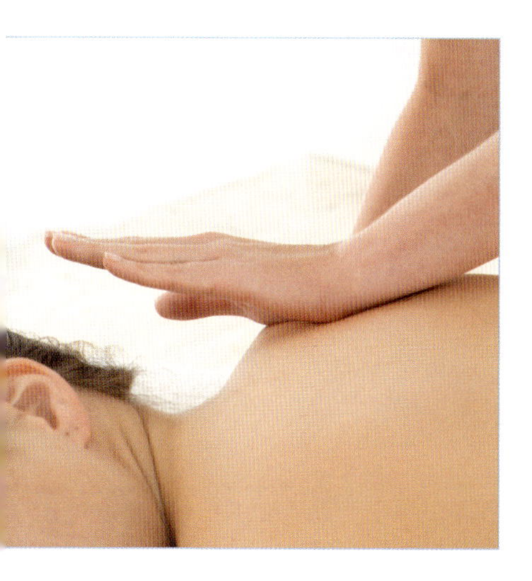

7 **Pressão com o tênar.** Continuando a apoiar o ombro com uma das mãos, coloque o tênar da outra sobre a própria escápula. Pressione enquanto se movimenta diagonalmente sobre os músculos, afrouxando ao chegar perto do braço. Pressione em círculos onde os músculos estiverem tensos, sempre com a outra mão servindo de apoio e resistência.

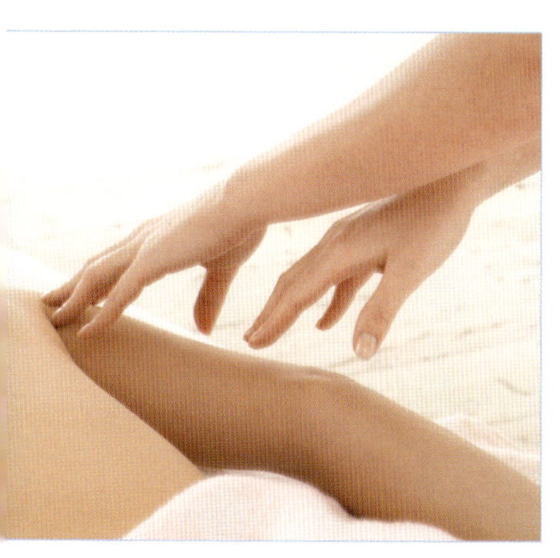

8 **Toque de pluma.** Para finalizar a sequência, faça o toque de pluma com a ponta dos dedos das mãos num movimento descendente sobre o braço. Esfregue levemente, desviando a atenção das costas para a mão. Repita várias vezes e volte em direção à cabeça, reiniciando a sequência toda do outro lado. Trabalhe sempre com a cabeça do parceiro virada para o lado contrário do ombro que estiver massageando.

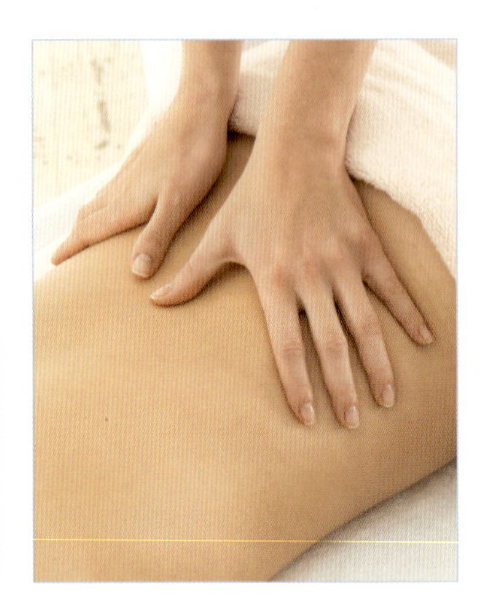

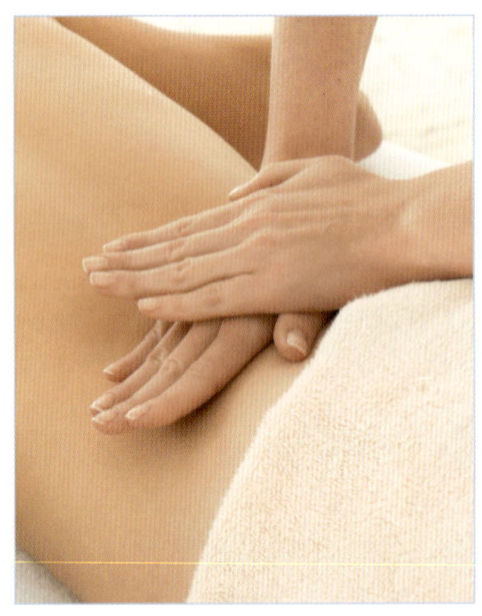

9 **Alisamento.** Passe agora para a parte inferior das costas do parceiro, após esfregar um pouco de óleo entre as palmas. Pouse-as juntas sobre o sacro. Separe os dedos e as mãos, fazendo-as deslizar para cima e para os lados na parte inferior das costas e nos quadris. Volte à posição inicial e repita o movimento de pressão para os lados.

10 **Movimento em círculo.** Fique junto do parceiro. Espalme as mãos sobre o sacro, sobrepostas para firmar bem o movimento. Aplique leve pressão com a mão de cima e inicie um círculo anti-horário. Repita lenta e uniformemente para relaxar a parte inferior das costas sem causar incômodo. Mantenha as mãos flexíveis e moldadas ao corpo.

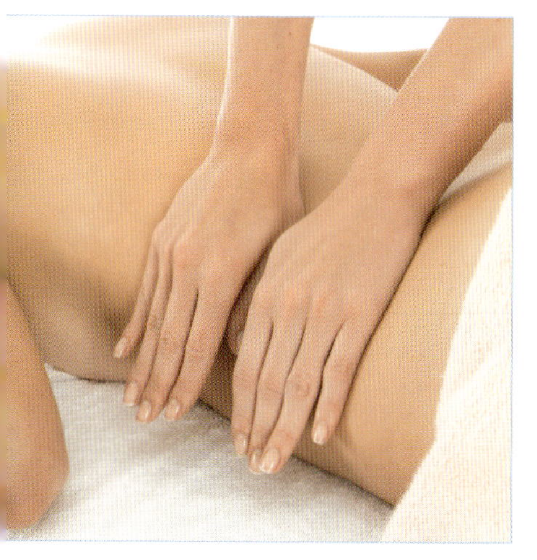

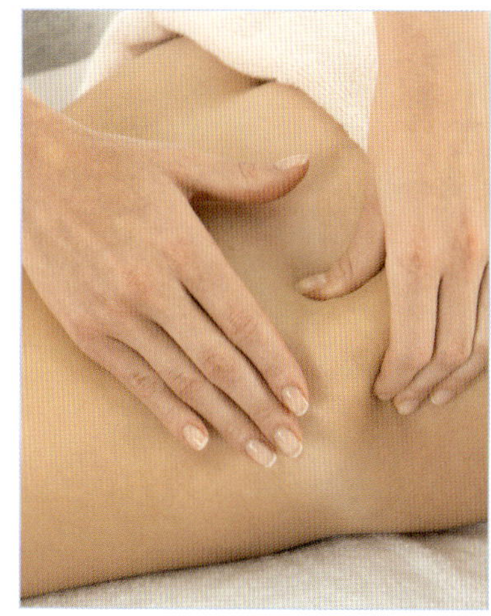

11 **Pressão com a palma.** Coloque as mãos juntas sobre os músculos da parte inferior das costas, do outro lado da coluna. Pressione com as palmas enquanto se inclina sobre a área e as desliza ao redor do quadril em direção à nádega. O contato deve se tornar cada vez mais leve e concentrado na ponta dos dedos ao final do toque.

12 **Compressão.** Inclinando-se para a frente, comece a comprimir a nádega. Pressione os músculos e puxe a carne com os dedos na direção do polegar até obter um movimento ritmado de vaivém. Alterne as mãos. Continue massageando com pressão bem firme nos músculos até que eles se descontraiam.

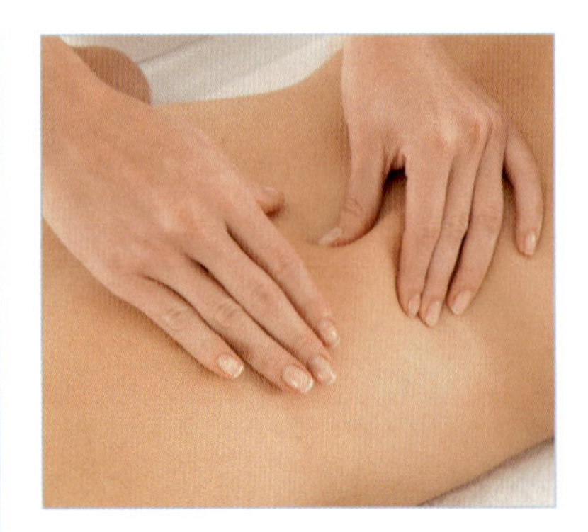

13 Compressão. Dê sequência ao movimento comprimindo os músculos do outro lado da coluna do parceiro, pressionando-os com os polegares e puxando-os com os dedos. Evite trabalhar a própria coluna, ficando a mais ou menos 2,5 cm dela. Suba até o ombro e desça novamente, a seguir mude de posição e repita a sequência no outro lado.

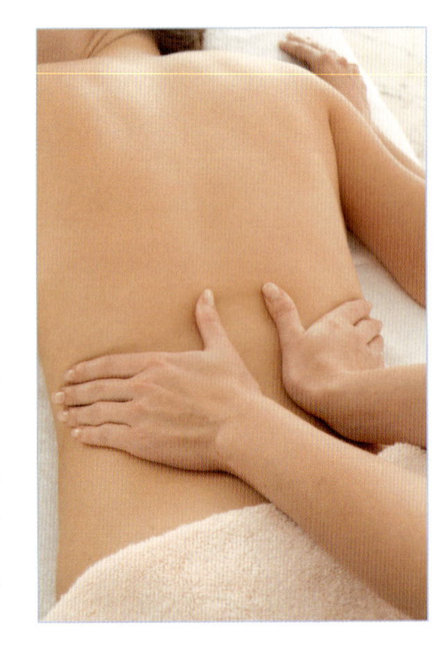

14 Pressão com a palma. Coloque o tênar de ambas as mãos, voltadas em direções contrárias, nos dois lados da parte inferior das costas. Deslize-as, cada qual de seu lado, rumo às costelas, fazendo pleno contato ao final do toque. Repita a intervalos até chegar aos ombros, onde a pressão se concentrará entre as escápulas.

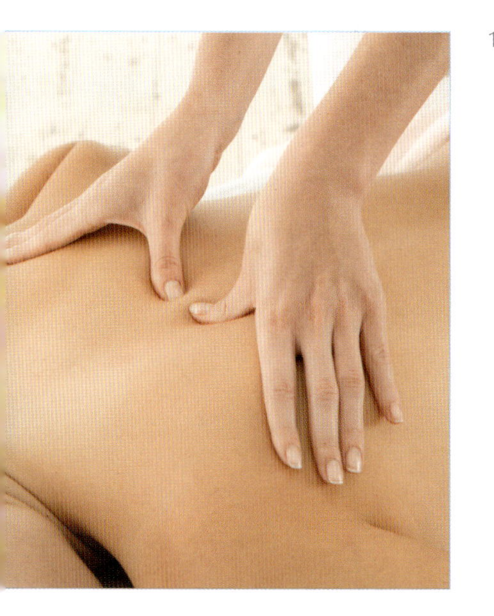

15 **Pressão com o polegar.** Começando entre as escápulas, pouse os polegares nos músculos de cada lado da coluna. Pressione simultaneamente com a polpa dos polegares, nos pontos correspondentes aos intervalos entre as vértebras. A pressão deve ser firme, mas não incômoda; evite sempre o osso. Rápida e uniformemente, vá descendo para a parte inferior das costas.

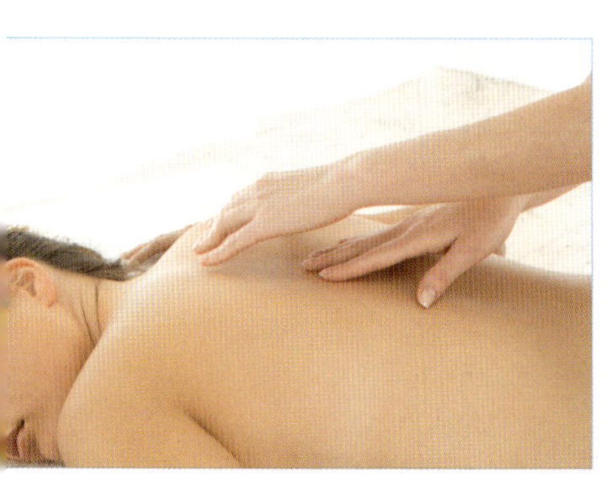

16 **Toque de pluma.** Para finalizar a sequência nas costas, coloque de novo a ponta dos dedos no alto da coluna e, suavemente, desça-os em direção à cintura. Repita com toques alternados, fluidos, para intensificar a consciência do movimento descendente. Mantenha as mãos na parte baixa das costas por um momento e, devagar, suspenda o toque.

Parte posterior das pernas e pés

Posicione-se de modo a poder massagear toda a extensão das pernas e completar cada sequência num dos lados do corpo antes de passar ao outro. Procure aplicar a mesma pressão nos dois lados. Esta é uma boa oportunidade para trabalhar as articulações depois do relaxamento dos músculos.

1 **Alisamento.** Fique junto dos pés do parceiro. Espalhe um pouco de óleo nas mãos e pouse-as juntas acima do tornozelo. Deslize-as pela panturrilha, reduzindo a pressão nas imediações do joelho e continuando o toque até o quadril. Separe as mãos no alto da coxa e, mais suavemente, vá descendo pela parte externa da perna até o tornozelo.

2 **Espremedura.** Envolva com as mãos a perna logo abaixo da panturrilha. Faça um V com os polegares e os dedos, segurando de leve com estes. Vá espremendo a panturrilha na direção do joelho, onde a pressão deve ser diminuída para finalizar o toque. Repita, mas evite as veias varicosas.

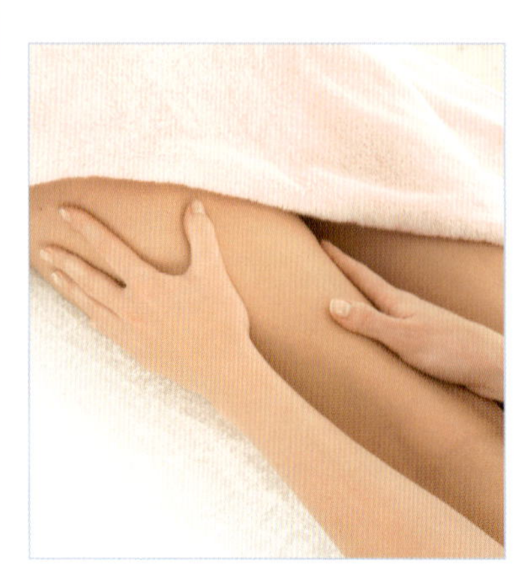

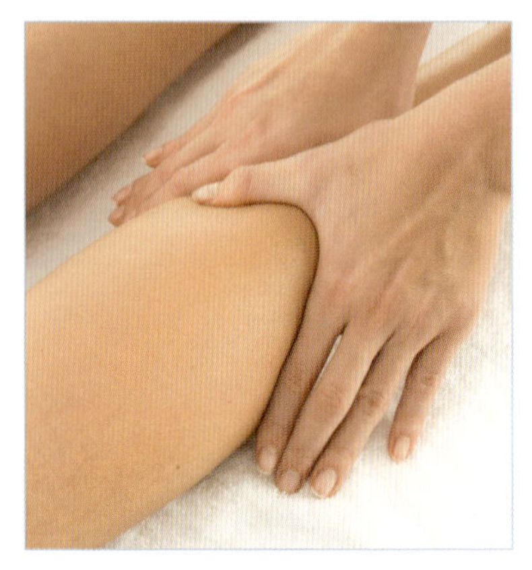

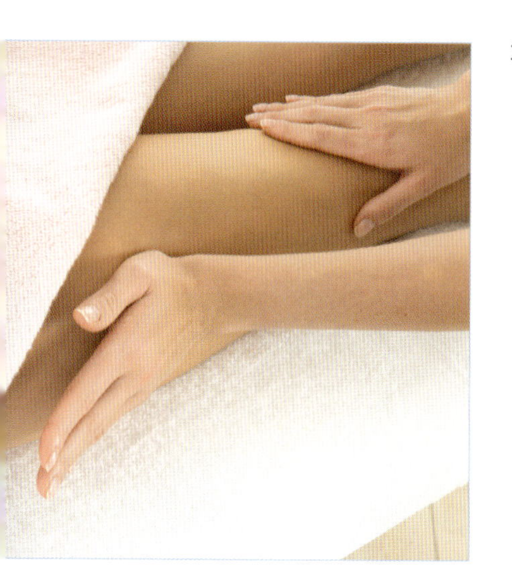

3 **Pressão com o tênar.** Continue o toque de espremedura pela coxa e use o tênar das mãos para obter maior pressão. Esses músculos são fortes, de modo que você pode usar com toda a segurança o peso do seu corpo. Evite a área interna da coxa. Mantenha as mãos em ângulo para que os dedos e as palmas não se encostem.

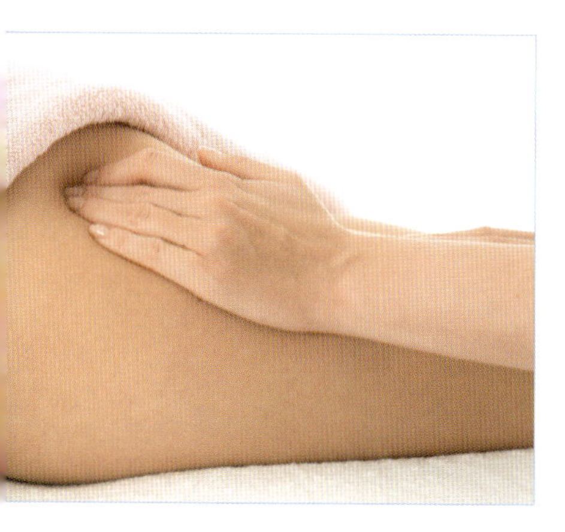

4 **Pressão com os dedos.** Use a polpa dos dedos para pressionar a área em volta da articulação do quadril. Após localizar a articulação, trabalhe com os dedos médio e anular, pressionando uniformemente e afrouxando do mesmo modo. Pergunte ao parceiro se está havendo algum incômodo, pois essa é uma área sensível. O alívio muscular, porém, é dos mais agradáveis.

5 Compressão. Fique ao lado do parceiro. Pouse as mãos sobre os músculos da coxa e comprima-os entre o polegar e os dedos de uma delas, iniciando logo em seguida o toque com a outra. Trabalhe os músculos para relaxá-los, evitando a parte interna da coxa e o joelho.

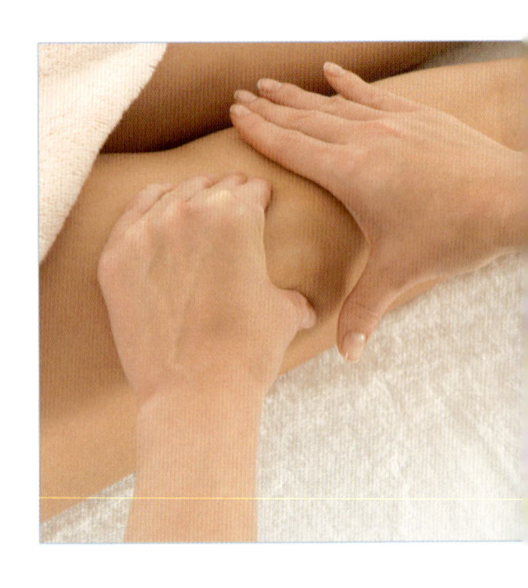

6 Torção. Coloque as mãos de cada lado da perna, logo abaixo do joelho. Faça movimentos de torção com as mãos – uma para a frente, a outra para trás. Continue, rápida e suavemente, na direção do tornozelo, mantendo sempre contato total com as palmas. Deslize as mãos sem puxar a pele, aplicando mais óleo se necessário.

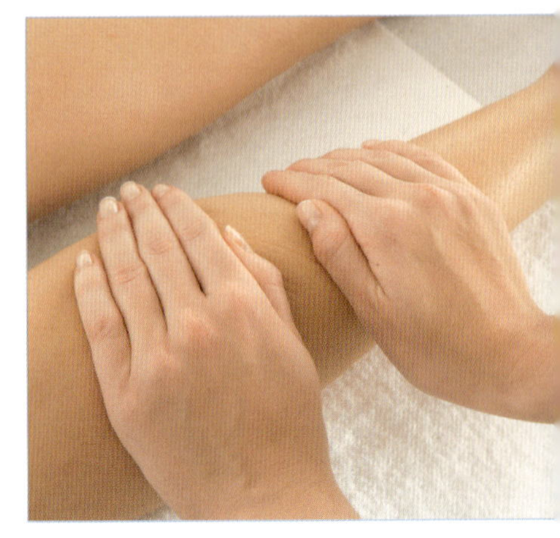

7 Rotação. Flexione a perna para cima e sustente-a pelo tornozelo com uma das mãos, enquanto a outra segura a sola do pé. Os dedos devem pousar na protuberância, com a palma firmemente pressionada contra a sola. Lentamente, comece a girar o tornozelo até o alcance máximo do movimento. Repita em sentido contrário e a seguir, devagar, reponha a perna na posição original.

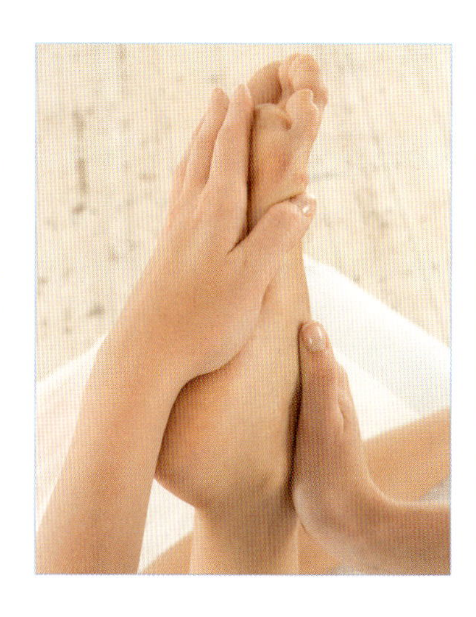

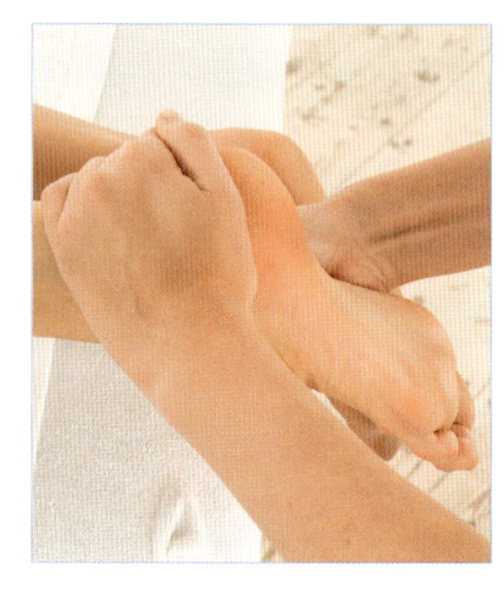

8 Tração. Coloque uma das mãos por baixo do tornozelo e a outra por cima. Erga a perna levemente com a mão de baixo, puxando-a em sua direção. Notará o efeito no quadril. O parceiro deve manter a perna relaxada, sem tentar ajudar a estirá-la. Afrouxe lentamente a tração e friccione o pé.

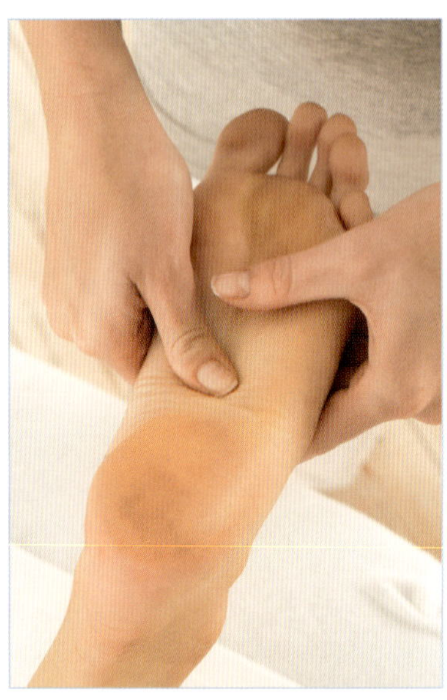

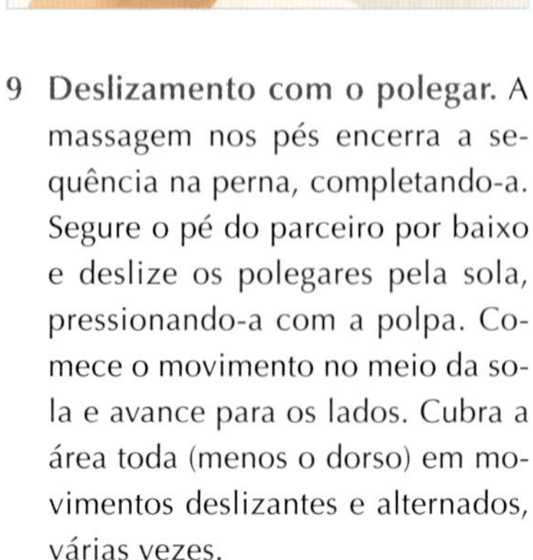

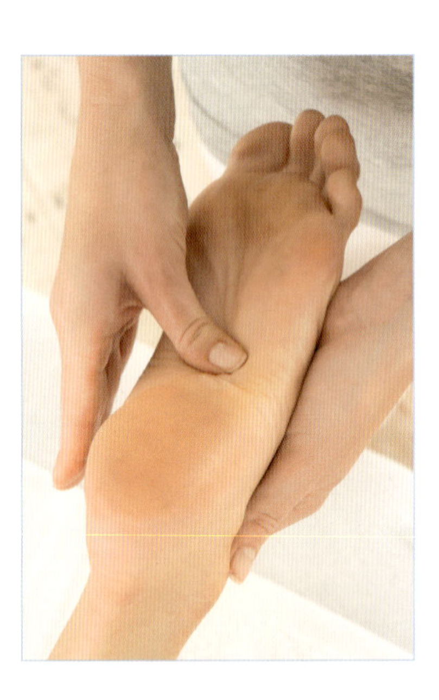

9 **Deslizamento com o polegar.** A massagem nos pés encerra a sequência na perna, completando-a. Segure o pé do parceiro por baixo e deslize os polegares pela sola, pressionando-a com a polpa. Comece o movimento no meio da sola e avance para os lados. Cubra a área toda (menos o dorso) em movimentos deslizantes e alternados, várias vezes.

10 **Pressão com o polegar.** Para relaxar ainda mais o pé, pressione a sola com o polegar, descrevendo pequenos círculos no local. O movimento deve ser contínuo, atentando-se bem para a base dos dedos e a parte protuberante da sola. Pressione firmemente, mas detecte os pontos muito sensíveis ao toque.

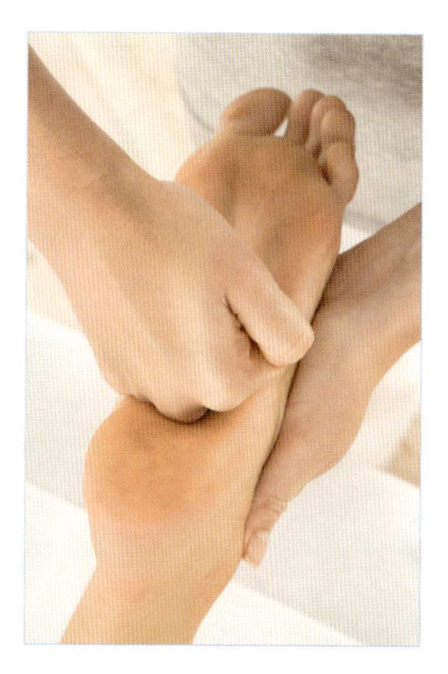

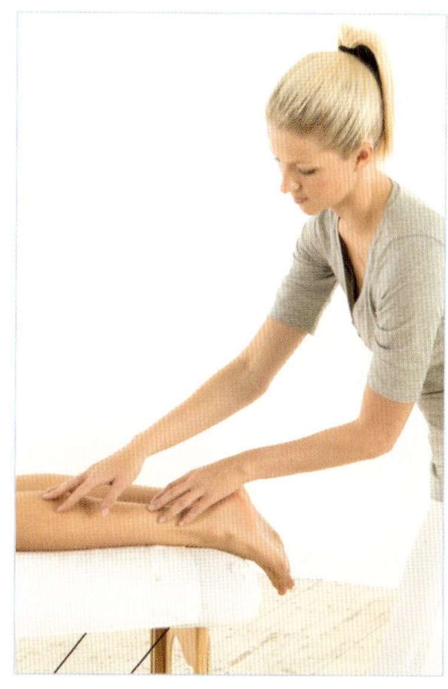

11 Pressão com os nós dos dedos. Sustente o pé por baixo e pressione a sola com os nós dos dedos, descrevendo pequenos círculos no local. Mantenha uma pressão confortável e evite o peito do pé. Detecte os pontos sensíveis. Devagar, baixe o pé e friccione-o com a ponta dos dedos.

12 Toque de pluma. Deslize a ponta dos dedos do quadril aos dedos do pé em movimentos longos, leves e fluidos. O contato deve ser firme para evitar cócegas. Pulsos soltos, descontraídos, ajudarão o movimento, fazendo com que a atenção do parceiro se concentre nos pés. Reduza a velocidade do toque ao final, mude de posição e repita a sequência toda na outra perna.

Pescoço e couro cabeludo

O trabalho na parte frontal do corpo deve ser mais delicado que nas costas. A maioria das pessoas apresenta tensão no pescoço e acha difícil soltar-se, de modo que convém trabalhar dentro dos limites do parceiro. O alongamento proporciona grande alívio. Quanto mais confiante for seu toque, mais seus movimentos terão eficácia.

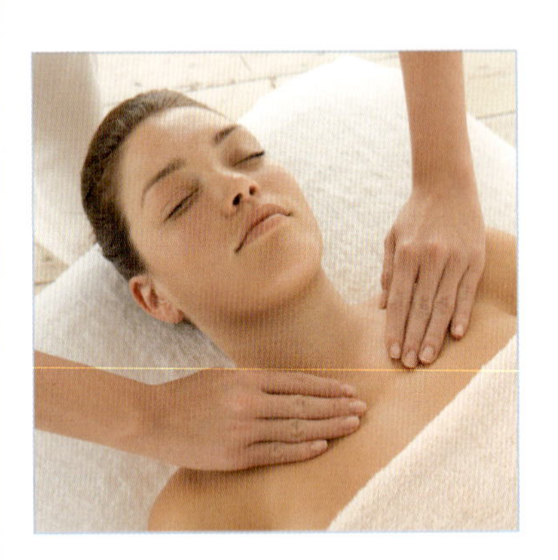

1 **Alisamento.** Esfregue só um pouquinho de óleo nos dedos. Posicione-se junto à cabeça do parceiro, coloque as mãos em seus ombros e desloque-as em volta deles até que se encontrem na nuca. Leve-as lentamente até a base do crânio e afrouxe-as. Repita várias vezes para dar confiança ao parceiro e ajudar no relaxamento.

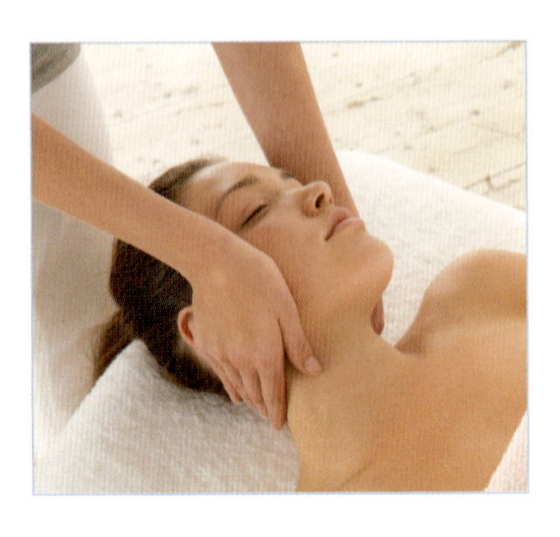

2 **Balanço.** Este é um toque bastante lento, suave e delicado para relaxar o pescoço. Coloque uma das mãos num dos lados do pescoço do parceiro, logo abaixo do crânio, com contato total da palma. Com a outra, balance a cabeça para um lado; completado o movimento, balance-a para o outro lado com a outra mão. Repita várias vezes.

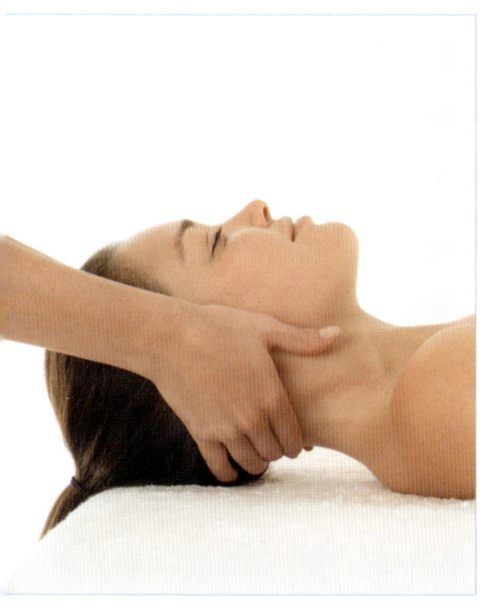

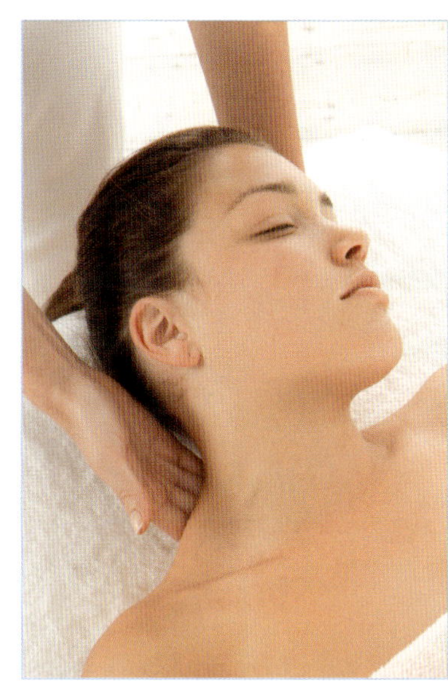

3 **Tração.** Coloque as mãos juntas na nuca, envolvendo a base do crânio. Levante a cabeça ligeiramente e puxe-a com delicadeza em sua direção; deixe-a descansar de novo. Isso proporciona um ótimo alongamento, mas não é indicado se houver problema no pescoço. É uma técnica que exige prática e há melhores resultados quando o parceiro lhe passa informações.

4 **Pressão com o dedo.** Gire a cabeça do parceiro cercando com os dedos o contorno das orelhas e sustentando-a com as mãos. Deixe a cabeça repousar numa das mãos enquanto insinua a outra sob o ombro oposto. Percorra os músculos com os dedos até o lado da coluna, pressionando até atingir a base do crânio.

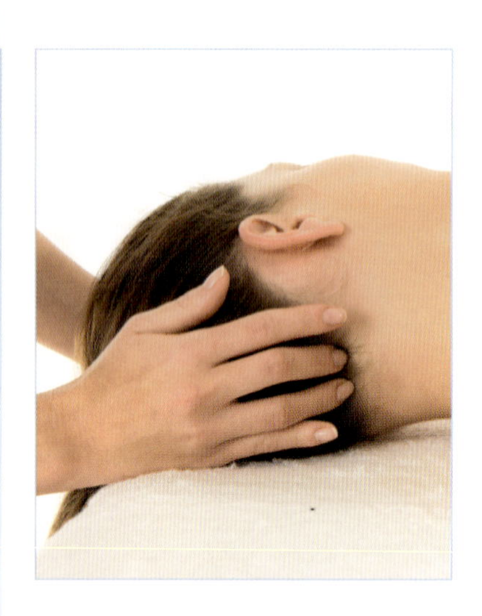

5 **Pressão com o dedo.** Pressione com os dedos a base do crânio do parceiro, começando pelo lado da coluna e dirigindo-se para a orelha. A pressão deve ser exercida bem debaixo do crânio, mas não muito profundamente porque essa é uma área muito sensível. Pressione lenta e continuamente para melhores resultados.

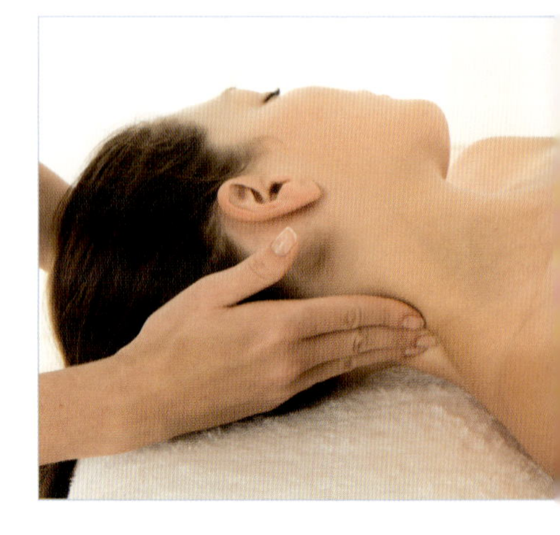

6 **Pressão com a palma.** Espalme a mão sobre o alto do ombro do parceiro. Mantenha contato total e lentamente deslize-a pelos músculos, na direção do pescoço. Termine o movimento na base do crânio. A mão deve estar moldada ao corpo para se obter um toque agradável e relaxante. Repita várias vezes.

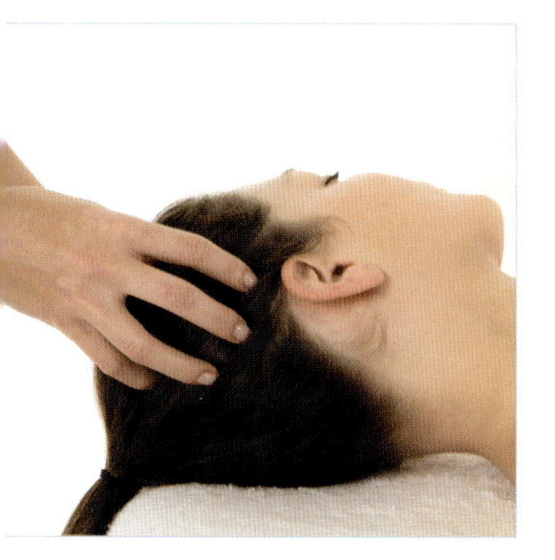

7 **Rotação.** A partir da base do crânio, avance os dedos até a linha dos cabelos e inicie no couro cabeludo uma série de pequenas rotações, cobrindo o máximo de área da cabeça que puder. A pressão deve ser bem firme, mas tome cuidado para não repuxar os cabelos. Mude de mão e repita a sequência do pescoço no outro lado.

8 **Rotação.** Com a cabeça de novo na posição central, pouse as mãos na frente do couro cabeludo e faça rotações no local, como se estivesse aplicando xampu. Em seguida, passe os dedos pelos cabelos para finalizar o movimento e deixar o parceiro completamente relaxado.

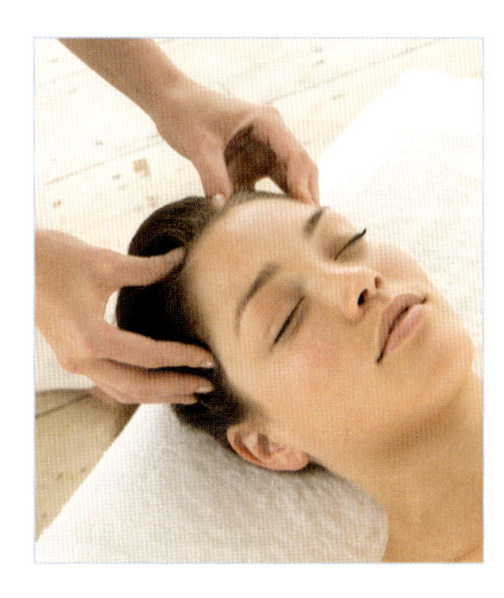

O rosto

A massagem no rosto é deliciosa. A pele, nessa área, é delicada e você precisa manter as mãos firmes, com movimentos precisos e toques suaves – especialmente em volta dos olhos. A pressão tem de ser mais intensa na pele masculina, sobretudo na linha do maxilar.

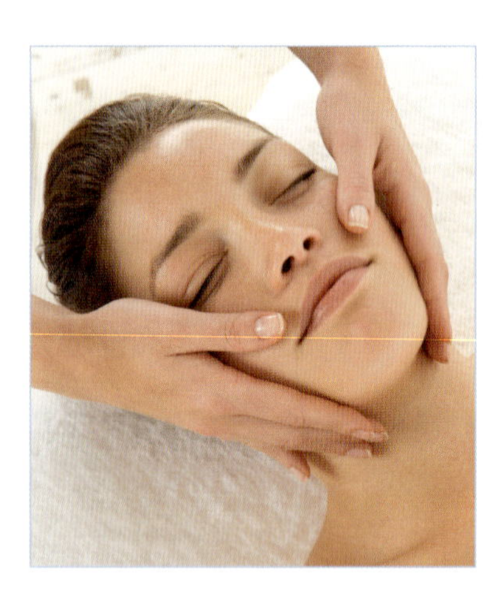

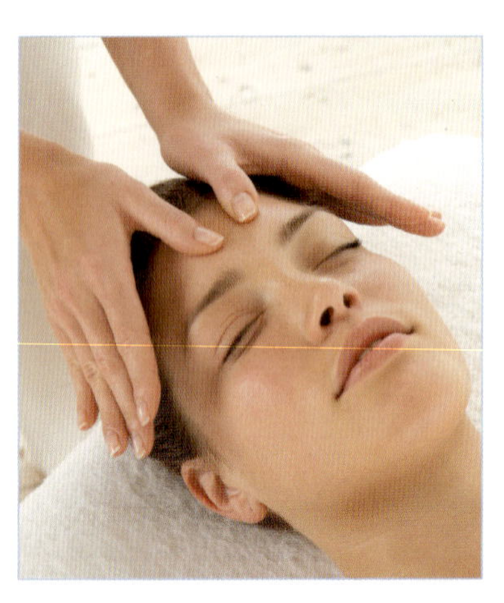

1 **Alisamento.** Passe um pouco de óleo nos dedos. Espalhe-o suavemente na pele do parceiro em três toques deslizantes do centro para os lados sobre a face, cobrindo testa, bochechas e queixo. Erga as mãos para não tocar os olhos e aplique apenas a quantidade de óleo suficiente para que os dedos deslizem.

2 **Pressão com o polegar.** Coloque os polegares juntos e esticados na fronte do parceiro. Devagar, deslize-os na direção das têmporas, num toque suave. Repita em três trajetos diferentes para cobrir a área toda, devendo o último toque ser logo acima das sobrancelhas. Ótimo para o relaxamento físico e mental.

3 **Pressão com o polegar.** Pouse as pontas dos polegares nas sobrancelhas, bem ao lado do alto do nariz. Deslize-os pelas sobrancelhas na direção das têmporas e afrouxe. Você poderá aplicar uma pressão relativamente intensa. O contato se faz com a parte lateral dos polegares. Repita várias vezes para relaxar o sobrecenho e os olhos.

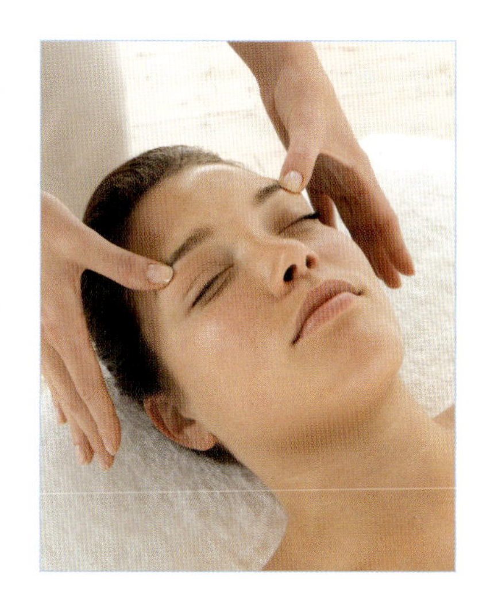

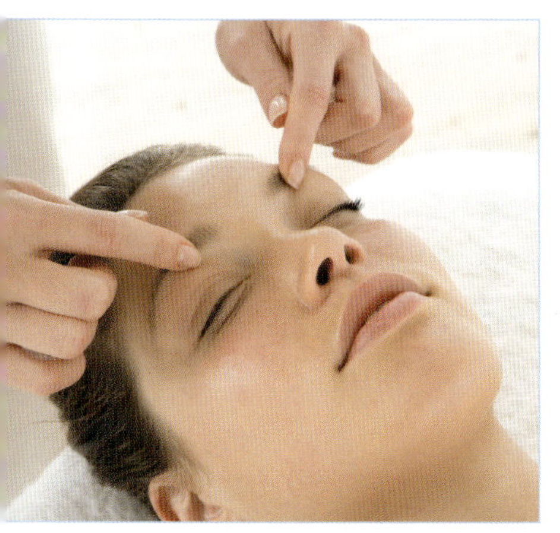

4 **Pressão com o dedo e o polegar.** Pouse as pontas dos indicadores logo abaixo das sobrancelhas, sobre as bordas ósseas das órbitas oculares. Usando as mãos simultaneamente, pressione de leve a intervalos regulares na direção dos cantos externos dos olhos. Para trabalhar as bordas inferiores, pressione com os polegares, repetindo os movimentos curtos ao longo das órbitas na direção da ponte do nariz.

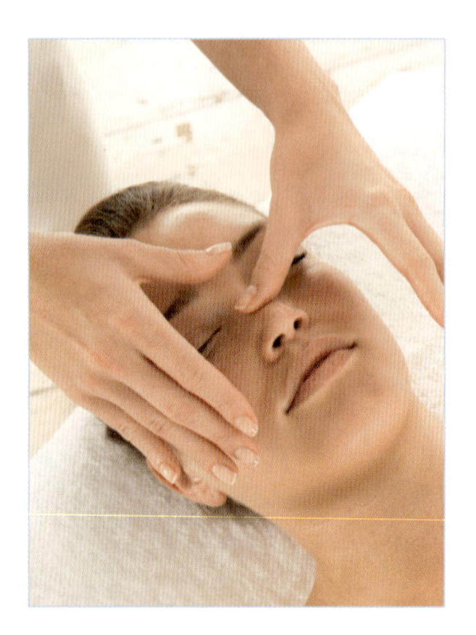

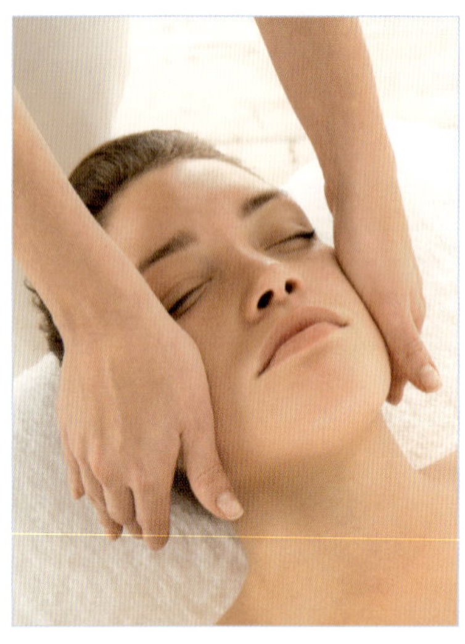

5 **Deslizamento com o polegar.** Coloque os polegares logo abaixo da ponte do nariz do parceiro e faça movimentos curtos, leves e deslizantes na direção da ponta. Trabalhe com os polegares dispostos num ligeiro ângulo e mantenha os dedos erguidos para que não rocem a pele nem, o que seria pior, toquem os olhos. Faça movimentos alternados para colocar suas mãos em posição de massagear as bochechas.

6. **Pressão com o tênar.** Coloque as mãos numa linha ligeiramente diagonal sobre a face, com o tênar de ambas a cada lado do nariz. Quando houver assumido a posição correta, pressione e deslize as mãos para os lados sobre as maçãs do rosto. Sobre estas uma pressão mais forte é tolerável, mas vá reduzindo-a aos poucos nas proximidades das orelhas. Repita várias vezes, certificando-se de que tem óleo suficiente para não estirar a pele.

7. **Pressão com o tênar.** Repita o toque começando pelo queixo e percorrendo a parte inferior da mandíbula. Molde as mãos no formato desta e suba em direção às orelhas. Erga ligeiramente as mãos ao final do toque e repita várias vezes. Você poderá usar também os dedos e as palmas.

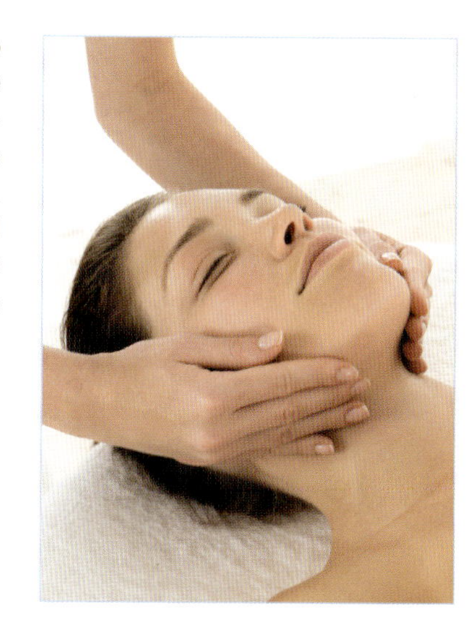

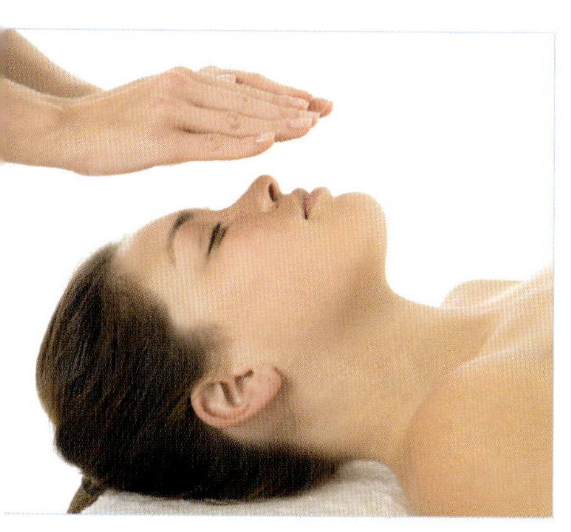

8. **Percepção da energia.** Coloque as mãos a certa distância do rosto do parceiro, com as palmas cobrindo os olhos. Fique imóvel e esvazie a mente. Concentre-se em suas mãos e em quaisquer sensações que lhe ocorrerem, sem mudar de posição. Em seguida, atente para o rosto do parceiro e registre de novo quaisquer sensações. Afaste lentamente as mãos para completar a sequência.

Braços e mãos

Esta sequência permite o relaxamento da área dos ombros e a massagem das mãos, o que é sempre agradável. Trabalhe primeiro um lado e depois o outro, exercendo a mesma pressão em cada braço. A parte interior do braço costuma ser muito sensível, de modo que ali a pressão deve ser menor.

1 **Alisamento.** Esfregue um pouco de óleo nas mãos e fique ao lado do parceiro. Pouse-as logo acima do pulso e suba pelo braço na direção do ombro. Nesse ponto, separe as mãos e volte para o pulso, porém num toque mais leve. O óleo estará então aplicado e você, pronto para massagear o braço.

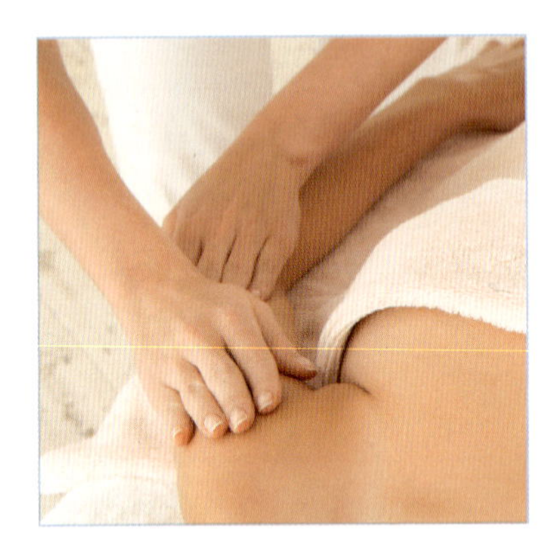

2 **Espremedura.** Apoiando o braço com uma das mãos, coloque os dedos e o polegar logo acima do pulso e vá espremendo o braço na direção do cotovelo. Pressione com a membrana localizada entre o polegar e o indicador. Diminua a pressão quando chegar perto do cotovelo e repita, alterando ligeiramente o trajeto do toque.

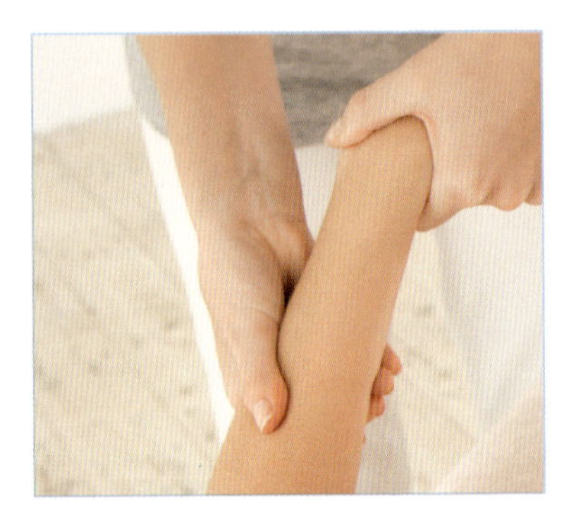

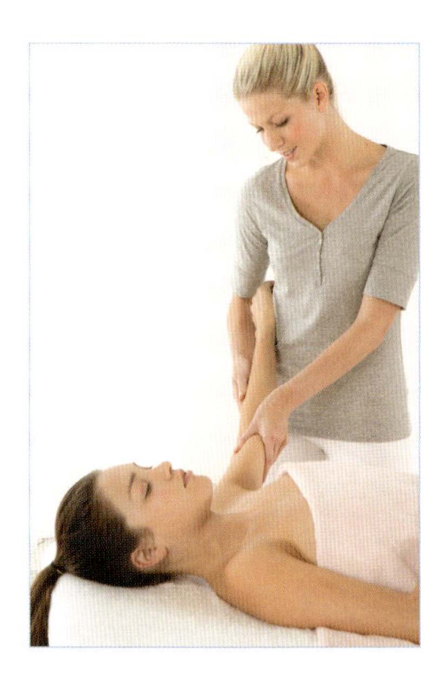

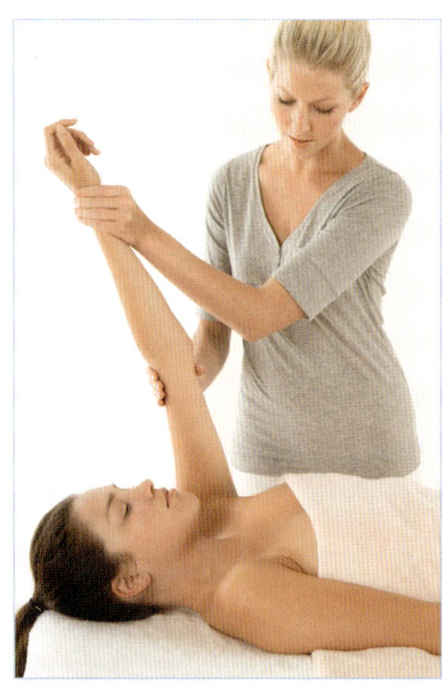

3 **Espremedura.** Mude a posição da mão de apoio para adaptar o movimento de espremedura aos músculos da axila. De novo, a pressão deve ser aplicada com a membrana da mão, que se moldará à forma do braço. Comece logo acima do cotovelo e termine logo abaixo da axila, onde a pressão será reduzida porque se trata de uma área muito sensível.

4 **Tração.** Completados os movimentos acima, baixe o braço para ajustar a preensão. Com uma das mãos no pulso e a outra no cotovelo, erga o braço do parceiro estirando-o sobre sua cabeça. Sustente-o acima da articulação do cotovelo e estique-o para o alto até encontrar resistência. Baixe o braço ao mesmo tempo que protege o cotovelo e deixe-o pousar na mesa.

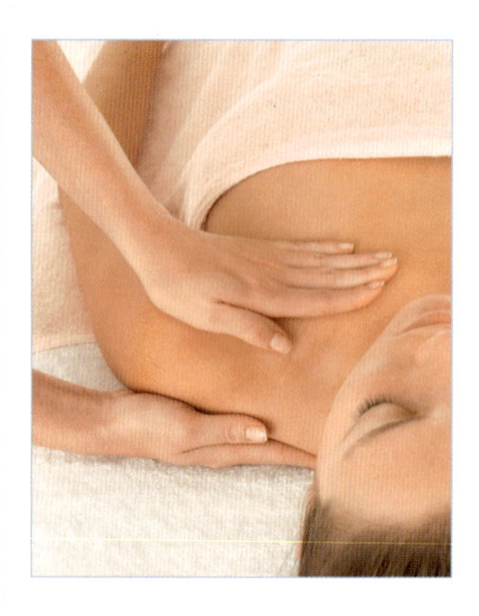

5 **Espremedura.** Esta é uma variação da técnica de espremedura com contato total da mão. Coloque uma das mãos tão longe quanto possível sob a escápula do parceiro e a outra em seu peito, logo abaixo da clavícula. Pressione com ambas as mãos e vá espremendo na direção do braço. Isso descontrai a escápula e permite que ela se acomode melhor à superfície da mesa de massagem.

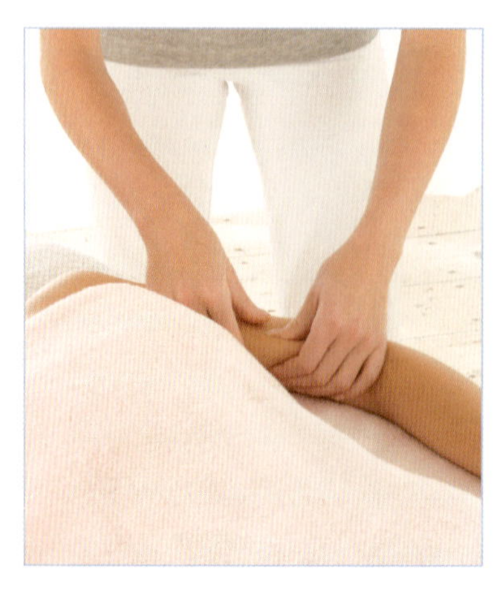

6 **Compressão.** Este toque é um pouco "traiçoeiro" e você terá de controlar bem seus movimentos. Com o braço do parceiro estendido sobre a mesa, incline-se para a frente e comprima com os dedos os músculos da parte superior do membro. Trabalhe apenas os músculos, fazendo contato de preferência com os dedos e polegares. Repita para cima e para baixo sobre a área várias vezes.

7 Pressão com os polegares. Apoiando o cotovelo por baixo com os dedos, pouse os dois polegares juntos no sentido do comprimento e movaos para os lados sobre a dobra do cotovelo. Reduza a pressão ao final do toque. Embora simples, essa técnica relaxa bastante, pois trabalha também a articulação do cotovelo.

8 Torção. Baixe o braço e coloque as mãos em volta do antebraço, logo abaixo do cotovelo. Torça com as mãos, descendo pelo braço até o pulso. Mantenha as palmas moldadas ao formato do braço e aplique mais óleo se necessário, para que o toque seja agradável na superfície da pele. Repita várias vezes.

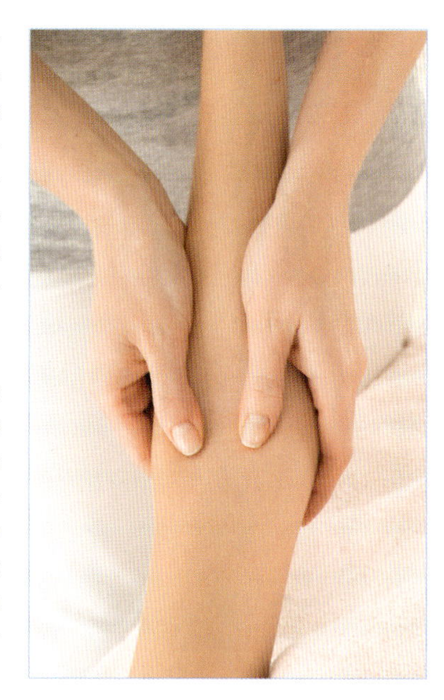

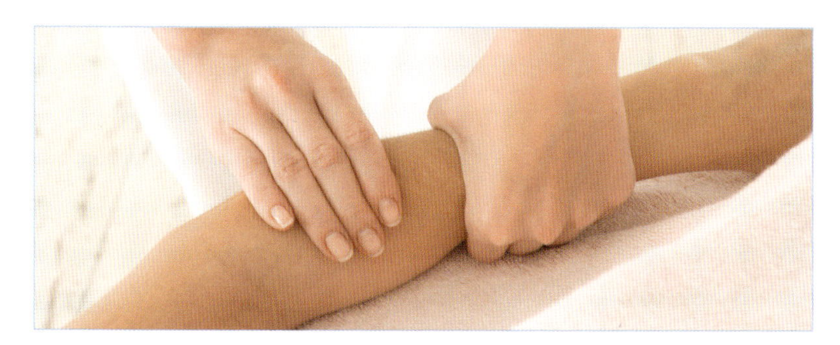

9 **Pressão com os polegares.** Apoiando a mão do parceiro por baixo, com os dedos, pouse sobre ela os polegares juntos. Movimente-os para os lados ao mesmo tempo, pressionando e afrouxando à medida que se encurvam na direção da palma, onde completam o movimento. Aplique o toque em três diferentes posições sobrepostas para relaxar bem a mão.

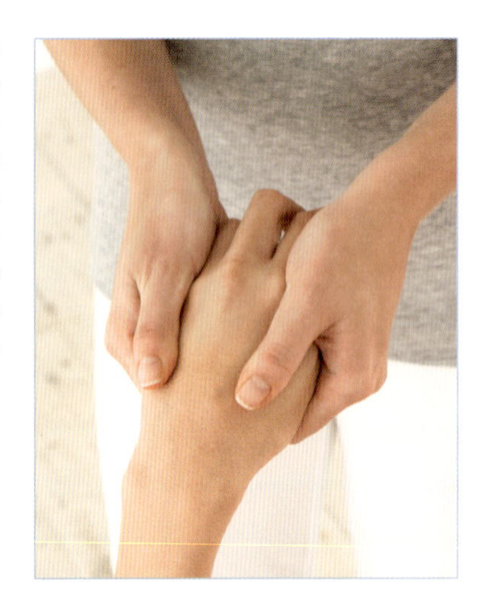

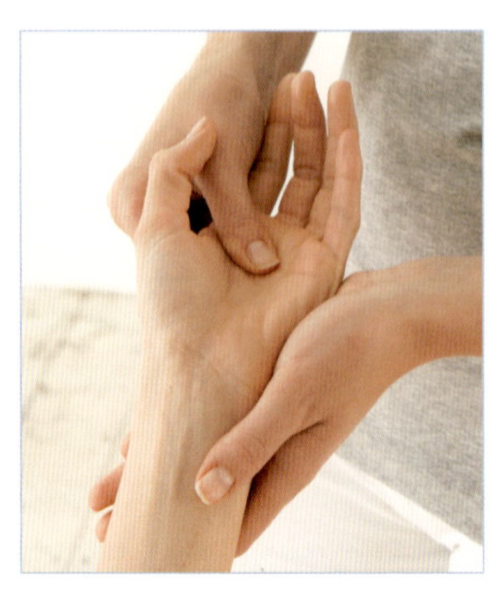

10 **Círculos com os polegares.** Apoiando a mão do parceiro por baixo, pressione a palma com a polpa dos polegares, fazendo ao mesmo tempo pequenos círculos no local. Cubra a palma inteira, inclusive a base dos dedos e a área protuberante em volta do polegar. Como as mãos costumam ficar muito tensas, convém empregar algum tempo nesses movimentos. Tenha cuidado, porém, com a área em volta de alguma articulação dolorida.

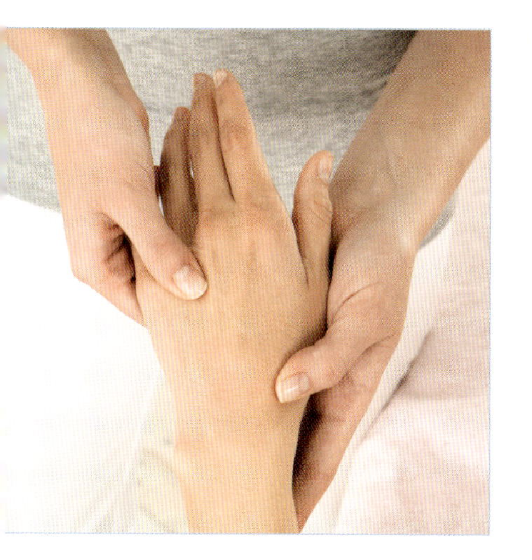

11 Espremedura. Voltando de novo a mão, coloque os polegares e indicadores o mais alto que puder de cada lado da mão do parceiro. Desloque-os lentamente para baixo, entre os tendões e ossos, até chegar aos dedos. Trabalhe firmemente sobre a mão até completar o movimento nas quatro posições. Enquanto conseguir deslizar os dedos pela pele sem causar incômodo, a pressão poderá ser relativamente forte.

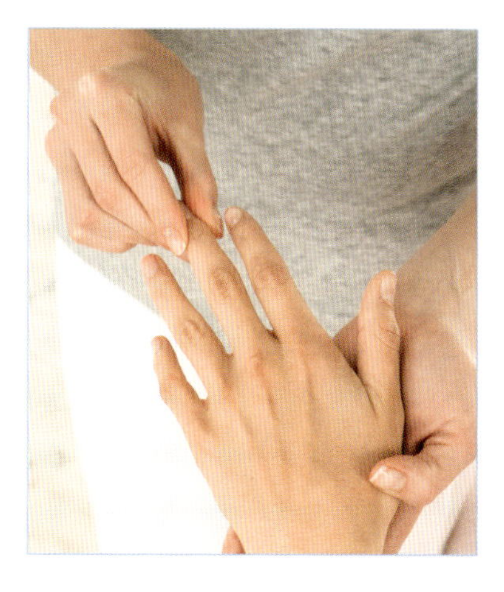

12 Tração. Coloque agora o polegar e os dedos na base da mão do parceiro e vá puxando os dedos um a um. Trabalhe bem sobre as articulações e aperte a ponta de cada dedo antes de terminar o movimento. O toque de pluma ou um balanço leve são também opções antes de repetir a sequência na outra mão.

O peito

A massagem no peito pode recorrer a toques amplos no caso do homem, mas deve ser adaptada à mulher. Para os homens, use um pouco mais de óleo nas áreas cobertas por pelos. Em se tratando de mulheres, tenha à mão uma toalha pequena para cobrir os seios e sempre evite trabalhar os delicados tecidos mamários.

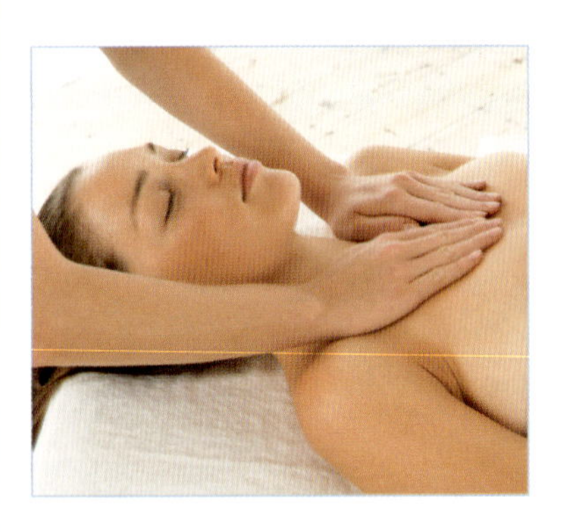

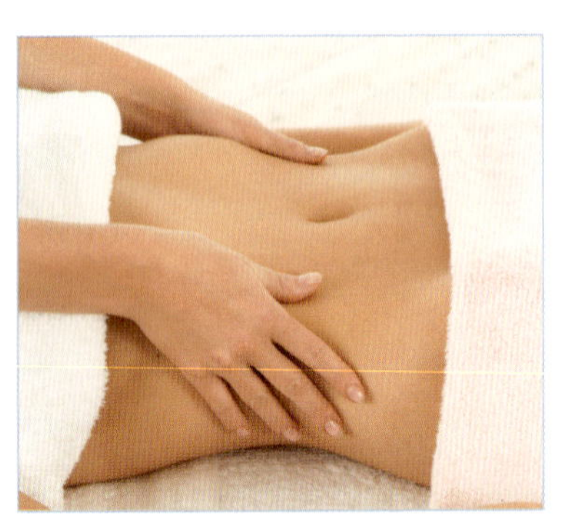

1 **Alisamento.** Posicione-se atrás da cabeça do parceiro. Esfregue um pouco de óleo nos dedos. Espalme as mãos juntas no alto do peito. Desloque-as pelo centro do peito até a base da caixa torácica, sem tocar os seios caso se trate de mulher. Se preferir, para maior recato, adapte os toques e use uma toalha pequena sobre o peito.

2 **Alisamento.** Separe as mãos na base da caixa torácica e suba-as pelos lados do corpo até as axilas. Molde as palmas às costelas e reduza ao mesmo tempo a pressão. Repita o alisamento várias vezes num movimento fluido e contínuo.

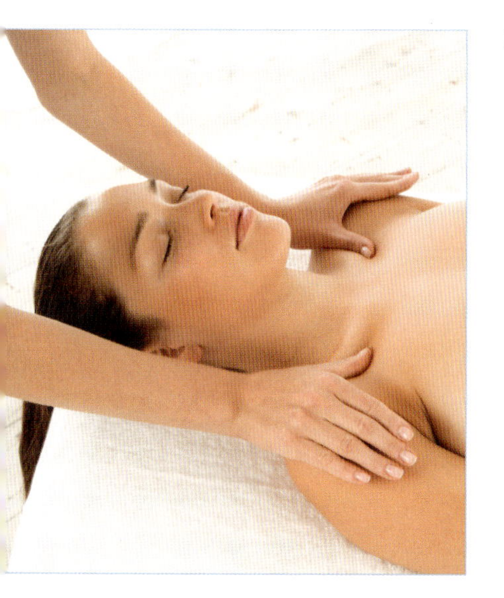

3 **Pressão com os polegares.** Coloque a polpa dos polegares embaixo da clavícula, de cada lado do esterno. Pressione e siga a linha das costelas na direção do ombro. Repita abaixo da costela próxima, evitando pressionar os ossos. Isso ajuda a relaxar os músculos intercostais.

4 **Pressão com os polegares.** Ao trabalhar o peito, é importante evitar os seios e os mamilos. Assim, no meio do peito, adapte os toques usando apenas pressão com o polegar entre as costelas. Pressione com a polpa dos polegares, simultaneamente, e em seguida afrouxe devagar e de maneira uniforme. Repita em três ou quatro posições a partir do meio da caixa torácica.

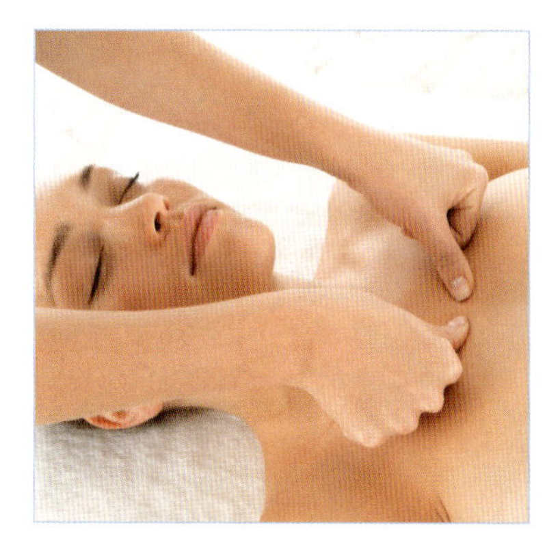

5 **Pressão com os dedos.** Coloque as mãos sobre a caixa torácica do parceiro, com a base das palmas de cada lado do esterno. Deslize-as para os lados pressionando com os tênares e as palmas, seguindo a linha das costelas. Em seguida, recue-as pelos lados da caixa torácica, com os dedos em posição oblíqua pressionando entre os ossos. Repita várias vezes num movimento contínuo para relaxar o peito.

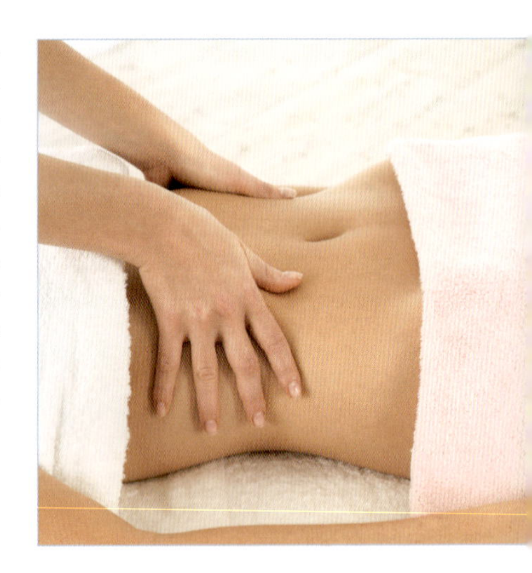

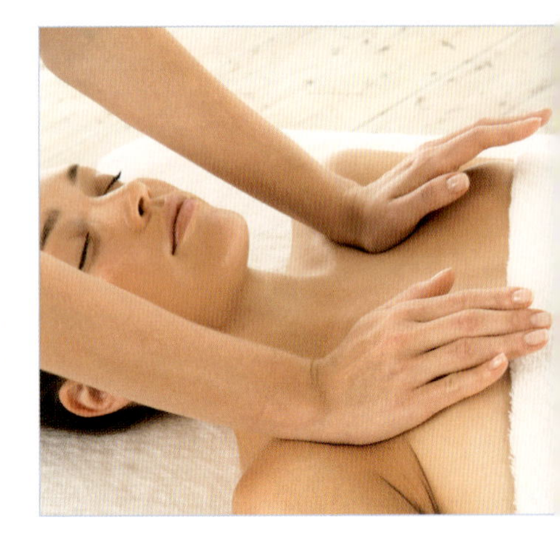

6 **Pressão com o tênar.** Voltando para o alto do peito, pouse o tênar das mãos de cada lado do esterno, logo abaixo da clavícula, pressionando-o enquanto desloca as mãos na direção dos ombros. Repita sob a clavícula várias vezes, diminuindo a pressão ao final do toque.

7 **Pressão com os dedos.** Alcance as costelas inferiores num dos lados do corpo. Pouse os dedos entre elas e deslize-os sobre a caixa torácica, uma mão depois da outra. Traga as mãos para o centro do peito e conclua o toque alisando levemente, em diagonal, o ombro oposto. Na mesma posição, repita do outro lado.

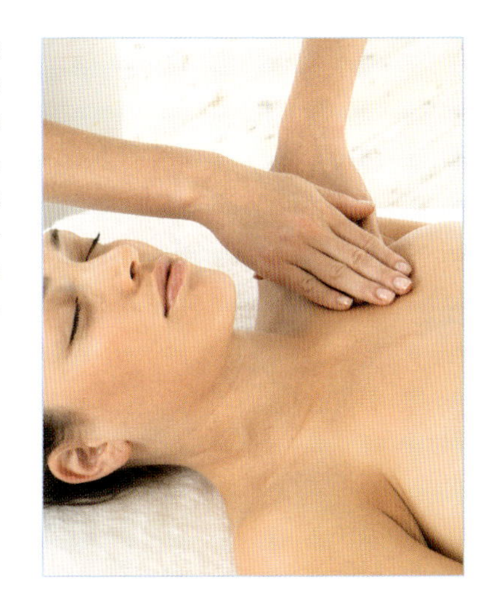

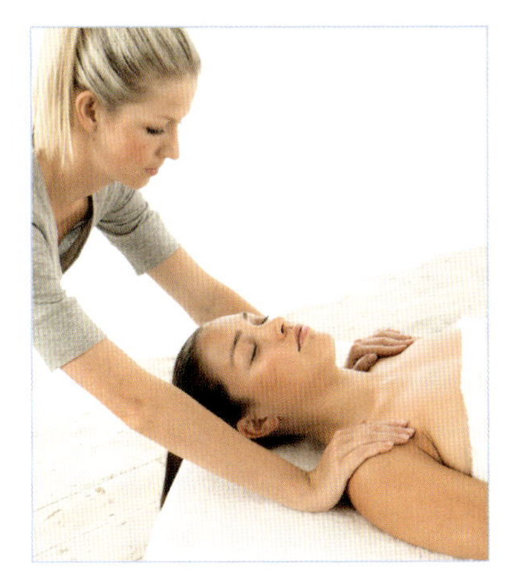

8 **Pressão com o tênar.** Para finalizar a sequência, pouse as mãos sobre os ombros do parceiro. Empurre com a protuberância das palmas para que os ombros do parceiro se relaxem visivelmente. Repita. Deixe as mãos paradas por um instante e feche a sequência friccionando os ombros.

O abdome

A massagem no abdome é muito importante porque beneficia os órgãos internos e ajuda a relaxar o corpo. Essa área costuma estar carregada emocionalmente e ser muito sensível, de modo que é necessário adaptar os movimentos às necessidades do parceiro e, no caso das mulheres, trabalhar com bastante leveza durante a menstruação. Evite massagear na gravidez.

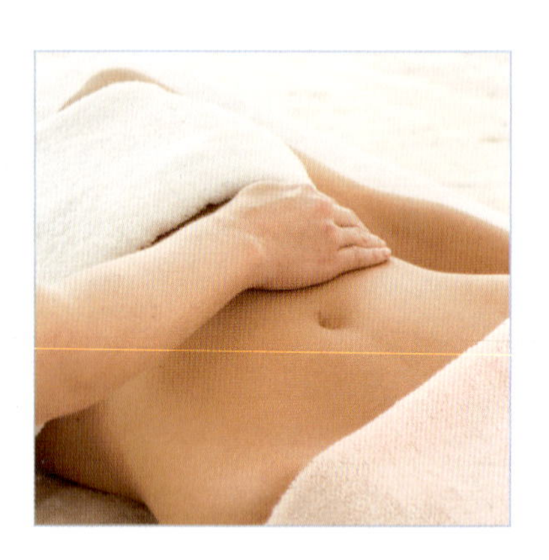

1 **Alisamento.** Posicione-se mais ou menos em diagonal com relação ao parceiro. Esfregue um pouco de óleo nos dedos, aquecendo-o antes de iniciar o movimento. Espalme as mãos sobre o abdome e faça círculos em volta do umbigo, no sentido horário. A pressão deve ser bem leve, pois essa é uma área bastante sensível: o objetivo principal é espalhar o óleo.

2 **Círculos.** Agora a pressão pode ser maior para relaxar o abdome. Uma das mãos deve acompanhar a outra para obter-se uma série de movimentos circulares harmoniosos. Trabalhe no sentido horário em volta do umbigo. Mantenha contato total com as palmas, pressionando de maneira suave para dar ao parceiro uma sensação de segurança e tranquilidade.

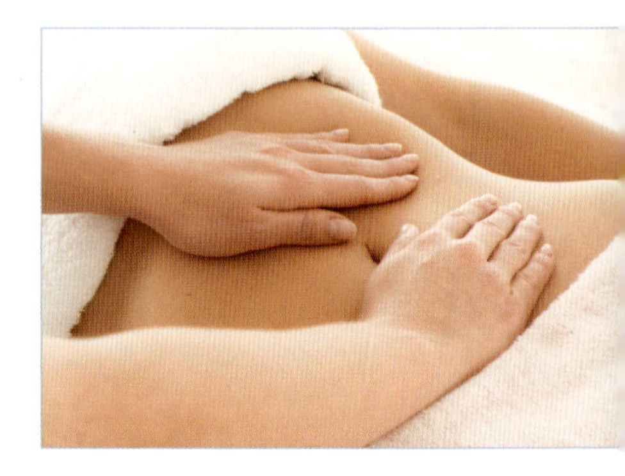

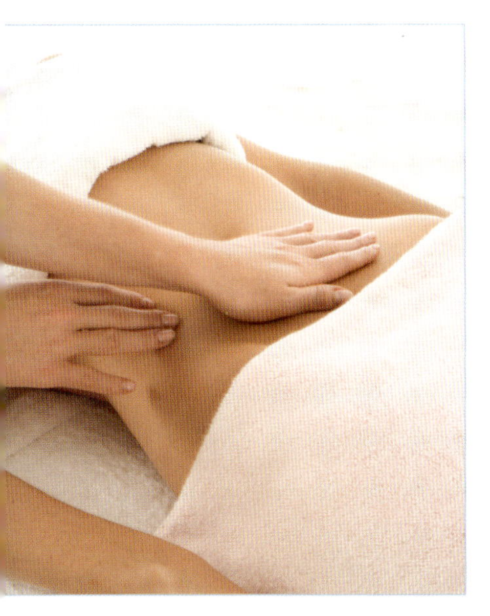

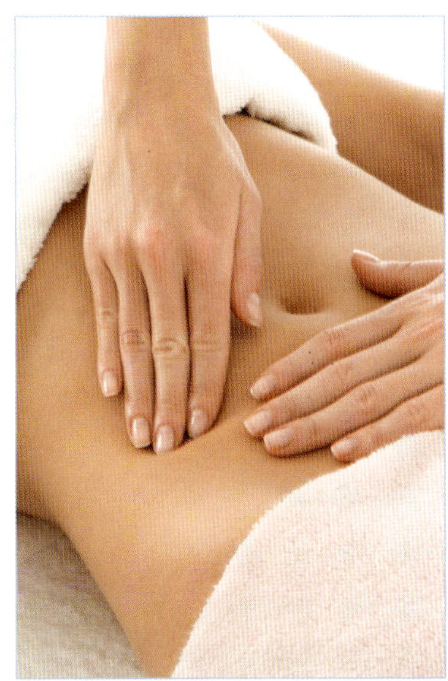

3 **Círculos.** Faça círculos até suas mãos se encontrarem. Levante a primeira, cruze-a por cima da outra e pouse-a bem em frente para dar sequência aos movimentos. A segunda mão deve continuar mantendo contato. Desse modo, o movimento circular é contínuo, com toques suaves e uniformes.

4 **Círculos.** Continue descrevendo círculos amplos e lentos com uma das mãos para manter o abdome relaxado. Em seguida, faça círculos menores com a ponta dos dedos da outra. Estes devem deslizar pela pele sem comprimi-la, com a segunda mão seguindo a primeira em toques longos, lentos e relaxantes. Trabalhe toda a área em volta do umbigo.

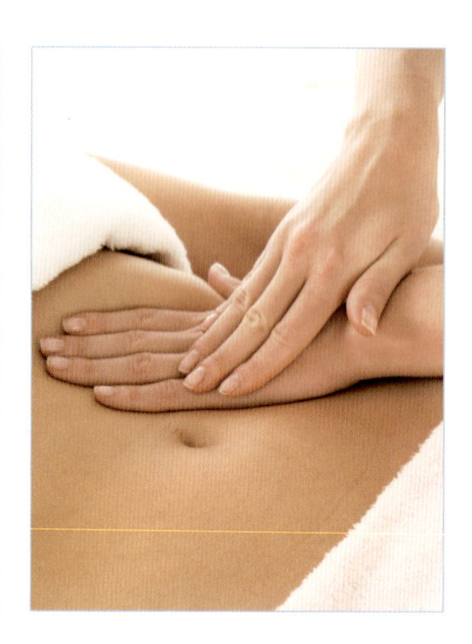

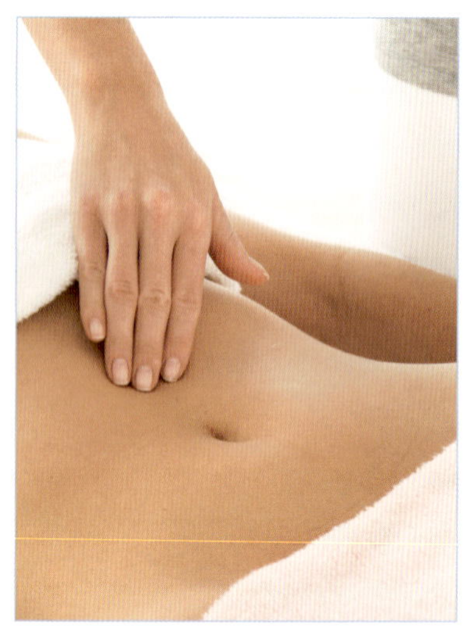

5 **Pressão com a palma.** Este movimento pode ser incorporado aos toques em círculo. Quando suas mãos alcançarem a caixa torácica do parceiro, coloque uma delas, espalmada, num dos lados do corpo, logo abaixo das costelas. Pressione lenta e uniformemente; em seguida, afrouxe. Continue o círculo no outro lado do corpo e repita abaixo das costelas. Atente bem para o nível de tolerância do parceiro (pouca pressão é melhor que muita).

6 **Círculos.** Usando apenas os dedos, faça círculos de leve sobre o plexo solar. Essa área costuma ficar muito tensa, mas é também muito sensível. Trabalhe no sentido horário com a parte inferior dos dedos, os da outra mão por cima para guiar o movimento, se necessário. Concentre-se para criar uma sensação de relaxamento, procurando irradiar calor das mãos.

7 **Torção.** Coloque as mãos sobre os quadris do parceiro, uma de cada lado do corpo. Lentamente, aproxime uma da outra sobre o abdome, para alcançar o lado oposto. O importante é deslizar as mãos e moldá-las aos quadris, com pouca pressão na barriga. Aplique mais óleo se necessário.

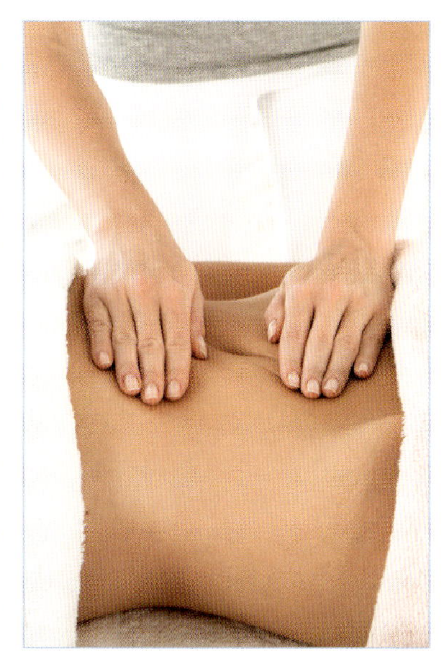

8 **Percepção da energia.** Para finalizar, espalme as mãos sobre o abdome, de cada lado do umbigo. Respire calmamente e concentre-se primeiro em suas mãos, depois na respiração do parceiro, que deve estar agora mais profunda e relaxada. Imobilize as mãos por alguns instantes. Isso gerará tranquilidade e descontração.

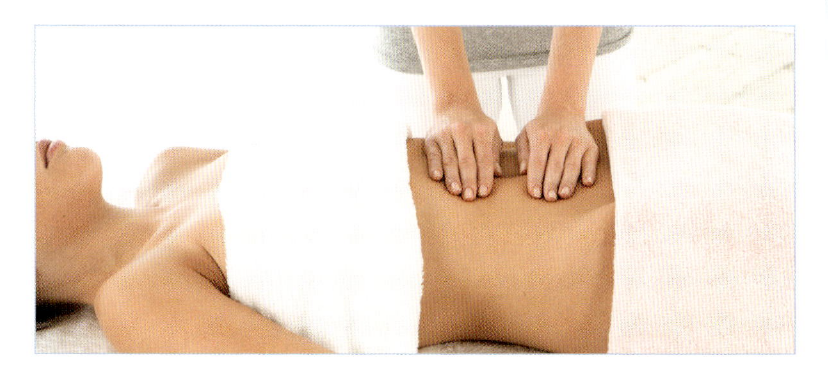

Parte frontal das pernas e pés

Agora você terá a oportunidade de completar sua massagem relaxando os músculos, promovendo o alongamento e trabalhando na direção dos pés. Termine a sequência num dos lados do corpo e depois no outro, exercendo a mesma pressão. Finalizar nos pés é um bom complemento para a massagem.

1 **Alisamento.** Posicione-se junto aos pés do parceiro. Espalhe um pouco de óleo nas mãos e, juntando-as, friccione a parte frontal da perna na direção da coxa. Chegando ao quadril, separe as mãos e desça-as pelos lados da perna, com os dedos abertos e a pressão reduzida. Volte à posição original, logo acima do calcanhar, e repita várias vezes.

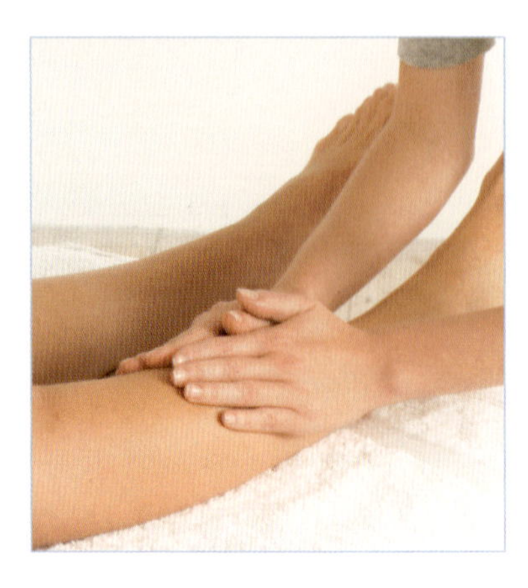

2 **Espremedura.** Coloque as mãos logo acima do tornozelo, uma diante da outra. Agarrando com os polegares e indicadores, esprema a perna na direção do joelho. Faça pressão sobre os músculos com as membranas entre os indicadores e os polegares, reduzindo a pressão direta das palmas sobre os ossos. Pare logo abaixo dos joelhos e repita.

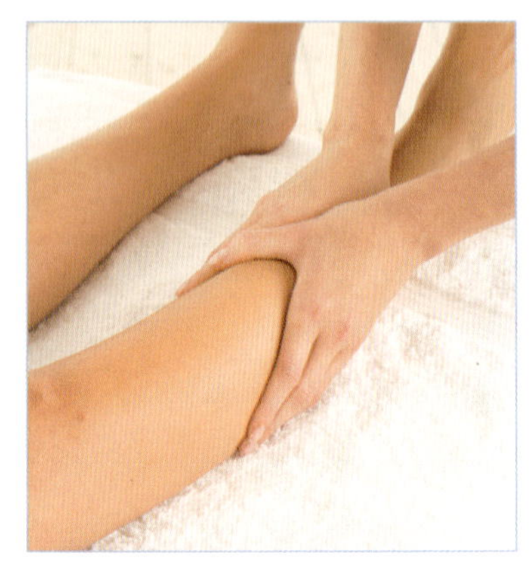

3 **Espremedura.** Prolongue o movimento pela coxa, começando logo acima do joelho. Incline-se para que o peso do corpo aumente a pressão. Trabalhe a coxa na direção do quadril várias vezes, evitando a parte interna. Abra dedos e polegares ao máximo para abarcar os músculos, aumentando assim a eficácia da técnica.

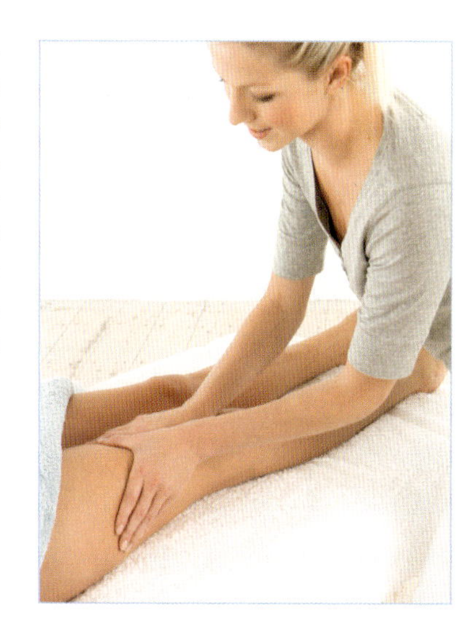

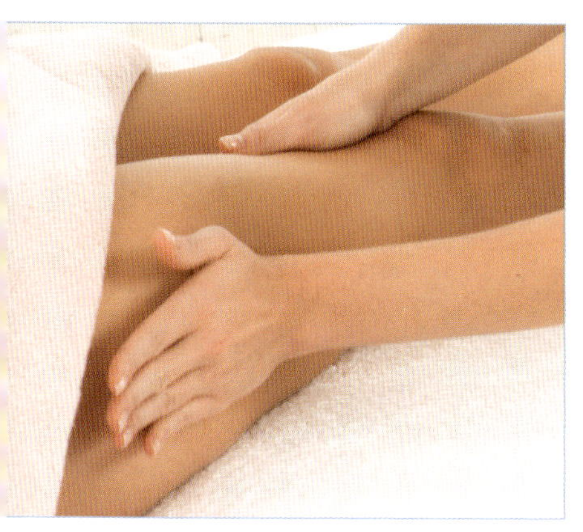

4 **Pressão com o tênar.** Transfira a área de contato para o tênar, de modo a pressionar mais os músculos. Uma das mãos deve seguir a outra. Ao atingir o quadril, trabalhe ao redor da articulação usando o tênar de uma das mãos. Faça movimentos circulares no local, aplicando pressão na direção do quadril.

5 **Compressão.** Fique ao lado do parceiro. Comece com movimentos de compressão nos músculos da coxa, evitando a parte interna. Comprima os músculos com os polegares, empurrando-os ligeiramente para a frente e puxando os dedos para trás em movimentos rítmicos, alternados. Trabalhe para cima e para baixo da coxa, encerrando o movimento acima do joelho.

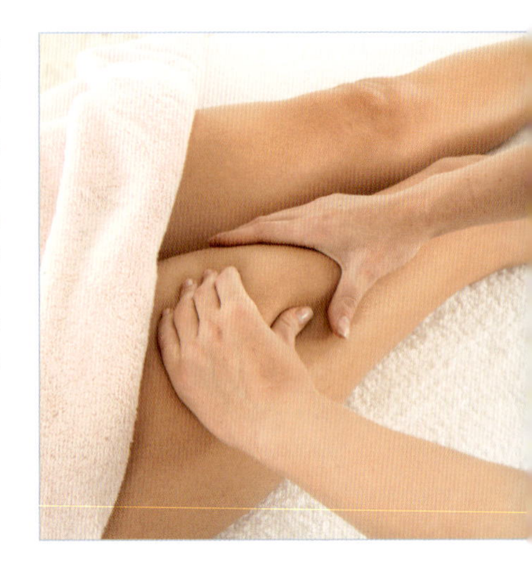

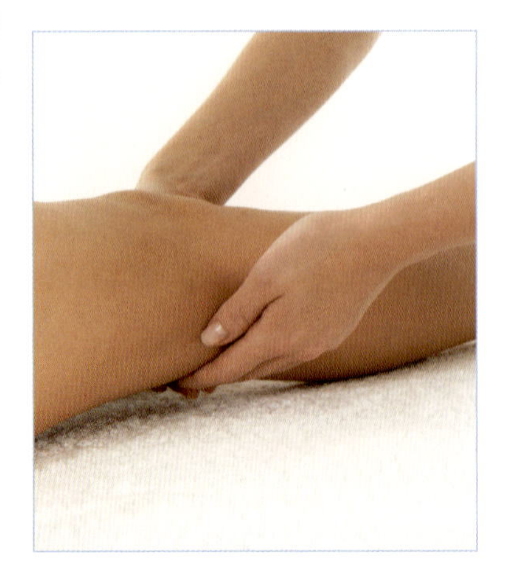

6 **Balanço.** Deslize os dedos por baixo do joelho e envolva essa área com as mãos. Flexione a perna ligeiramente e, apoiando-a sempre, balance a articulação de um lado para o outro. Descontraia a perna o bastante para que possa balançá-la sem que seu parceiro controle o movimento.

7 **Torção.** Torça a perna na direção do tornozelo, começando os movimentos logo abaixo do joelho. Mantenha as mãos relaxadas e moldadas ao formato do membro. O toque será mais eficaz se as mãos se cruzarem bem perto uma da outra. Aplique mais óleo se necessário para não repuxar a pele.

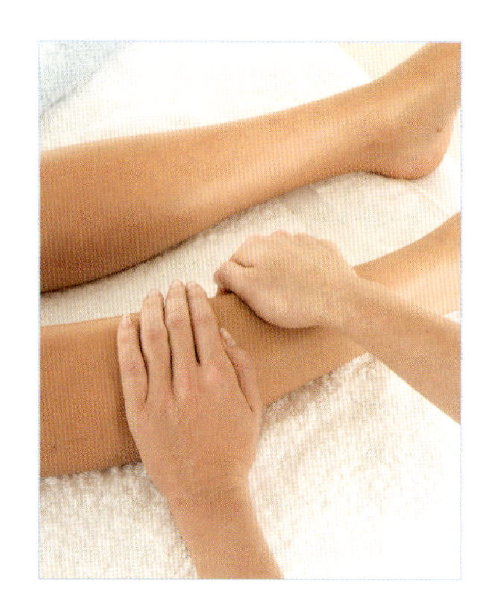

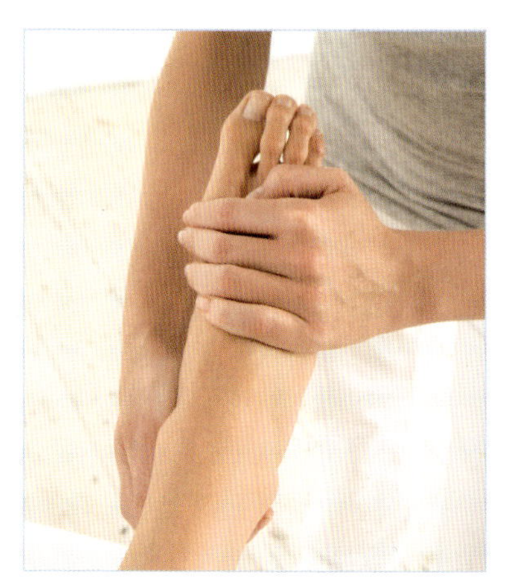

8 **Tração.** Ponha as mãos em volta do tornozelo, uma por cima e a outra por baixo, envolvendo o calcanhar. Erga a perna ligeiramente e puxe-a em sua direção para estirá-la bem, mas só até encontrar resistência. Baixe-a lentamente.

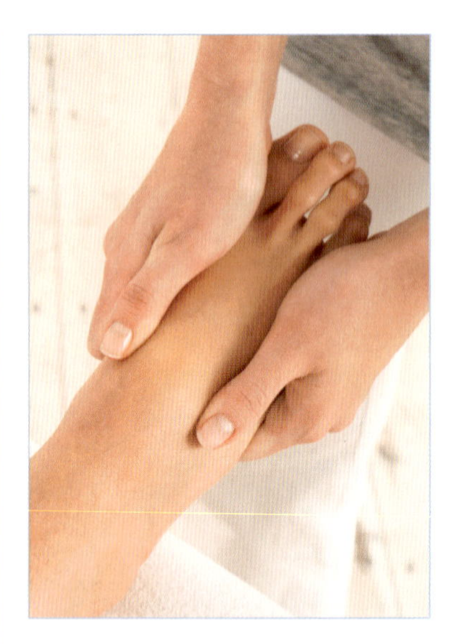

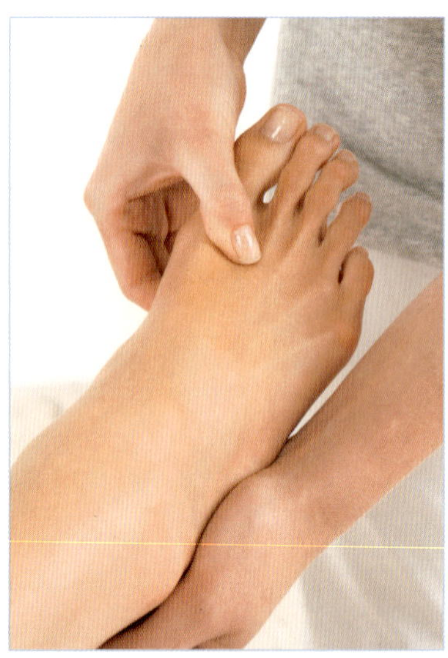

9 **Pressão com o polegar.** Envolva o pé do parceiro com as mãos, dedos por baixo e polegares por cima. Coloque os dedos lado a lado na direção do comprimento, no centro do pé, e vá separando-os devagar, deslizando-os sobre o peito do pé. Pressione por baixo com os dedos, ao mesmo tempo, fazendo com que o pé se arqueie um pouco. Repita em cima dos dedos do pé.

10 **Espremedura.** Comece pela parte entre os dedos do pé mais distante de você, pressionando-a com o polegar e o dedo médio. Esprema de leve enquanto aproxima a mão do seu corpo, até chegar à base dos dedos do pé. Repita em cada uma das quatro posições, para relaxar o membro. Use a polpa dos dedos e polegar para não beliscar nem fazer cócegas.

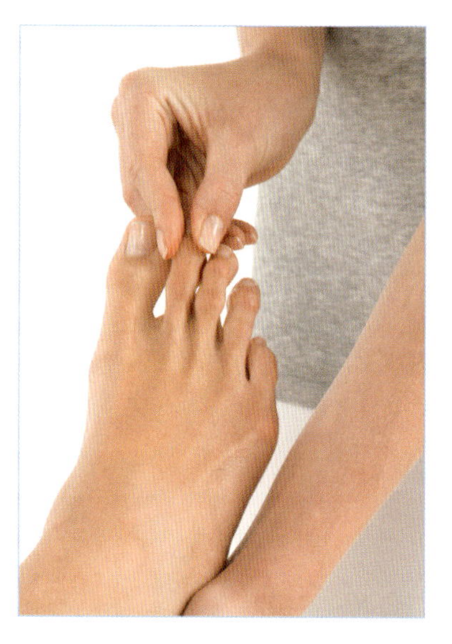

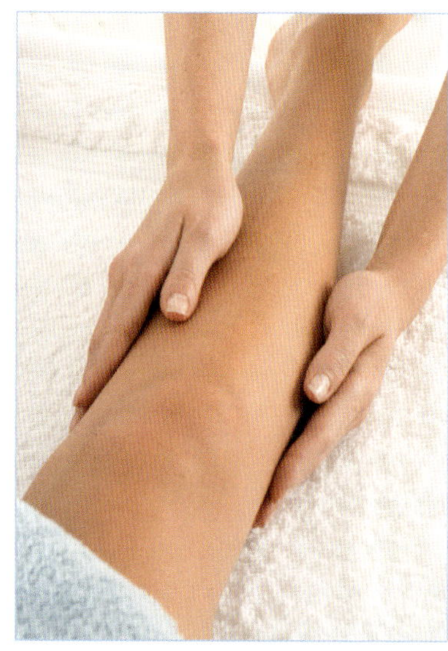

11 **Espremedura.** Continue espremendo com o dedo e o polegar cada um dos dedos do pé por vez. Poderá girá-los e torcer a pele ligeiramente com uma das mãos. A outra apoiará o pé, envolvendo-o pelo calcanhar. Continue o movimento cerca de 2,5 cm além dos dedos e, por fim, pouse cuidadosamente o pé.

12 **Balanço.** Passando à coxa, coloque as mãos de cada lado dela. Balance-a com uma das mãos na direção do corpo e em seguida, com a outra, para o lado oposto. Repita o movimento descendo até o pé (o corpo todo deve responder ao toque). Envolva com as mãos a parte superior dos dedos do pé para completar o movimento e repita toda a sequência na outra perna.

Massagem holística rápida

Se você só dispõe de alguns minutos para a massagem, eis aqui quatro passos que podem ajudar a relaxar o corpo. Cada um deles merece o mesmo cuidado e atenção de uma massagem geral, para que haja uma experiência terapêutica plena. Atenha-se aos princípios básicos que uns poucos movimentos precisos operarão maravilhas.

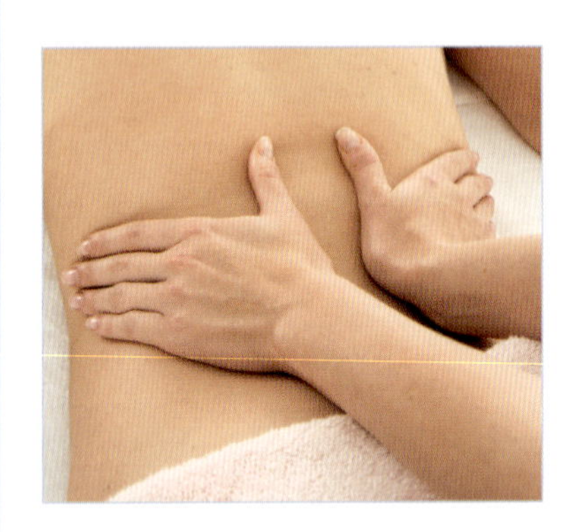

1 **Pressão com os polegares nas costas.** Espalhe óleo nas costas do parceiro. Em seguida, pressione com a polpa dos polegares os músculos de cada lado da coluna, descendo na direção do sacro. Pressão e ritmo devem ser uniformes o tempo todo, com os dedos dando apoio. Lembre-se de não pressionar sobre a coluna.

2 **Círculos ao redor do sacro.** Coloque as mãos uma em cima da outra sobre a área do sacro e inicie círculos lentos no sentido anti-horário. As mãos devem mover-se uniformemente pela pele e em contato total com a parte inferior das costas. Concentre-se no processo de relaxamento e descanse as mãos, uma sobre o sacro e a outra entre as escápulas.

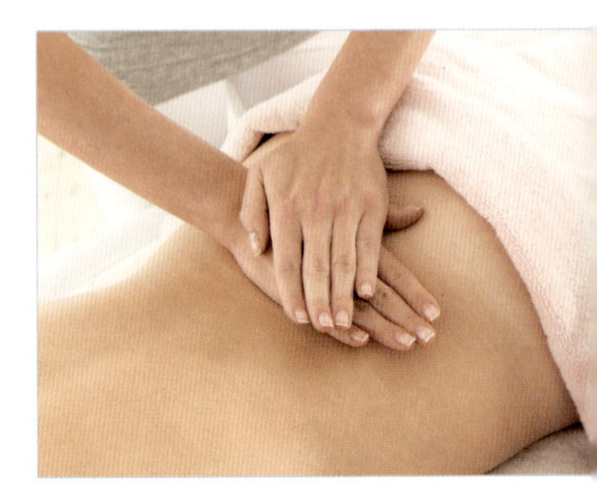

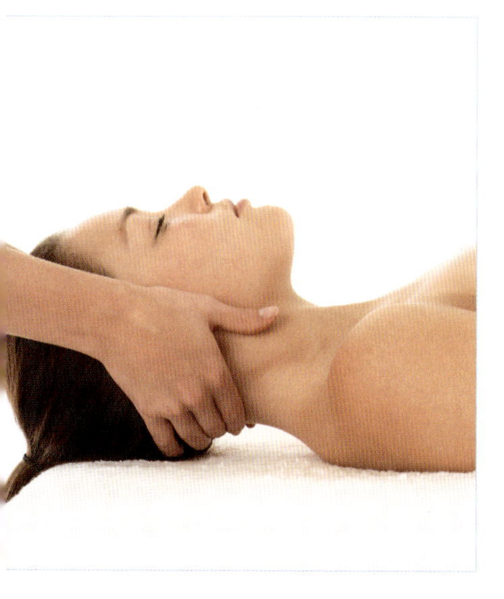

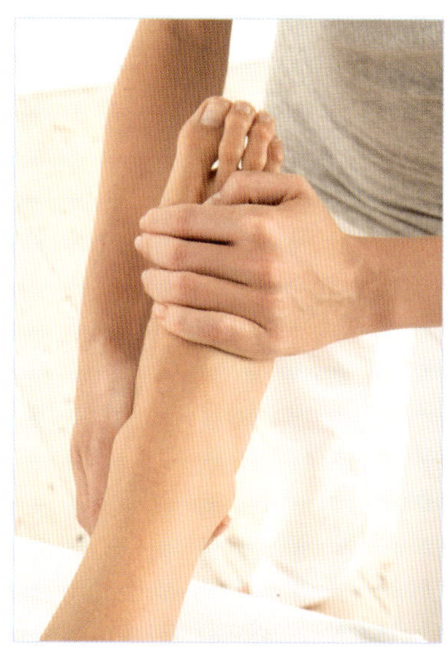

3 **Tração do pescoço.** Peça ao parceiro para ficar deitado de costas. Insinue as mãos sob o pescoço, envolva a base do crânio, erga ligeiramente a cabeça e, sem muita força, puxe-a em sua direção. Pare ao encontrar resistência. Baixe a cabeça e deixe suas mãos pousadas por alguns instantes sobre os olhos do parceiro.

4 **Tração dos pés.** Agora passe aos pés. Segure um deles com as mãos, uma por cima e a outra apoiando-o pelo calcanhar. Levante a perna ligeiramente e puxe-a em sua direção. Observe o movimento na parte inferior das costas e nos quadris. Ao encontrar resistência, afrouxe a tração e baixe a perna. Repita na outra.

Automassagem

Com um pouco de habilidade, você poderá fazer automassagem em praticamente qualquer parte do corpo e gozar os benefícios que muitas vezes proporciona a outras pessoas. A automassagem também permite que encontre pontos que, sem muita experiência, seria difícil localizar num parceiro.

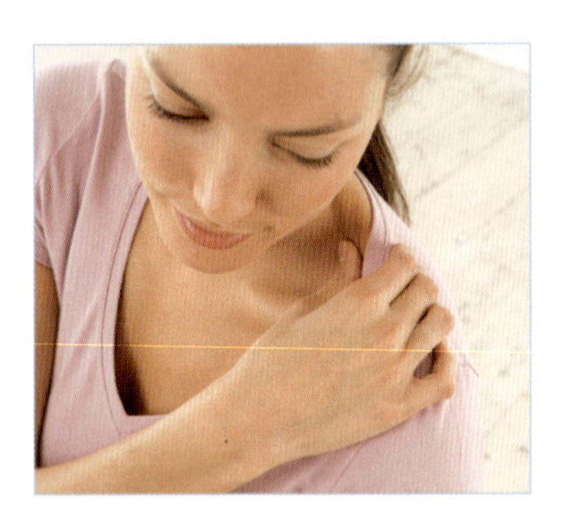

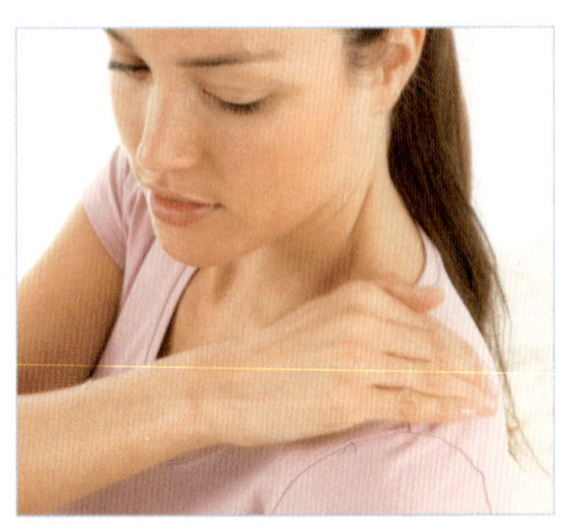

1 **Compressão dos ombros.** Sente-se com as costas retas, pouse uma das mãos no ombro oposto e localize a protuberância muscular no alto. Comprima com uma das mãos do pescoço ao braço e volte. Massageie apenas os músculos, evitando os ossos. Pressione com o polegar e comprima com os dedos até sentir a área relaxada. Repita no outro ombro.

2 **Acutilamento nos ombros.** Pouse uma das mãos no ombro oposto, com a palma diretamente sobre os músculos. Encurve-a e estique-a enquanto avança do pescoço ao braço, produzindo o som característico do acutilamento. Mantenha a mão relaxada, com a palma erguida, fazendo contato com a protuberância e os dedos. Os movimentos devem ser bem rápidos. Repita no outro ombro.

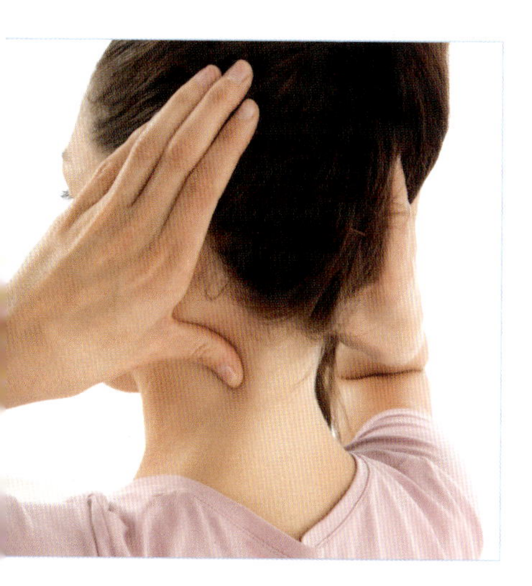

3 **Pressão com os polegares no pescoço.** Coloque as mãos atrás do pescoço, com os polegares sobre os músculos de cada lado da coluna. Faça pequenos círculos no local, usando os dedos como apoio. Trabalhe lentamente, subindo pela nuca e sem fazer muita pressão, até atingir a base do crânio. Deve sentir o pescoço relaxado. Se não, repita o movimento.

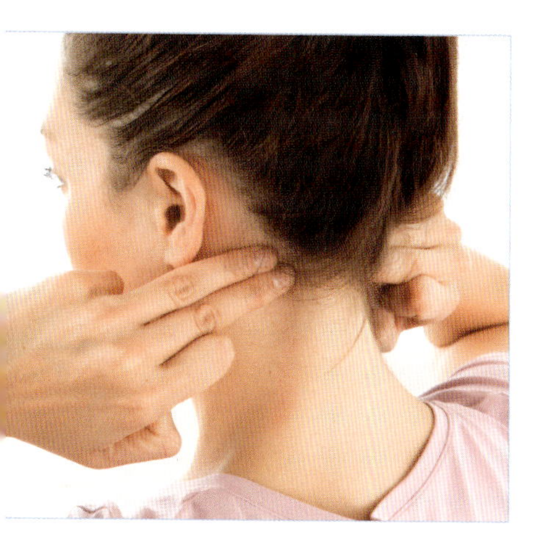

4 **Pressão com os dedos no crânio.** Pouse as mãos na base do crânio, de cada lado da coluna. Pressione a área com os dedos médios e anulares, enquanto desloca as mãos na direção das orelhas. Pressione e afrouxe devagar, com a força que achar adequada. Trabalhe a distâncias iguais e pare logo atrás das orelhas.

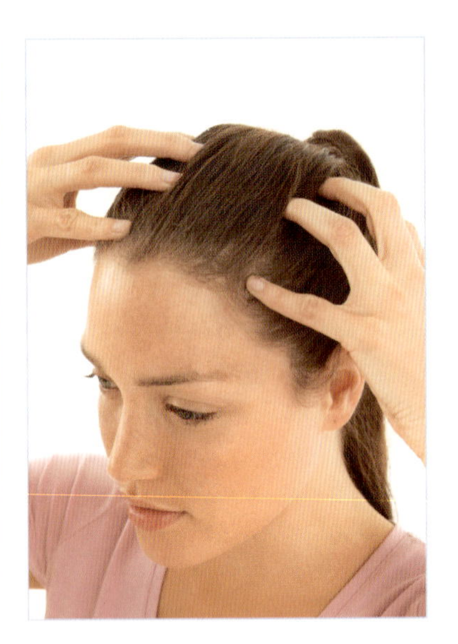

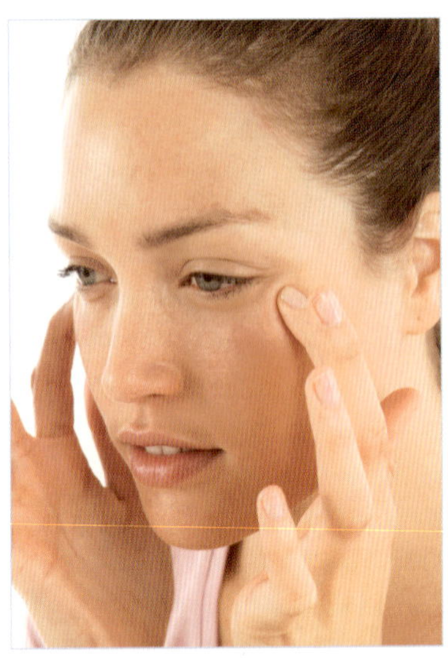

5 **Rotações no couro cabeludo.** Pouse a ponta dos dedos das mãos no couro cabeludo, pressione-os e gire-os no local, usando os polegares para firmar os dedos. Tente fazer o máximo de movimentos possível. Trabalhe bem o local para aliviar toda a tensão, não esquecendo a parte posterior da cabeça e a área em torno das orelhas.

6 **Pressão com os dedos nas órbitas oculares.** Use a polpa dos dedos médios para pressionar ao longo das bordas inferiores das órbitas oculares. Comece na ponte do nariz e avance para as têmporas. Só use a pressão que não causar incômodo para aliviar a tensão da área em volta dos olhos. Pressione firmemente em distâncias regulares, fazendo movimentos leves e rápidos. Evite repuxar a pele.

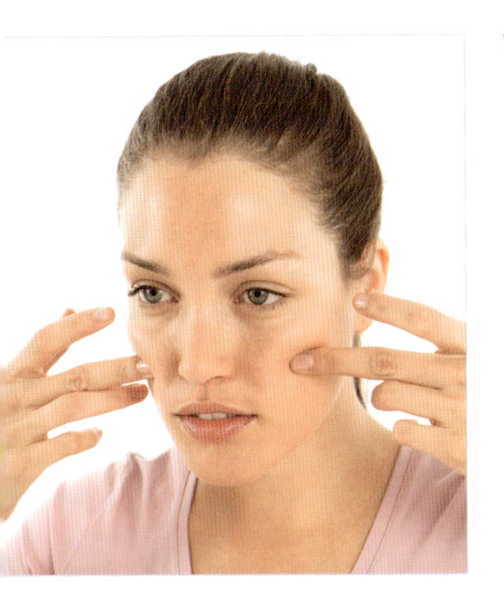

7 **Pressão com os dedos sob a maçã do rosto.** Use a polpa dos dedos médios a fim de pressionar para os lados a área embaixo da maçã do rosto. Comece junto às narinas e pressione o mais perto possível dos ossos. O movimento deve ser numa ligeira diagonal para cima, sob as maçãs do rosto. Pressione em distâncias regulares, na direção da mandíbula. Faça círculos no ponto onde os músculos parecerem tensos, para relaxá-los.

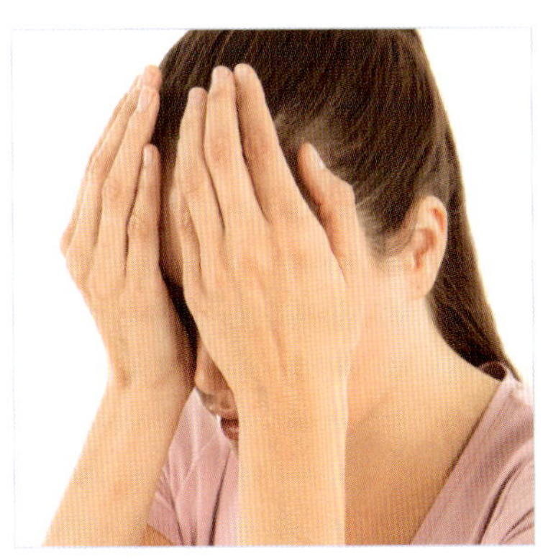

8 **Descanso para os olhos.** Coloque as mãos em concha sobre os olhos para lhes proporcionar descanso. A base das palmas deve ficar sobre as maçãs do rosto, as próprias palmas erguidas e os dedos pousados na fronte. Essa é uma boa técnica de relaxamento, que também energiza. Não faça pressão sobre os olhos, que devem ficar fechados para obter melhor resultado.

9 **Espremedura dos braços.** Você poderá muito bem aplicar esta técnica em si mesmo. Coloque a mão logo acima do cotovelo do braço oposto, com os dedos num lado e o polegar no outro. Vá espremendo os músculos na direção da axila, pressionando com a membrana que liga o polegar e o indicador. Repita várias vezes e passe ao outro braço.

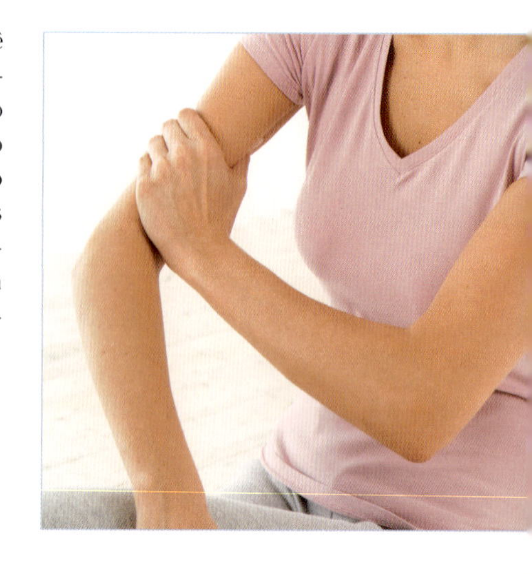

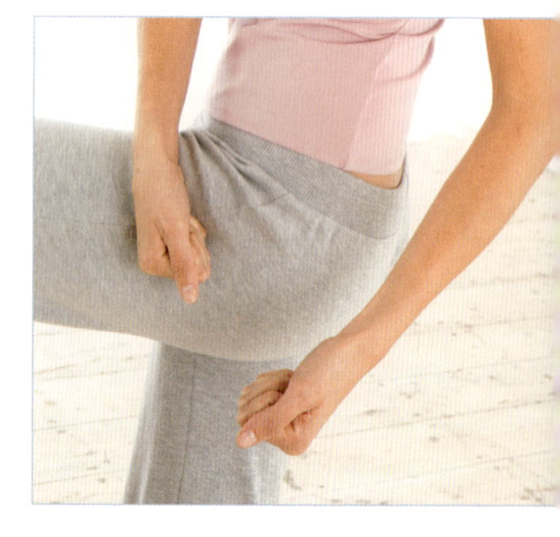

10 **Soquinhos nos quadris.** Feche os punhos sem muita força e golpeie com eles as nádegas e os quadris. Esse é um movimento revigorante, que estimula a circulação numa área onde músculos e articulações costumam ficar extremamente tensos. O impacto dos golpes deve ser o que você achar necessário, em movimentos vigorosos. Alterne as mãos para estabelecer um ritmo regular.

11 Espremedura das pernas. Neste movimento, você precisará ser suficientemente flexível para alcançar a panturrilha. Dobre a perna e envolva a panturrilha com as mãos, dedos na frente e polegares atrás. Vá espremendo os músculos com os polegares na direção do joelho, que não deve ser pressionado. Use os dedos como apoio para o movimento. Repita na outra perna.

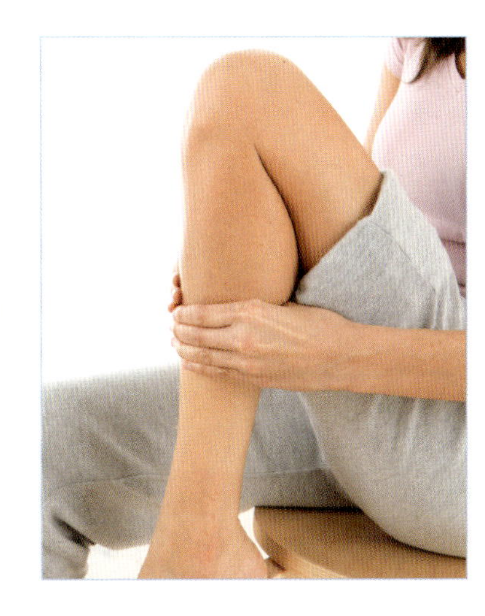

12 **Pressão com os polegares nos pés.** Você terá de ser flexível o bastante para alcançar a sola do pé. Dobre a perna e pouse a polpa dos polegares na sola, com o apoio dos dedos por cima. Trabalhe a área em pequenos movimentos circulares, alternando os polegares. Evite o dorso e concentre-se na base e nos dedos. Repita no outro pé.

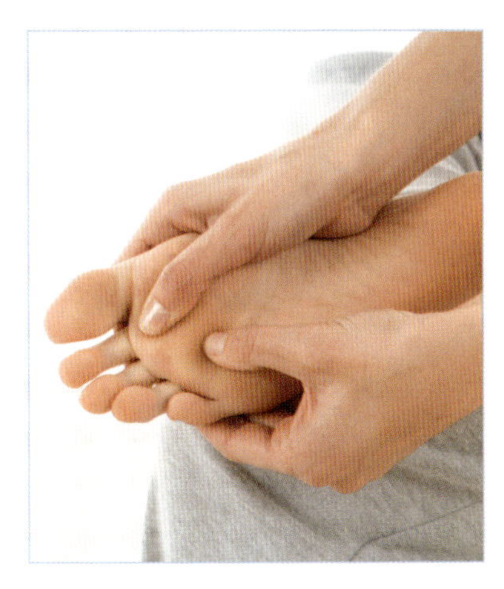

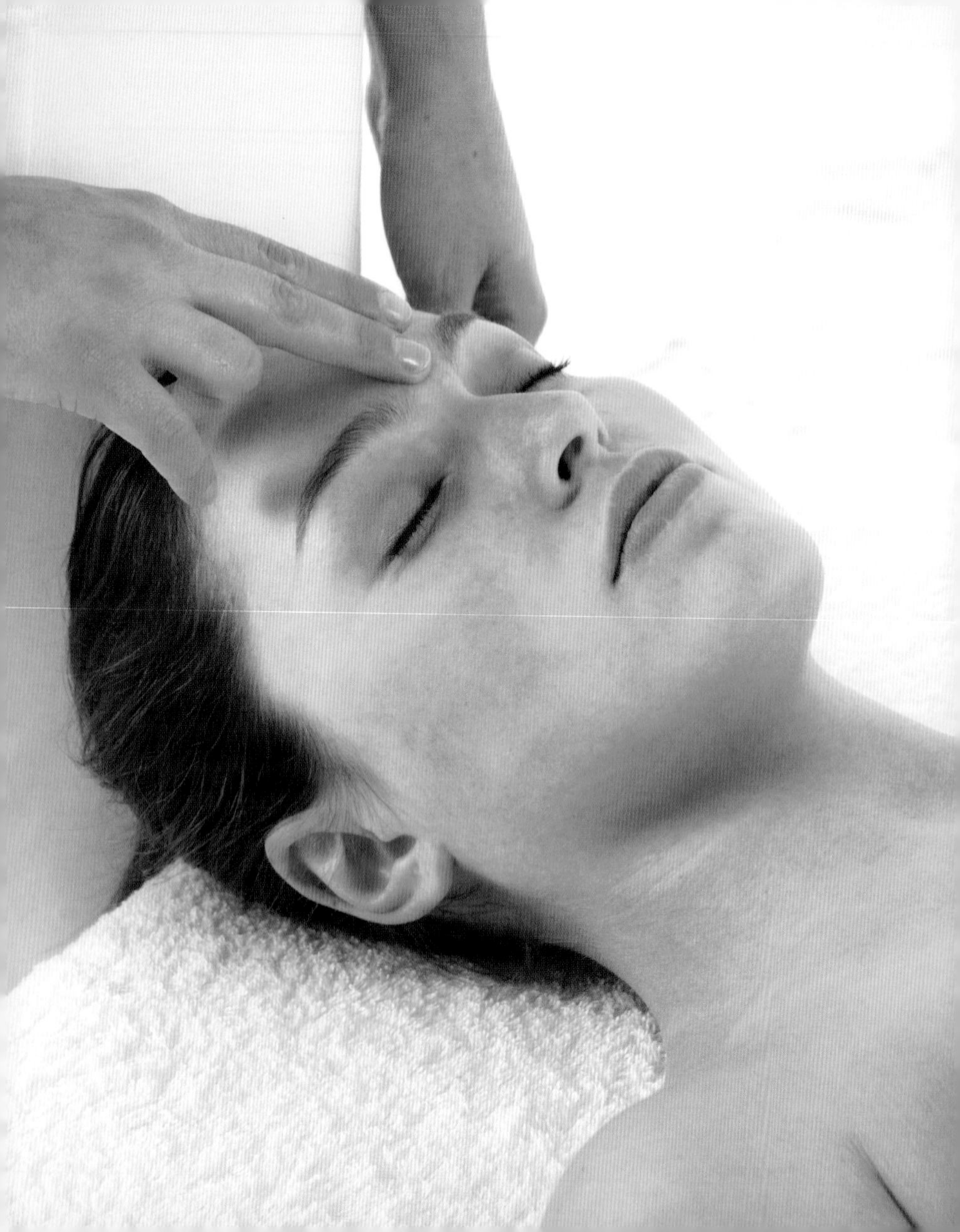

Massagem chinesa

A massagem chinesa é uma combinação de técnicas com o objetivo de acelerar o fluxo de energia (*chi*) no corpo e aumentar a vitalidade. Nesta sequência, toques para relaxar os músculos e estimular os meridianos (canais de energia) combinam-se com a acupressão nos pontos. A finalidade é equilibrar e energizar o parceiro. A qualidade dos toques e movimentos é mais importante que a localização exata dos pontos, que leva tempo e exige informação, mas se torna fácil com a prática e a experiência. Portanto, trabalhe de mente aberta.

Princípios

A massagem chinesa, ou Tui-ná, baseia-se na visão oriental do corpo e da saúde. É uma abordagem holística, abrangente, que leva em conta não apenas o indivíduo, mas também a interação entre ele e o ambiente. Todos os elementos são importantes para o diagnóstico.

A medicina chinesa tradicional inclui vários sistemas complexos, sendo de grande importância a relação entre seus diversos elementos.

Os meridianos

Segundo os princípios chineses, existem inúmeros canais de energia, ou meridianos, no corpo. Formam doze pares de cada lado de dois canais centrais, num total de catorze meridianos. Há, também, outros seis meridianos extraordinários. Por todos eles circula o *chi* (energia vital interna), sendo que a boa saúde depende do equilíbrio harmonioso do *chi* entre os diferentes meridianos.

Deve haver harmonia não só no corpo, mas igualmente no intercâmbio entre o indivíduo e o mundo exterior. Trocas de energia ocorrem o tempo todo, e também aí o equilíbrio é a chave. Segundo a filosofia chinesa tradicional, o mundo é um jogo de contrários, conhecidos como *yin* e *yang* (ver p. 202). Assim, o desequilíbrio entre *yin* e *yang* no corpo deve ser considerado ou um excesso ou uma deficiência de *chi*.

Cada meridiano é governado por um órgão e tem características especiais. Os dois meridianos do centro, de grande importância, são chamados de "Vaso da Concepção" (VC, na frente do corpo e de caráter predominantemente *yin*) e "Vaso Governador" (VG, na parte posterior do corpo e de caráter predominantemente *yang*).

Esta ilustração chinesa do século XVIII mostra a localização dos pontos ao longo do canal "Vaso Governador".

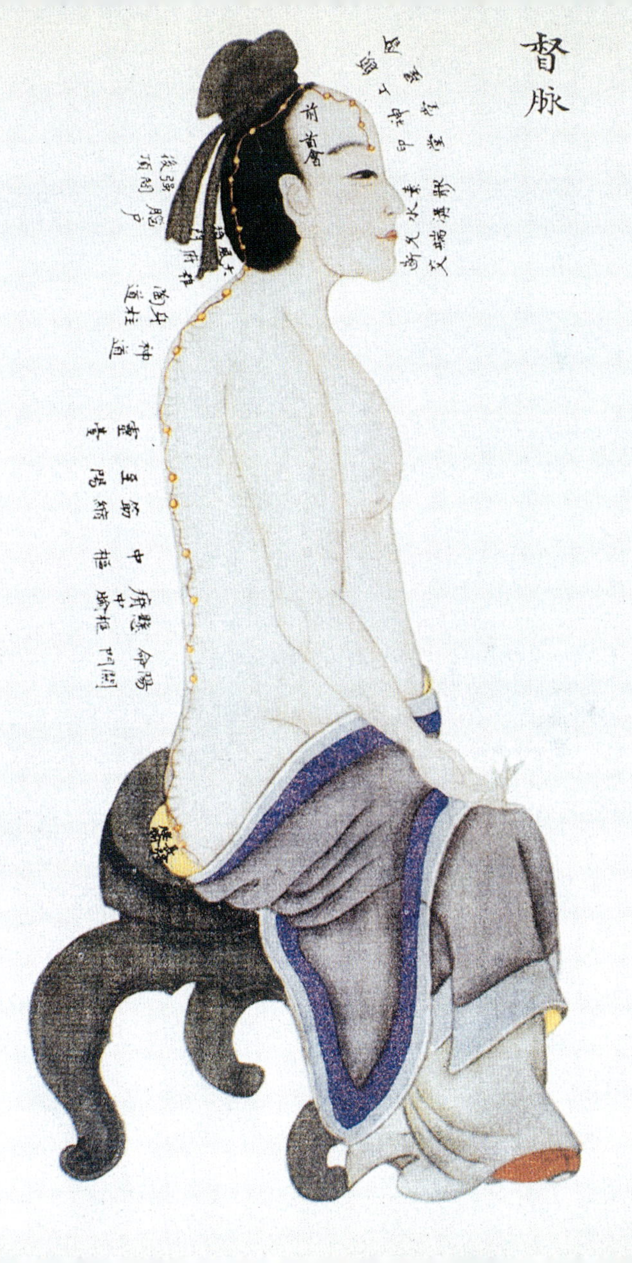
督脈

Pontos de acupressão

Existe um número quase assustador de pontos de acupressão no corpo. Cada qual se localiza num meridiano, mas os catorze meridianos têm comprimentos diferentes e, portanto, uma quantidade diferente de pontos. O ponto é conhecido pelo meridiano onde se localiza e por seu número na sequência.

Alguns meridianos (como o da vesícula biliar) começam na parte superior do corpo; outros partem das extremidades e sobem. Por exemplo, o R1 – o primeiro ponto ao longo do meridiano do rim – se localiza no pé. O mais comprido é o meridiano da bexiga, com 67 pontos em toda a sua extensão.

O *chi* flui de um meridiano a outro e entre os pontos. A estimulação destes pode ser feita com agulhas (como na acupuntura) ou com os dedos e polegares (como no *Tui-ná*). Embora a pressão com as mãos possa ser menos acurada, os princípios são os mesmos. O objetivo consiste em remover bloqueios de energia no interior dos canais e estimular o fluxo do *chi*. Isso, por sua vez, afetará o funcionamento dos órgãos e ajudará o corpo a recuperar a saúde.

Um exame geral normalmente precede a massagem, incluindo a tomada de pulso oriental e o diagnóstico da língua. A massagem oriental exige o treinamento de um especialista em problemas médicos, mas é um meio excelente de promover o relaxamento e preservar a saúde. O conhecimento de uns poucos pontos principais (ver pp. 161-63) é uma boa maneira de começar. Obtém-se a localização dos pontos considerando-se a largura dos dedos ou do polegar com relação à pessoa a ser massageada. A medida do polegar é conhecida como um *cun*.

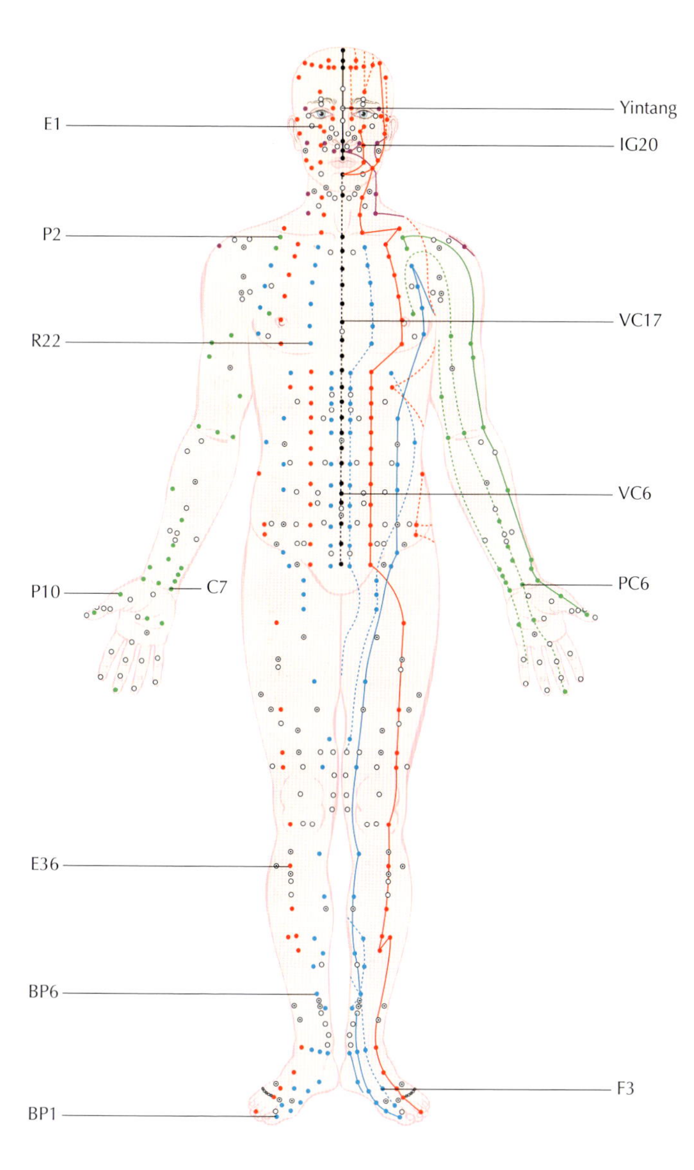
E1
P2
R22
P10
C7
E36
BP6
BP1
Yintang
IG20
VC17
VC6
PC6
F3

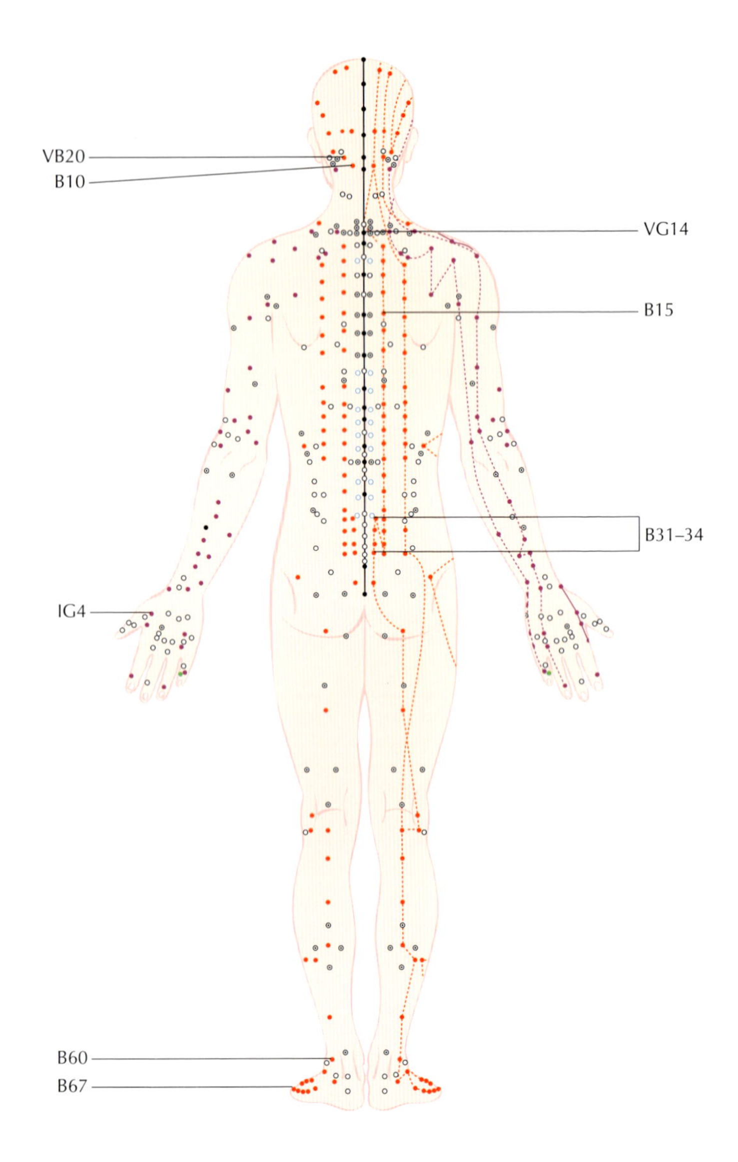
VB20
B10
VG14
B15
B31–34
IG4
B60
B67

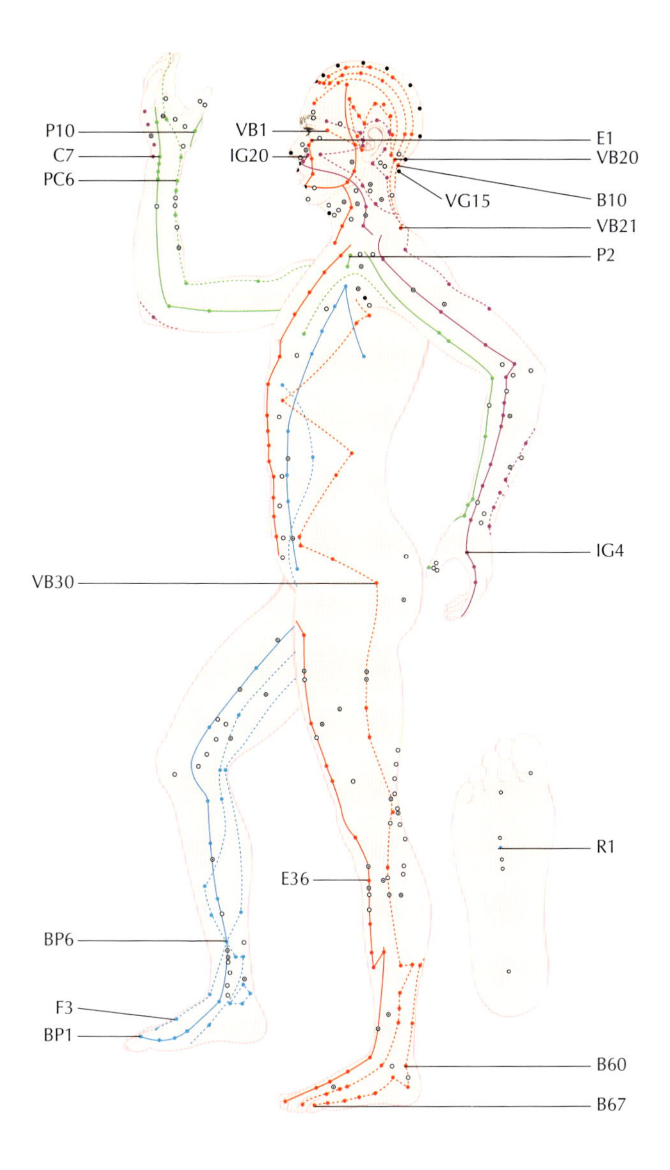
P10
C7
PC6
VB1
IG20
E1
VB20
VG15
B10
VB21
P2
IG4
VB30
R1
E36
BP6
F3
BP1
B60
B67

Aplicação

A medicina chinesa fala em dois tipos de *chi* no corpo: o *chi* com o qual nascemos (conhecido como "*chi* anterior ao paraíso"), armazenado nos rins e que pode ser fraco ou esgotar-se em algumas pessoas, sendo de difícil recuperação; e o "*chi* posterior ao paraíso", que flui pelo corpo.

O *chi* pode ser influenciado pela dieta, pelo ar e pelo estilo de vida, entre outras coisas; deve fluir livremente pelos meridianos, levando nutrição e resistência ao corpo. O bloqueio desse fluxo pode resultar em excesso, deficiência ou estagnação do *chi* e os efeitos são sentidos como dor, inchaço ou inflamação. Estimular o fluxo de energia e dispersar os bloqueios do *chi* promove a vitalidade, além de devolver ao corpo o equilíbrio e a boa saúde.

Tradicionalmente, a massagem chinesa era executada com o parceiro vestido, através de um lençol que preservava seu recato. No entanto, pode-se usar óleo para que os toques relaxem os músculos e os meridianos sejam traba-

PONTOS DE ENFOQUE

Técnicas: as principais são alisamento, pressão com o cotovelo, deslocamento com o polegar, pressão com o polegar e os dedos, alongamento e balanço.

Movimentos: variam entre movimentos de fluxo, de estimulação e de pressão, devendo um se seguir ao outro para dar forma e contorno à massagem.

Equipamento: você precisará de uma superfície firme como uma mesa de massagem ou um tapete macio no chão; de toalhas para cobrir as áreas que não estiverem sendo trabalhadas; de suportes para a cabeça, joelhos e calcanhares; e de um pouco de óleo (ver pp. 30-3).

Informação: tome nota de todos os problemas antes de começar e peça ao parceiro informações sobre localização e sobretudo sensibilidade dos pontos de acupressão.

Tempo: a massagem Tui-ná no corpo todo leva mais ou menos 45 minutos.

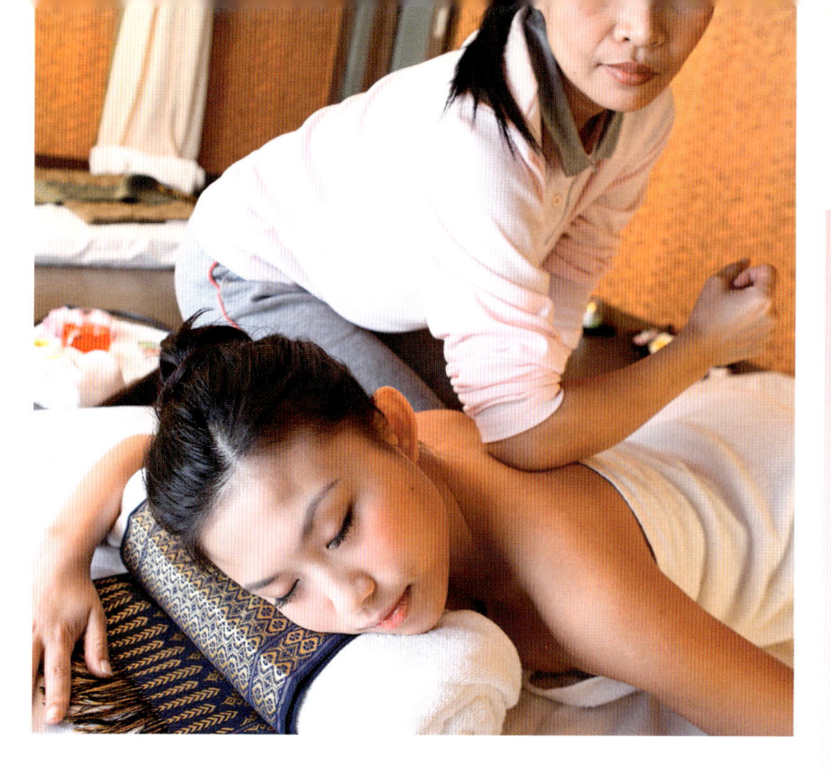

lhados. A pressão para estimular os pontos é feita principalmente com o polegar e os dedos. Para movimentos mais profundos, usam-se a polpa do polegar e o cotovelo; já para uma estimulação mais leve e vibrante, a ponta dos dedos é excelente. Procure sempre ouvir o corpo do parceiro e só use a pressão apropriada. Os movimentos devem ser, ou rápidos e leves, ou profundos e lentos. Ao aplicar a massagem, tente permanecer em sintonia com seu próprio corpo, pois isso passará para o parceiro. A posição correta (ver pp. 34-5) lhe permitirá acesso à sensibilidade do parceiro. Nas áreas doloridas, massageie em volta e não em cima, para dispersar a energia.

Na massagem chinesa, polegares, dedos e cotovelos são usados para estimular o fluxo de energia e promover a livre passagem do chi.

Costas

Posicione-se de modo a poder alcançar sem incômodo as costas do parceiro, tendo à mão tudo o que precisa. Concentre-se antes de iniciar a massagem nas costas, que terá efeito no corpo inteiro. As técnicas incluem a massagem propriamente dita e o trabalho nos pontos de pressão.

1 **Alisamento.** Passe um pouco de óleo nas mãos. Posicione-se junto à cabeça do parceiro e deslize as mãos juntas na direção da parte inferior das costas. Você poderá aplicar pressão relativamente forte com as palmas. O objetivo é despertar os meridianos. Abra os dedos na parte inferior das costas e traga-os para cima de cada lado da caixa torácica, até os ombros. Repita com vigor várias vezes.

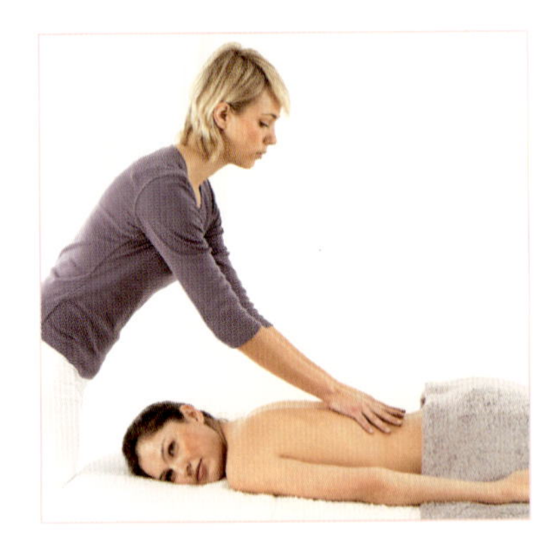

2 **Círculos.** Desloque-se para o lado. Coloque os polegares de cada lado da coluna e faça círculos sobre os músculos junto à vértebra proeminente (C7), na base do pescoço. Esse ponto é conhecido como VG14 e os movimentos em círculo ajudam a relaxar o pescoço. Enquanto trabalha, imagine que toda a tensão está se dirigindo para os ombros. Repita devagar várias vezes.

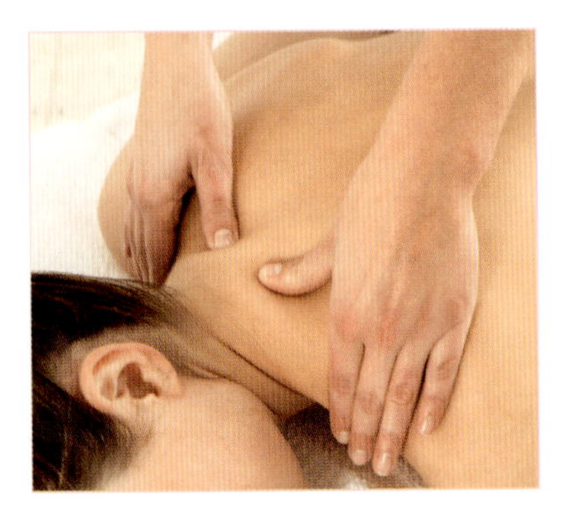

3 **Espremedura.** Volte à cabeça. Pouse os polegares sobre VB21, localizado na depressão entre C7 e o ombro. Coloque os dedos nos ombros do parceiro e esprema várias vezes. Isso ajuda a relaxar a área. Caso o ponto esteja dolorido, massageie em volta com os polegares, para dispersar o excesso de chi.

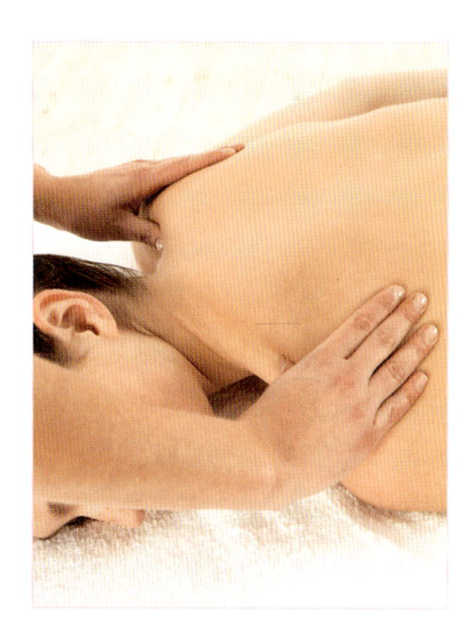

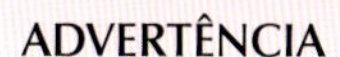

ADVERTÊNCIA

Não trabalhe o ponto VB21 durante a gravidez.

4 **Deslocamento com os polegares.** Coloque os polegares sobre a proeminência muscular de um dos lados da coluna. Desloque-os em toques alternados na direção da parte inferior das costas. Isso relaxa o meridiano da bexiga, que se localiza de cada lado da coluna. Os toques devem ser firmes. Repita várias vezes e passe para o outro lado.

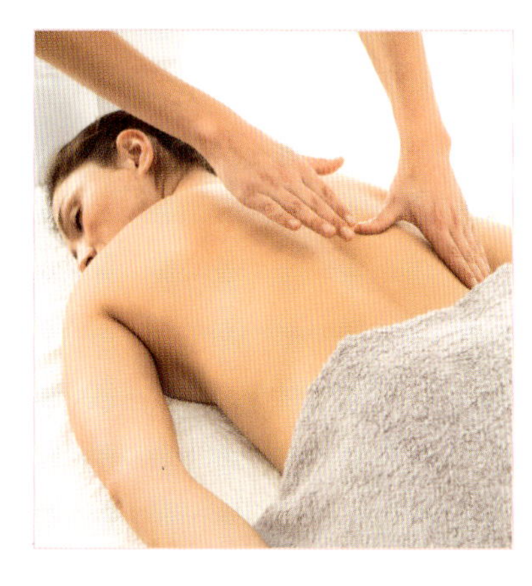

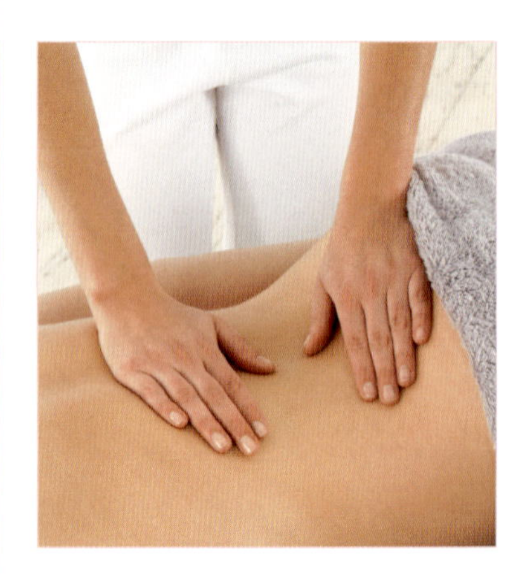

5 **Pressão com as palmas.** Fique junto da parte inferior das costas do parceiro e aplique nessa área um pouco de óleo. Espalme uma das mãos sobre o sacro e a outra transversalmente sobre a parte inferior das costas. Retese a mão de cima em concha para não haver pressão sobre a coluna. Com o apoio da mão de cima, esfregue cuidadosamente os músculos com a outra palma para relaxar a parte inferior das costas. Repita com delicadeza.

6 **Pressão com as palmas.** Repita o movimento, dessa vez sobre os músculos da parte inferior das costas, de cada lado da coluna. Incline-se para o parceiro e pouse as mãos em concha sobre os músculos, evitando pressionar a coluna. Em seguida, deslize uma das mãos na direção dos ombros e a outra na direção da cintura. Isso relaxa os fortes músculos ao longo do meridiano da bexiga e ajuda a aliviar a parte inferior das costas. Repita várias vezes.

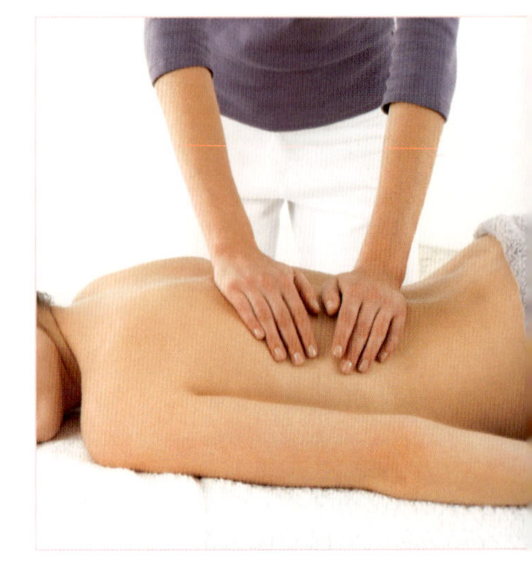

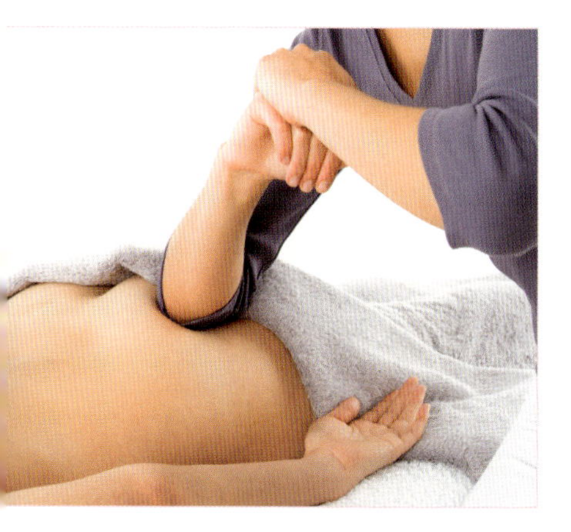

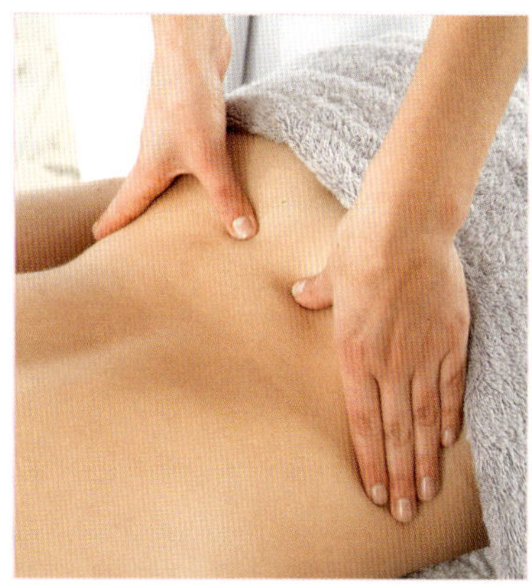

7 **Pressão com o cotovelo.** Fique junto de um dos quadris do parceiro. Localize o ponto VB30 com os dedos, a um terço da distância até a nádega e dois terços da distância até o quadril. Dirija o cotovelo até o ponto com os dedos e pressione na direção do quadril (o cotovelo deve estar encurvado). Afrouxe e repita. Essa área costuma ficar muito tensa e sensível, mas o estímulo é ótimo para relaxar o quadril. O parceiro deve respirar calmamente, para se descontrair. Repita os dois últimos movimentos no lado oposto.

8 **Pressão com os polegares.** Coloque de novo as mãos na parte inferior das costas, com os polegares a mais ou menos 4 cm da coluna, de cada lado do sacro. Pressione B31-4 com os polegares simultaneamente, buscando as pequenas depressões do osso. Trabalhe cada ponto suavemente, uma vez, em seguida afrouxe a pressão e passe para o ponto seguinte.

ADVERTÊNCIA

Não trabalhe os pontos B31-4 durante a gravidez.

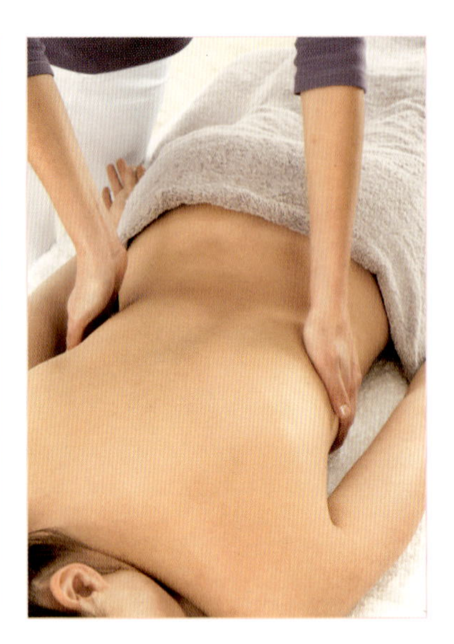

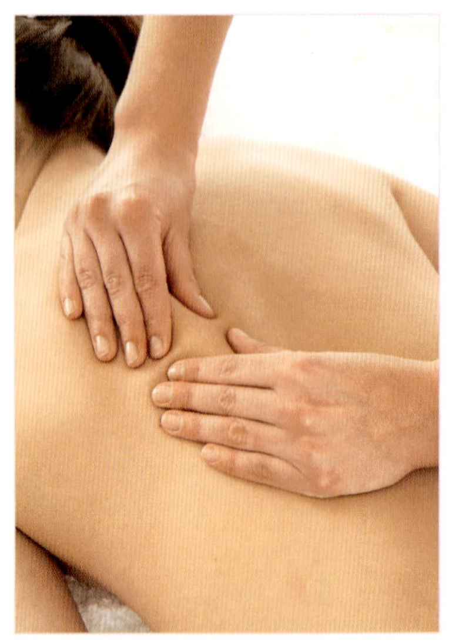

9 **Balanço.** Pouse as mãos dos lados da caixa torácica do parceiro. Suavemente, balance o corpo de um lado para o outro. Continue em movimentos alternados na direção dos quadris. Repita na direção das axilas e volte finalmente aos quadris. Isso ajuda a relaxar todos os músculos das costas.

10 **Espremedura.** Posicione-se junto aos ombros do parceiro. Segure com os polegares e os dedos os músculos de um dos lados da coluna. Esprema os músculos entre os polegares e os dedos, da parte superior à inferior das costas, sem deixar que os dedos se afundem na carne. Repita do outro lado da coluna.

11 Pressão com os polegares. Use a polpa dos polegares para pressionar os músculos de cada lado da coluna. A pressão entre as escápulas estimula o ponto B15. O toque deve ser agradável e relaxante; faça círculos em volta dos pontos de cada lado até perceber uma redução no tônus muscular. Volte ao ponto outra vez e continue pressionando uniformemente com os polegares.

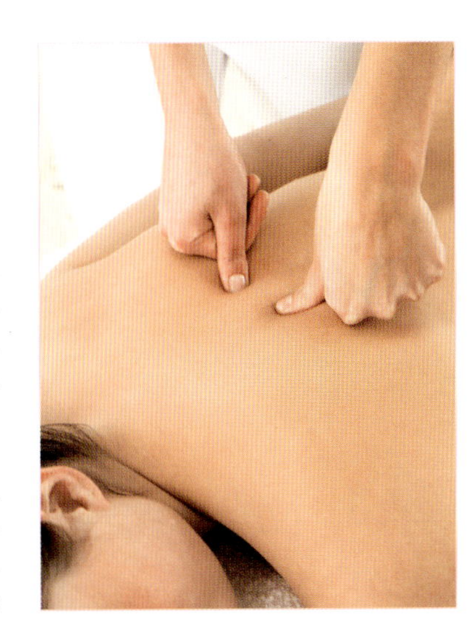

12 Fricção. Para concluir a sequência nas costas, espalme as mãos nos lados do corpo do parceiro. Desloque-as no rumo dos quadris. Repita mais duas vezes, com vigor.

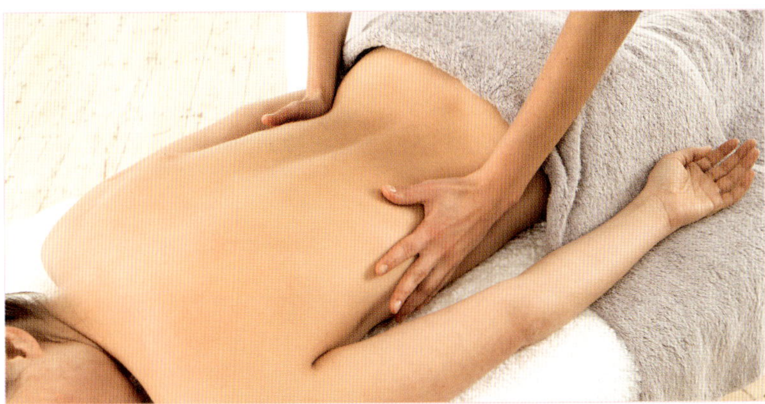

Parte posterior das pernas e pés

Esta sequência retoma a massagem sobre os meridianos, combinada com o trabalho em pontos de pressão específicos nas pernas e pés. Termine a sequência num dos lados do corpo antes de passar ao outro. Pressão e ritmo devem ser iguais nas duas pernas.

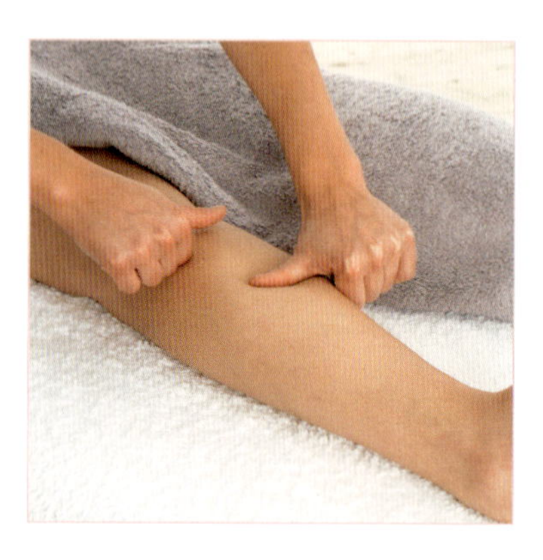

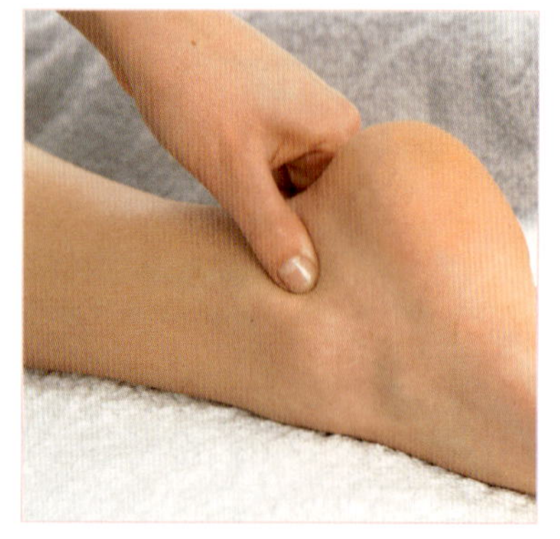

1 **Deslocamento com os polegares.** Ponha um pouco de óleo nas mãos e deslize-as sobre a perna do parceiro. Então desloque os polegares da coxa até o tornozelo, seguindo o meridiano da bexiga, que corre ao longo da porção mediana da coxa e termina logo acima do tornozelo. Não pressione a parte de trás do joelho. Repita várias vezes, alternando os polegares.

2 **Pressão com o polegar.** Comprima B60, localizado no nível da articulação do tornozelo, bem atrás. Faça pressão com o polegar durante alguns instantes e afrouxe.

ADVERTÊNCIA

Não trabalhe o ponto B60 durante a gravidez.

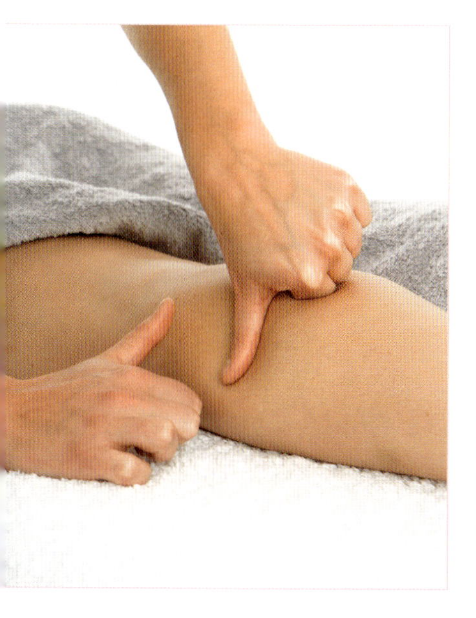

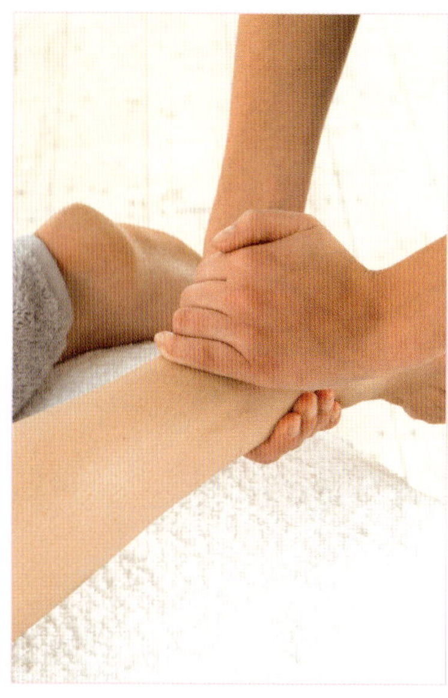

3 **Deslocamento com os polegares.** Mude de perna, repita os movimentos de deslizamento, evitando pressão na parte de trás do joelho. Siga o meridiano da vesícula biliar, com vigor, na direção da articulação do tornozelo. Massageie como se estivesse fazendo a energia fluir pela perna. Repita os movimentos várias vezes.

4 **Tração.** Posicione-se junto aos pés do parceiro e segure-lhe a perna, com uma das mãos por baixo e a outra por cima do calcanhar. Levante a perna ligeiramente e puxe-a devagar em sua direção. Balance-a de leve ao pousá-la, para estimular o fluxo de energia.

5 **Círculos com os polegares.** Segure os pés do parceiro com as mãos e pouse os polegares no R1, ao centro, logo abaixo da protuberância da sola. Isso é ótimo para estimular a energia. Faça círculos no local com os dois polegares ao mesmo tempo, aumentando aos poucos a pressão. O movimento em círculo espalha a pressão por uma área maior.

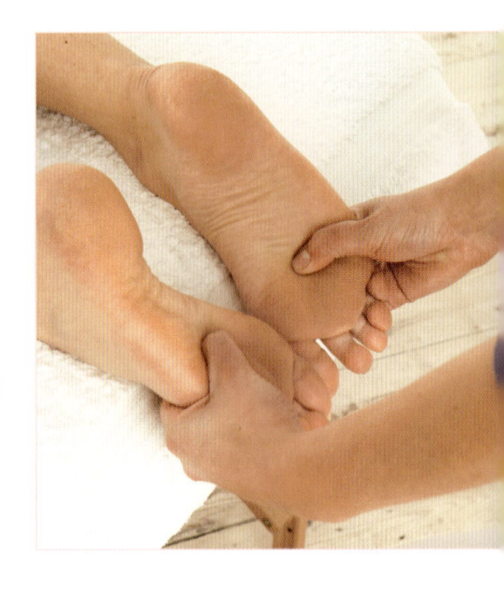

ADVERTÊNCIA

Não trabalhe os pontos R1 ou B67 durante a gravidez.

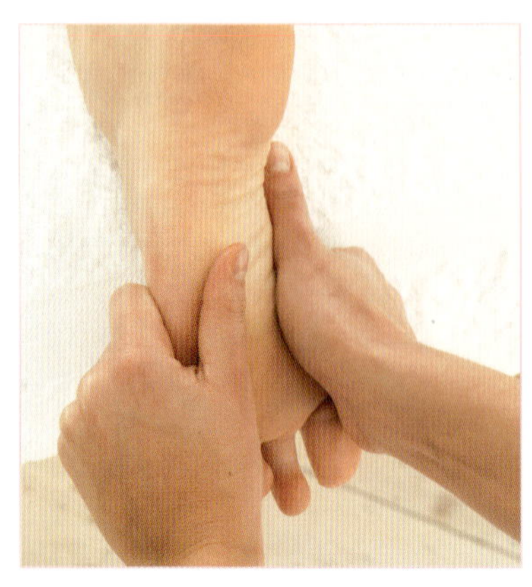

6 **Espremedura.** Segure o pé do parceiro com as mãos, uma de cada lado. Esprema-o entre os polegares e os dedos. Em seguida, esprema um dos lados na sua direção e o outro na direção oposta. Isso ajuda a aliviar a tensão no pé. Trabalhe para cima e para baixo até sentir os músculos relaxados.

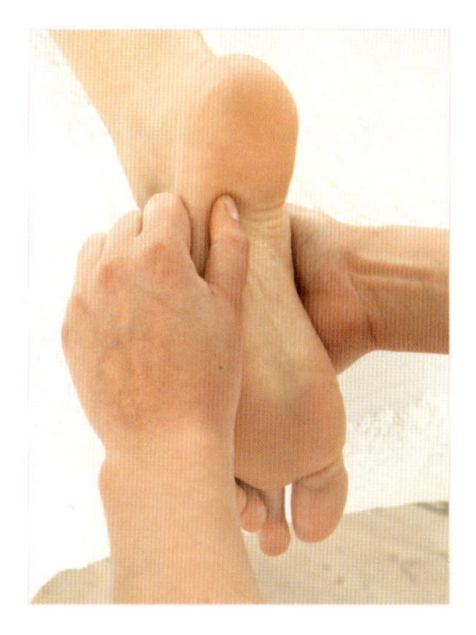

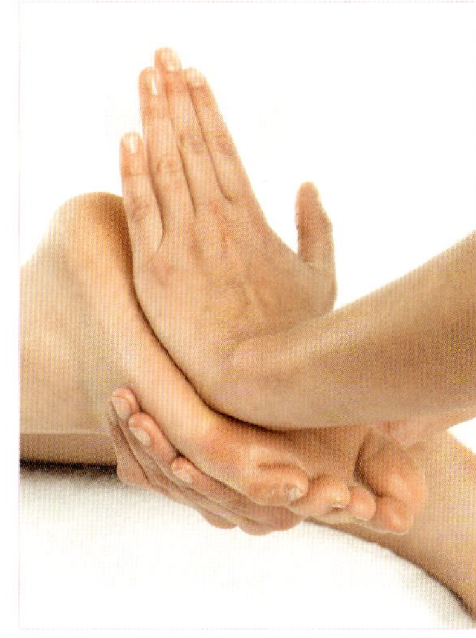

7 **Espremedura.** Segure o pé com uma das mãos, espremendo a parte externa com o polegar e os dedos. Use bastante pressão. Esprema e belisque do calcanhar, seguindo a parte protuberante do pé, até o dedo mínimo. Repita várias vezes e em seguida esprema B67, no canto da unha do dedo mínimo, e suspenda o toque rapidamente, com um pequeno estalido.

8 **Fricção.** Segure o pé e esfregue a protuberância entre as mãos. Atente bem para o ponto R1, que você já massageou (ver passo 5). Você poderá friccionar com força. Pouse o pé e estique os dedos um por um para liberar o chi. Repita a sequência inteira no outro pé.

Parte frontal das pernas e pés

A sequência da massagem é retomada num movimento ascendente a partir dos pés e pernas, acompanhando a direção dos meridianos. Trabalham-se os canais e pontos de acupressão, alguns dos quais devem receber estimulação especial. Massageie um lado do corpo de cada vez, mantendo pressão igual e constante.

1 **Deslocamento dos polegares.** Espalhe um pouco de óleo nas mãos. Desloque os polegares pela parte interna da perna do parceiro, começando logo acima do tornozelo. Aplique uma pressão relativamente forte, num ritmo bem rápido. Trabalhe com cuidado a parte carnuda do lado interno do joelho e pare logo acima. Repita várias vezes, mas assegure-se de que não haja incômodo para o parceiro, pois essa é uma área muito sensível.

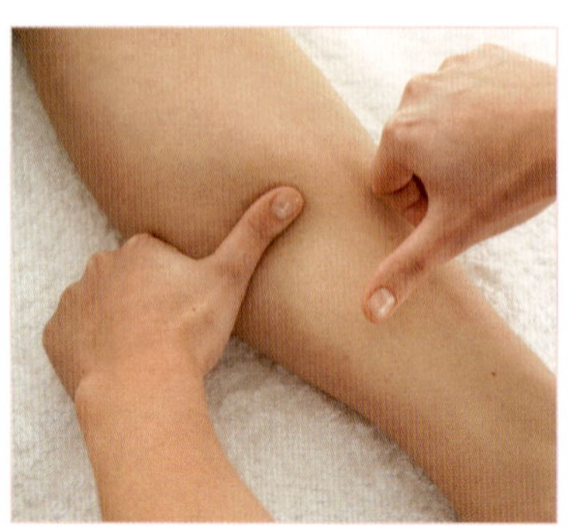

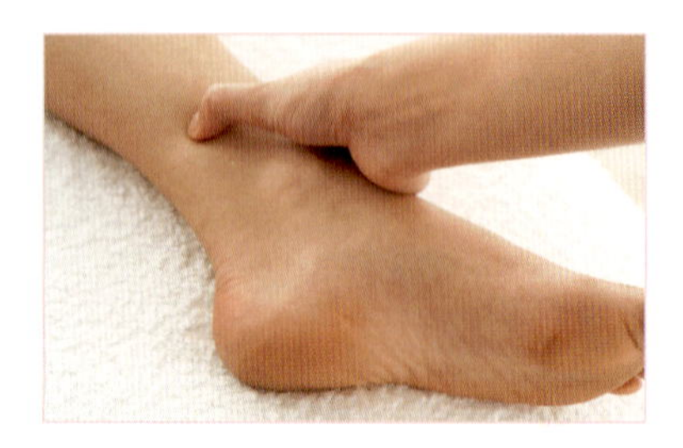

2 **Pressão com o polegar.** Volte ao tornozelo e localize o ponto BP6, a três dedos da articulação, logo atrás do osso. Trabalhe com cuidado porque esse ponto pode ser muito sensível, especialmente nas mulheres. Pressione delicadamente e, caso o local esteja dolorido, faça círculos ao redor para dispersar o chi.

ADVERTÊNCIA

Não trabalhe o ponto BP6 durante a gravidez.

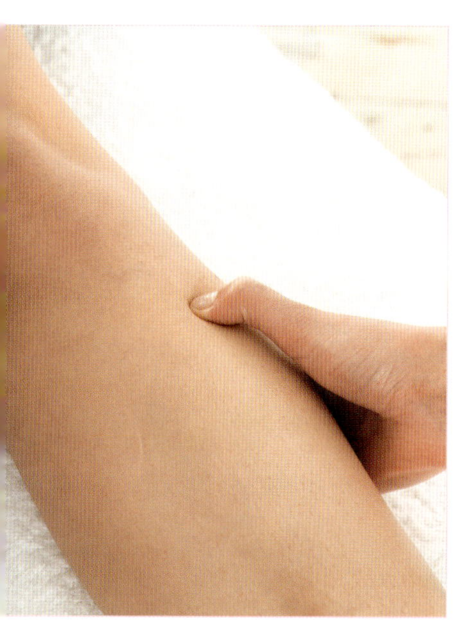

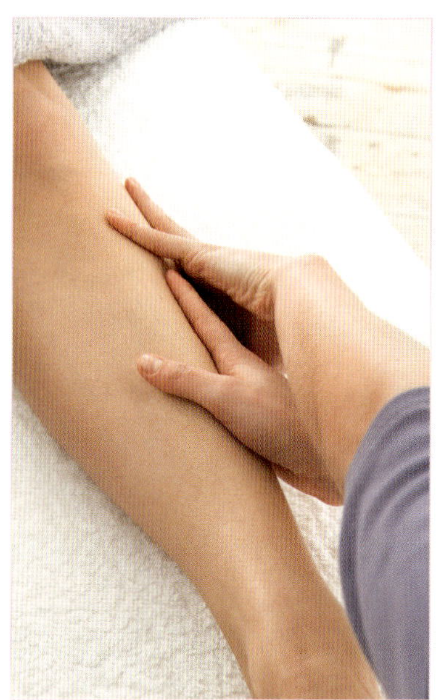

3 **Pressão com o polegar.** Vá para o outro lado da perna e encontre o ponto E36, na borda externa da tíbia, três dedos abaixo do joelho. Pressione com o polegar, começando suavemente e aumentando a pressão aos poucos. Detenha-se por alguns instantes e afrouxe. Esse é um ótimo tônico para a digestão.

4 **Fricção.** Friccione num movimento descendente pelo lado externo da perna, ao final da sequência, para conduzir o *chi* até os pés. Use as palmas e a ponta dos dedos num toque vigoroso, em direção às articulações do tornozelo. Repita várias vezes e posicione-se junto aos pés do parceiro.

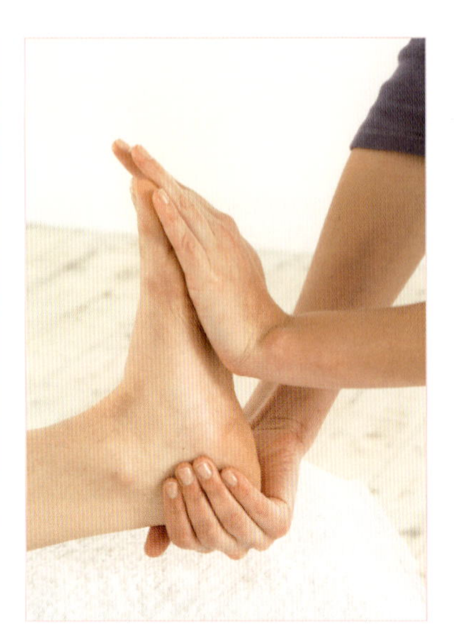

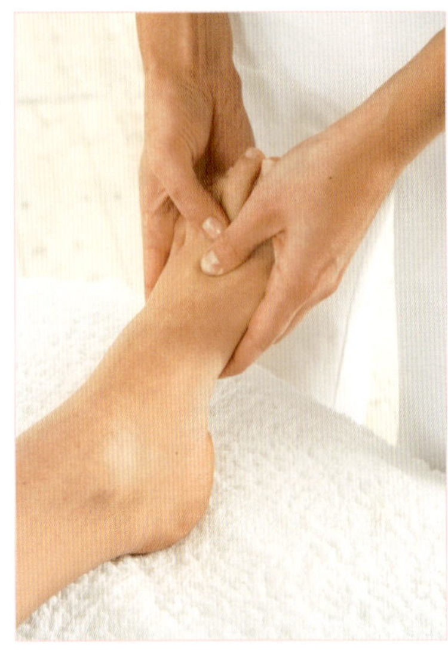

5 **Rotação.** Segure a sola do pé do parceiro com uma das mãos e, com a outra, apoie a perna por baixo. Gire a articulação do tornozelo várias vezes em ambas as direções e a seguir pressione o pé inteiro para trás, tanto quanto a flexibilidade do parceiro o permitir. Isso alivia o enrijecimento da área.

6 **Deslocamento com os polegares.** Apoie o pé por baixo e localize o ponto F3, que está na depressão entre o dedão e o seguinte. Desloque os polegares, em pequenos movimentos alternados, sobre esse ponto, na direção do tornozelo. Repita várias vezes. Esse toque é muito relaxante e tonificante.

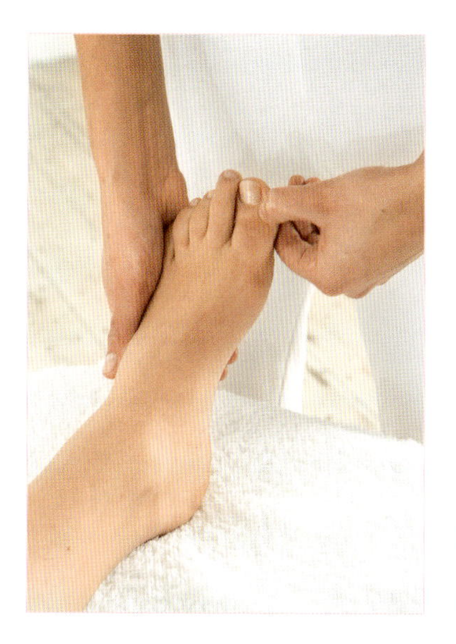

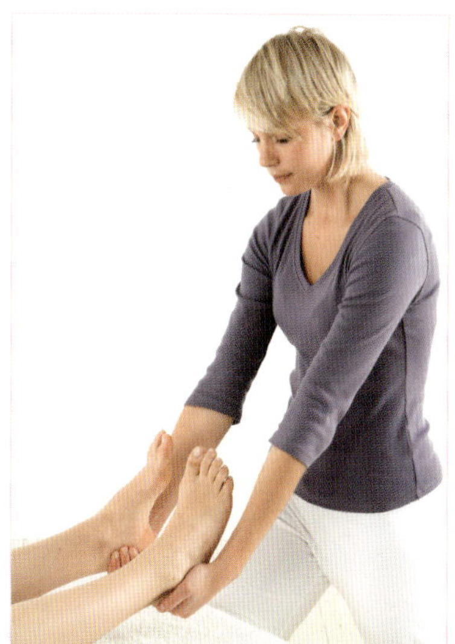

7 **Pressão com o polegar.** Concentre-se agora no dedão. Segurando-o com uma das mãos para criar resistência, pressione a borda externa da unha com o lado do polegar. Isso estimula o ponto BP1, fornecendo energia. Pressione o ponto e afrouxe. Repita o movimento todo no outro pé.

8 **Balanço.** Fique junto dos pés do parceiro e segure os calcanhares por baixo. Erga as pernas levemente e balance-as devagar, puxando-as em sua direção. Mantenha seus ombros relaxados. Isso restaura o alinhamento do corpo e estimula o fluxo de energia. Pouse as pernas na mesa e faça uma pausa antes de soltá-las.

Braços e mãos

Posicione-se de modo a poder massagear confortavelmente os braços do parceiro em toda a sua extensão. Considere as direções dos meridianos localizados na frente e atrás dos braços. Trabalhar as mãos e os dedos é importante para liberar o excesso de *chi*.

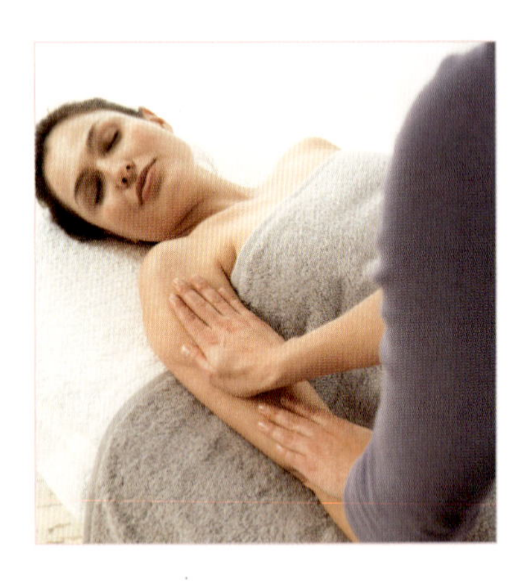

1 **Alisamento.** Passe um pouco de óleo nas mãos e deslize-as, num movimento descendente, pela parte interna do braço do parceiro, seguindo o meridiano do pulmão que desce do peito cruzando a protuberância do ombro. Esfregue o braço várias vezes, de alto a baixo, voltando em seguida à posição original. Repita pressionando com mais força no movimento descendente.

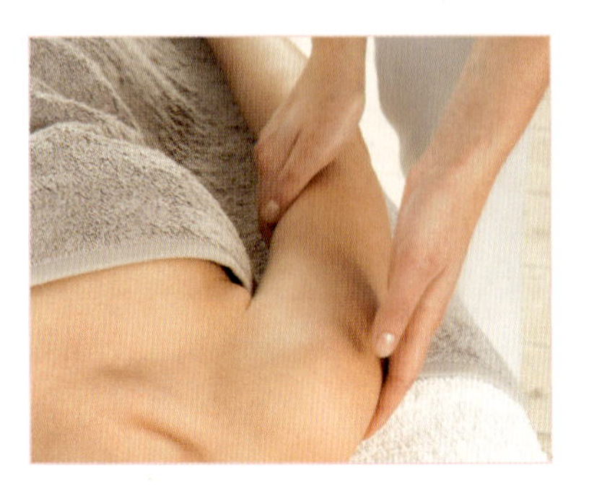

2 **Balanço.** Envolva com as mãos a área abaixo do ombro e, apoiando o braço, balance-o levemente, descendo em direção à mão. As mãos devem permanecer em contato o tempo todo. Isso descontrai os músculos do braço e a articulação do ombro. Repita várias vezes e por fim vá comprimindo o membro até a mão.

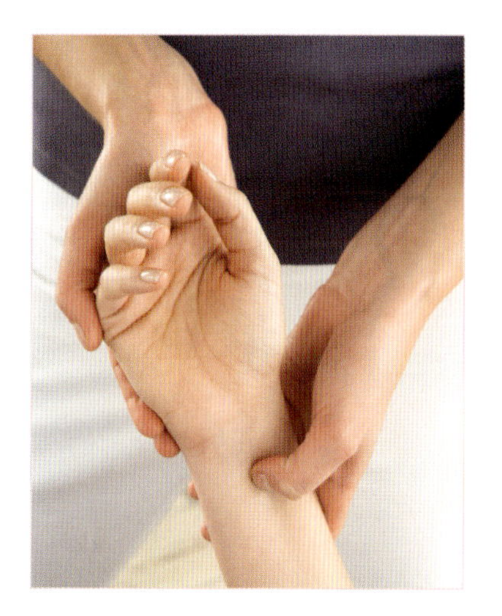

3 **Pressão com o polegar.** Apoie o braço com uma das mãos. O ponto PC6 se localiza entre os tendões, cerca de dois dedos e meio acima do pulso. Pouse o polegar nesse ponto, pressionando-o levemente com a polpa, e continue até o parceiro sentir a conexão. Mantenha a pressão por alguns instantes e afrouxe lentamente. Esse toque é ótimo para regular a circulação.

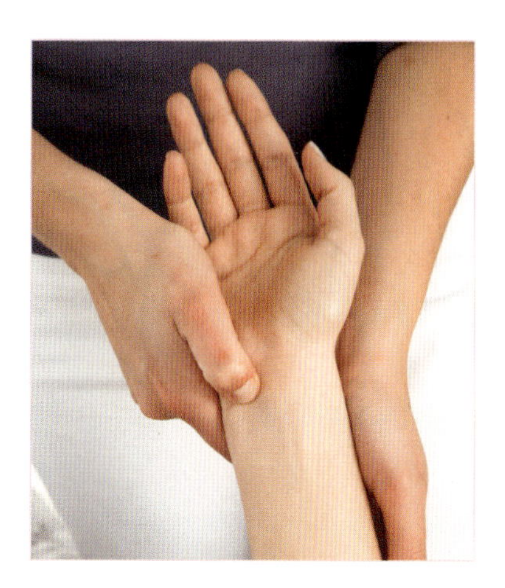

4 **Pressão com o polegar.** Mova o polegar para o lado do pulso junto ao dedo mínimo. Numa linha descendente que passa por dentro do dedo mínimo você encontrará uma depressão perto do osso, que é o ponto C7. Coloque ali o polegar e pressione cuidadosamente com a ponta, junto ao osso. Continue pressionando até fazer conexão com o ponto e em seguida vá afrouxando lentamente.

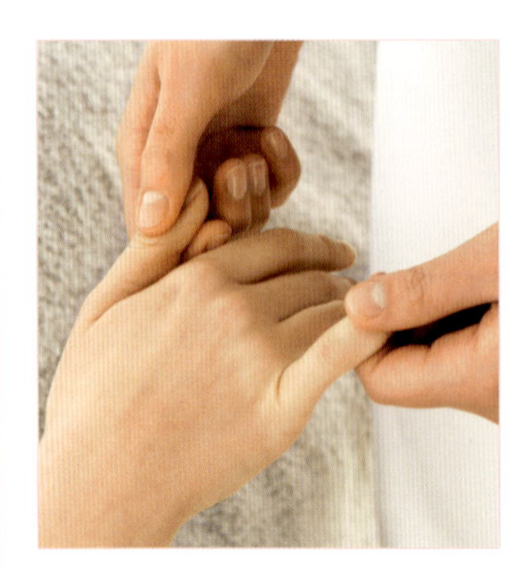

5 **Balanço.** Segure a mão do parceiro pelo dedo mínimo e o polegar, levantando o antebraço ligeiramente, e balance-a de um lado para o outro, para relaxar o pulso e as articulações dos dedos. Abaixe o braço, deixe que o parceiro descanse um pouco e recomece. Agora, a mão deve estar bem mais solta.

6 **Pressão com o polegar.** Pouse o polegar sobre a membrana da mão do parceiro, entre o indicador e o polegar, sustentando-a por baixo. Localize a depressão macia e pressione o ponto IG4 levemente, pois essa é uma área sensível. Muito bom para a digestão e as dores de cabeça.

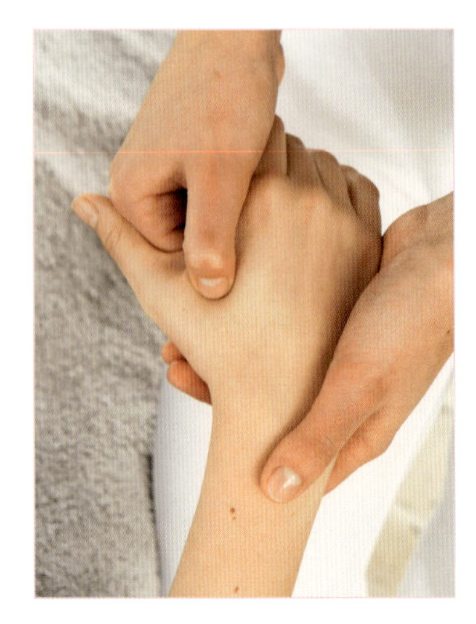

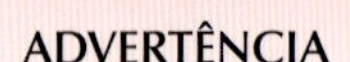

ADVERTÊNCIA

Não trabalhe o ponto IG4 durante a gravidez.

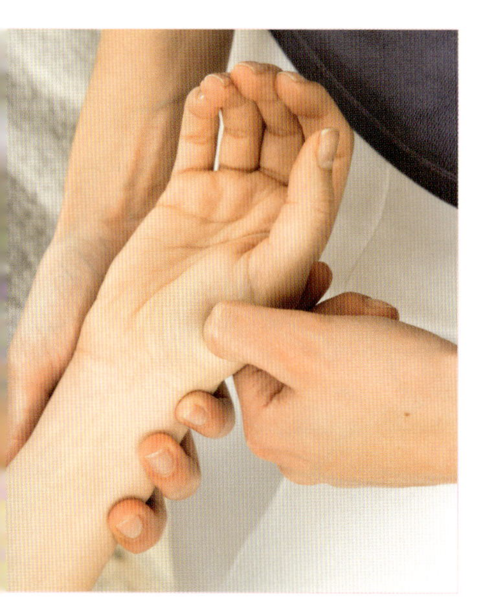

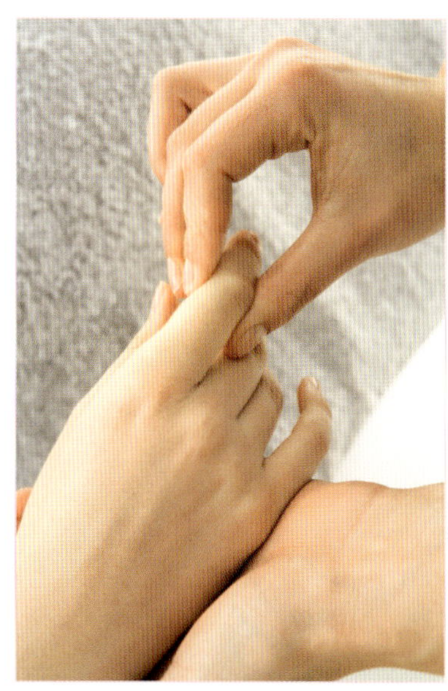

7 **Pressão com o polegar.** Vire a mão do parceiro e localize o ponto P10, no meio da parte carnuda da base do polegar. Pressione com a ponta do seu polegar diagonalmente, na direção do osso. Você poderá aplicar uma pressão razoável nesse ponto. Espere alguns instantes e afrouxe.

8 **Espremedura.** Apoiando a mão, esprema e torça, um por vez, os dedos e o polegar em toda a sua extensão. Use o polegar, o indicador e o dedo médio para uma boa preensão. Isso descontrai as articulações, estimula os meridianos e pontos da mão, além de eliminar do corpo o excesso de chi. Repita todos os movimentos na outra mão.

Peito

Use toda a sua sensibilidade para massagear o peito, pois essa área costuma estar muito carregada emocionalmente. No caso da mulher, você precisará de uma toalha para cobrir-lhe os seios, que não devem ser trabalhados diretamente. Regra geral, aplique menos pressão nas áreas vulneráveis do corpo.

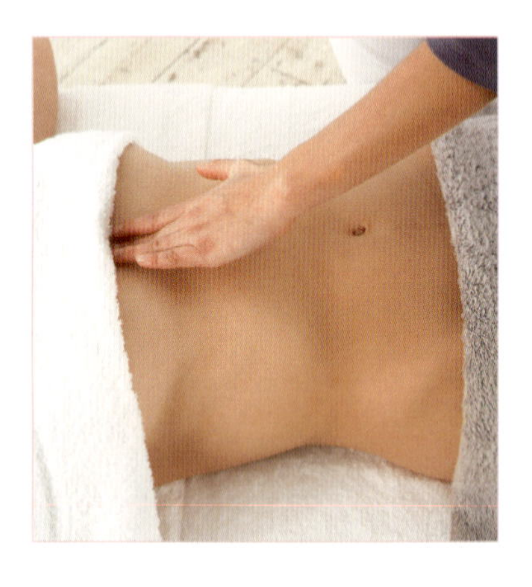

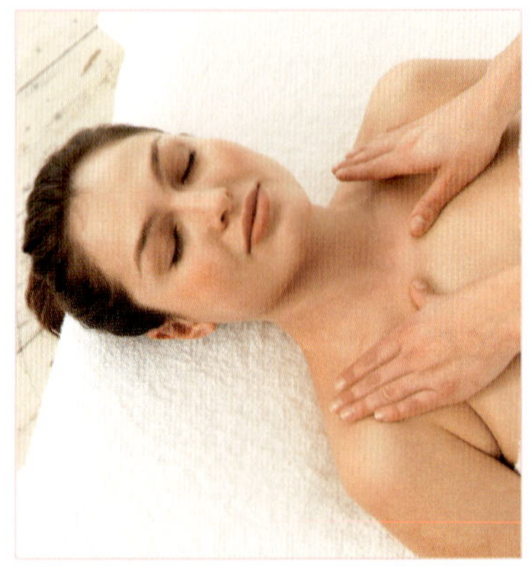

1 **Pressão com os dedos.** No peito do parceiro, localize o ponto VC17, sobre o esterno, a meio caminho entre os mamilos. Pouse o dedo médio sobre esse ponto e pressione levemente, aumentando aos poucos a pressão na direção do peito. Detenha-se um momento e afrouxe. Isso é bom para regular as emoções, além de beneficiar a constituição geral.

2 **Deslocamento com os polegares.** Continue deslocando os polegares em sentido ascendente, pelo meio do peito até as clavículas. Separe os polegares de modo que cubram em leque as costelas até o ponto P2, localizado cerca de um dedo abaixo da clavícula e seis dedos do centro do peito. Repita o movimento em leque entre as costelas várias vezes.

3 **Pressão com os polegares.** Suba de novo pelo centro do abdome, agora separando os polegares abaixo da caixa torácica. Localize o ponto R22, localizado a dois dedos do meio do peito, bem abaixo dos seios. Com os polegares, descreva círculos nessa área e em seguida afrouxe.

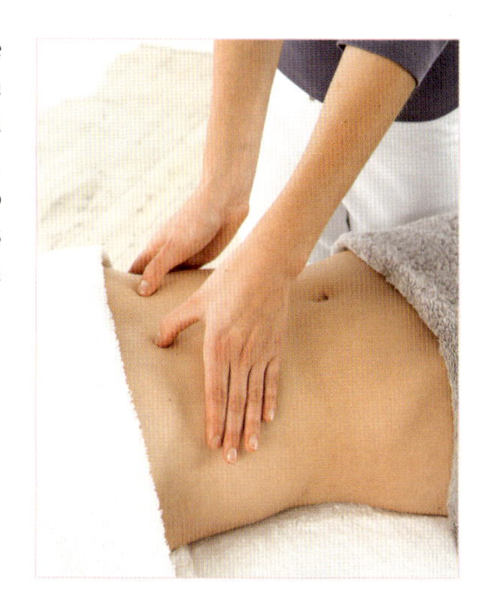

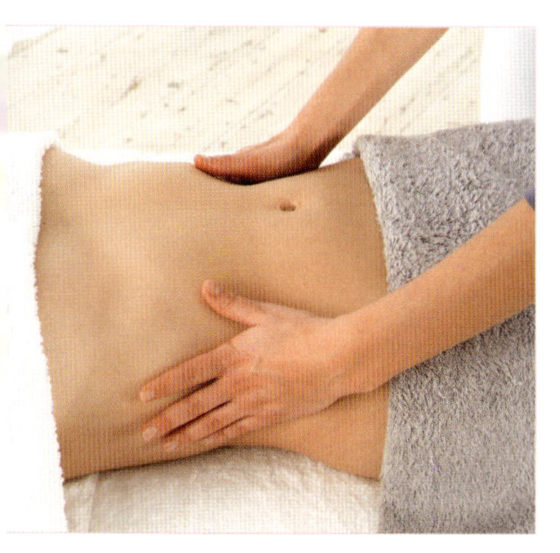

4 **Fricção.** Desloque as mãos para os lados do corpo do parceiro, espalmando-as sobre cada lado da caixa torácica. Deslize-as até os quadris, com os dedos abertos, aplicando uma leve pressão. Repita várias vezes para impulsionar o *chi* na direção dos pés.

Abdome

O trabalho no abdome deverá acalmar e equilibrar o parceiro. Assuma uma postura confortável e descontraída antes de iniciar a sequência. Tome cuidado se a parceira estiver menstruada, quando então será melhor usar apenas o Passo 4. Durante a gravidez, use também só esse passo.

1 **Alisamento.** Esfregue um pouco de óleo nas mãos e deslize-as pelo abdome do parceiro, em sentido horário. Isso faz com que o óleo se espalhe, mas é também a oportunidade para que os músculos do local se relaxem. De leve, molde as mãos espalmadas ao corpo do parceiro. No entanto, se este estiver com diarreia, faça círculos no sentido anti-horário.

2 **Círculos.** Continue descrevendo círculos com as mãos espalmadas sobre o abdome, mas agora repetindo várias vezes o toque em cada parte, para relaxar bem a área. Os círculos devem ser amplos, em movimento contínuo. Essa técnica é conhecida como *mofa* e exige vários círculos à volta do abdome para ativar o intestino grosso.

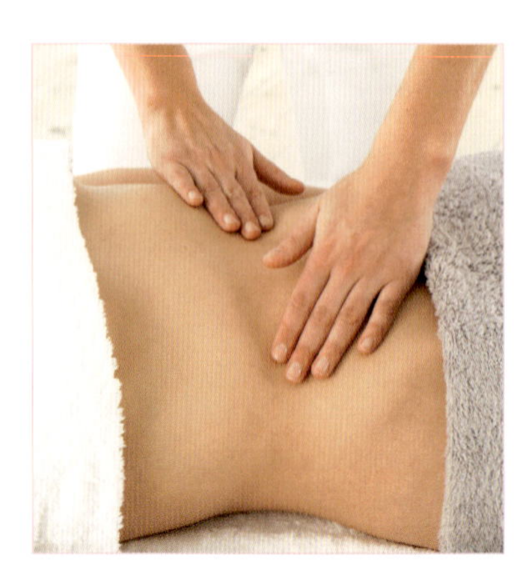

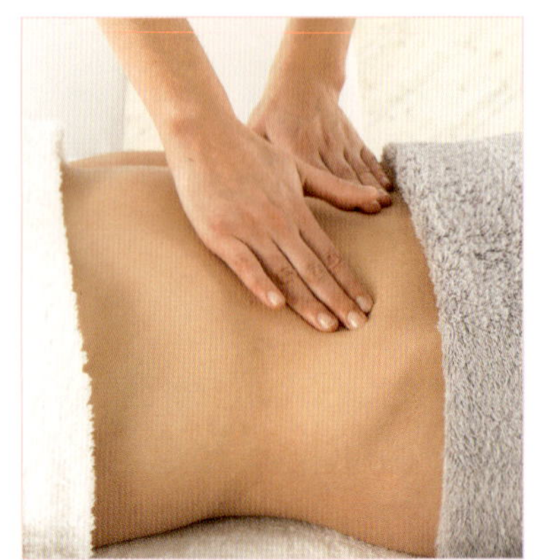

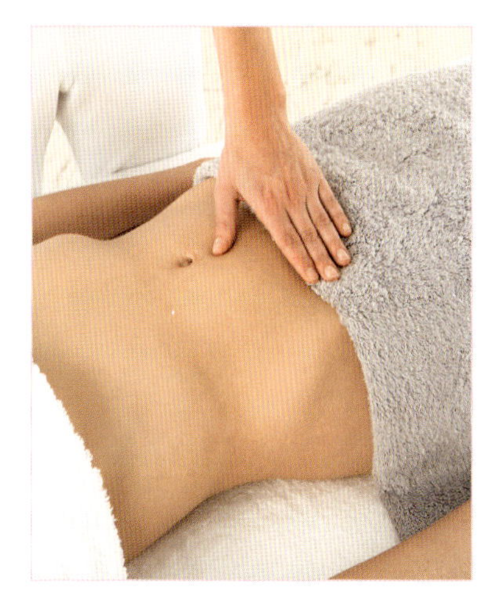

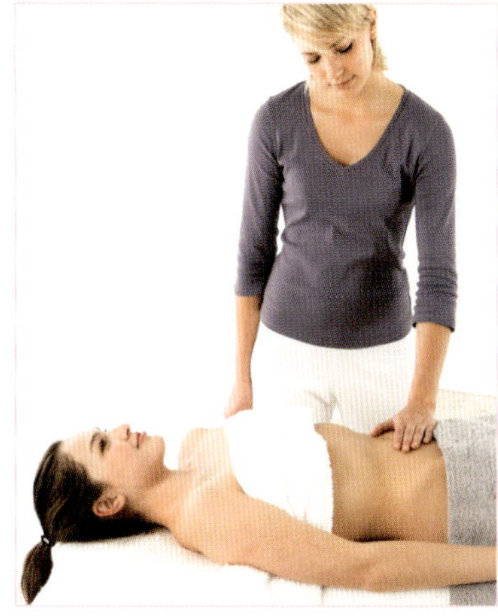

3 **Pressão com o polegar.** Localize o ponto VC6, cerca de dois dedos abaixo do umbigo, na linha central do corpo. Coloque o polegar nesse ponto e pressione-o levemente. Pergunte ao parceiro se não está havendo algum incômodo. Detenha-se por um instante e afrouxe aos poucos. Esse toque deve ser aplicado com cuidado em mulheres.

ADVERTÊNCIA

Não trabalhe o ponto VC6 durante a gravidez.

4 **Descanso.** Pouse as mãos sobre o ponto *Tan Den* – localizado mais ou menos 5 cm abaixo do umbigo e a um terço da distância até a coluna. Na filosofia chinesa, é um ponto muito importante de energia, que dá equilíbrio ao corpo. Concentre-se na palma de sua mão. Respire calmamente e observe o movimento da respiração do parceiro. O calor de sua mão proporcionará bem-estar ao parceiro e o fará prestar atenção a esse ponto central dos mais importantes.

Pescoço e couro cabeludo

Trabalhe com movimentos lentos, firmes e seguros para ajudar o parceiro a descontrair-se. O relaxamento do pescoço é muito importante, mas algumas pessoas acham difícil soltar-se. Repita os movimentos sobre os músculos até sentir uma alteração em seu tônus.

1 **Balanço.** Vire a cabeça do parceiro. Ponha as mãos sob o pescoço, envolva a base do crânio e levante a cabeça ligeiramente. Devagar, balance-a de um lado para o outro para relaxar o pescoço. Se o parceiro tiver dificuldade em soltar-se, baixe a cabeça suavemente, espere um instante e recomece. Pare se encontrar alguma resistência ou perceber sinais de dor.

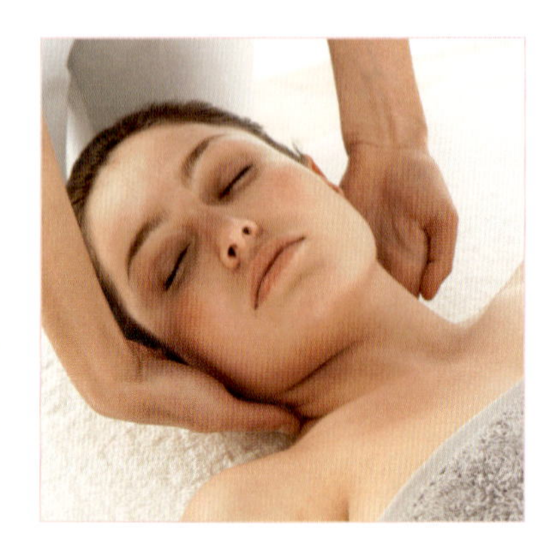

2 **Pressão com os dedos.** Envolvendo a cabeça com as mãos, vire-a cuidadosamente para um lado. Esse movimento deve ser suave e reconfortante. Localize o ponto B10, na depressão logo abaixo da base do crânio, a cerca de dois dedos da coluna. Pressione com a polpa dos dedos indicador e médio uma vez; afrouxe.

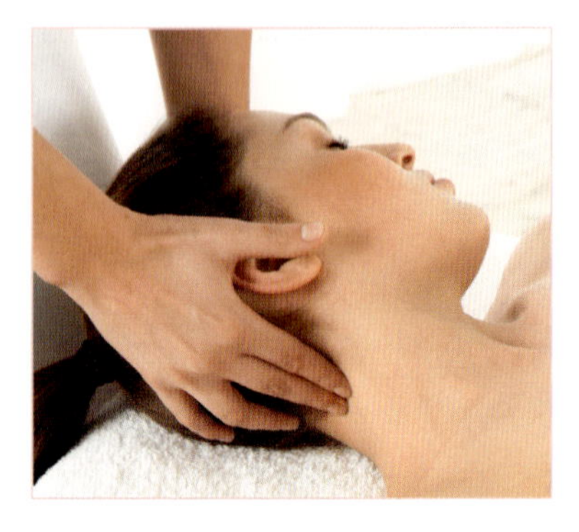

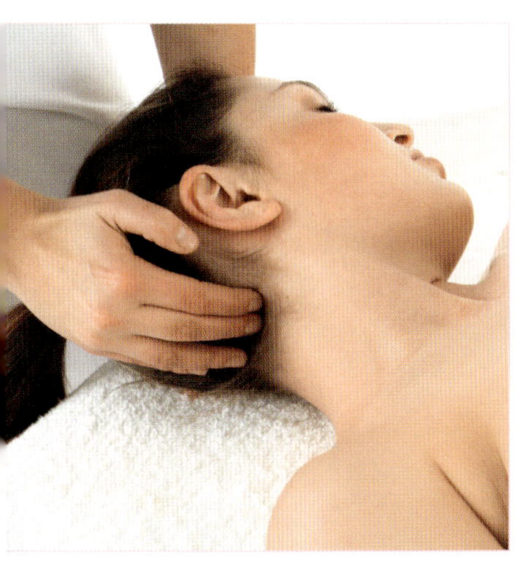

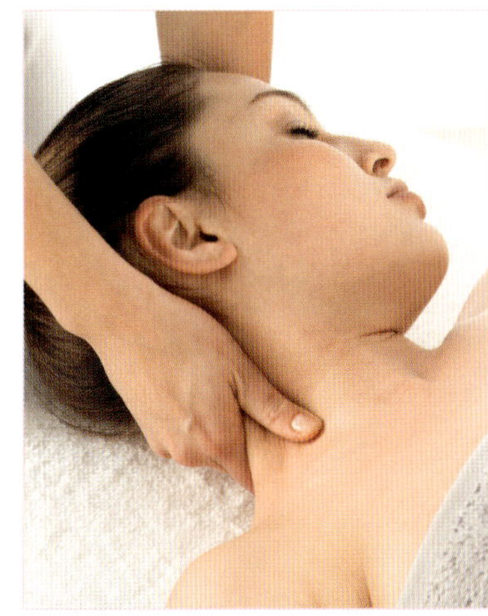

3 **Pressão com os dedos.** Incline a cabeça para o ombro um pouco mais e localize o ponto VB20 (a dois dedos da coluna, na depressão junto à base do crânio). Pressione com a polpa dos dedos indicador e médio, de maneira firme e uniforme. Isso alivia a tensão em volta da cabeça e do pescoço.

4 **Espremedura.** Ainda apoiando a cabeça do parceiro com uma das mãos, esprema ao longo dos músculos do pescoço, usando os dedos e a protuberância da palma. Trabalhe dos ombros à base do crânio. Vire a cabeça e repita os movimentos do outro lado.

5 **Espremedura.** Esprema as orelhas do parceiro entre os dedos e os polegares. Siga o formato das orelhas, trabalhando das bordas aos lóbulos três vezes. Repita os movimentos mais três vezes numa segunda linha em volta da parte interna das orelhas. O toque deve ser constituído por uma série de beliscões leves e simultâneos.

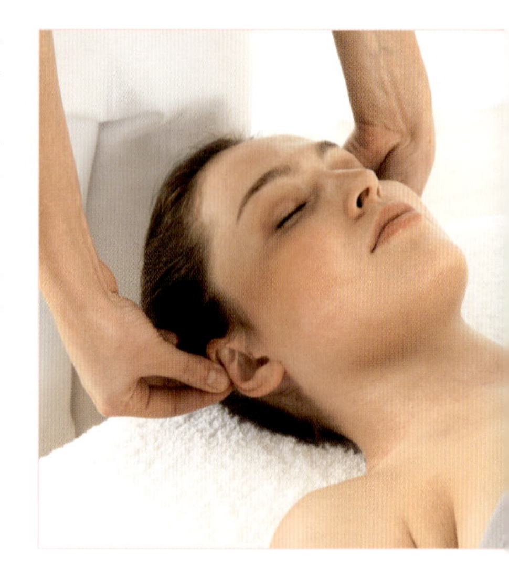

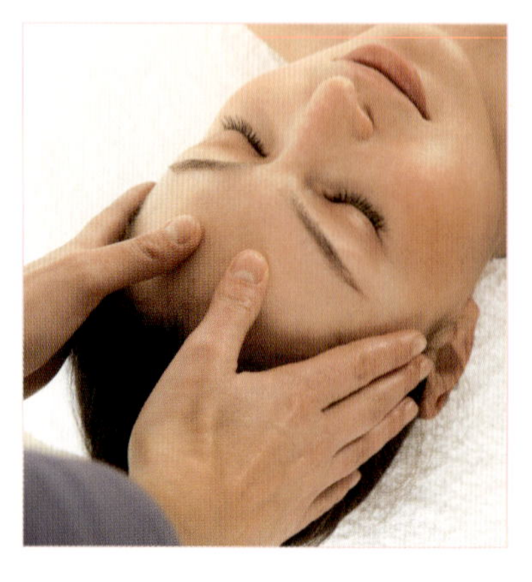

6 **Pressão com os polegares.** Pressione com os polegares ao longo de uma linha da área entre as sobrancelhas até o início do couro cabeludo. A pressão deve ser rápida e leve, usando-se a polpa dos polegares ao mesmo tempo. Mantenha os dedos longe da face. Repita várias vezes para eliminar congestões.

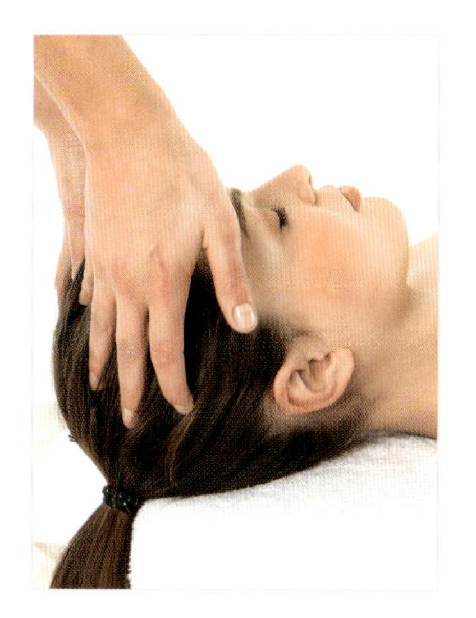

7 **Pressão com os dedos.** Vire as palmas para tocar a parte de trás da cabeça do parceiro e passe a polpa dos dedos por todo o couro cabeludo. Siga várias linhas até cobrir a maior parte da área que consiga alcançar.

8 **Pressão com os dedos.** Volte à fronte e localize o ponto Yintang, entre as sobrancelhas. Mantenha o dedo médio no lugar e pressione de leve para relaxar e acalmar a mente. Faça isso devagar e com o máximo de sensibilidade. Pare por alguns segundos e respire profundamente; em seguida, afrouxe.

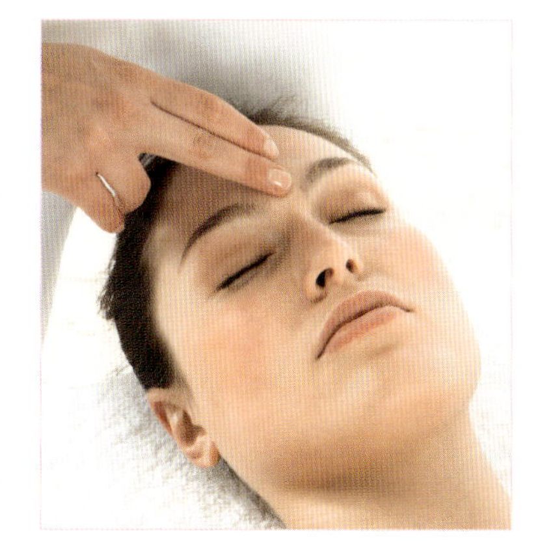

Rosto

O final da sequência no rosto é um bom remate para a massagem, pois tem efeito calmante. A pressão deve ser razoavelmente firme, já que o objetivo é a estimulação dos meridianos e pontos de pressão, podendo ser ainda mais forte no homem. Ao final da massagem, você e o parceiro se sentirão mais energizados.

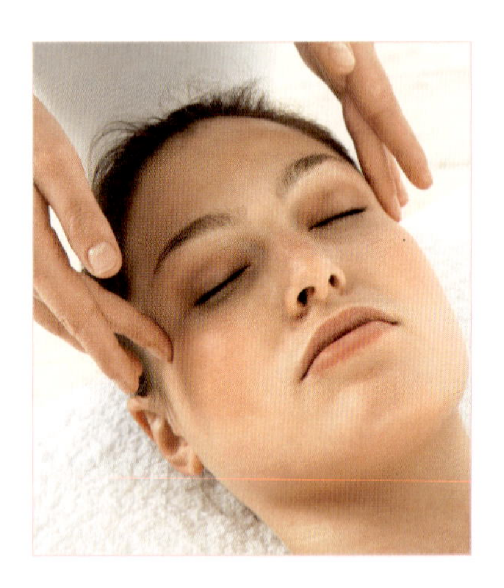

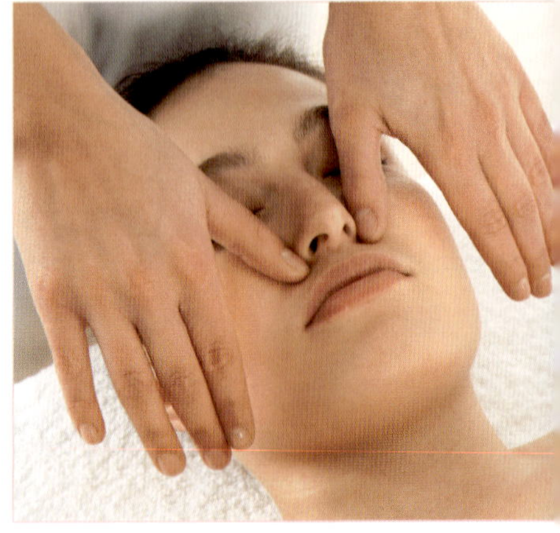

1 **Pressão com os dedos.** Coloque a polpa dos dedos nas têmporas do parceiro e localize as pequenas depressões a mais ou menos um dedo das órbitas oculares. Cuidadosamente, pressione o ponto VB1 com a ponta dos dedos médios. Comece devagar até sentir a energia de cada ponto, pare por um instante e afrouxe.

2 **Pressão com os polegares.** Coloque os polegares logo abaixo das narinas e localize a depressão onde está o ponto IG20. Ela é fácil de achar. Pressione numa ligeira diagonal em direção ao nariz, usando os lados dos polegares. Esse toque é ótimo para a sinusite. Pare por um momento e alivie a pressão.

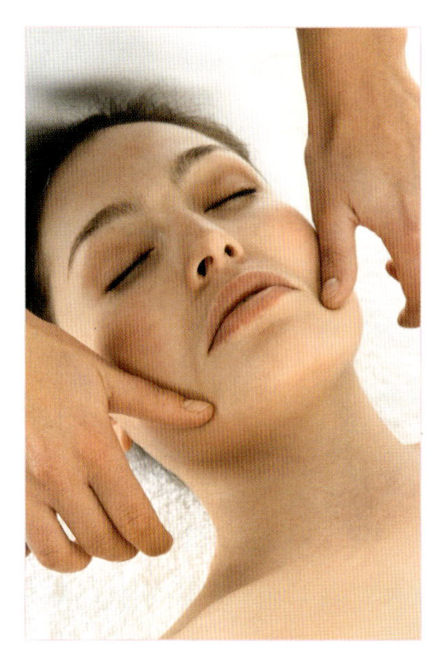

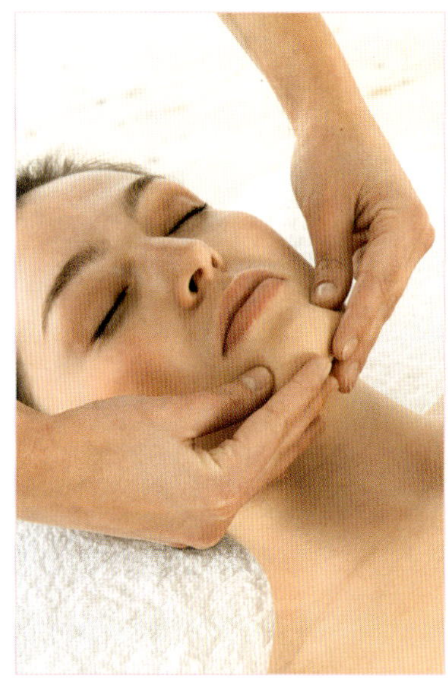

3 **Deslocamento com os polegares.** Passe um pouco de óleo nos dedos e desloque os polegares numa linha diagonal das narinas até as mandíbulas. Os movimentos devem ser executados com os polegares ao mesmo tempo, de cada lado da face. Repita várias vezes com pressão suficiente para mover a pele do parceiro.

4 **Deslocamento com os polegares.** Pouse os polegares nos cantos da boca e desloque-os diagonalmente, com a parte lateral, até as mandíbulas. Use os polegares ao mesmo tempo. Repita várias vezes e termine o toque envolvendo delicadamente as mandíbulas com as mãos.

Massagem chinesa rápida

Seguem-se alguns pontos a trabalhar numa massagem chinesa rápida que não exige muito tempo e pode proporcionar alívio para a tensão. Concentre-se como que para uma massagem completa. Os pontos selecionados tanto relaxam quanto tonificam o sistema.

1 **Círculos nas costas.** Passe um pouco de óleo nos dedos e espalhe-o bem pelas costas do parceiro. Localize a vértebra proeminente logo abaixo do nível dos ombros e faça círculos nos músculos de cada lado do VG14, na linha central do corpo. Procure eliminar toda a tensão do pescoço deslocando-a na direção dos ombros e prossiga o alisamento descendo pelas costas.

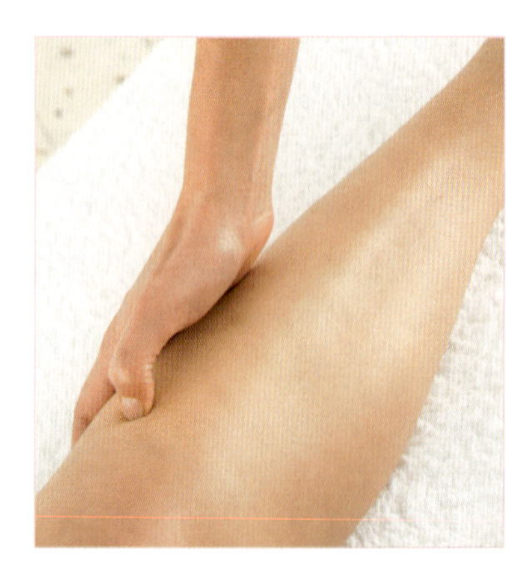

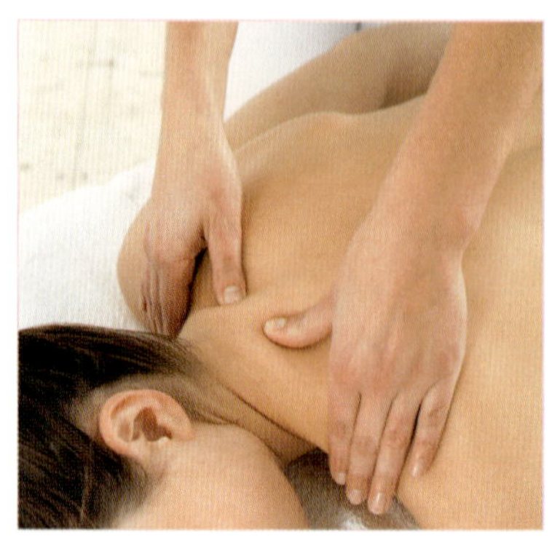

2 **Pressão com o polegar nas pernas.** Com o parceiro agora deitado de costas, localize o ponto E36 deslizando a mão pela tíbia até a área situada três dedos abaixo do joelho. Pressione levemente com a polpa do polegar e faça círculos no local para relaxá-lo, antes de aumentar a pressão. Pare por alguns momentos e afrouxe.

3 **Deslocamento com os polegares nos pés.** Envolva com os dedos a parte inferior do pé para apoiá-lo e localize o ponto F3 entre o dedão e o seguinte. Desloque os polegares pela área, alternadamente, para dispersar o *chi* na direção do tornozelo. Os movimentos devem ser bem delicados e repetidos, em deslocamentos curtos. Repita várias vezes e reproduza os dois últimos movimentos no outro pé.

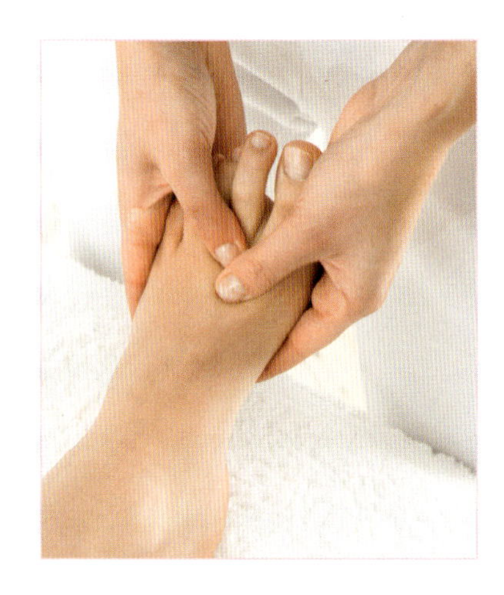

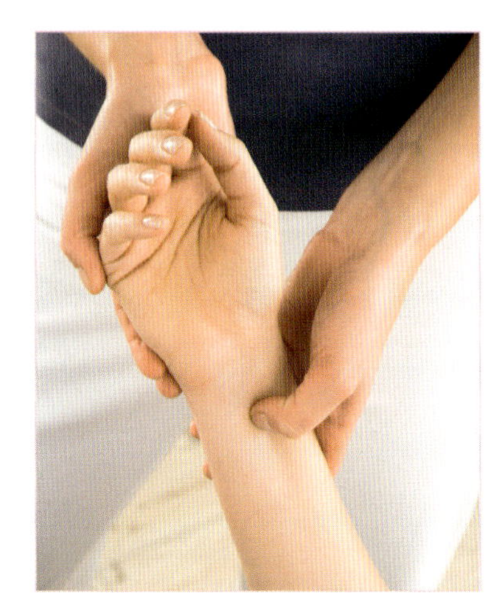

4 **Pressão com o polegar nos braços.** Localize o ponto PC6, que está no centro do braço, entre os tendões, dois dedos e meio acima do pulso. Apoiando o pulso por baixo, pressione com a polpa do polegar, começando delicadamente e aumentando a pressão aos poucos. Pare por alguns instantes, afrouxe e repita no outro braço.

Automassagem

A automassagem é uma ótima maneira de localizar pontos difíceis de achar em outra pessoa sem uma boa dose de prática. Esses pontos são às vezes muito delicados, mas você conseguirá sentir a vibração da energia quando detectar os lugares certos. Quanto mais praticar, mais natural se tornará o procedimento.

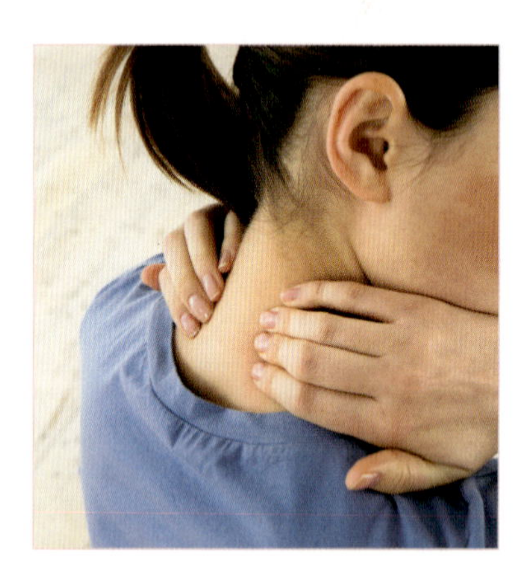

1 **Círculos com os dedos nos ombros.** Leve as mãos aos ombros e localize os músculos de cada lado do ponto VG14. Com a ponta dos dedos, faça sobre eles círculos cuja pressão não lhe cause incômodo, para relaxá-los. Em seguida, traga os dedos pelas costas na direção dos braços para dispersar o excesso de *chi* ali armazenado.

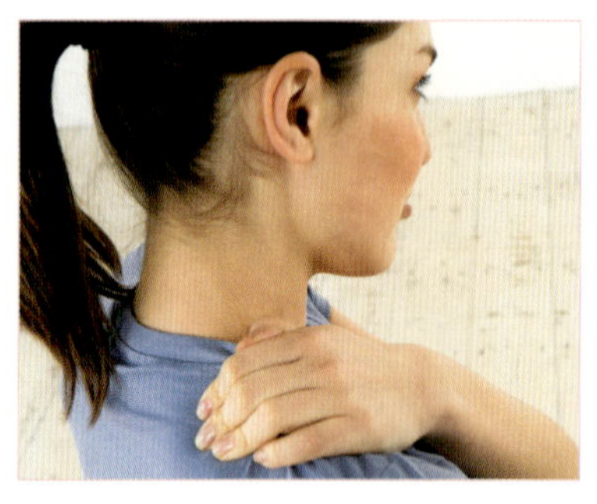

2 **Espremedura nos ombros.** Alcance um dos ombros e esprema os músculos entre os dedos e a proeminência da palma. Faça-o na direção do pescoço e localize o ponto VB21, alinhado com o VG14. Ali, encontrará uma suave depressão. Faça círculos no local com a ponta dos dedos e em seguida pressione diretamente com mais força. Repita os movimentos no outro ombro.

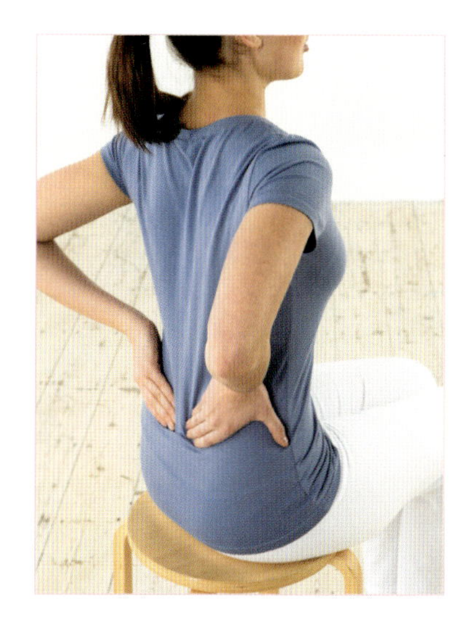

3 **Pressão com os dedos na parte inferior das costas.** Coloque as mãos atrás das costas, com a ponta dos dedos na parte inferior, de cada lado da coluna. Empurre os dedos para baixo, sobre os músculos, até o sacro. Isso estimula o meridiano da bexiga e é uma boa maneira de relaxar a parte inferior das costas.

ADVERTÊNCIA

Não trabalhe os pontos VG14, VB21 ou VB30 durante a gravidez.

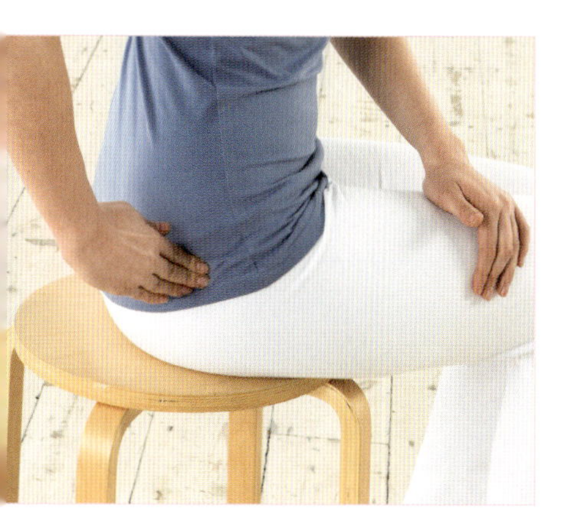

4 **Pressão com os dedos nas nádegas.** Localize o ponto VB30 nas nádegas, a dois dedos do quadril e um terço da distância para baixo. Pressione e faça círculos no local com a ponta dos dedos. Embora seja difícil aplicar em você mesmo a pressão que aplica nos outros, conseguirá de qualquer maneira relaxar muito bem a área do quadril.

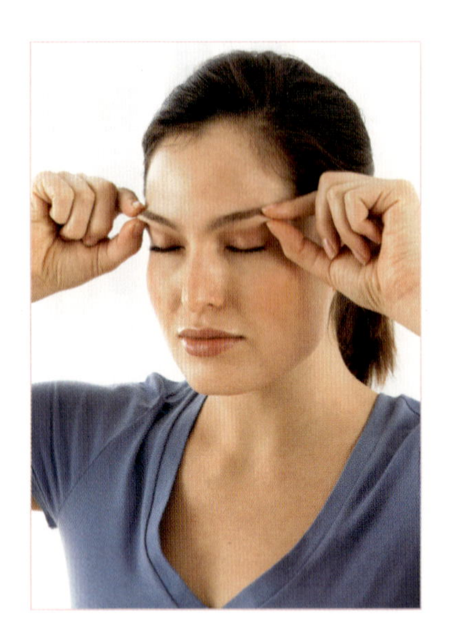

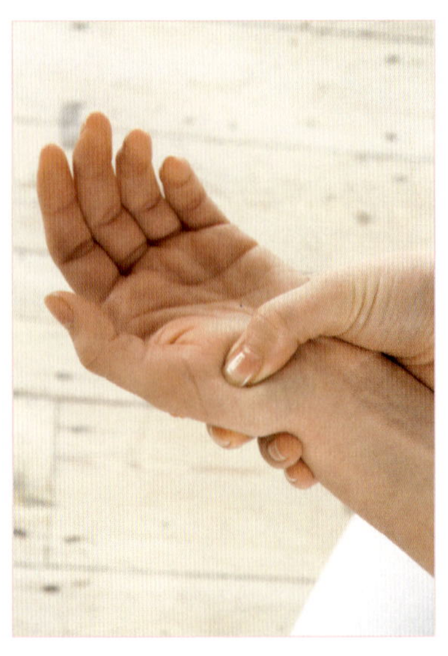

5 **Espremedura nas sobrancelhas.** Siga a linha das sobrancelhas apertando-as entre os polegares e os indicadores, da ponte do nariz para as têmporas. Belisque-as e levante-as simultaneamente enquanto avança para o ponto VB1. Essa depressão encontra-se na linha que se afasta da órbita ocular. Fazer pressão e círculos nesse local alivia bem a tensão e estimula olhos cansados.

6 **Pressão com o polegar.** Apoie a mão do parceiro com uma das suas e massageie a protuberância da palma, contígua ao polegar. Seus dedos proporcionarão resistência por baixo. Localize o ponto P10, bem no meio da protuberância. Faça círculos na área e em seguida pressione-a levemente com a ponta do seu polegar ativo, na direção do osso. Pare por um instante, afrouxe e repita na outra mão.

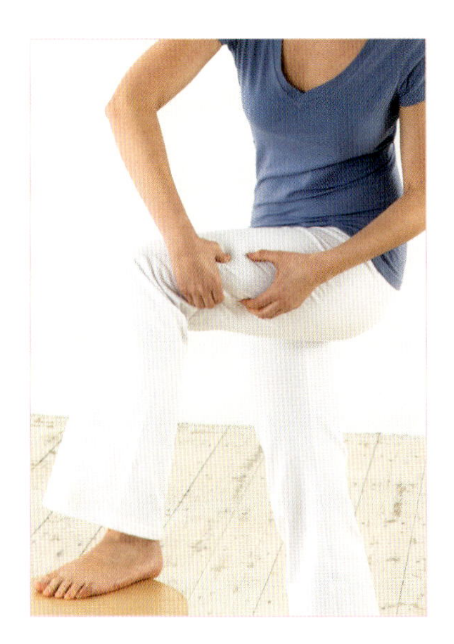

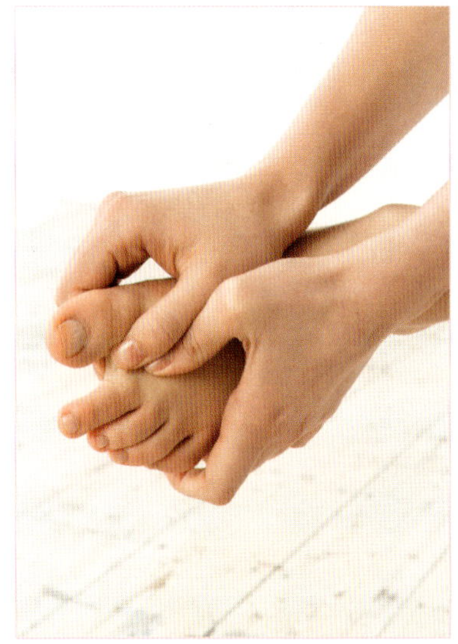

7 **Espremedura nas pernas.** Belisque e esprema a parte externa das pernas, do alto das coxas até os tornozelos. Pressione ao mesmo tempo com os dedos e polegares, em movimentos rápidos e vigorosos. Não trabalhe a área dos joelhos. Repita várias vezes para drenar a energia para o chão.

8 **Pressão com o polegar nos dedos dos pés.** Apoiando o pé por baixo, pouse um dos polegares na membrana entre o dedão e o seguinte. Localize o ponto F3 e pressione-o com a ponta do polegar. Essa área costuma ser muito sensível, de modo que você deverá primeiro fazer círculos para distribuir a pressão e em seguida calcar diretamente o local. Repita no outro pé.

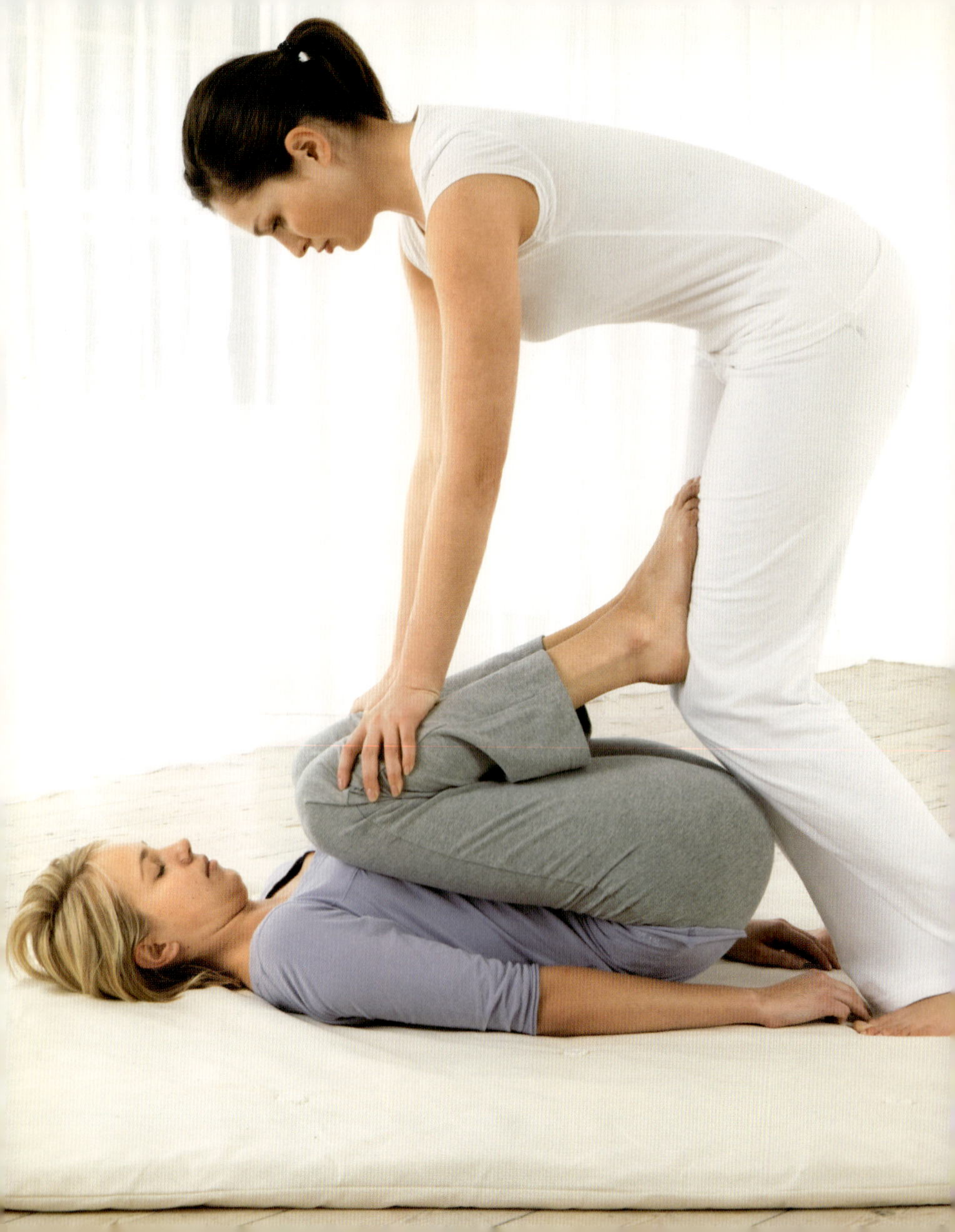

Shiatsu

Terapia japonesa originária da China, shiatsu significa simplesmente "pressão com os dedos". A sequência que daremos promove o relaxamento do corpo e o incremento do fluxo de energia (*ki*), tonificando o sistema inteiro. Aplicar os movimentos com sensibilidade é melhor que recorrer a uma lista de técnicas. O enfoque é na pressão e no alongamento para equilibrar os meridianos. A massagem deve ser harmoniosa e cuidadosa, feita com mente calma e senso de conexão entre os parceiros. Quando detectar um ponto de tensão, procure aliviá-lo delicadamente conforme os princípios do shiatsu ou passe para uma área relacionada.

Princípios

Desenvolvido com base na teoria chinesa e nos conceitos médicos, o shiatsu tem muitas semelhanças com o *Tui-ná*. Sua aplicação depende também do fluxo de energia (*ki*) por canais conhecidos como meridianos (embora haja algumas diferenças com relação ao modelo de acupressão chinês).

Os meridianos

Há doze pares de meridianos governados pelos órgãos do corpo, dos quais retêm certas características, além de dois canais centrais não relacionados a nenhum órgão. Esses dois canais, conhecidos como Vaso Governador e Vaso da Concepção (ou *Du* e *Ren*), localizam-se na parte da frente e de trás do corpo, respectivamente. A energia *yang* desce pelas costas e a energia *yin* sobe pelas pernas.

O equilíbrio energético entre os meridianos e a relação entre indivíduo e ambiente são muito importantes. Como na filosofia chinesa, os cinco elementos – água, fogo, madeira, metal e terra – são atribuídos a todos os aspectos da vida e seu equilíbrio gera condições capazes de afetar nosso estado de saúde. O jogo entre *yin* e *yang* também é crucial para a obtenção de uma boa saúde: *yin* (escuro, feminino e frio) e *yang* (claro, masculino e quente) podem absorver-se e até transformar-se um no outro.

Originalmente usado como remédio caseiro em lugar da acupuntura, o shiatsu procura incrementar o livre fluxo do *ki* pelos canais e equilibrar os diversos elementos no interior do corpo. Quando esses elementos estão em desequilíbrio, não só ficamos mais vulneráveis à doença como a própria doença é considerada um sintoma da falta de equilíbrio.

Os meridianos (frente)

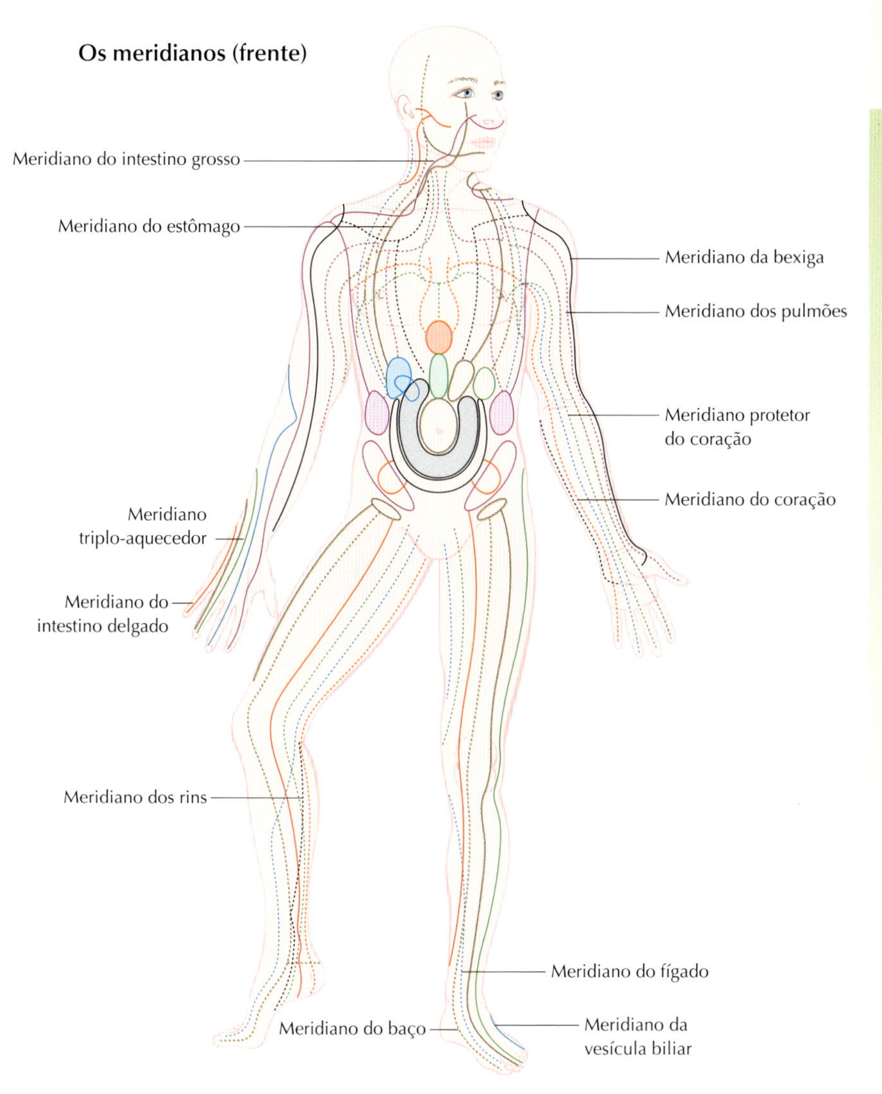

Os *tsubos*

Diversos pontos de pressão se localizam ao longo dos meridianos e, no shiatsu, são chamados de *tsubos*. Há 365 deles no corpo; são como centros de comunicação e acham-se geralmente em áreas mais fracas ou de depressão física.

Os desequilíbrios podem manifestar-se por alterações nos músculos ou na pele ao redor. Aplicando-se pressão nos *tsubos*, é possível corrigir os desequilíbrios num meridiano.

Em qualquer ponto ao longo de um meridiano pode haver excesso ou deficiência de *ki*. Havendo excesso, a energia é descrita como *jitsu*. A área em volta desse ponto costuma estar tensa ou endurecida, de modo que, nela, a pressão às vezes tem de ser acentuada, não raro provocando dor – pois o problema pode ser grave. Havendo deficiência de *ki*, a condição é descrita como *kyo*. A área em volta desse ponto se mostra frouxa e deprimida; nela, a pressão às vezes é dolorosa ou, bem ao contrário, agradável – trata-se quase sempre de um estado crônico.

Os meridianos são associados à função do órgão, não propriamente ao órgão em si. O tratamento de qualquer bloqueio leva em conta a causa subjacente, que pode dever-se a uma série de fatores. Os sintomas físicos precisam ser ligados ao ambiente interno, inclusive a energia constitucional e os fatores emocionais, bem como a influências externas que porventura estejam afetando o indivíduo.

Podemos influenciar a energia de um ponto trabalhando em outro do mesmo meridiano; e influenciar a energia de todo o meridiano simplesmente trabalhando ao longo de sua extensão. O tratamento profissional é quase sempre precedido do diagnóstico do *hara* (abdome), obtido pelo toque de mão no local, juntamente com observações gerais que determinarão a sequência do shiatsu. A habilidade para perceber os diferentes estados de energia vem com a prática e a experiência, além da compreensão de como e onde pressionar.

Os *tsubos* (frente)

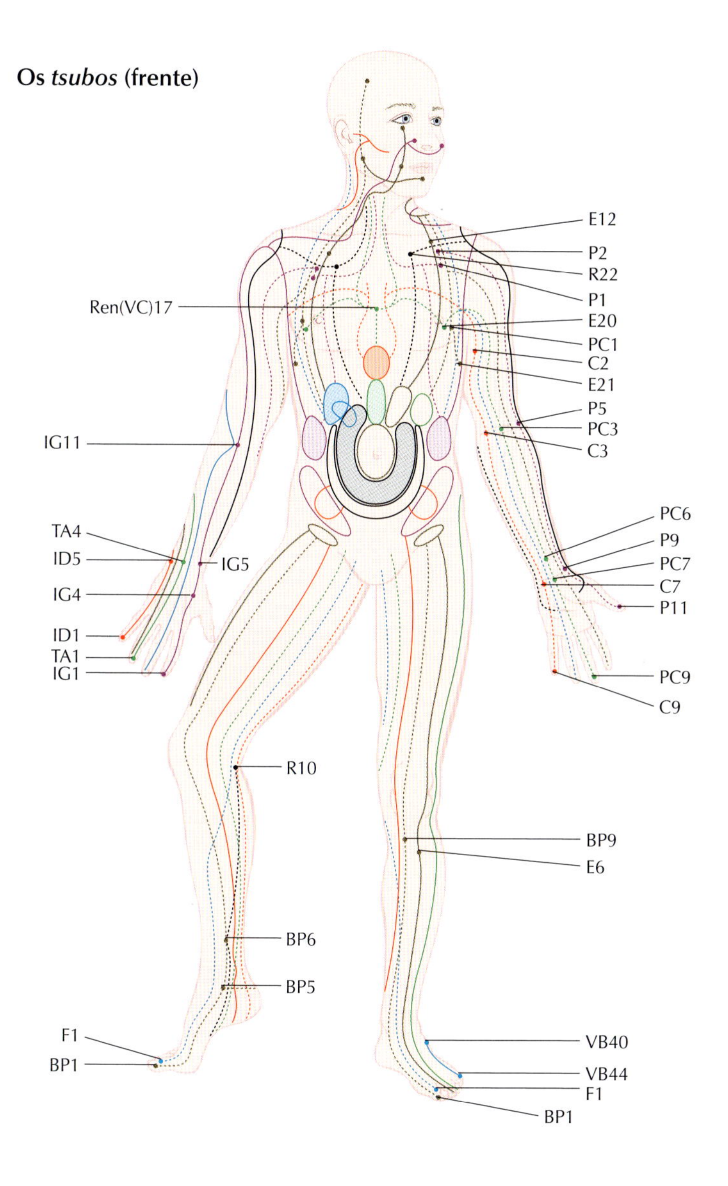

Os *tsubos* (parte posterior)

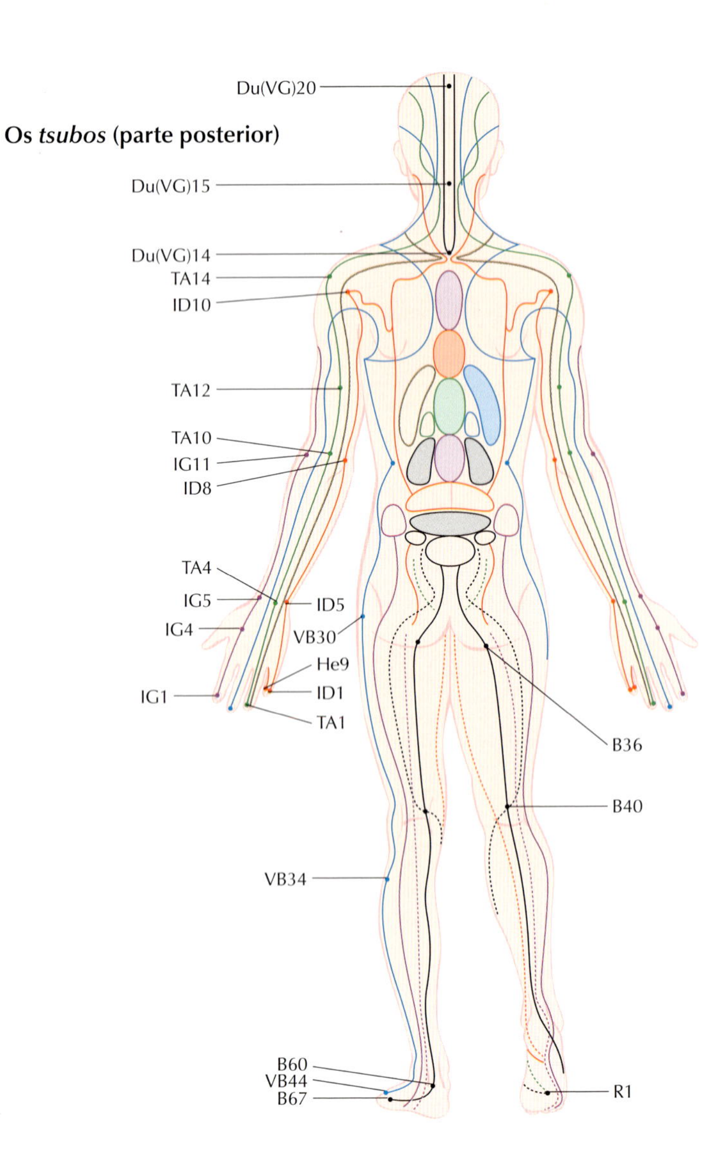

Os *tsubos* (cabeça)

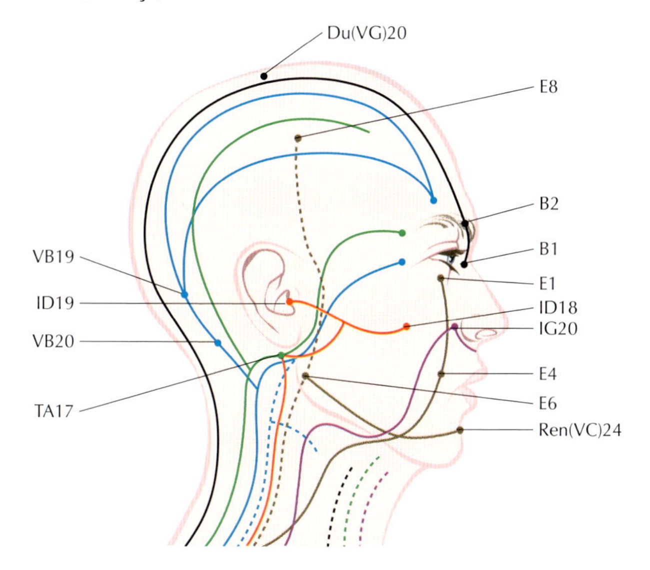

Os *tsubos* (pés)

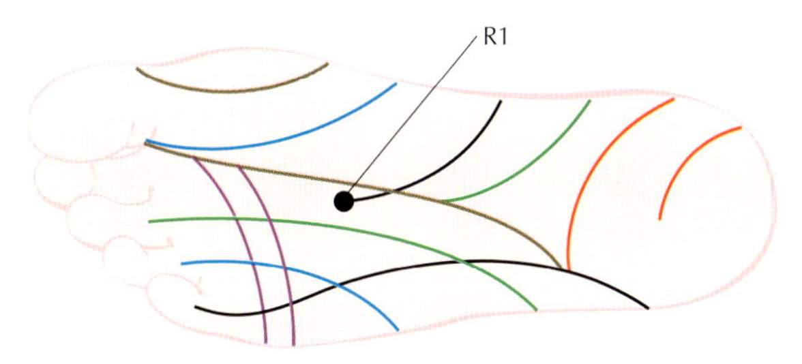

Aplicação

O shiatsu é tradicionalmente aplicado sem cremes nem óleos, com a pessoa vestida e deitada no chão (embora hoje, no Japão, já se usem mesas de massagem). O massagista se vale do peso do próprio corpo para aumentar a pressão das mãos, cotovelos, antebraços, joelhos e pés.

A pressão deve ser lenta e firme; a postura, equilibrada, com a energia emanando do abdome ou *hara*. Isso propicia estabilidade tanto física quanto emocional. Uma das mãos – chamada "mãe" – serve de apoio ao corpo. Os membros devem ser estirados ou movidos para várias posições a fim de permitir acesso mais fácil aos meridianos e proporcionar uma pressão mais efetiva destes. No entanto, você deve sempre levar em conta sua própria flexibilidade e a do parceiro.

Tanto massagista quanto massageado vestirão roupas folgadas e confortáveis, com apoio adequado para o corpo. Reservar algum tempo para descobrir as posições mais cômodas é importante. O massagista deve sentir-se equilibrado física e mentalmente, para poder usar o peso do corpo e fazer um bom trabalho. O contato pleno e decidido a cada movimento é vital, bem como as informações dadas pelo parceiro.

No começo, detectar a energia da pessoa é melhor que tentar corrigir dese-

PONTOS DE ENFOQUE

Técnicas: os toques principais são pressão com os dedos, polegares, mão inteira, cotovelos e pés, além de alguns movimentos de balanço, fricção e alongamento.

Movimentos: devem ser lentos e reconfortantes, equilibrados e atentos, usando-se o peso do corpo.

Equipamento: você precisará de um tapete no chão e suportes para a cabeça, joelhos e tornozelos.

Informação: pergunte sobre problemas de saúde, antes de começar, e sempre peça informação ao parceiro.

Tempo: o shiatsu no corpo todo leva mais ou menos 45 minutos

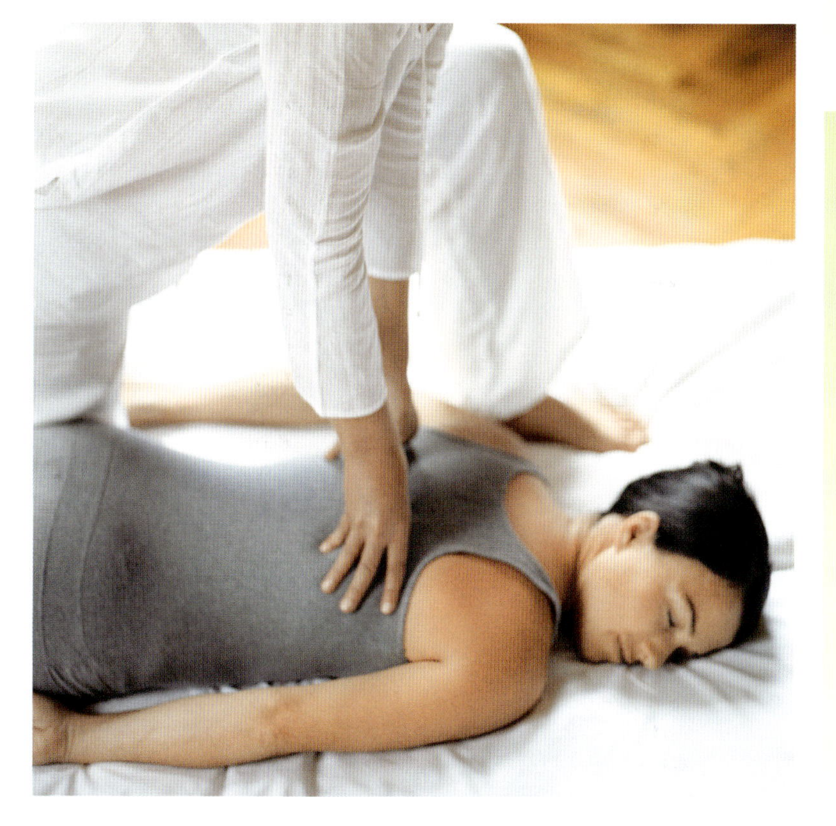

quilíbrios. Que tudo seja o mais simples possível. Com o tempo aprenderá a avaliar se há excesso ou deficiência de *ki* e qual é a melhor solução. Passará também a ver além dos sintomas e a levar o quadro todo em conta. No shiatsu, cada pessoa e seu estado de saúde é única, de modo que o tratamento é individual e não se ajusta a uma fórmula.

Os tratamentos com shiatsu são tradicionalmente aplicados no chão. O massagista usa o peso do corpo para intensificar os toques.

Costas

Equilibre-se emocional e fisicamente antes de começar o trabalho na área das costas. Terá de manter-se concentrado e dispor de amplo espaço para aplicar as técnicas. As costas são uma boa oportunidade para você explorar o uso do peso do seu próprio corpo.

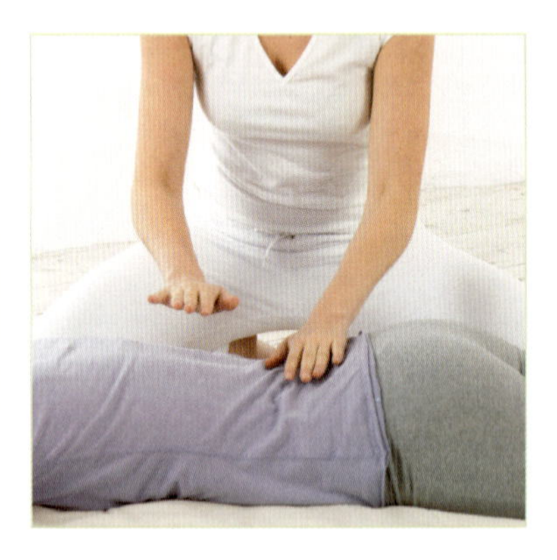

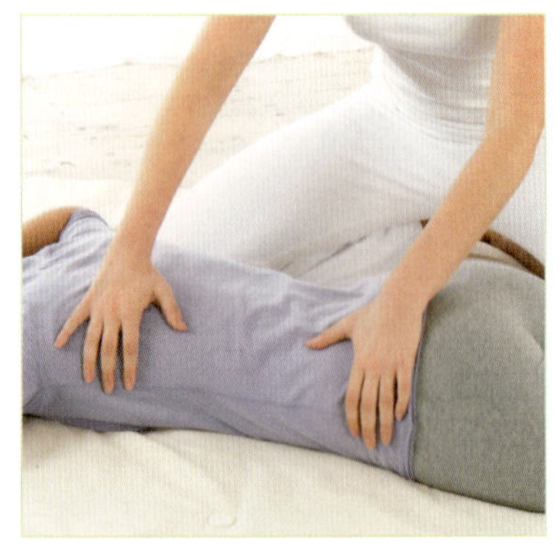

1 **Pressão com as palmas.** Ajoelhe-se junto ao parceiro. Respire fundo, incline-se para a frente e pouse mãos no outro lado da coluna. "Passeie" as mãos para cima e para baixo, da parte inferior das costas aos ombros, sem pressionar a coluna. Coloque seu peso nas mãos, mas permaneça em equilíbrio o tempo todo. Repita várias vezes para relaxar o parceiro e aumentar sua própria confiança.

2 **Balanço.** Ajoelhe-se junto ao parceiro e pouse as mãos sobre os músculos do lado oposto da coluna, no meridiano da bexiga. Balance o corpo para a frente, usando a base das palmas. Repita várias vezes, percorrendo o meridiano da parte inferior das costas até os ombros, para relaxar toda essa área.

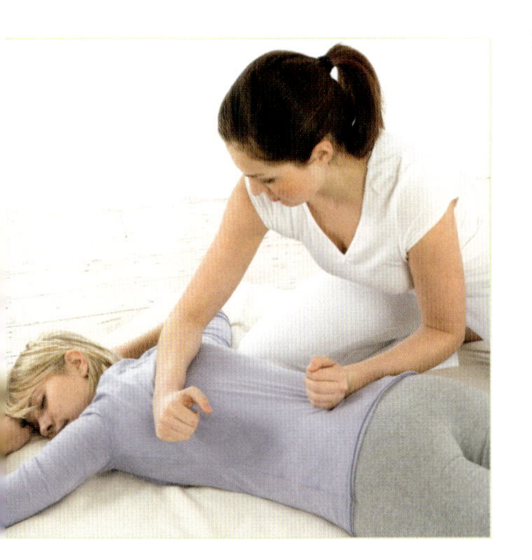

3 Alongamento com os antebraços. Pouse os antebraços juntos em diagonal no meio das costas, as mãos formando punhos não muito cerrados. Lentamente, avance um braço na direção do ombro e o outro na direção dos quadris. Mantenha contato total com o corpo do parceiro, para que ele sinta um bom alongamento. Sem mudar de posição, repita todos os movimentos no outro lado da coluna.

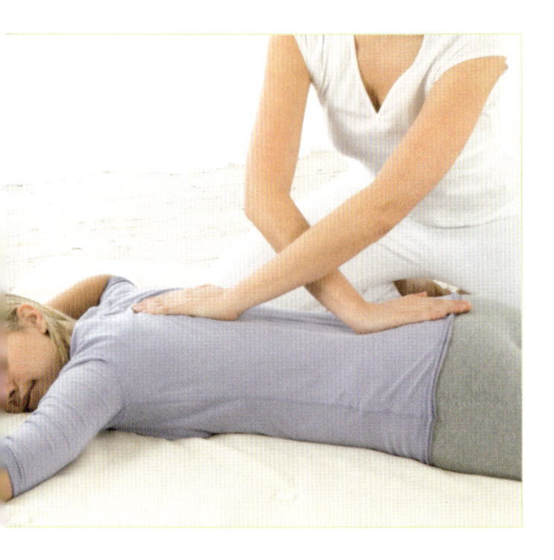

4 Alongamento com as palmas. Ajoelhe-se junto à parte inferior das costas do parceiro. Cruze os braços e pouse uma das mãos sobre o sacro e a outra mais em cima, nas costas. Sem deslizá-las, afaste as mãos uma da outra para proporcionar um bom alongamento da parte inferior das costas. Observe se há resistência e repita, dessa vez estirando um pouco mais.

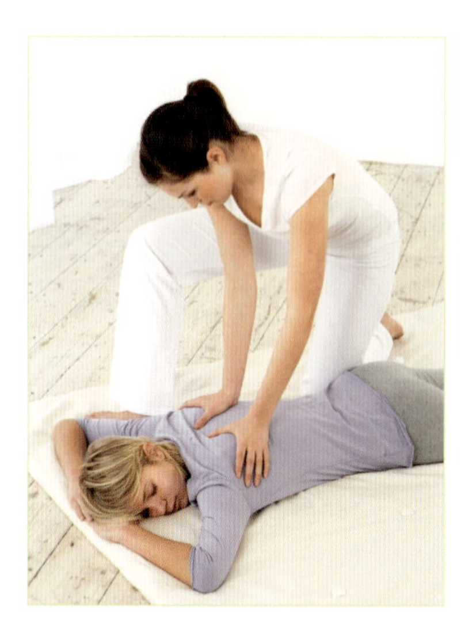

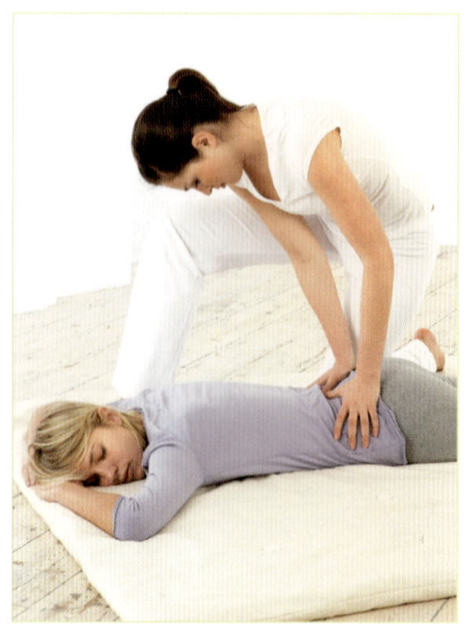

5 **Pressão com as palmas.** Posicione-se junto à parte superior das costas do parceiro, com equilíbrio bastante para poder inclinar-se transversalmente. Concentre-se em seu próprio *hara*. Espalme as mãos de cada lado da coluna, com a base sobre os músculos e os dedos apontando para as costelas. Incline-se sobre o corpo do parceiro e exerça uma pressão confortável. Trabalhe descendo para a parte inferior das costas.

6 **Pressão com as palmas.** Posicione-se diante da coluna do parceiro e coloque as mãos de cada lado da parte inferior das costas (parte protuberante para dentro e dedos para fora). Pressione com as palmas das mãos ao mesmo tempo, exercendo pressão cuidadosa com a ajuda do peso do corpo. Pergunte ao parceiro se está tudo bem. Afrouxe a pressão aos poucos e retire as mãos.

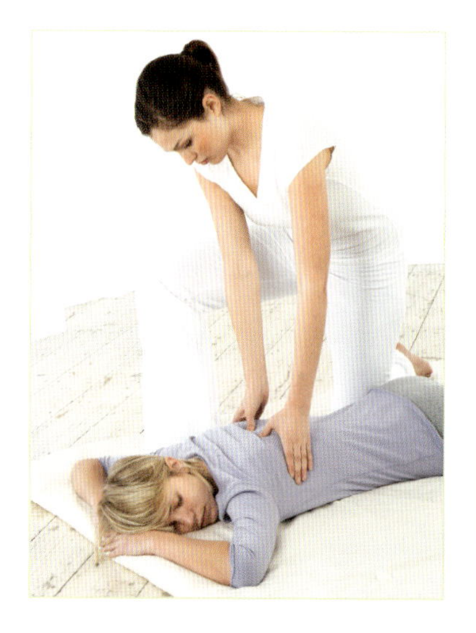

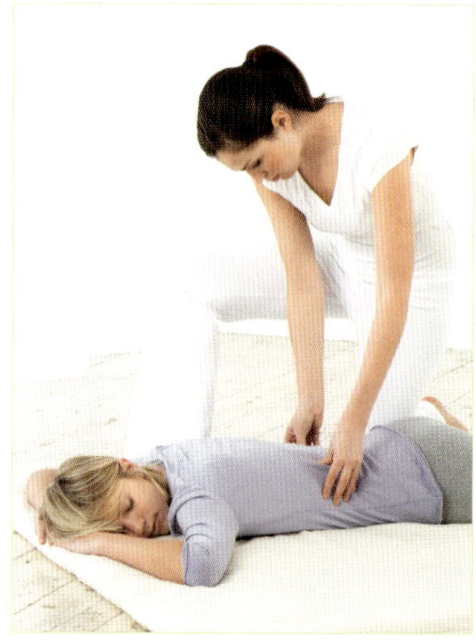

7 **Pressão com os polegares.** Volte à parte superior das costas. Pouse os polegares nos músculos de cada lado da coluna, com o apoio dos dedos. Pressione com os polegares ao longo do meridiano da bexiga, até a parte inferior das costas, acompanhando mais ou menos a linha das depressões entre as vértebras. Evite a coluna. Use o peso do seu corpo se necessário, para aumentar aos poucos a pressão.

8 **Pressão com os polegares.** Pouse os polegares na parte inferior das costas, a cerca de três dedos de distância da coluna. Localize as faixas musculares, que são bem mais largas aqui. Pressione com os polegares em três áreas laterais desses músculos, ao longo do meridiano externo da bexiga. Mantenha a pressão por um instante e afrouxe.

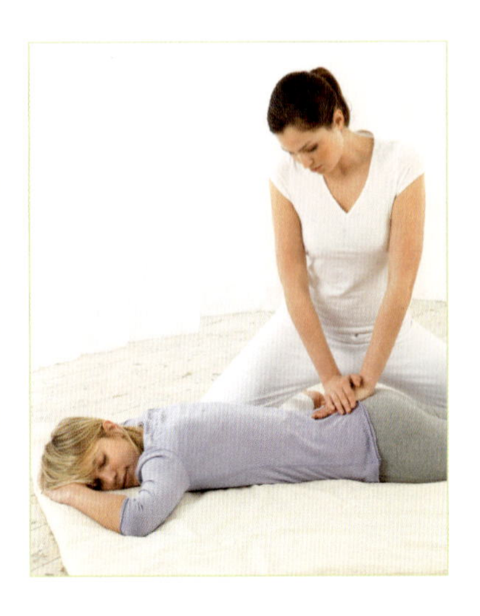

9 **Círculos.** Desloque-se para junto da parte inferior das costas do parceiro. Pouse as mãos, uma por cima da outra, sobre o sacro. Faça círculos no local no sentido anti-horário, para relaxar essa área e os quadris (o que ajuda também a aquecer os rins). Repita devagar e suavemente várias vezes, moldando as mãos à forma do corpo.

10 **Fricção.** Usando uma das mãos para fazer contato com o corpo do parceiro, esfregue vigorosamente ao longo do meridiano da bexiga, com a parte inferior carnuda dos dedos. Desça dos ombros em direção ao sacro, seguindo o meridiano interno. Trabalhe primeiro os músculos de um dos lados da coluna e em seguida repita os movimentos no outro. Termine pousando uma das mãos na parte inferior das costas e descanse por alguns minutos.

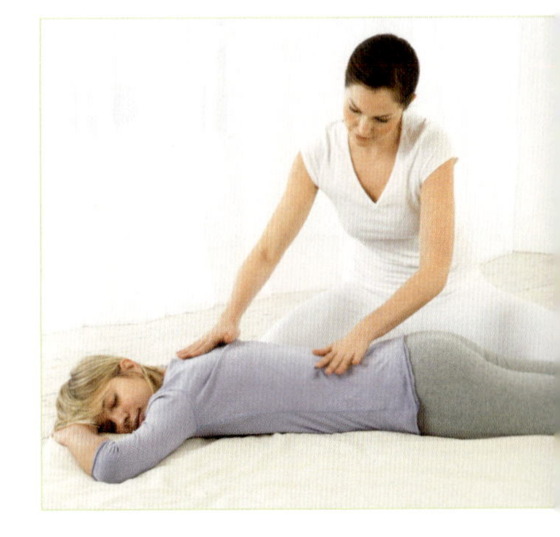

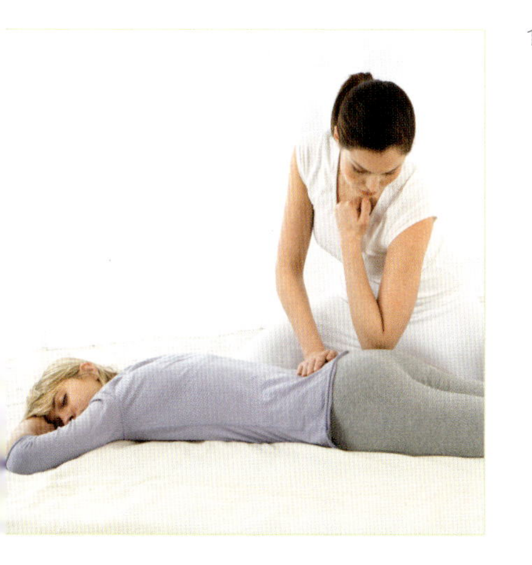

11 **Pressão com o cotovelo.** Usando uma das mãos como apoio na parte inferior das costas, posicione-se com o cotovelo sobre a nádega do parceiro. Abra o ângulo do cotovelo e deixe a mão pender bem solta. Comece no meio da nádega e pressione os músculos com o cotovelo, afrouxando em seguida. Desça pelo meridiano da bexiga até quase a dobra da nádega.

12 **Pressão com o cotovelo.** Localize o ponto VB30, situado a dois terços da linha transversal da nádega e a um terço da linha descendente. Usando a outra mão como apoio, coloque o cotovelo – bem dobrado – sobre a área e faça círculos no ponto. Essa é em geral uma área tensa, mas carnuda, de modo que você poderá usar bastante pressão. Mantenha o contato sem deixar que o cotovelo deslize. Inclinando-se, repita os movimentos na nádega oposta.

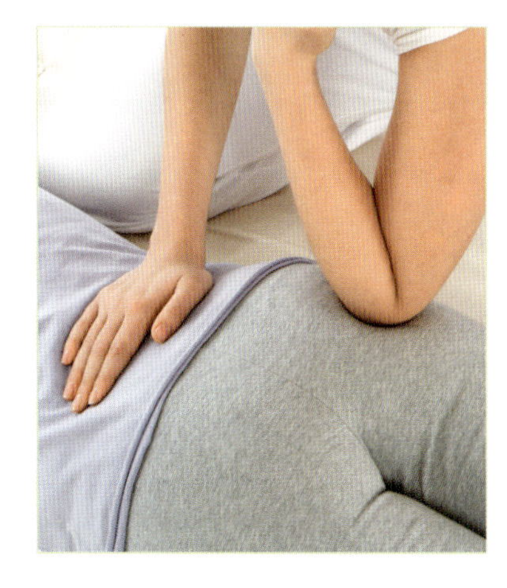

Parte de trás das pernas e pés

Certifique-se de estar bem posicionado antes de iniciar a sequência da perna. A posição das pernas do parceiro também é importante enquanto você estiver aplicando pressão nos meridianos. Deve-se pressionar com cuidado as articulações. Procure aplicar a mesma pressão nas duas pernas.

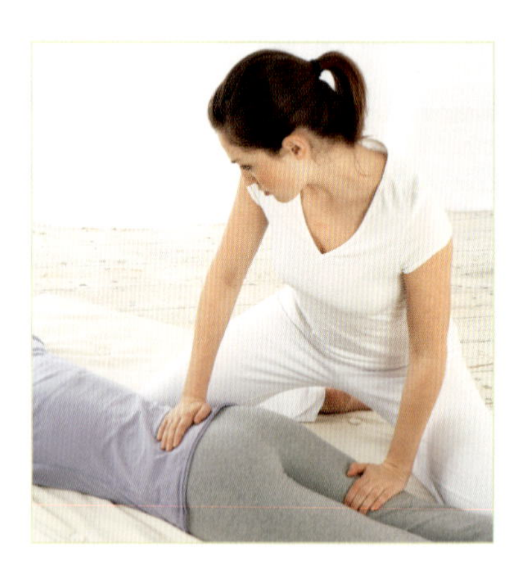

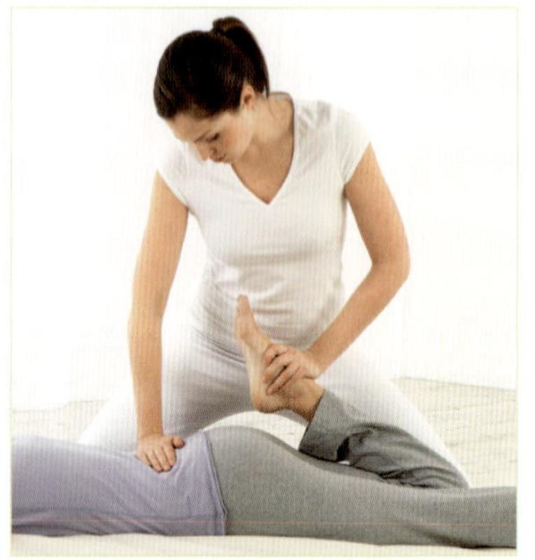

1 **Pressão com a palma.** Apoie uma das mãos no corpo e "passeie" a palma da outra pela parte posterior da perna, na linha descendente do meridiano da bexiga. Comece abaixo da nádega e termine acima do tornozelo, com menos pressão na parte posterior do joelho. Posicione a mão, pressione, mantenha a pressão por instantes e afrouxe aos poucos de cada vez.

2 **Alongamento.** Com a perna na posição central, flexione a perna na direção da nádega, mantendo a outra mão sobre o sacro, na base da coluna, para apoio. Sempre atento à sensibilidade do parceiro, tente encostar o calcanhar na nádega, mas pare tão logo perceba resistência. Volte à posição inicial, descanse e recomece.

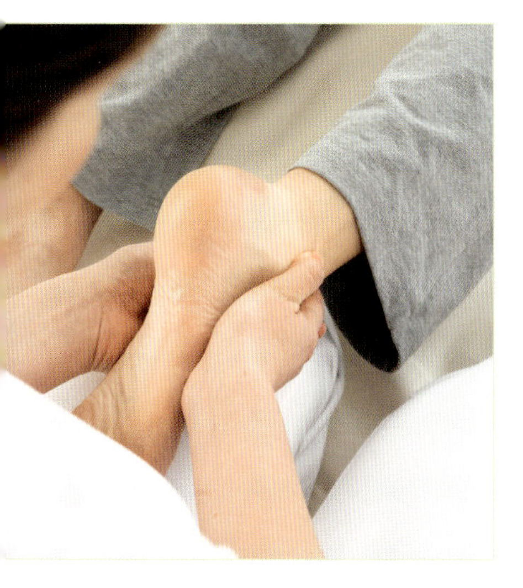

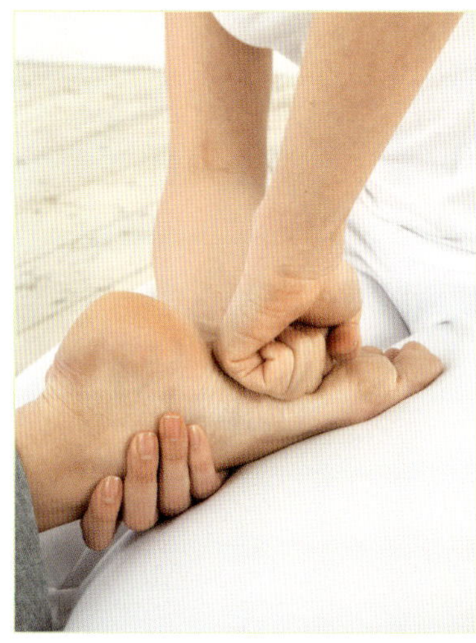

3 **Círculos com os polegares.** Desloque-se para junto de um dos pés do parceiro. Segure-o com as mãos e faça círculos com os polegares em volta do osso do tornozelo para relaxar a articulação. Trabalhe o mais perto possível do tornozelo e repita várias vezes. Pressione com a polpa dos polegares, em pequenos círculos no local, para liberar a energia bloqueada e estimular a circulação do sangue nos pés.

4 **Compressão.** Comprima a protuberância da sola do pé com os nós dos dedos, trabalhando em volta do ponto R1. Mantenha uma das mãos o mais descontraída possível para que os nós dos dedos não se afundem na carne, e a outra por baixo proporcionando resistência e apoio. Você poderá estender o movimento ao pé inteiro, mas evite massagear o dorso.

ADVERTÊNCIA

Não trabalhe o ponto R1 durante a gravidez.

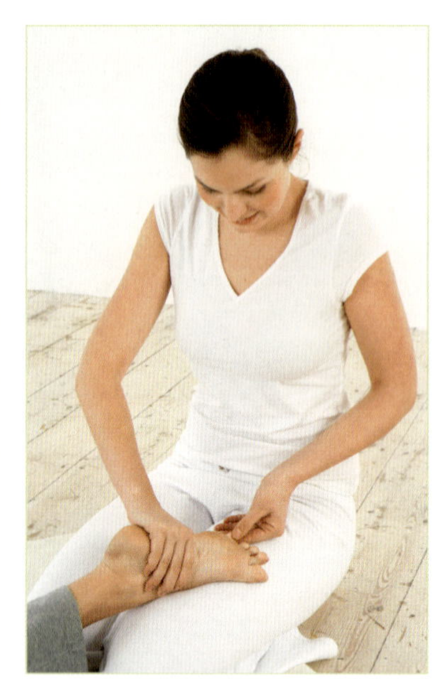

5 **Tração.** Com o polegar, indicador e médio, puxe os dedos dos pés do parceiro, um de cada vez. Esprema as bordas de cada um, estire-os e pressione-os levemente, antes de interromper o contato. Estenda o movimento cerca de 2,5 cm a partir da ponta dos dedos. Em seguida, abaixe o pé e repita os mesmos toques no outro.

6 **Tração.** Ajoelhe-se junto aos pés do parceiro. Segure os pés por baixo, erga-os ligeiramente e puxe-os em sua direção para promover o alongamento. Procure não se cansar demais caso seu peso seja bem menor que o do parceiro. Repita duas vezes para remover bloqueios de energia nas articulações.

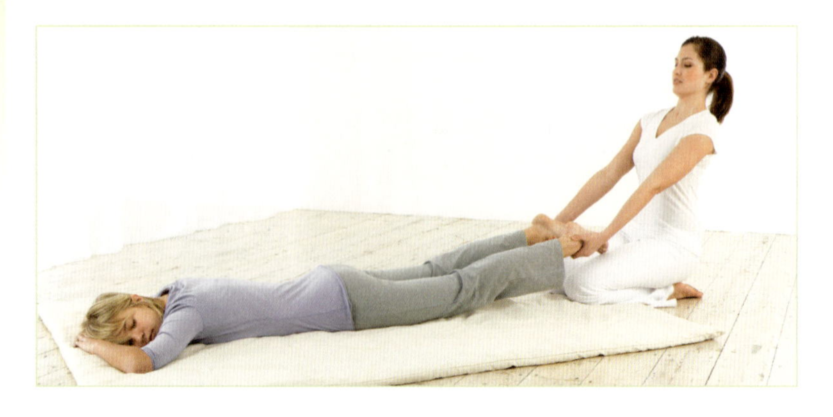

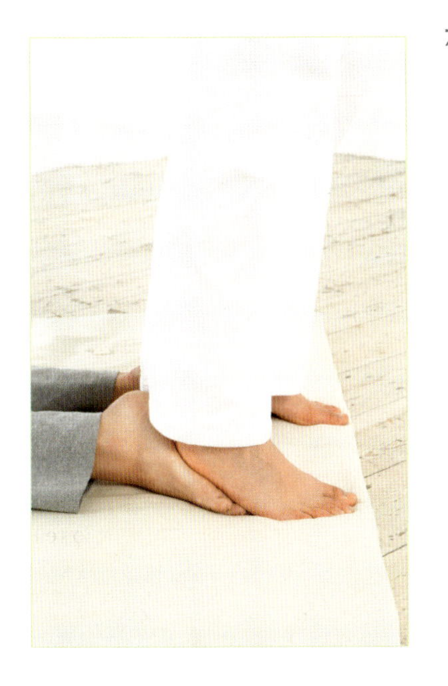

7 **Pressão com os pés.** Pouse seus calcanhares sobre a parte protuberante da sola dos pés do parceiro, com os dedos encostados no chão. Pressione enquanto "caminha" bem devagar, erguendo e baixando os pés. Ajuste seu peso, caso seja necessário, para aplicar uma pressão cômoda e uniforme. Não pressione o dorso do pé.

8 **Pressão com a palma.** Peça que o parceiro se vire de lado, com a perna de cima dobrada na direção do chão para expor o meridiano da vesícula biliar. Use uma almofada como suporte sob o joelho. "Passeie" a mão pela parte externa da perna na direção do tornozelo, sem pressionar o joelho. O contato é com a mão inteira e a pressão, com a palma. Posicione-se, pressione, mantenha a pressão e afrouxe. Repita na outra perna.

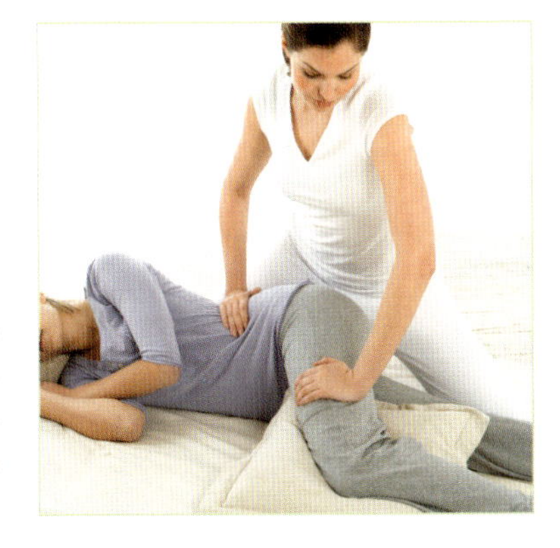

Abdome

Às vezes, o shiatsu no *hara* ou abdome é aplicado como uma massagem completa, sendo muito importante para o diagnóstico profissional. Aqui, o relaxamento é a chave do toque. Use sua sensibilidade, especialmente durante a menstruação, quando talvez prefira aplicar apenas o primeiro passo. A massagem no *hara* não deve ser feita durante a gravidez.

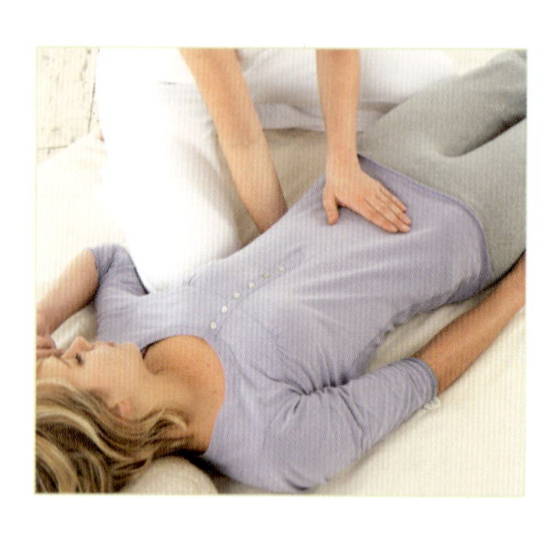

1 **Descanso.** Coloque uma das mãos sob as costas para apoio e espalme a outra sobre o abdome, logo abaixo do umbigo. Conserve ambas em contato com o corpo do parceiro enquanto ele inspira e expira, acompanhando os movimentos da respiração. Respire calmamente você mesmo, relaxe e procure não pensar em nada.

2 **Pressão com a palma.** Com uma das mãos pousada no abdome para apoio, pressione devagar com a outra a área em torno do umbigo, descrevendo um círculo no sentido horário. Sua mão deve estar relaxada e passar uma sensação de segurança. Atente para as áreas de tensão. Esse toque beneficia os órgãos internos, além de dar uma sensação de relaxamento e bem-estar.

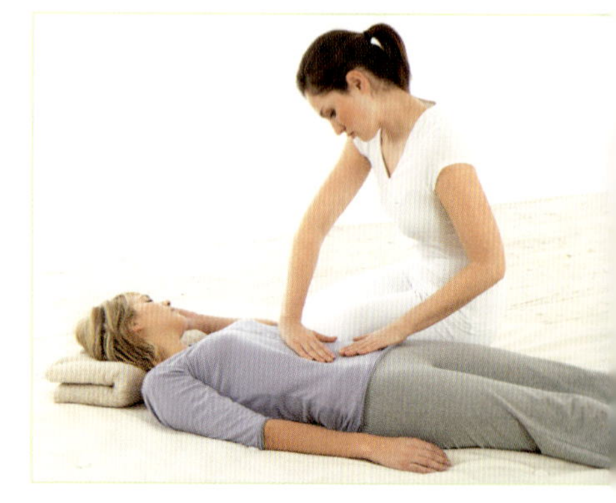

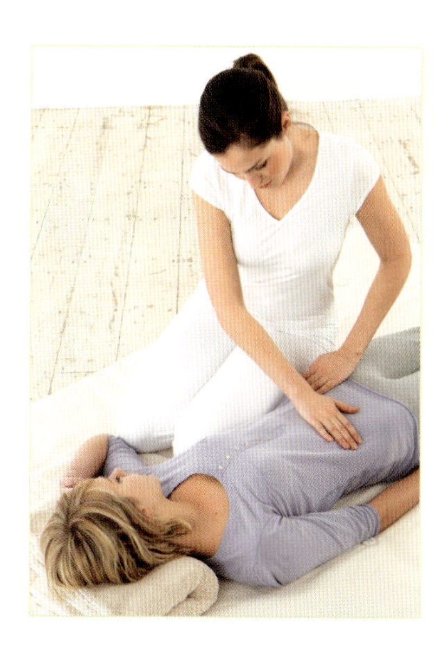

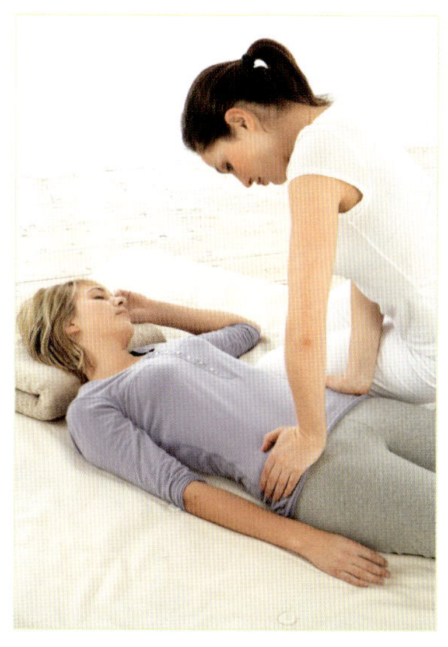

3 **Pressão com as palmas.** Faça círculos com as mãos sobre o abdome, no sentido horário, para relaxar o parceiro. Preste sempre atenção às áreas tensas. Certifique-se de que uma das mãos esteja em contato com o corpo o tempo todo, para manter a continuidade e passar segurança. Repita os movimentos várias vezes.

4 **Pressão com o tênar.** Pouse as mãos nos quadris do parceiro, com a base da palma para dentro e os dedos apontando para o chão. Muito lenta e delicadamente, coloque seu peso nas palmas, mantenha a pressão e afrouxe. O movimento deve vir do seu hara. Esse toque ajuda a relaxar e desobstruir a área pélvica, mas não se deve pressionar com muita força.

Peito

Trabalhe o peito numa postura equilibrada, para poder regular bem a pressão. Evite pressionar diretamente os seios. Daqui a sequência continua em sentido horário pelo corpo do parceiro até voltar ao peito.

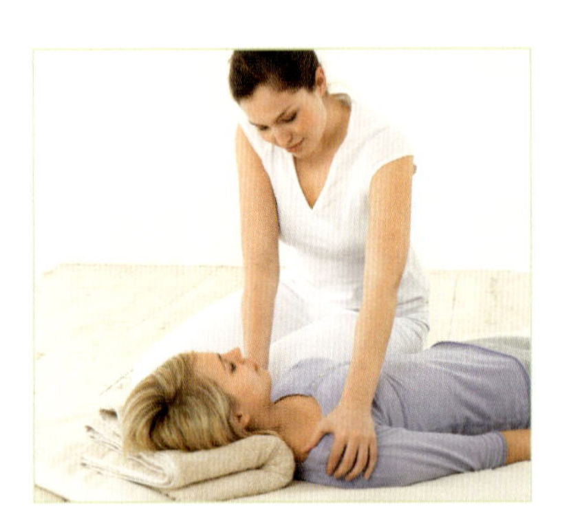

1 **Pressão com as palmas.** Incline-se sobre o parceiro, mas sem se desequilibrar. Coloque o tênar das mãos sobre a caixa torácica, logo abaixo da saliência dos ombros, com os dedos na direção dos braços. Ponha seu peso nas mãos e pressione uniformemente com as palmas. Endireite o corpo ao afrouxar para aliviar a pressão.

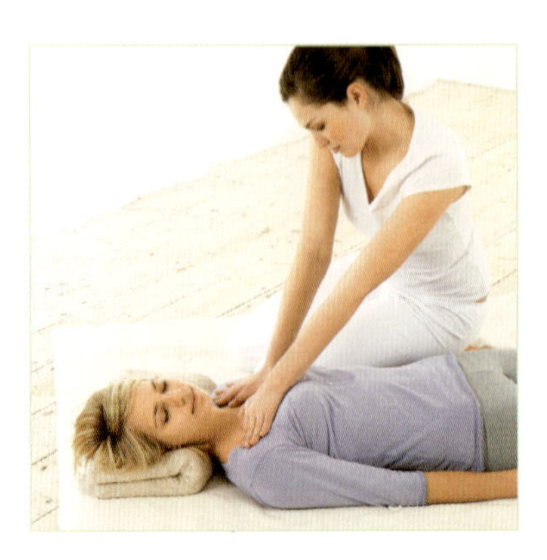

2 **Pressão com as palmas.** Desloque as mãos de modo que as palmas fiquem sobre a caixa torácica de cada lado do esterno, logo abaixo dos seios. As bases das palmas devem apontar uma para a outra, com os dedos para fora. Coloque seu peso nas mãos para obter uma pressão firme, mantenha-a por um momento e afrouxe, endireitando o corpo. Esse toque estimula o ponto P2.

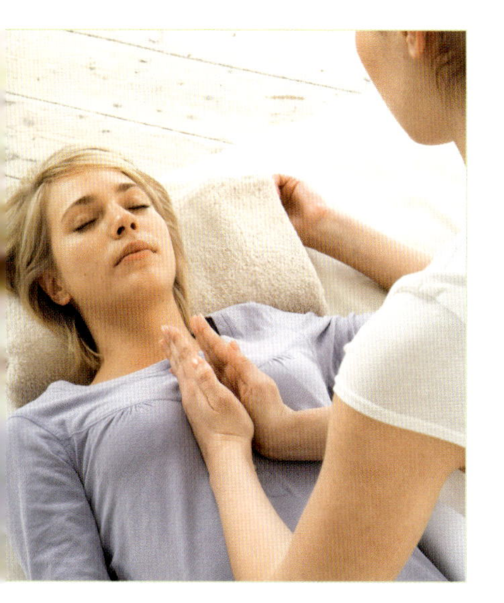

3 **Pressão com os dedos.** Pouse as mãos, com as palmas voltadas uma para a outra, logo abaixo da clavícula, cerca de 2,5 cm de cada lado do esterno. Pressione as costelas, descendo pelo centro do corpo até o diafragma. Essa é uma maneira simples de evitar pressão excessiva ou comprimir os seios.

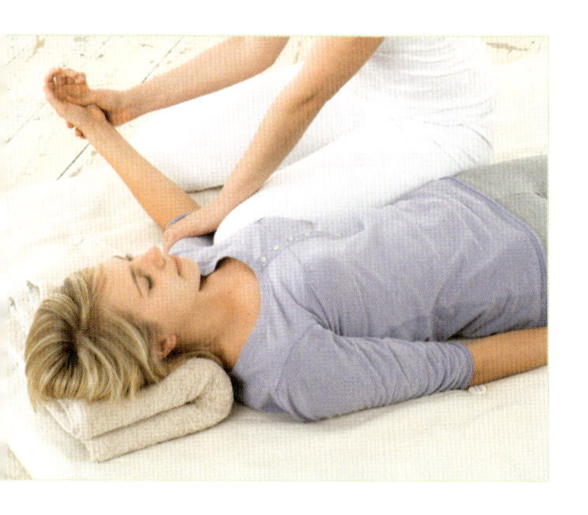

4 **Rotação passiva.** Estenda o braço do parceiro para o lado. Com uma das mãos apoiando-o pelo cotovelo, segure a mão dele com a outra e levante o antebraço. Em seguida, lentamente, gire o membro a partir do cotovelo em ambas as direções. Isso ajuda a relaxar as articulações e melhora o fluxo de energia pelos meridianos.

Braços e mãos

Comece a sequência pelo braço mais perto de você, sem esquecer o alongamento, e desça até a ponta dos dedos para uma liberação completa de energia. Daqui a sequência prossegue pelo resto do corpo de modo que você completará o trabalho no braço oposto quando chegar ao outro lado.

1 **Pressão com a palma.** Coloque-se ao lado do parceiro. Posicione o braço, com a palma para cima, em ângulo reto com o corpo. Com uma das mãos pousada no ombro para apoio, aplique pressão com a outra palma ao longo da parte interna do braço, indo do ombro ao pulso. Mantenha o equilíbrio, posicione a palma, ponha nela seu peso e em seguida afrouxe aos poucos, devagar.

2 **Pressão com o polegar.** Localize o ponto PC6, no meio do antebraço, a dois dedos e meio de distância do pulso. Fique em contato com o braço do parceiro com uma de suas mãos e pouse o polegar sobre o ponto. Pressione lenta e firmemente com a polpa do polegar e afrouxe aos poucos. Esse é um ótimo toque para aliviar o stress. Repita várias vezes.

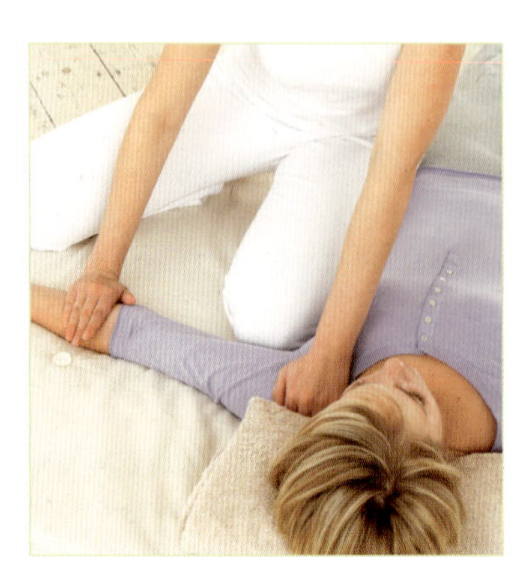

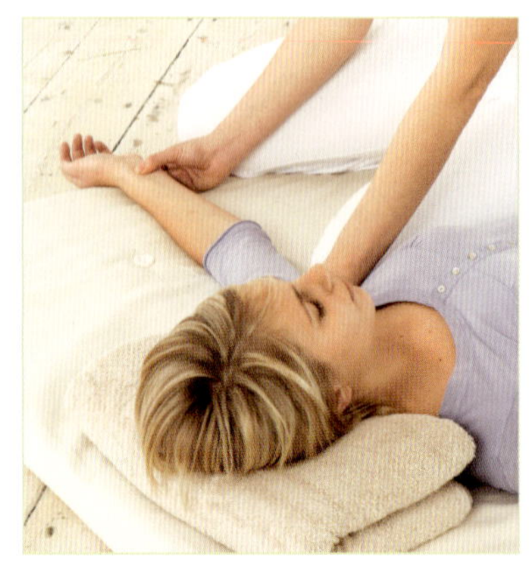

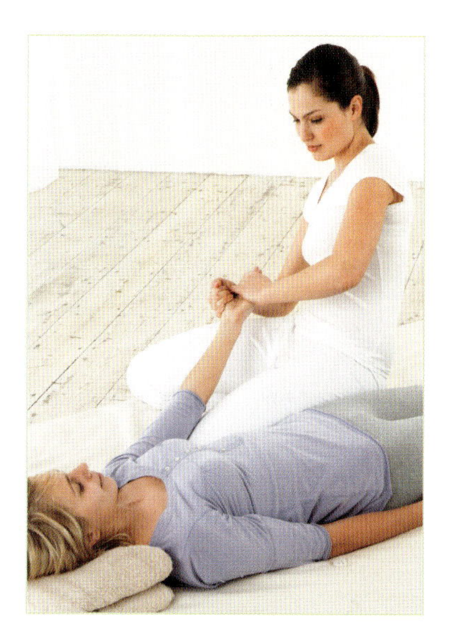

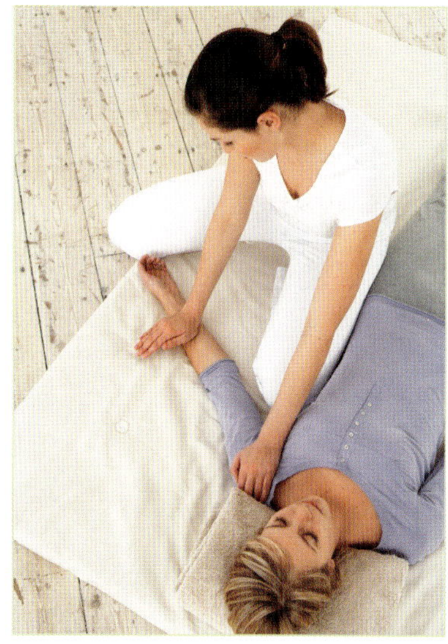

3 **Tração.** Segure firmemente a mão do parceiro, levante o braço e puxe-o em sua direção, para estirá-lo. Mantenha o equilíbrio para poder usar o peso do corpo e imagine que o movimento provém do seu *hara*. O alongamento libera as energias em torno das articulações.

4. **Pressão com o tênar.** Com uma das mãos pousadas sobre o ombro do parceiro para apoio, pressione com o tênar da outra ao longo da parte interna do braço, seguindo o meridiano do pulmão. Pouse a mão, pressione, detenha-se por um instante e afrouxe a intervalos regulares, trabalhando na direção dos dedos do parceiro. Pressione a parte de cima do polegar e esprema a ponta para um alívio final.

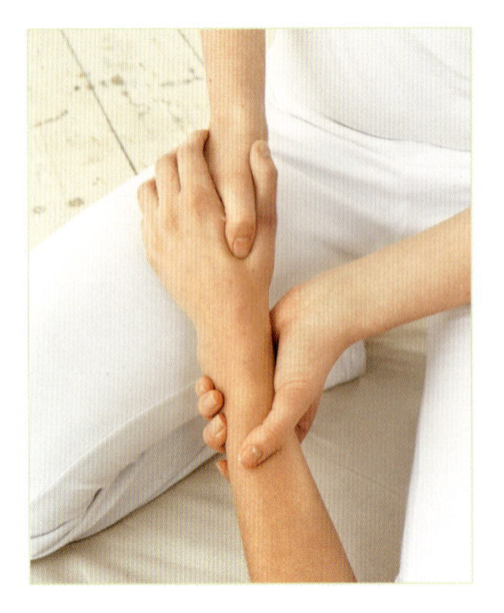

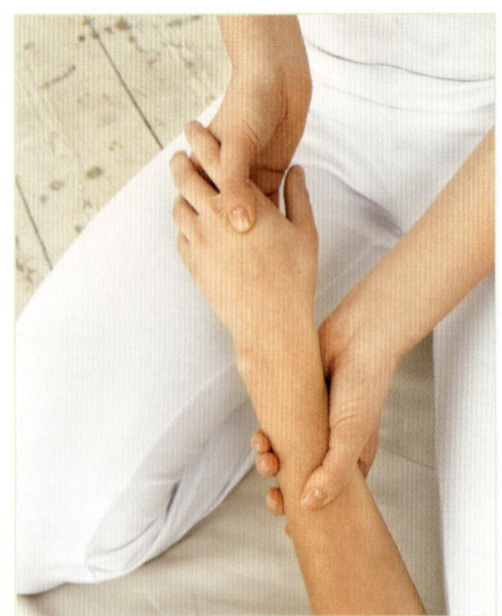

5 **Pressão com o polegar.** Localize IG4, na membrana entre o polegar e o indicador do parceiro. Posicione seu próprio polegar, faça círculos no local e pressione a membrana usando o indicador e a ponta do polegar. Pare por alguns instantes e alivie a pressão. Para um efeito mais sutil, apenas faça círculos no local com a polpa do polegar.

6 **Compressão.** Coloque o polegar e o dedo médio na membrana da mão do parceiro, entre o indicador e o polegar. Avance até onde conseguir e comprima a área entre os tendões e os ossos, na direção dos dedos. Ao mesmo tempo, faça um movimento de ziguezague entre o polegar e o dedo. Repita entre os tendões do dorso da mão.

ADVERTÊNCIA

Não trabalhe o ponto IG4 durante a gravidez.

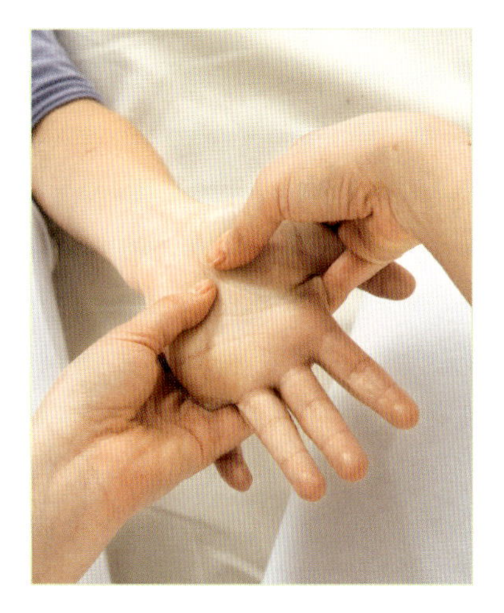

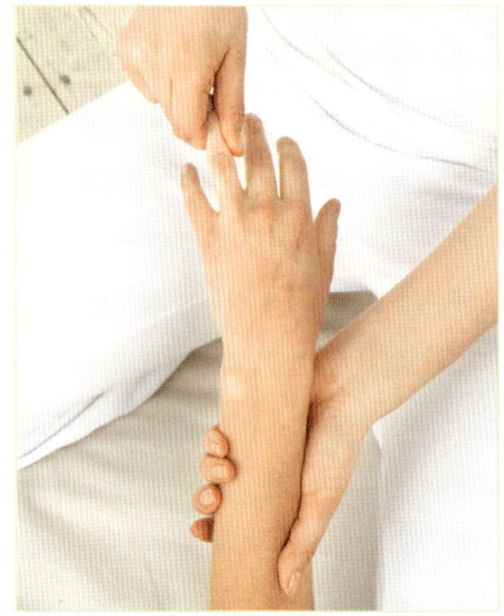

7 **Pressão com o polegar.** Volte a palma do parceiro para cima e entrelace seus dedos mínimos nos dele, por baixo. Isso estira os dedos e ajuda a aliviar a tensão da palma. Em seguida, pressione firmemente a superfície com os polegares para estimular a maior área possível da mão.

8 **Compressão.** Segure o polegar do parceiro entre o seu próprio e os dedos e comprima-o na direção da ponta. Torça-o em todo o comprimento, pressionando com firmeza, esprema o dorso da unha e puxe o polegar até provocar um estalido. Repita o movimento em cada dedo. Isso tanto pode estimular quanto liberar a energia.

Parte frontal das pernas e pés

A sequência agora é na frente do corpo, acompanhando os meridianos. Tome cuidado, ao posicionar as pernas do parceiro, para mantê-lo em sua zona de conforto. O grau de pressão deverá ser o mesmo nas duas pernas e menor nas articulações.

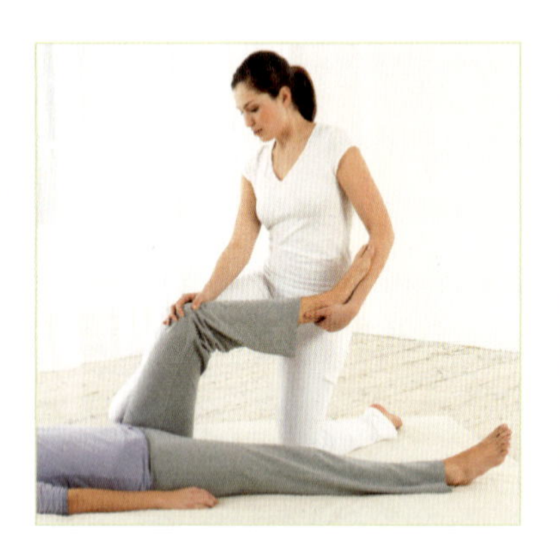

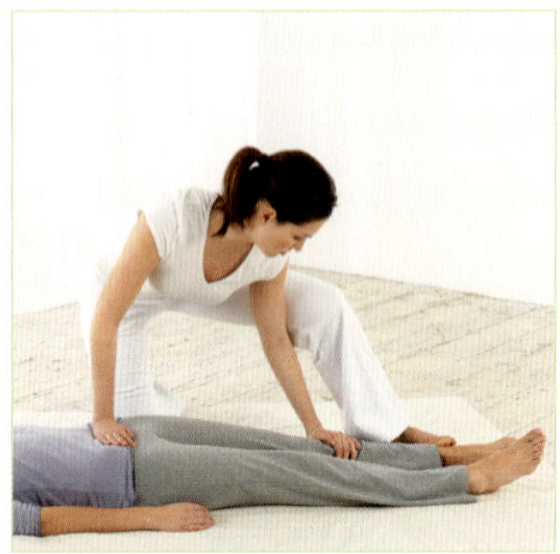

1 **Rotação passiva.** Insinue uma das mãos sob o tornozelo e a outra sob o joelho, erguendo delicadamente a perna. Usando o peso do corpo, gire a perna a partir do quadril, com sua própria perna proporcionando apoio se necessário. Gire-a várias vezes em ambas as direções para relaxar a área do quadril e em seguida, sempre com cuidado, pouse a perna no chão.

2 **Pressão com a palma.** Faça contato com uma das mãos sobre o abdome e "passeie" a outra pelo lado da coxa, em movimento descendente, até o joelho, para estimular o meridiano do estômago. Posicione-se, pressione, mantenha a pressão e afrouxe. Continue com cuidado sobre o joelho e pelo lado da perna. Tire a mão ao chegar ao tornozelo e repita várias vezes.

3 **Pressão com o polegar.** Localize o ponto E36 deslizando o polegar ao longo da linha da tíbia até chegar à curva do osso, logo abaixo do joelho. Mantenha o polegar em posição e pressione lentamente com a polpa. Pergunte ao parceiro se não está havendo incômodo, pois esse ponto costuma ser muito sensível. O E36 é um bom ponto para a tonificação do sistema digestivo.

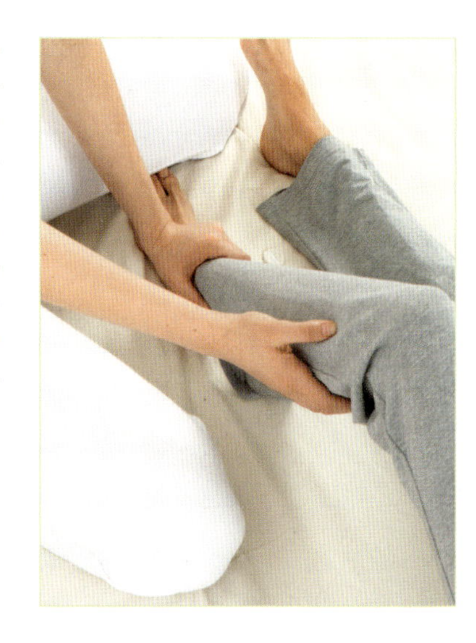

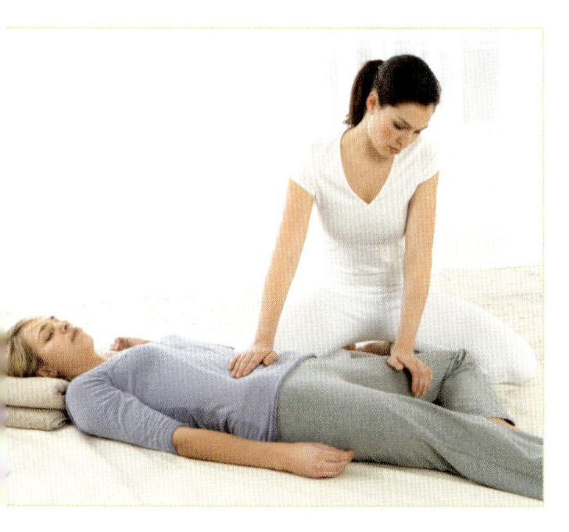

4 **Pressão com a palma.** Coloque as mãos debaixo do joelho e do pé do parceiro. Flexione a perna e puxe-a para o lado. Usando uma das mãos para manter contato com o abdome, "passeie" a palma da outra, num movimento descendente, pela parte interna da perna. Isso estimula o meridiano do fígado. Ajuste o toque à flexibilidade do parceiro e recorra a uma almofada de apoio, se necessário. Sobre o joelho, a pressão deve ser mais delicada. Repita várias vezes.

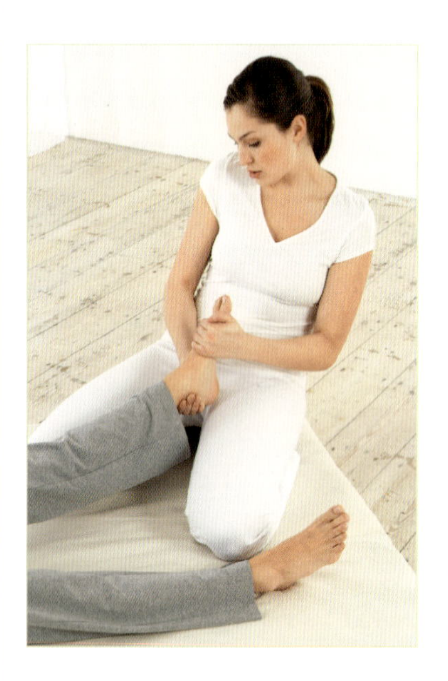

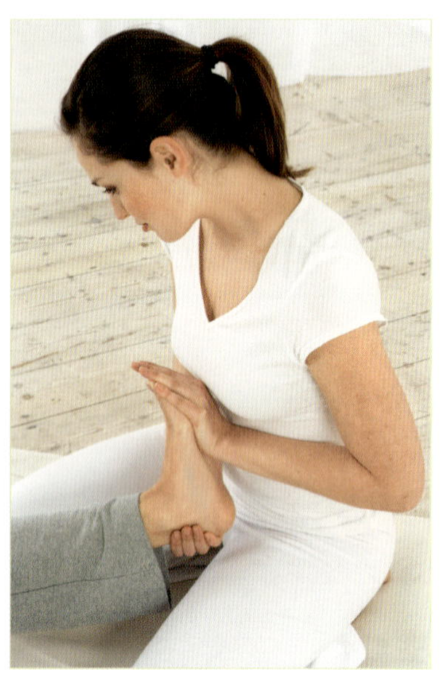

5 **Tração.** Mantendo bem seu próprio equilíbrio, envolva o calcanhar do parceiro com uma das mãos e pouse a outra no dorso do pé. Erga a perna ligeiramente e puxe-a em sua direção para estirá-la. Relaxe e repita. Isso é ótimo para liberar energia das articulações e estimular sua circulação nos pés.

6 **Pressão com a palma.** Envolvendo o tornozelo com uma das mãos para apoio, coloque a palma da outra sobre a parte protuberante da sola. Empurre o pé contra o corpo do parceiro, para aliviar a articulação do quadril. O alcance do movimento dependerá da flexibilidade do parceiro, mas mesmo assim repita várias vezes, empurrando de cada vez um pouco mais.

7 **Empurrão.** Ereto, com os pés na distância dos ombros, joelhos flexionados para assegurar um melhor equilíbrio, levante as pernas do parceiro ao mesmo tempo e pouse a sola dos pés em suas próprias coxas. Incline-se para a frente e empurre as pernas do parceiro como se quisesse afastá-las de si. Aproveitando o peso dele, esse movimento ajuda a relaxar e equilibrar o corpo.

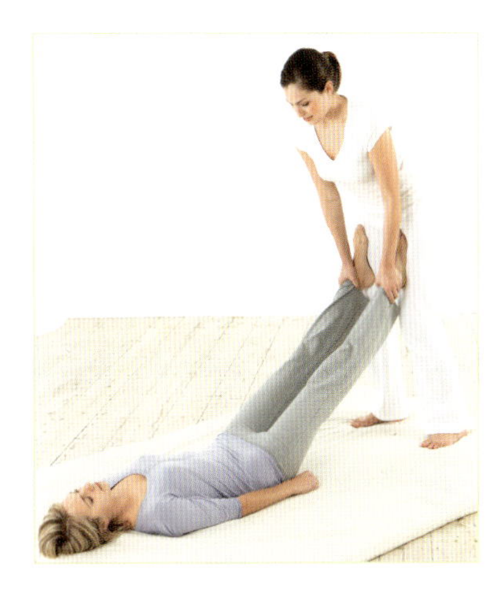

8 **Rotação passiva.** Ainda na posição anterior, incline-se mais para a frente, pouse as mãos logo abaixo dos joelhos do parceiro e dobre-lhe as pernas contra o peito, usando o peso do seu corpo para aumentar o alongamento. Poderá então girar as pernas ao mesmo tempo, em ambas as direções, para relaxar a parte inferior das costas. Baixe as pernas cuidadosamente e repita a sequência.

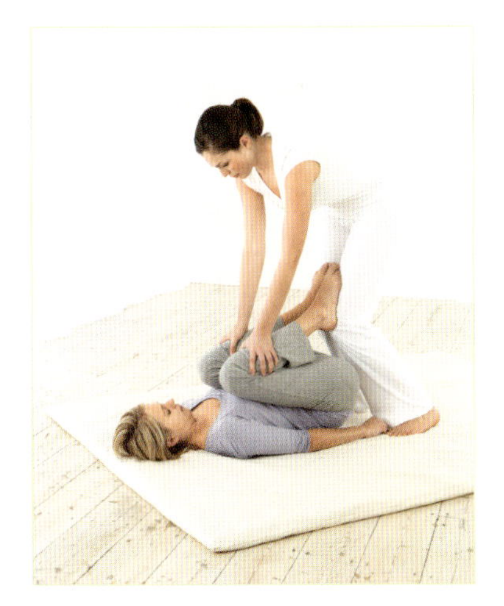

Pescoço e couro cabeludo

Antes de iniciar o trabalho no pescoço e no couro cabeludo, você precisará completar a sequência de shiatsu no outro braço do parceiro. Com o corpo agora relaxado, ele achará a massagem no pescoço mais fácil. Inspire-lhe ainda mais confiança embalando-lhe suavemente a cabeça. Isso o ajudará a soltar-se.

1. **Tração.** Após completar a sequência do braço (pp. 224-27), posicione-se junto à cabeça do parceiro. Incline-se para a frente, segure-lhe os braços pelos pulsos e dobre-se para trás usando o peso do seu próprio corpo para estirar os braços e o torso do parceiro. Fique nessa posição por vários minutos, perguntando ao parceiro se está tudo bem, e afrouxe lentamente, repondo os braços no chão.

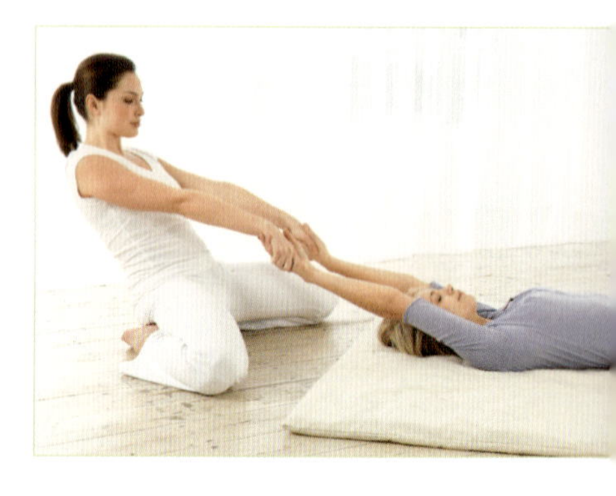

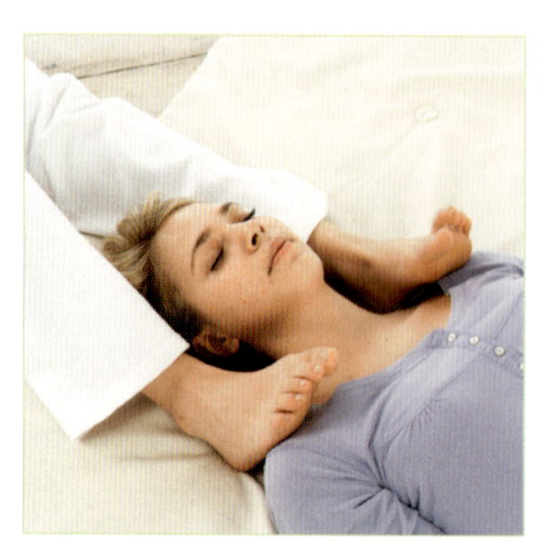

2. **Pressão com os pés.** Sente-se por trás do parceiro, joelhos ligeiramente dobrados, e pouse-lhe a sola dos pés nos ombros. Coloque suas próprias mãos no chão, à frente, para firmar-se e empurre os ombros do parceiro para longe de você, um de cada vez. Repita suavemente várias vezes para relaxar os ombros e a coluna. O parceiro deve estar descontraído para que o corpo se balance com o movimento.

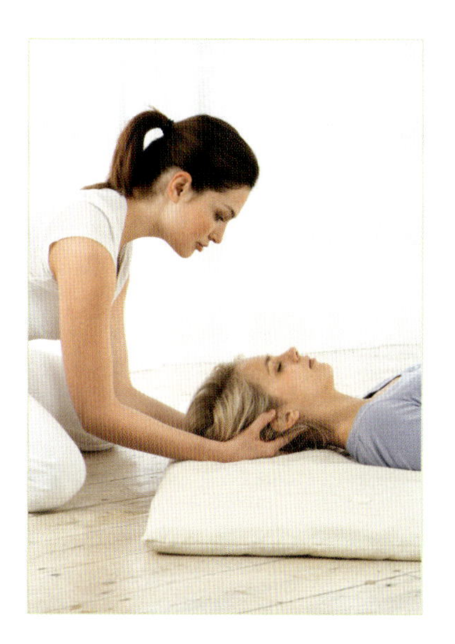

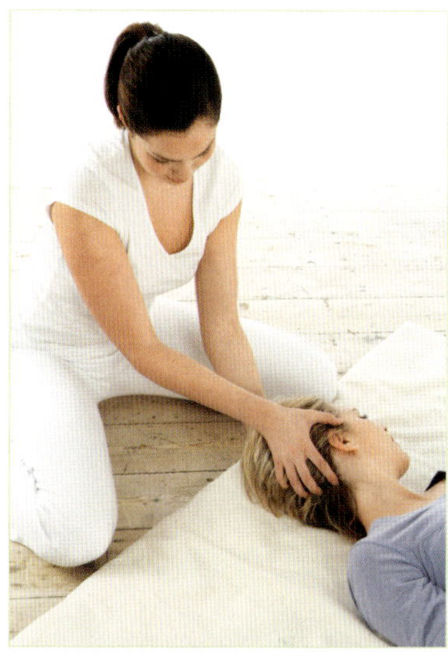

3. **Tração.** Coloque as mãos sob o pescoço do parceiro, na base do crânio, de modo a envolver-lhe a cabeça. Levante-a ligeiramente e puxe-a em sua direção, sentando-se sobre os calcanhares enquanto isso. Se ficar com os braços estendidos, terá mais equilíbrio. Baixe a cabeça devagar.

4. **Balanço.** Envolvendo a base do crânio do parceiro com as mãos, vire-lhe devagar a cabeça de um lado para o outro. Isso relaxa os músculos do pescoço. Comece lentamente e, quando o parceiro estiver bem descontraído, você poderá imprimir um leve movimento de balanço. Estimule o parceiro a relaxar para que os movimentos sejam executados sem resistência nem ajuda.

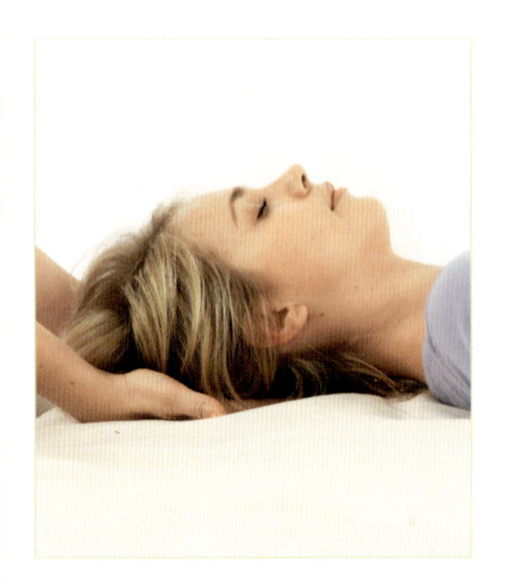

5. **Pressão com o dedo.** Usando a ponta do dedo médio como guia, deslize-o pela coluna num movimento ascendente até encontrar a depressão logo abaixo da base do crânio. Uma vez em posição, pressione levemente na direção do ponto VG15 com a polpa do dedo, detenha-se um momento e afrouxe. Isso é muito bom para acalmar o parceiro.

6. **Pressão com o polegar.** Envolva a cabeça do parceiro com as mãos, polegares juntos na risca do cabelo. Aplique pressão com a polpa de ambos, simultaneamente, recuando para uma linha central no couro cabeludo. Siga o ritmo da localização, toque, sustentação e afrouxamento para que os movimentos e a pressão sejam uniformes e suaves.

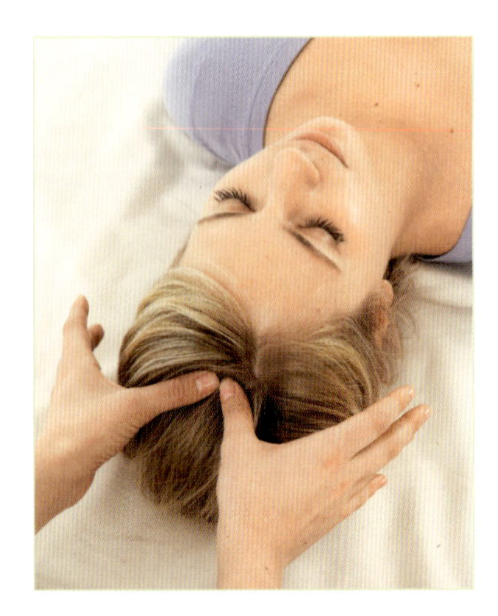

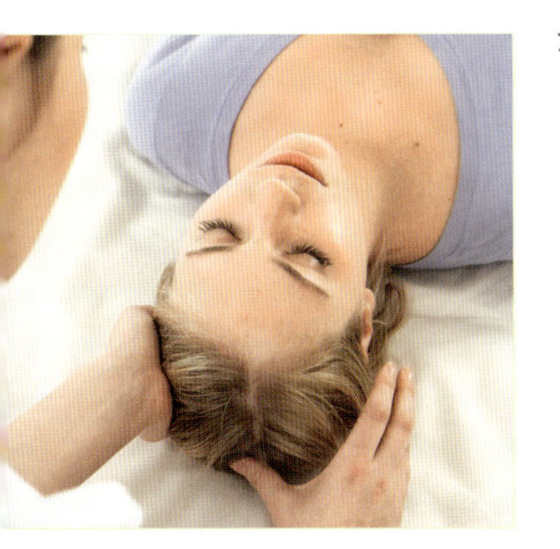

7. **Pressão com o polegar.** Quando você alcançar o ponto médio de uma linha entre as orelhas, encontrará uma ligeira depressão no couro cabeludo. É o ponto Du (VG) 20, que deverá ser pressionado levemente com a polpa do polegar. Faça pequenos círculos no local. Isso reanima a pessoa e, em geral, alivia a tensão.

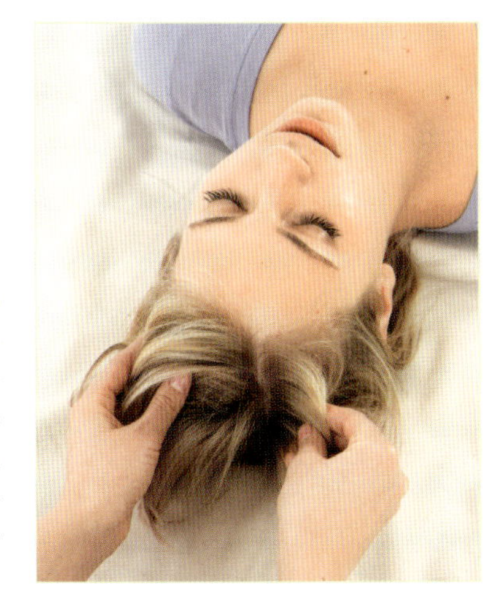

8. **Percussão.** Para estimular o couro cabeludo, pressione a área com os polegares e dedos das mãos; em seguida, retire-os num movimento súbito, como se dessem um salto. Use a polpa dos dedos, em movimentos rápidos e leves. Termine puxando suavemente os cabelos.

Rosto

A massagem no rosto deve ser precisa, tanto para proporcionar bem-estar quanto para promover a estimulação efetiva dos pontos. É uma ótima maneira de concluir a massagem, pois se trata de um toque ao mesmo tempo relaxante e energizante. O toque final, para repouso, gera equilíbrio e harmonia.

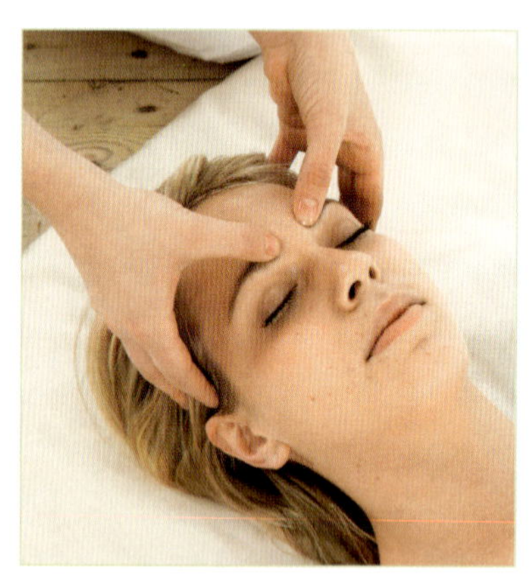

1 **Pressão com os polegares.** Pouse os polegares nas sobrancelhas do parceiro, bem ao lado da ponte do nariz. Localize o ponto B2 nas leves depressões do osso. Pressione-as com os lados das pontas dos polegares, pois é necessário trabalhar com precisão esse ponto. Mantenha a pressão por alguns instantes e afrouxe. Pressione delicadamente porque essa área costuma ser muito frágil.

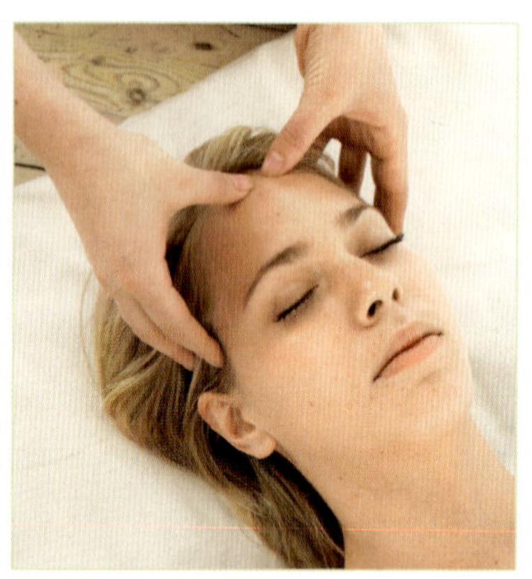

2 **Pressão com os polegares.** Pressione com a polpa dos polegares o trajeto que sobe do meio das sobrancelhas para a linha do cabelo. O movimento deve ser lento, firme e relaxante, acompanhando o meridiano da bexiga. Repita várias vezes.

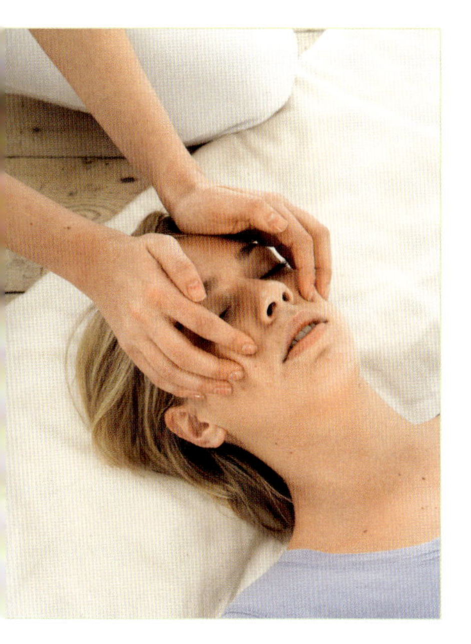

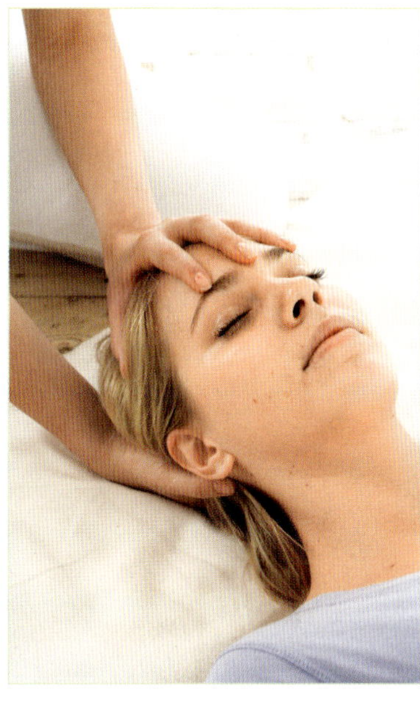

3 **Pressão com os dedos.** Pressione com a ponta dos dedos uma linha abaixo das maçãs do rosto, deslocando-se na direção do ângulo das mandíbulas. Pressione bem junto do osso e ligeiramente para cima, de maneira uniforme e delicada.

4 **Descanso.** Envolva a base do crânio do parceiro com uma das mãos e coloque a outra sobre a fronte. Puxe levemente a cabeça em sua direção para alinhá-la e a seguir descanse. Esvazie a mente de quaisquer pensamentos e respire devagar. Isso propicia um momento de tranquilidade antes do final da massagem e informa ao parceiro que a sequência está completa.

Shiatsu rápido

Esta é uma versão abreviada da massagem shiatsu, mas que nem por isso deixa de conter os passos principais. Execute cada um deles com igual atenção e concentração, para melhores resultados. Durante o trabalho, reduza ao mínimo as mudanças de posição do corpo.

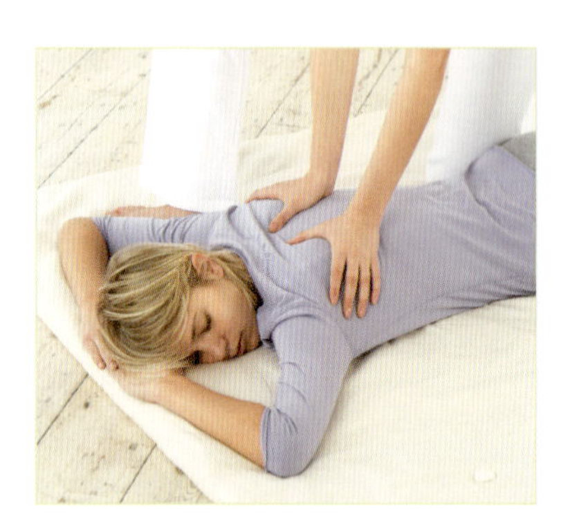

1 **Pressão com as palmas nas costas.** Pouse o tênar das mãos entre as escápulas do parceiro, de cada lado da coluna, com os dedos apontando para os lados do corpo. Incline-se sobre as mãos para pressionar os músculos e estimular o meridiano da bexiga. Desça em ritmo uniforme para a parte inferior das costas.

2 **Pressão com o cotovelo nos quadris.** Coloque o cotovelo na nádega e localize o ponto VB30, a dois terços da linha transversal e a um terço da linha descendente. Calque com força razoável esse ponto e a área em volta do quadril. Repita do outro lado ou, se tiver segurança, pressione os cotovelos nas nádegas ao mesmo tempo.

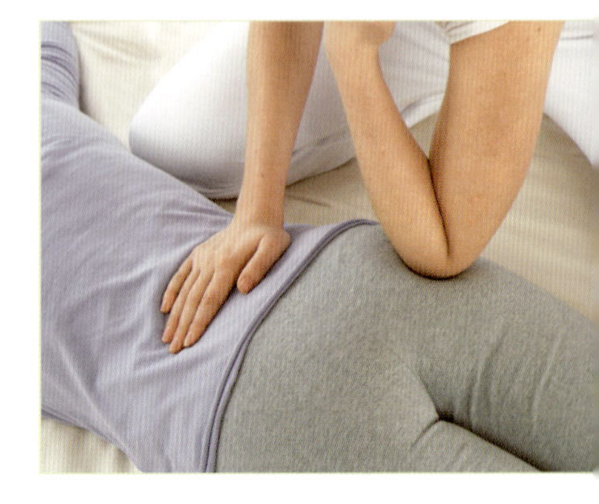

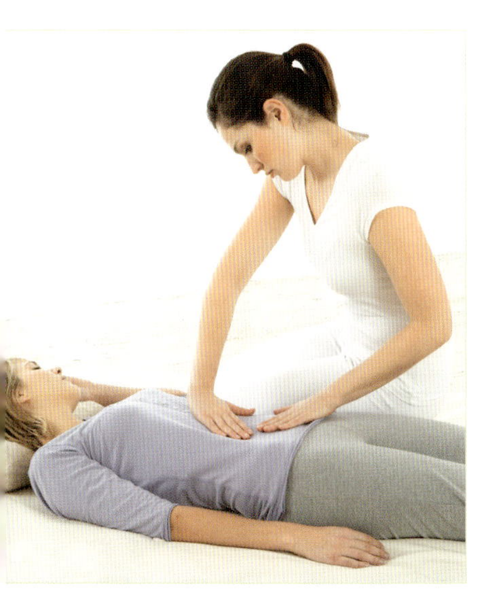

3 **Pressão com a palma no abdome.** Pouse uma das mãos no corpo do parceiro para apoio e, com a outra, pressione em volta do umbigo, em sentido horário. Mantenha a mão espalmada e procure detectar áreas tensas. Esse movimento, se executado de maneira regular e descontraída, alivia a tensão, o que por sua vez proporciona uma respiração mais profunda e plena.

4 **Tração no pescoço.** Sente-se junto à cabeça do parceiro. Ponha as mãos sob o pescoço, envolvendo com elas a base do crânio. Assegure-se de que o parceiro esteja relaxado antes de você se inclinar para trás com todo o peso do corpo, puxando a cabeça levemente em sua direção para promover o alongamento. Em seguida, sempre com as mãos na nuca do parceiro, baixe-lhe a cabeça.

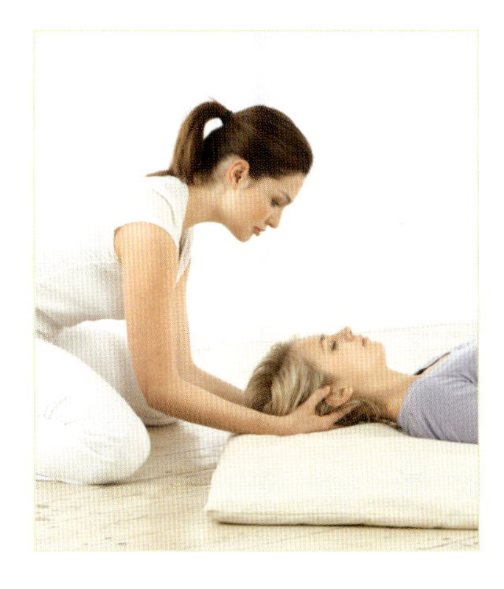

Automassagem

Nesta sequência, as técnicas aplicadas ao parceiro serão usadas em você mesmo. Poderá fazer a automassagem sentado no chão ou numa cadeira, se achar mais confortável. Reserve alguns minutos para concentrar-se bem em seu corpo e mente.

1 **Percussão na parte superior das costas.** Feche um dos punhos sem muita força e golpeie para cima e para baixo os músculos do ombro oposto. Trabalhe do pescoço na direção do braço e volte, várias vezes. Os movimentos devem ser estimulantes e concentrar-se nos músculos, evitando os ossos. Isso ativará os meridianos da bexiga e da vesícula biliar. Repita no outro ombro.

2 **Pressão com os dedos na nuca.** Localize o ponto VG 15 no centro da nuca, logo abaixo da base do crânio. Pressione com os dedos para cima e para baixo. Mantenha a pressão por alguns instantes. Você saberá que encontrou o ponto certo ao sentir a energia irradiar-se, provocando uma reação física característica. Esse toque é ótimo para relaxar.

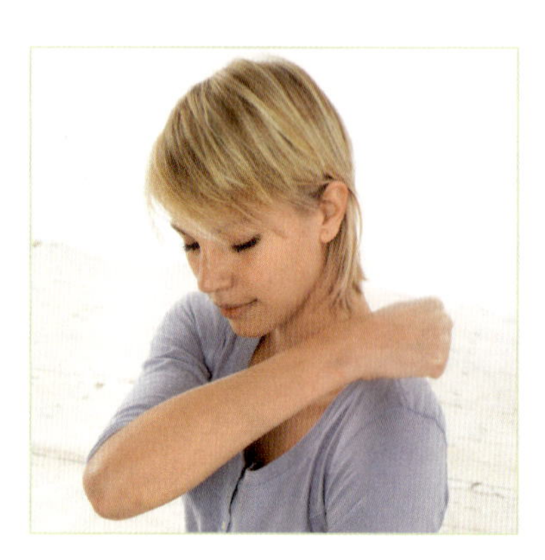

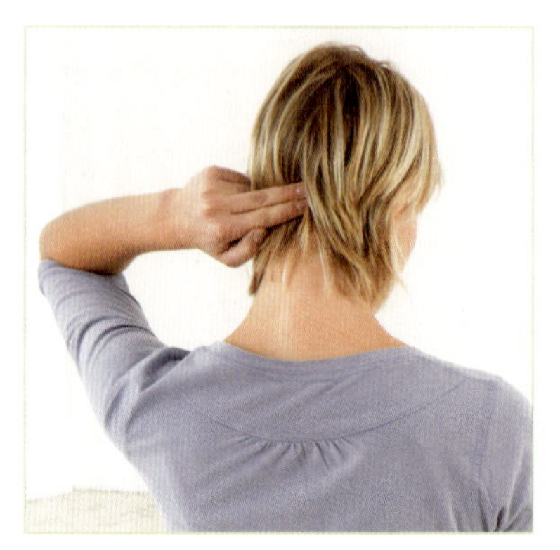

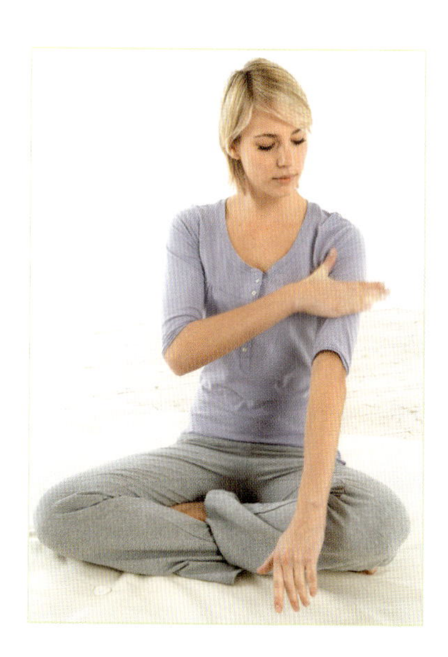

3 **Fricção nos braços.** Com a palma de uma das mãos, esfregue vigorosamente a parte externa do outro braço do pulso ao ombro, seguindo vários trajetos. Friccione em seguida a parte interna, para estimular a circulação. Excelente para quem tem mãos frias. Repita no outro braço.

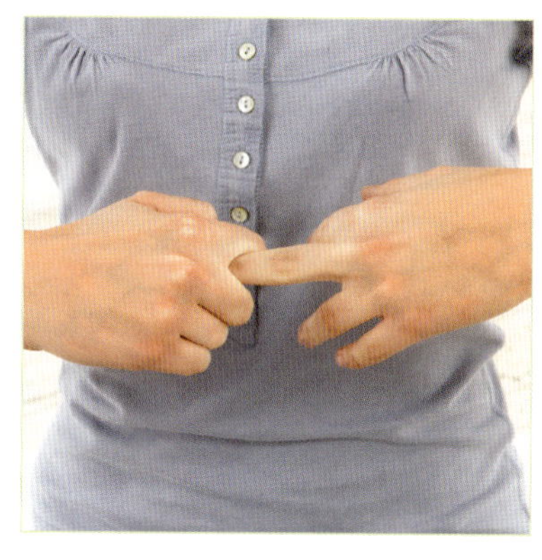

4 **Alongamento dos dedos.** Segure os dedos de uma das mãos com o indicador e o médio da outra, encurvados. Desse modo conseguirá agarrar, espremer e puxar cada dedo e o polegar. Comece na base do dedo e puxe firmemente na direção da ponta. Isso libera a energia por toda a mão. Repita na outra.

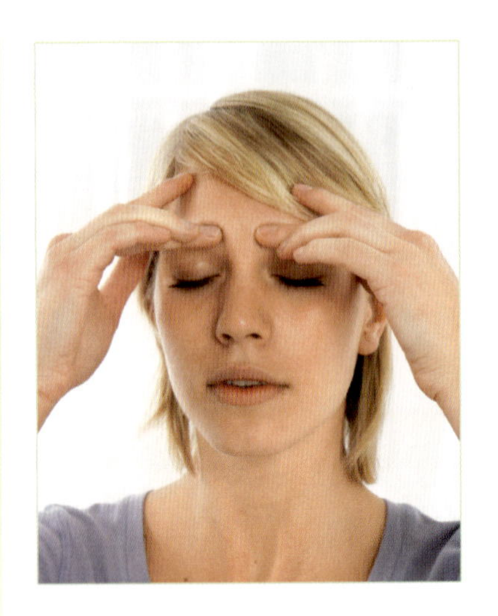

5 **Pressão com os dedos no rosto.** Pouse os dedos médios entre as sobrancelhas, onde encontrará uma leve depressão óssea. Pressione diretamente essa área com a ponta dos dedos (o local costuma ser muito sensível). Trata-se do ponto B2 e trabalhá-lo ajuda bastante a aliviar dores de cabeça provocadas por sinusite. Mantenha a pressão por alguns instantes e afrouxe.

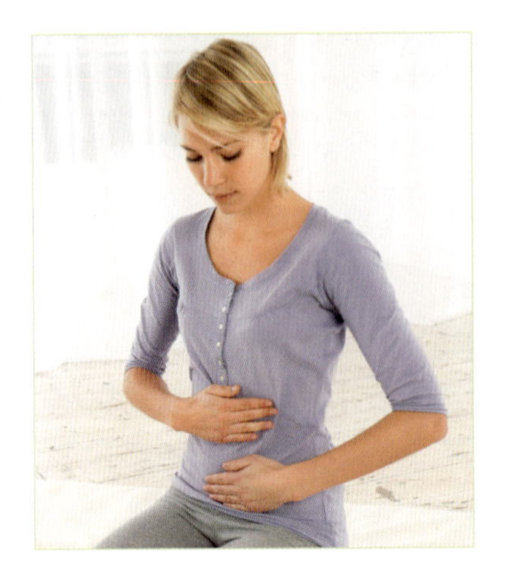

6 **Pressão com as palmas no abdome.** Respire calmamente, concentre-se e coloque as mãos sobre o abdome. Faça círculos suaves em sentido horário, em volta do umbigo, parando a intervalos para pressionar o abdome com as palmas. Isso ajuda a estimular os intestinos. Repita várias vezes, devagar.

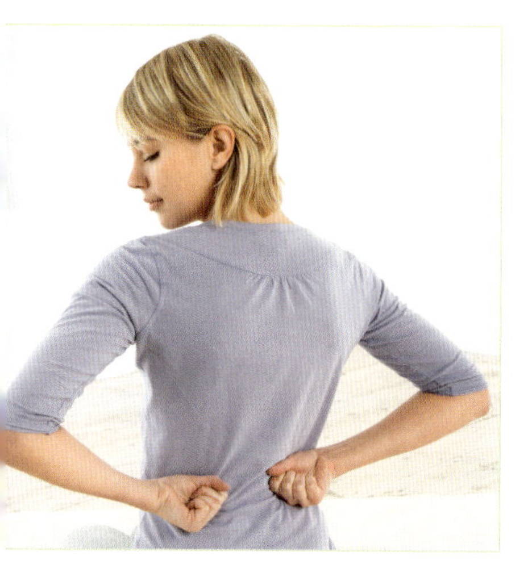

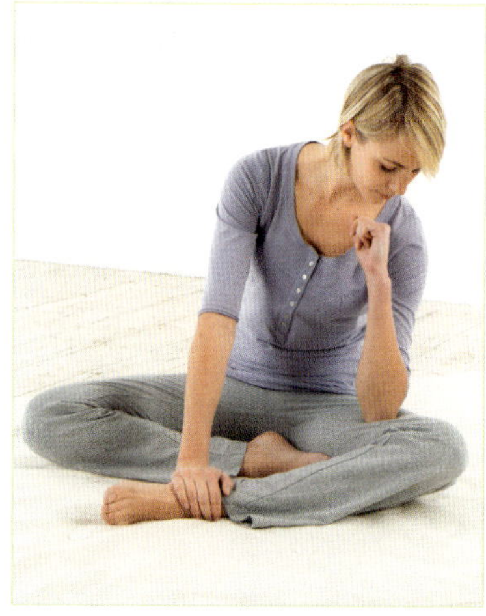

7 **Pressão com os nós dos dedos nas costas.** Feche as mãos em punhos não muito contraídos e procure alcançar as costas. Coloque-as sobre os feixes musculares de cada lado da coluna, em linha com os rins. Devagar, faça círculos com os nós dos dedos sobre os músculos, na direção da coluna. Esse toque estimula os rins enquanto relaxa a parte inferior das costas.

8 **Pressão com o cotovelo nas pernas.** Sentado de pernas cruzadas no chão, pressione com o cotovelo a parte interna da coxa em intervalos regulares, para estimular os meridianos do fígado e do baço. A curvatura da perna expõe esses meridianos e você poderá executar o mesmo movimento sentado numa cadeira. Pressione e afrouxe, num ritmo uniforme, ambas as coxas.

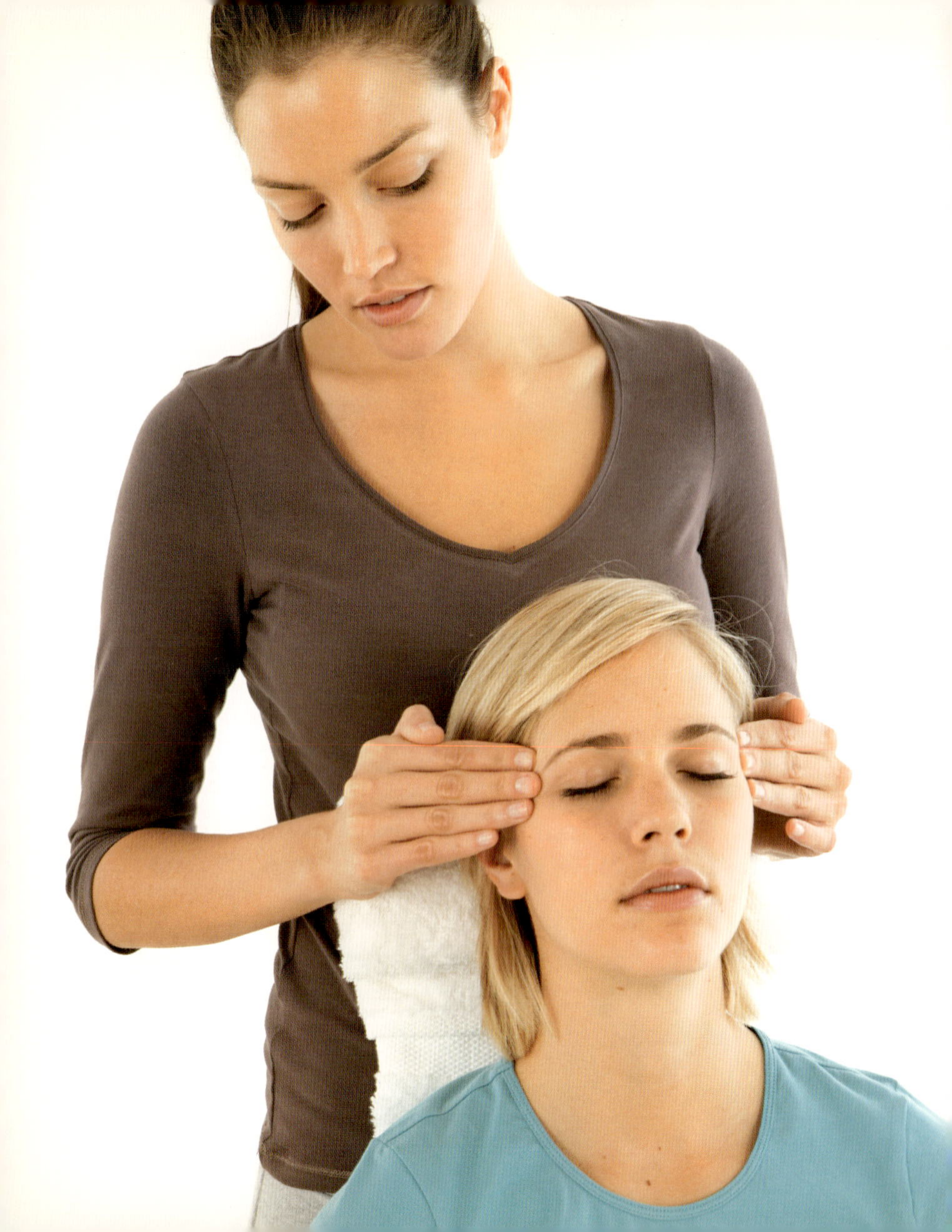

Massagem indiana na cabeça

A massagem indiana na cabeça é um tratamento de energização da parte superior do corpo. Embora se usem técnicas estimulantes, elas precisam ser executadas com sensibilidade no pescoço e na cabeça. A massagem relaxa os músculos graças a um número de rápidos movimentos de percussão e termina pelo estímulo do couro cabeludo, com a opção de usar óleos nutritivos no cabelo. O massagista deve assumir uma postura equilibrada e procurar manter a coluna reta. A troca de energia entre os dois participantes é vital para essa forma de massagem.

Princípios

O termo "Ayurveda" vem da palavra sânscrita que significa "ciência da vida", sendo o complexo sistema antigo de filosofia e medicina no qual a massagem indiana da cabeça tem suas raízes. Segundo o Ayurveda, o equilíbrio e a moderação são essenciais para a saúde, estando o corpo e a mente inextricavelmente ligados.

Segundo o pensamento ayurvédico, o universo é constituído de cinco elementos – éter, ar, terra, fogo e água –, sendo o ser humano uma mistura desses elementos.

Os *doshas*

Acredita-se, além disso, que existam na matéria três *doshas* ou energias: *vata*, *pitta* e *kapha*. A maioria das pessoas tem um *dosha* dominante, e um tratamento ayurvédico deverá levar isso em consideração. *Vata* é a energia do ar e as pessoas desse tipo costumam ser magras, irrequietas, ansiosas e criativas, tendo a pele seca. *Pitta* é uma mistura das energias do fogo e da água: esses tipos são ativos, decididos, com bom apetite, cabelos finos e pele macia, além de transpirar com facilidade. *Kapha* mistura as energias da água e da terra; esses tipos tendem a apresentar excesso de peso, movimentos lentos, sono profundo, cabelos grossos e pele oleosa.

Os *chakras*

A energia vital que percorre o corpo é chamada de *prana*. Há sete principais círculos energéticos ou *chakras*, localizados ao longo da coluna, pelos quais flui o *prana*. Esses *chakras* geram energia que é transmitida a centros menores no corpo. Os seis primeiros *chakras* localizam-se nas áreas dos genitais, sacro, plexo solar, coração, pescoço e testa; o sétimo, no alto da cabeça. Quando a energia que flui pelos *chakras* é bloqueada, ocorrem distúrbios físicos ou mentais. A massagem ayurvédica estimula o fluxo energético e, em consequência, promove a boa saúde.

Os **sete *chakras*** localizam-se em diversos pontos ao longo da coluna. A energia deve fluir livremente por esses pontos para manter a saúde da mente, corpo e espírito.

Coroa
(Sahasrara)
Testa
(Anja)
Garganta
(Vishuddha)
Coração
(Anahata)
Plexus solar
(Manipura)
Sacro
(Svadisthana)
Base
(Muladhara)

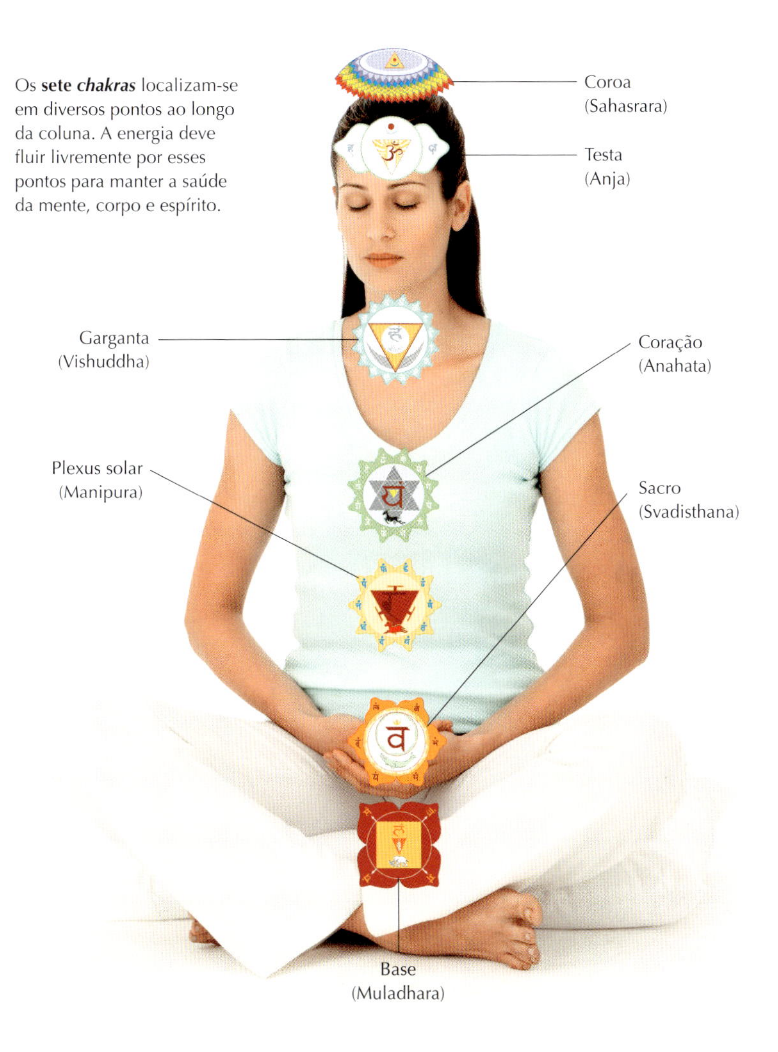

Pontos *marma*

Os chakras, ao que se crê, correspondem aos marma, aos quais transmitem energia vital ou prana. Há três centros marma principais, localizados na cabeça, coração e bexiga, importantíssimos para nossa saúde e sobrevivência. A força vital do corpo pode ser influenciada pela massagem dos pontos marma.

Os *marma* são pontos de energia distribuídos pelo corpo (existem 107 deles, inclusive as cinco regiões do crânio). Eles contribuem para nossa saúde estimulando a função orgânica e preservando o equilíbrio. Os pontos *marma* são áreas de concentração de energia, ditas secretas ou ocultas, e proporcionam um vínculo entre nossas energias físicas e sutis. Localizam-se sobretudo nos pontos de encontro entre os sistemas orgânicos e em áreas como artérias, veias, tendões e articulações. Cada ponto corresponde a um determinado *dosha* (ver pp. 246-47) e a um sintoma físico relacionado. Quando esses pontos ficam bloqueados, ficamos doentes.

O livre fluxo de energia pelos *chakras* pode ser facilitado por uma massagem suave dos pontos *marma* – a chamada marmapuntura, muito semelhante à acupuntura. A massagem desobstrui a energia, ajuda a eliminar a doença e devolve a saúde ao corpo. A massagem *marma* emprega toda uma variedade de óleos que apresentam diferentes qualidades: podem acalmar, refrescar ou aquecer e relacionam-se aos três *doshas* (ver pp. 246-47). O óleo a ser usado dependerá do tipo de *dosha* do receptor e do desequilíbrio que estiver sendo combatido. O profissional habilidoso também pode usar às vezes óleos essenciais nos pontos.

A massagem indiana na cabeça estimula os pontos *marma* do tronco, rosto e cabeça, ao mesmo tempo que ajuda a equilibrar a energia nos *chakras* superiores.

Os pontos *marma*

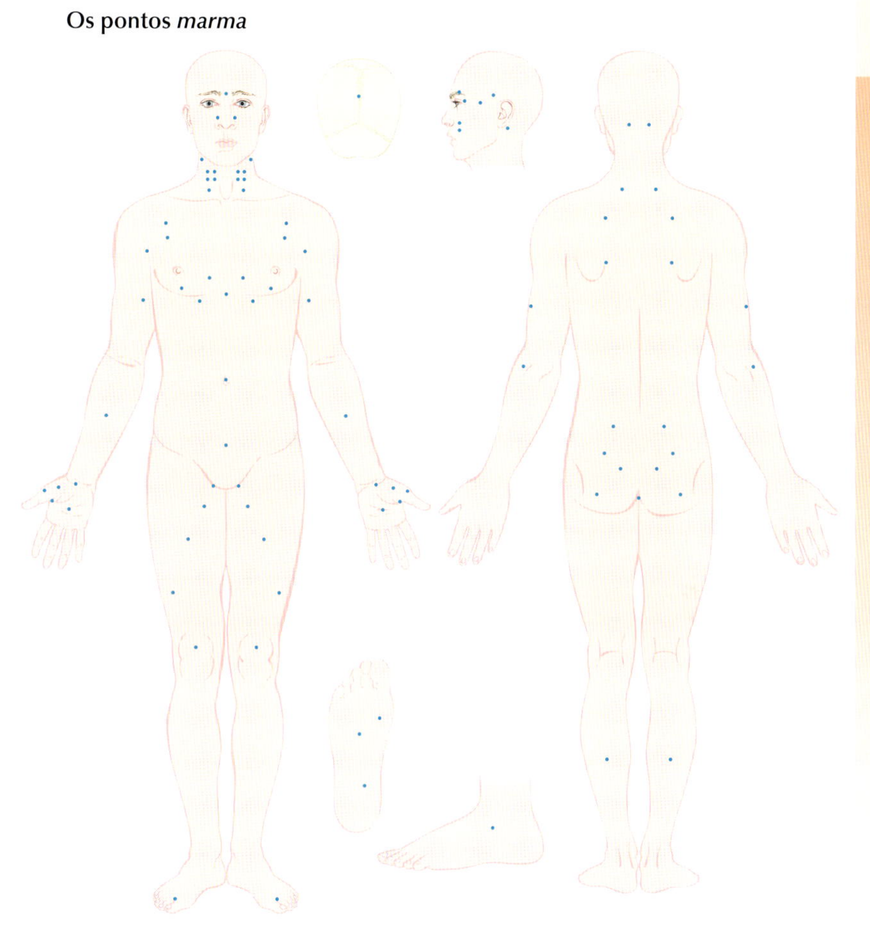

Aplicação

A massagem indiana na cabeça é feita com a pessoa sentada e vestida. Primeiro, relaxa-se a parte superior das costas – onde a maioria de nós acumula muita tensão – antes de trabalhar o pescoço e a cabeça. Os movimentos devem ser rápidos e vigorosos para estimular o sistema nervoso, além dos pontos e canais de energia.

A massagem indiana na cabeça é também conhecida como *champissage*, palavra da qual derivou "xampu". Tem sido praticada em famílias asiáticas por mais de mil anos, fazendo parte de um ritual de beleza e elegância. Ela ajuda a relaxar os músculos, melhora a circulação (sobretudo no couro cabeludo, onde costuma promover o crescimento saudável dos cabelos) e acelera o fluxo da linfa. Alivia bastante as cefaleias provocadas por preocupações, os problemas de sinusite, as dores nos olhos e mesmo os incômodos de mandíbula devidos à tensão. A massagem trabalha os três *chakras* superiores, suscitando a calma e o relaxamento mental. Óleos podem ou não ser usados no couro cabeludo e permanecer ali por várias horas, mas devem-se aplicá-los apenas na última fase da massagem. O paciente se manterá com as costas eretas, mas numa postura descontraída, sendo ideal um banco com encosto baixo.

PONTOS DE ENFOQUE

Técnicas: os toques principais são percussão, rotação, fricção, pressão com os dedos e esfregadura.

Movimentos: vigorosos e tonificantes, mas sensíveis à energia, numa postura equilibrada e com uso do peso do corpo.

Equipamento: você precisará de uma cadeira de encosto baixo; uma pequena almofada ou toalha para apoio; e um pouco de óleo para o cabelo, caso queira usá-lo.

Informação: descubra primeiro se não há problemas de saúde (em especial no pescoço) e peça dados ao paciente, pois as técnicas exigem certo grau de força.

Tempo: a massagem indiana na cabeça deve levar mais ou menos 30 minutos.

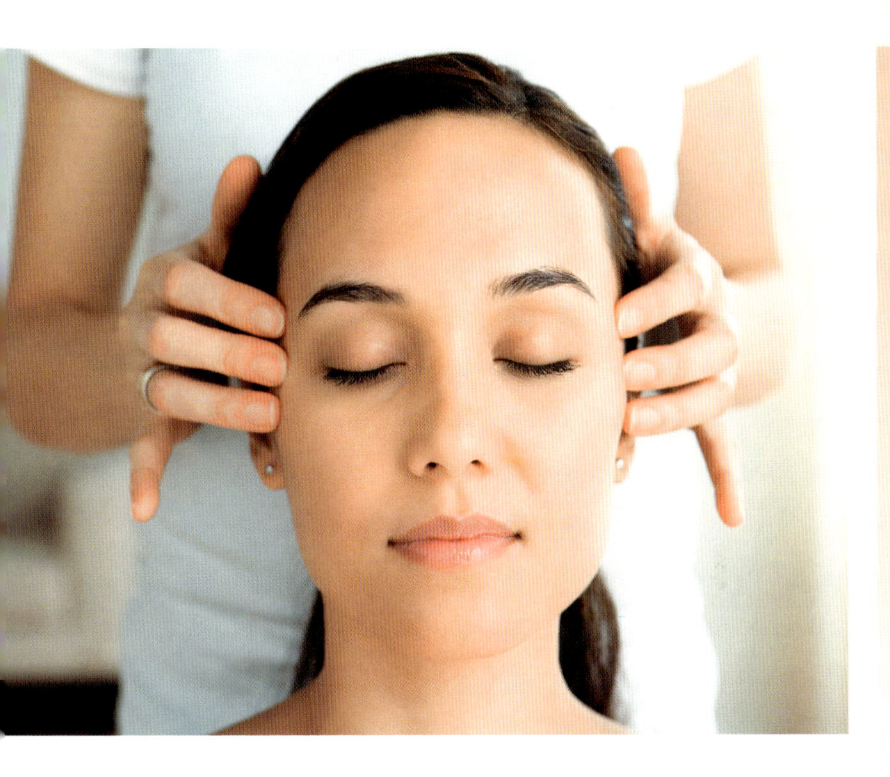

A tradicional massagem indiana na cabeça energiza a parte superior do corpo, alivia a tensão e ajuda a manter o coração saudável.

O bom da massagem indiana na cabeça é que ela pode ser feita em praticamente qualquer lugar, levando cerca de dois terços do tempo que se gasta com um trabalho no corpo todo. Embora estimulante, seu efeito é uma sensação de completo bem-estar, equilíbrio e serenidade. Mas tome cuidado se houver problemas no pescoço (em caso de dúvida, consulte um especialista).

A parte superior das costas

A massagem começa na parte superior das costas e vai aos poucos descontraindo o corpo, à medida que você avança no rumo da cabeça. Atente bem para sua própria postura e execute movimentos rápidos, dinâmicos. Quando as costas estiverem relaxadas, você terá feito metade do trabalho!

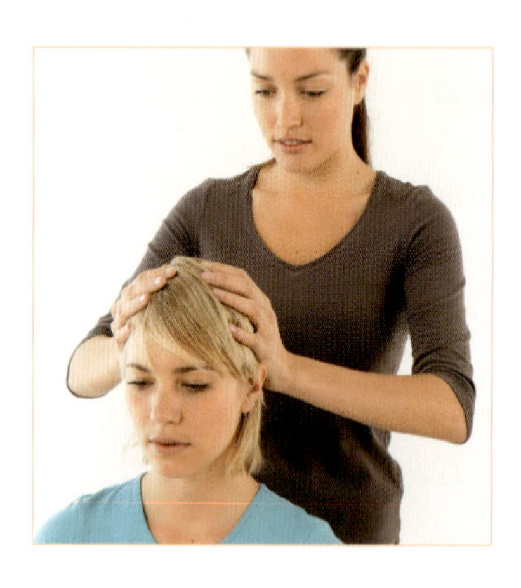

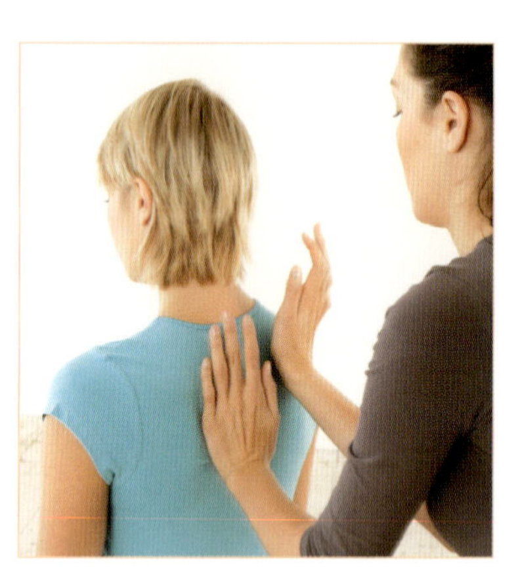

1 **Primeiro toque.** Fique atrás do parceiro e peça-lhe que complete algumas respirações lentas e profundas. Respire profundamente você mesmo e certifique-se de estar bem equilibrado, com os pés firmes no chão. Inspire e, ao expirar, pouse as mãos suavemente no alto da cabeça do parceiro. Relaxe, detenha-se por alguns momentos e retire as mãos.

2 **Fricção.** Friccione vigorosamente as costas do parceiro com a palma das mãos, cada qual num dos lados da coluna. Comece perto dos ombros e esfregue para cima e para baixo. Isso ajuda a estimular os músculos e prepara as costas para a massagem. Nessa fase, o contato deve ser superficial e não profundo.

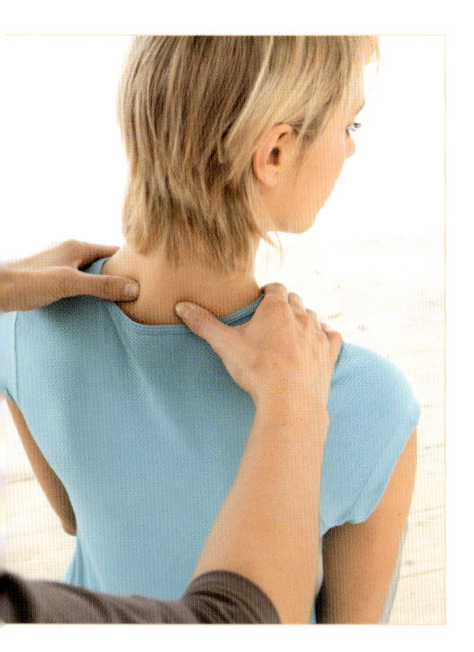

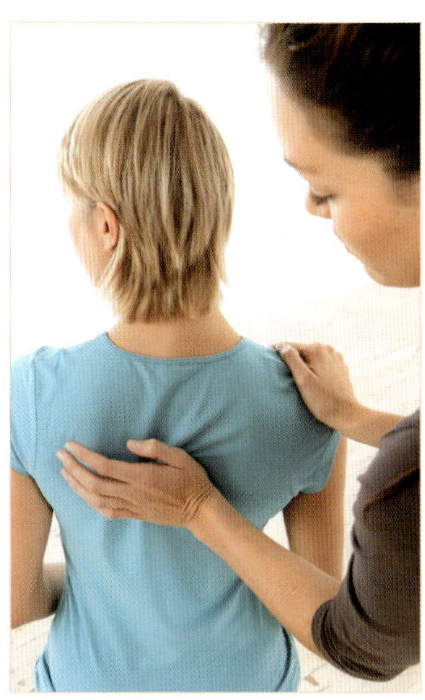

3 **Círculos.** Pouse os polegares de cada lado da coluna, com os dedos envolvendo os ombros. Localize a vértebra proeminente, C7, no alto da coluna e faça círculos nessa área com os polegares. Você poderá usar bastante pressão, desde que não cause incômodo.

4 **Pressão com o tênar.** Fique ao lado do parceiro e coloque o tênar de uma das mãos entre a escápula e a coluna. Use a outra mão para segurar o corpo. Esfregue bem os músculos, aplicando a pressão que achar conveniente. Observe que, quando esses músculos estão tensos, podem ficar muito sensíveis. Repita no outro lado.

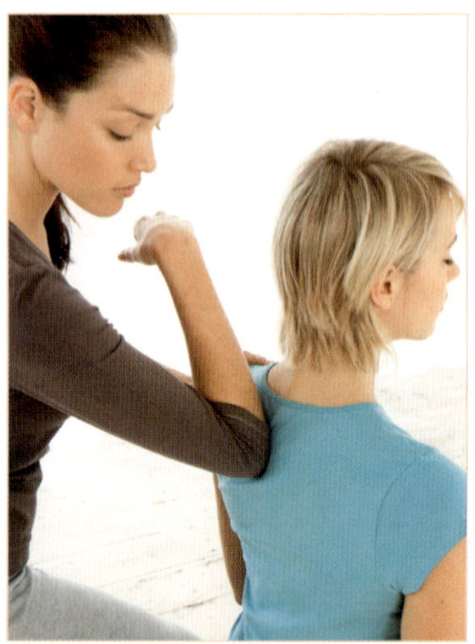

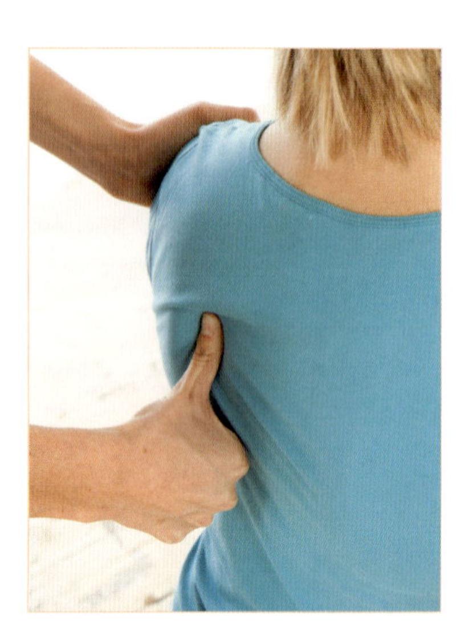

5 **Pressão com o cotovelo.** Fique ao lado do parceiro e localize a vértebra alinhada com a ponta superior da escápula. Usando o dedo como guia, suporte e controlador da pressão, relaxe o cotovelo e pressione a área entre as costelas, trabalhando a cerca de 2,5 cm de distância da coluna. Mantenha o cotovelo arredondado para que o movimento não cause dor e continue até chegar ao nível da parte inferior da escápula. Repita no outro lado.

6 **Pressão com o polegar.** Mantendo uma das mãos no corpo do parceiro para apoio, localize o contorno da escápula. Pressione entre as costelas com o polegar, começando pelo alto da escápula. Repita a pressão em quatro espaços iguais em volta do ombro, mantendo-se sempre perto do osso. Repita a sequência no outro lado.

7 **Percussão.** Fique atrás do parceiro. Com as mãos relaxadas, palma contra palma sobre um dos ombros, vá golpeando a área entre o pescoço e o braço, várias vezes. Os movimentos devem lembrar golpes de machado alternados, mas leves, incisivos e rápidos. Repita no outro ombro.

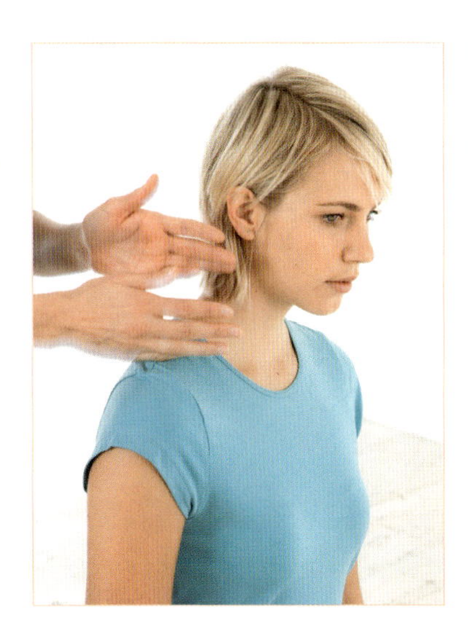

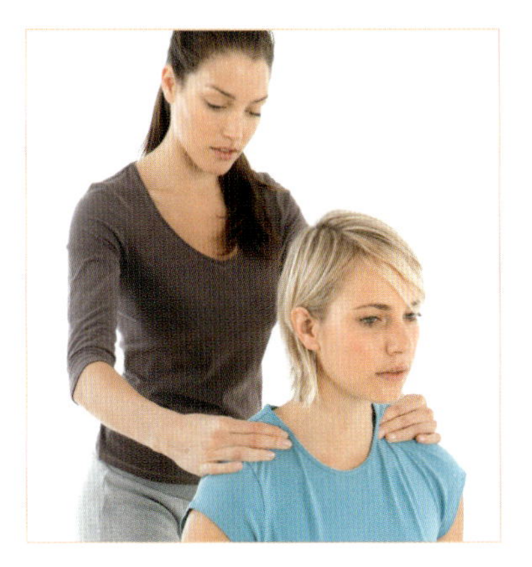

8 **Compressão.** Pouse as mãos no alto dos ombros do parceiro, polegares para trás, junto à coluna, e dedos para a frente, sobre as clavículas. Sinta a linha de músculos que corre pelos ombros. Puxe-a e comprima-a entre os polegares e os dedos. Cuidado para não beliscar a área e trabalhe dos ombros ao pescoço.

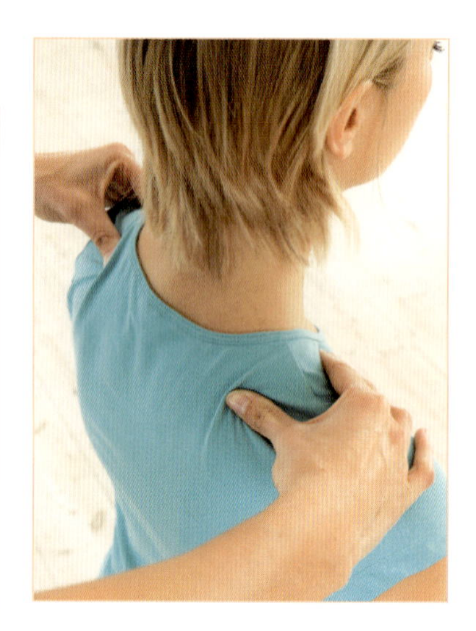

9 **Espremedura.** Esprema e comprima os músculos localizados em cima dos ombros do parceiro, valendo-se dos dedos e polegares. Pressione a área com os polegares e comprima os músculos puxando os dedos em sua direção. Trabalhe os dois lados ao mesmo tempo, indo do pescoço aos braços e voltando.

10 **Soquinhos.** Feche os punhos sem muita força e comece dar soquinhos num dos ombros. Trabalhe do braço ao pescoço e em seguida, descendo por um dos lados da coluna, chegue até a parte inferior das costas. Os golpes devem ser vigorosos e rápidos, com os punhos alternados. Suba e desça os músculos ao longo da coluna várias vezes; depois, passe para o outro ombro e repita.

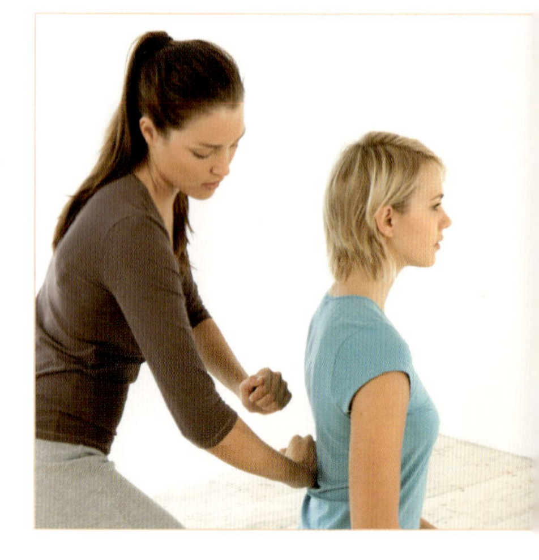

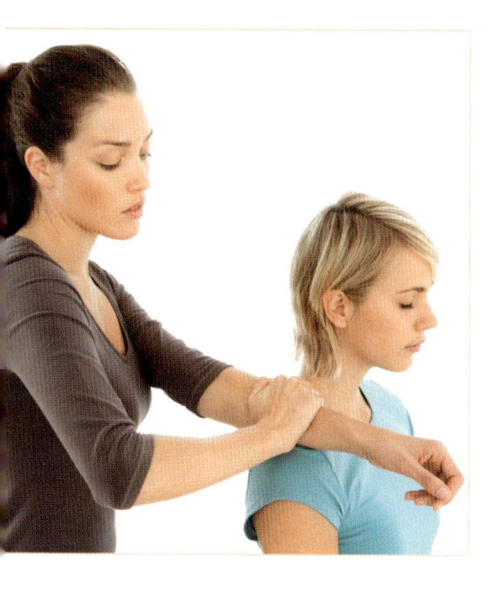

11 Alongamento com o antebraço. Fique ao lado do parceiro. Incline-se para a frente com a coluna reta e coloque o antebraço sobre os músculos do alto do ombro. Dobre-se ao peso do seu corpo e force o antebraço, segurando-o com a outra mão para orientar o movimento. Trabalhe em três espaços iguais entre o pescoço e o ombro; a seguir, repita do outro lado.

12 Alongamento com os antebraços. Incline-se com o dorso dos antebraços sobre os músculos dos ombros do parceiro, pressionando com eles e deslizando-os na direção dos braços. Isso ajuda a relaxar a parte superior das costas e conecta com a próxima sequência. Repita várias vezes e, girando os braços, termine descendo pelos do parceiro até os cotovelos.

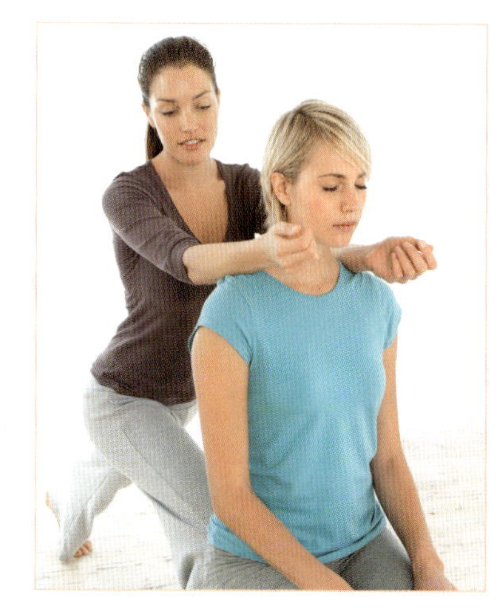

Os braços

O trabalho nos braços decorre da sequência nos ombros e ajuda a relaxar a parte superior do corpo. Procure movimentar-se livremente em volta do parceiro e curve um pouco os joelhos para facilitar o contato, sem precisar inclinar-se para a frente.

1 Alisamento. Com os braços do parceiro descontraídos, alise-lhes a parte superior num movimento descendente. Não use óleo. Molde as mãos ao formato dos membros e chegue até os cotovelos. Repita várias vezes e passe para a parte de trás dos braços, para relaxar os músculos ali localizados.

2 Fricção. Repita os mesmos movimentos descendentes na parte externa dos braços, numa vigorosa fricção feita com as palmas. Chegue até os cotovelos, como antes. Você deve manter a coluna o mais ereta possível, curvando os joelhos em vez de inclinar-se sobre o parceiro. Repita, com o mesmo vigor, várias vezes.

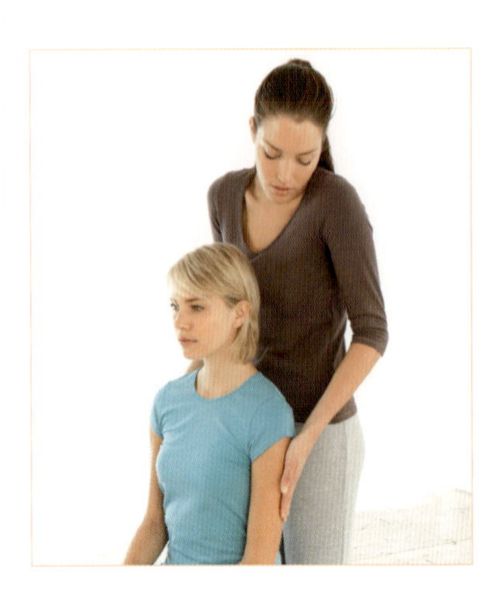

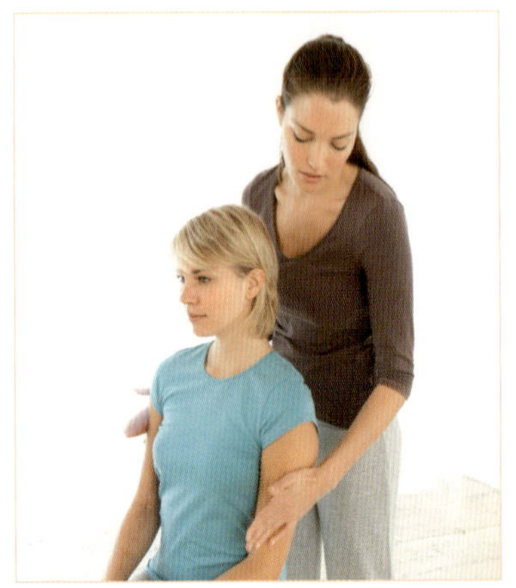

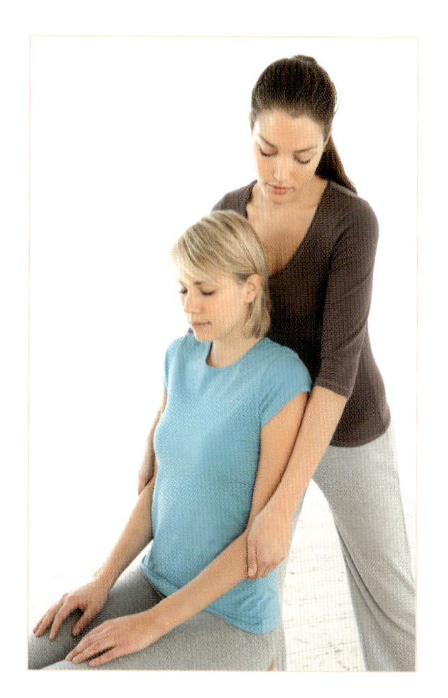

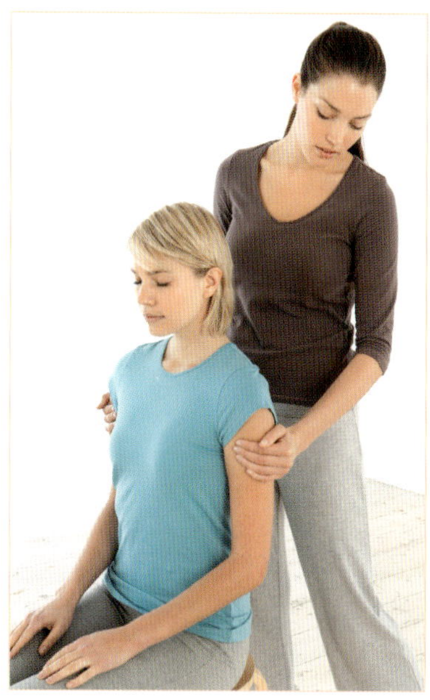

3 **Levantamento.** Envolva com as mãos os cotovelos do parceiro, para deixar seus braços bem firmes, e levante-os ao mesmo tempo, arqueando-lhe os ombros (mas sem forçá-los ou cansá-los). Mantenha as mãos junto ao corpo, para proteger os cotovelos. Espere alguns instantes, afrouxe e deixe que os ombros do parceiro se abaixem, descontraídos.

4 **Compressão.** Encurve os dedos em volta da parte superior dos braços do parceiro, com pleno contato da palma e do tênar. Comprima os músculos entre os dedos e o tênar, cuidando para não beliscar a pele. Trabalhe em sentido descendente, a igual distância, entre o ombro e o cotovelo. Repita várias vezes.

O pescoço

O pescoço tende a concentrar muita tensão. Promova o relaxamento nessa área com movimentos repetitivos, reduzindo aos poucos a pressão e a velocidade. Sustente o corpo do parceiro enquanto massageia, para que a cabeça dele não se incline.

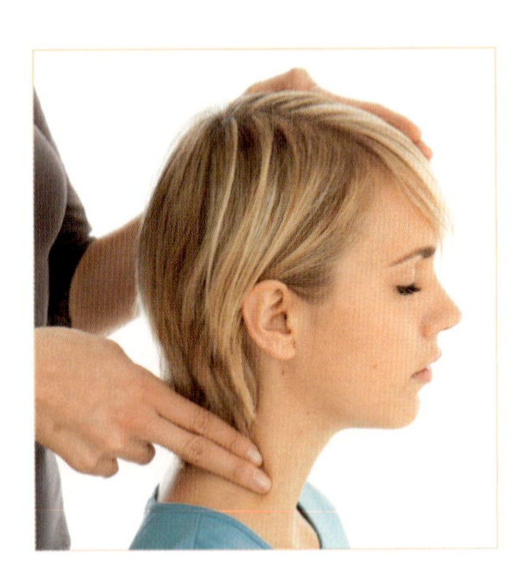

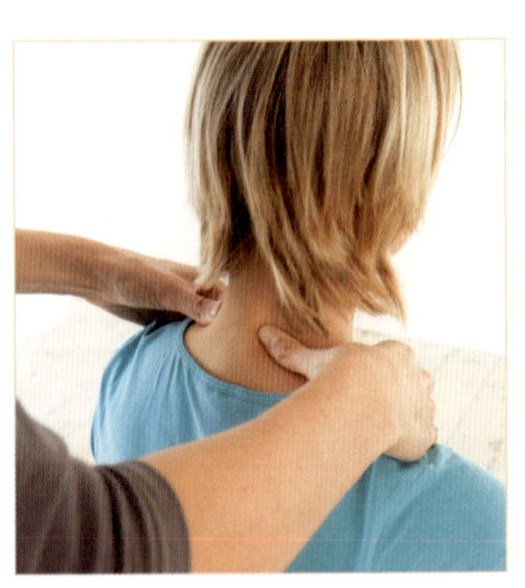

1 **Movimento de serrar.** Pouse os dedos indicador e médio sobre os músculos no alto do ombro do parceiro e comece a "serrar" para a frente e para trás, até que as fibras se relaxem. Pergunte se a pressão não está forte demais. Continue o movimento a igual distância por toda a extensão do ombro, subindo cuidadosamente pelo pescoço. Repita do outro lado.

2 **Círculos.** Ponha os polegares nos músculos da base do pescoço do parceiro, cerca de 2,5 cm da coluna, de cada lado. Com os dedos pousados nos ombros para apoio, comece a traçar círculos sobre os músculos, usando os polegares. Os círculos devem descrever espirais no sentido da base do crânio. Repita várias vezes.

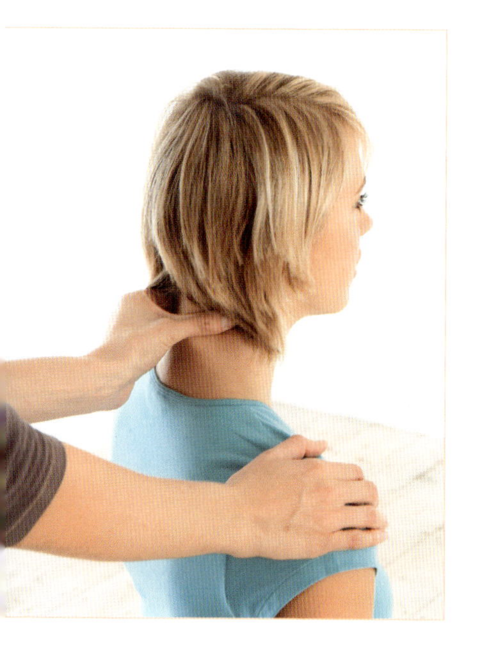

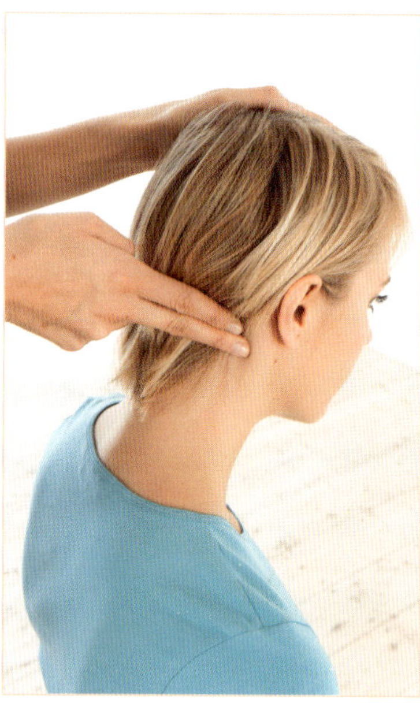

3 **Compressão.** Coloque a mão na nuca do parceiro, com o polegar sobre os músculos de um lado da coluna e os dedos sobre os do outro. Puxe a mão para trás, comprimindo os músculos entre os dedos e o polegar. Faça-o em várias posições, deslocando-se até a base do crânio. Troque de mão ao repetir o movimento.

4 **Movimento de serrar.** Junte os dedos indicador e médio. Comece a "serrar" levemente os músculos da base do crânio, movendo-se na direção da coluna. Pergunte ao parceiro se a pressão não está forte demais, pois os movimentos precisam ser bem vigorosos. Pare a cerca de 2,5 cm da coluna e repita do outro lado.

A cabeça

O trabalho na cabeça é o destaque desta massagem. Use as técnicas recomendadas abaixo e repita-as à vontade. Alise os cabelos do parceiro toda vez que desarranjá-los e mantenha-lhe a cabeça apoiada para que ele relaxe com mais facilidade.

1 **Fricção.** Segurando a cabeça do parceiro com uma das mãos, friccione com a outra um dos lados do couro cabeludo. Mantenha-a bem espalmada e esfregue o cabelo em movimentos rápidos e suaves, cobrindo a maior área possível da cabeça. Troque de mão e repita. Assim, trabalhará a cabeça inteira com pressão suficiente para estimular o couro cabeludo e intensificar a circulação.

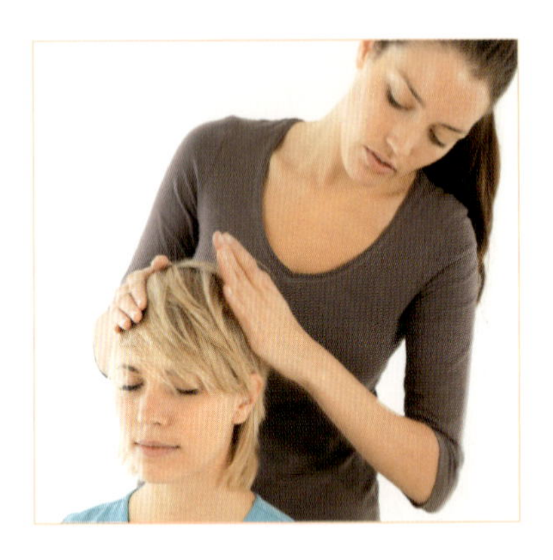

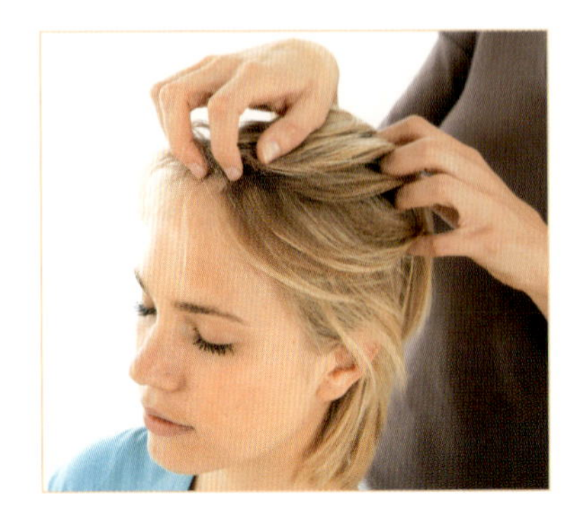

2 **Pressão com os dedos.** Segurando a cabeça do parceiro com uma das mãos, passe os dedos da outra pelos cabelos. Use as pontas para estimular o couro cabeludo e afastar os cabelos do rosto. Faça movimentos ondulantes por entre os cabelos e sobre o couro cabeludo, avançando sempre na direção da nuca. Troque de mão para cobrir a área toda.

3 Puxão. Pouse os polegares e a ponta dos dedos no couro cabeludo do parceiro e puxe em movimentos bem leves. Uma das mãos deve seguir a outra, trabalhando a área da cabeça. Ao puxar, afaste os cabelos do couro cabeludo. O ponto principal consiste em levantar e puxar. Isso suaviza as energias em volta da cabeça.

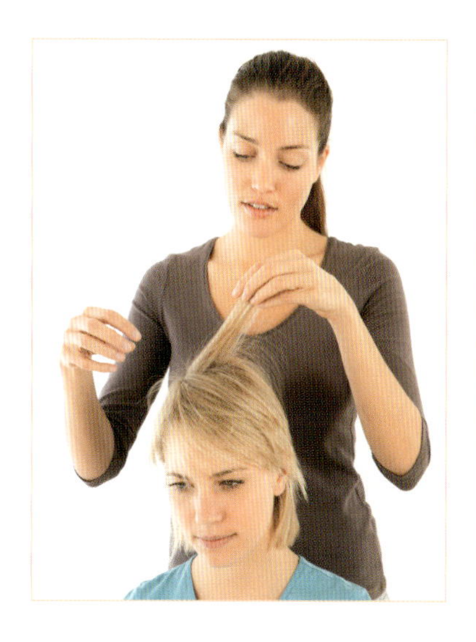

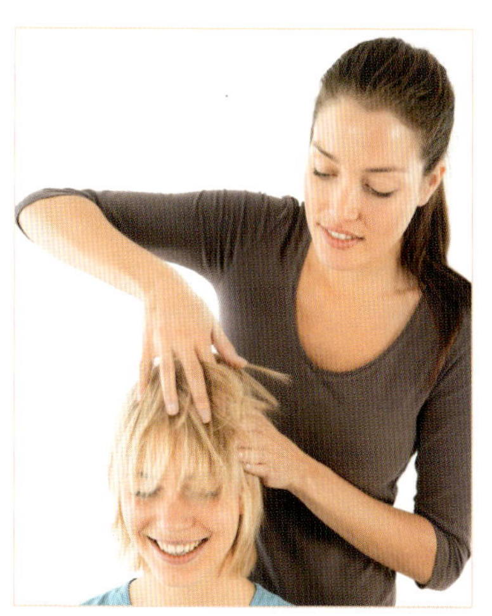

4 Fricção. Afofe os cabelos e, apoiando a cabeça com uma das mãos, friccione com a outra a risca entre eles e a testa. Os dedos devem apontar para baixo e mover-se levemente pelo couro cabeludo, criando um efeito de "limpador de para-brisa". Comece na testa e avance para a nuca, afofando os cabelos o máximo possível. Troque de mão para cobrir o resto da cabeça.

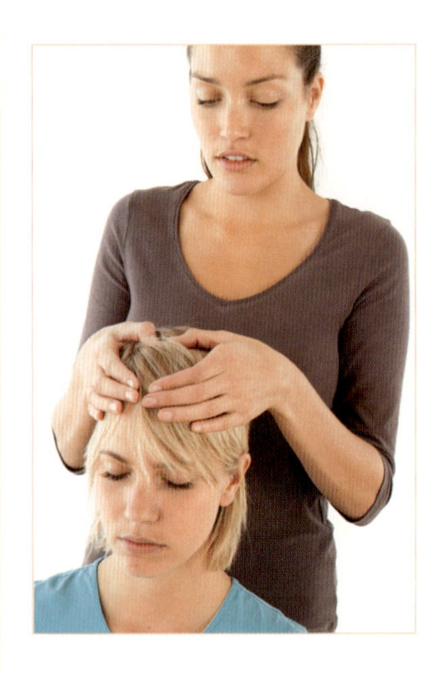

5. **Círculos com os polegares.** Pouse os polegares no centro do couro cabeludo do parceiro, com os dedos envolvendo a cabeça. Usando a polpa dos polegares, descreva espirais contínuas numa linha apontada para a nuca. Mude de posição para trabalhar num trajeto mais longo, sempre em direção à nuca, e repita para cobrir a maior área possível da cabeça. Não se esqueça da parte de trás das orelhas e faça círculos em volta da linha do cabelo.

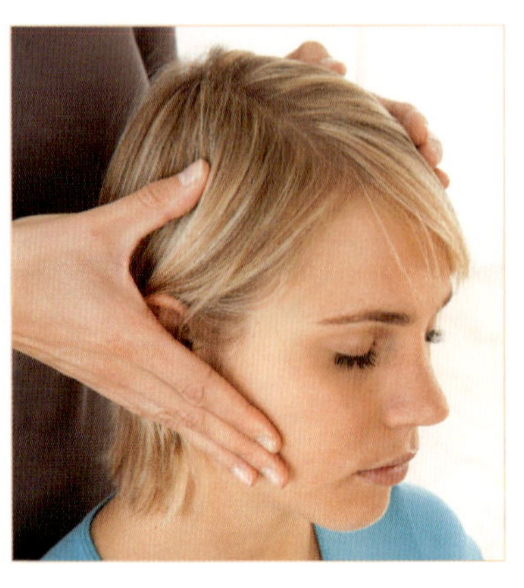

6. **Pressão com o polegar.** Segure firmemente a cabeça do parceiro, pouse o polegar e os dedos no alto e deslize o polegar sobre o couro cabeludo. Trabalhe da testa para a nuca, variando a linha e pressionando um local de cada vez. Cubra a maior área possível do couro cabeludo, prestando a mesma atenção aos lados da cabeça e à nuca.

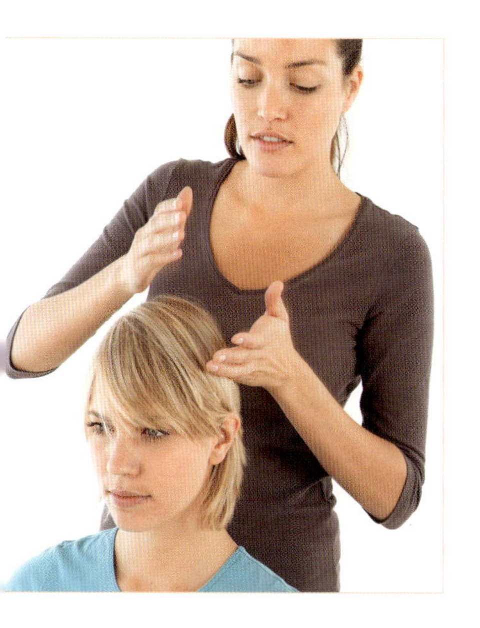

7. **Percussão.** Posicione as mãos, palma contra palma, sobre o couro cabeludo. Mantendo-as relaxadas, golpeie a área num movimento de machado, rápida e levemente. Os dedos mínimos, entrando em contato com o couro cabeludo, produzirão um estalido característico. Quanto mais descontraídos estiverem seus pulsos, mais bem feitos serão os movimentos.

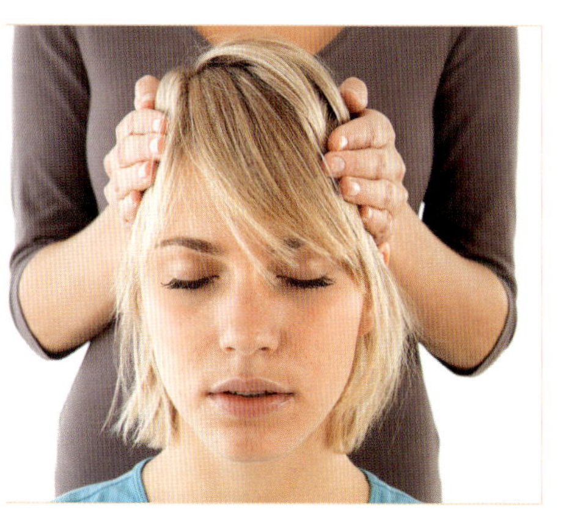

8. **Espremedura.** Coloque as mãos espalmadas acima das orelhas, envolvendo a cabeça, dedos para a frente. Aperte-as de leve, erguendo-as um pouco de modo a movimentar o couro cabeludo. Relaxe as mãos sem perder o contato ou mudar de posição. Repita, devagar, mais duas vezes.

O rosto

Estes movimentos ajudam a relaxar pontos-chave do rosto, completando assim o processo de relaxamento. Use uma toalha para que o parceiro se sinta seguro – em seguida, você poderá alcançar os pontos facilmente. Tome bastante cuidado para manter os dedos longe dos olhos.

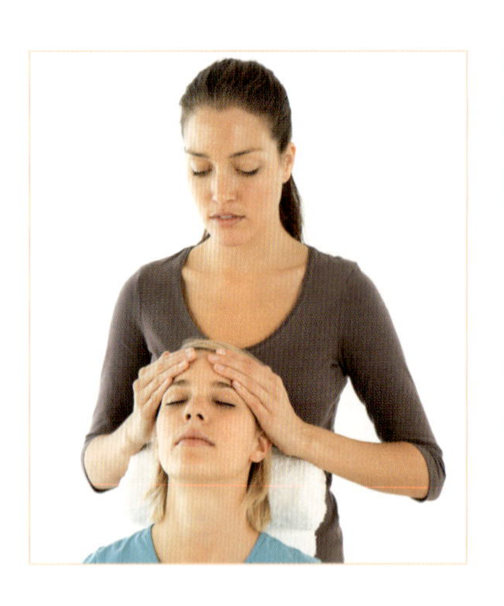

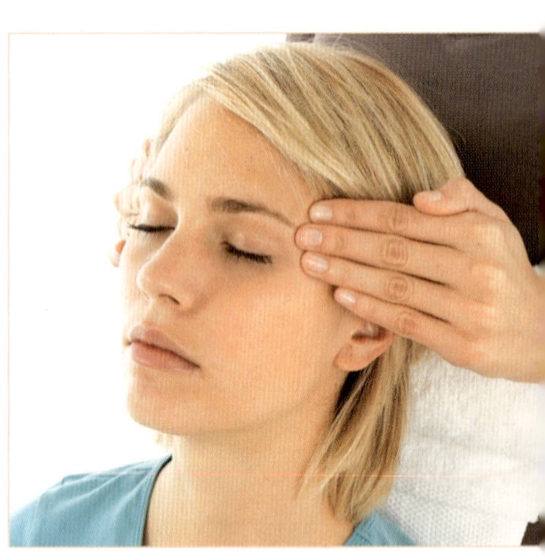

1 **Pressão com os dedos.** Peça que o parceiro se incline para trás, sobre uma almofada ou toalha. Pouse a ponta dos dedos, juntas, no centro da testa e afaste lentamente as mãos. Convém pressionar com a parte inferior carnuda dos dedos. Imagine estar retirando toda a tensão da testa do parceiro. Repita várias vezes.

2 **Círculos.** Pouse a ponta dos dedos nas têmporas. Delicadamente, faça círculos na área, em sua direção. A pele deve mover-se ao toque, que ajuda a relaxar a mente e aliviar as dores de cabeça. Mas tome cuidado para não pressionar com muita força e pergunte ao parceiro se o nível de pressão não o está incomodando.

3 **Pressão com os dedos.** Pouse a ponta dos dedos médios junto à ponte do nariz e pressione levemente bem perto do osso. Repita em quatro lugares, terminando logo abaixo das narinas. Aqui, poderá pressionar com mais firmeza e manter a pressão por mais tempo. Observe bem se está trabalhando ao lado das narinas, do contrário impedirá a respiração do parceiro. Termine tocando toda a extensão do nariz.

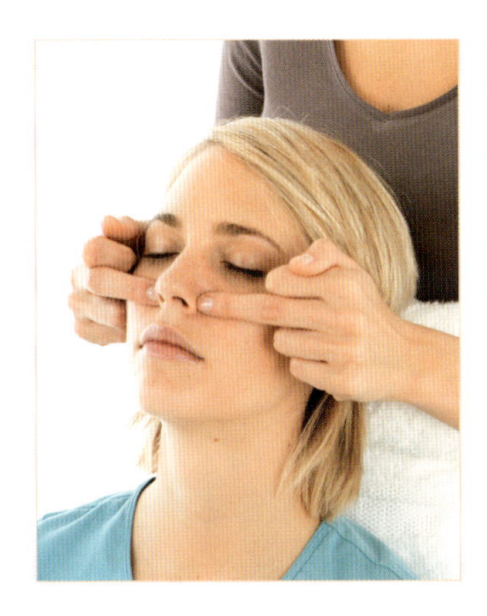

4 **Compressão.** Massageie as orelhas comprimindo-as entre os dedos e polegares. Comece no alto e avance para os lóbulos, seguindo depois a linha interna das orelhas. Volte aos lóbulos, comprima-os e massageie-os em toda a sua área. Termine a sequência pressionando levemente a ponta das orelhas e retirando em seguida os dedos.

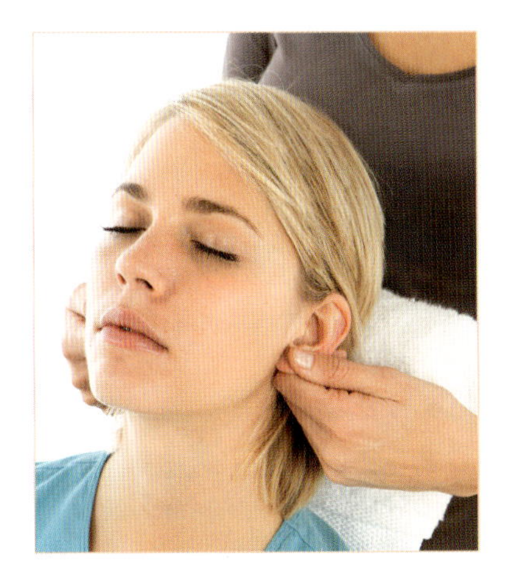

O cabelo e o couro cabeludo

Estes movimentos devem ser feitos com óleo, após a sequência do rosto. O óleo dá uma sensação melhor e faz bem aos cabelos. Se não quiser usá-lo, os próximos passos complementarão diretamente a sequência anterior na cabeça. Em qualquer caso, a técnica de repouso (Passo 4) será o contato final para toda a massagem.

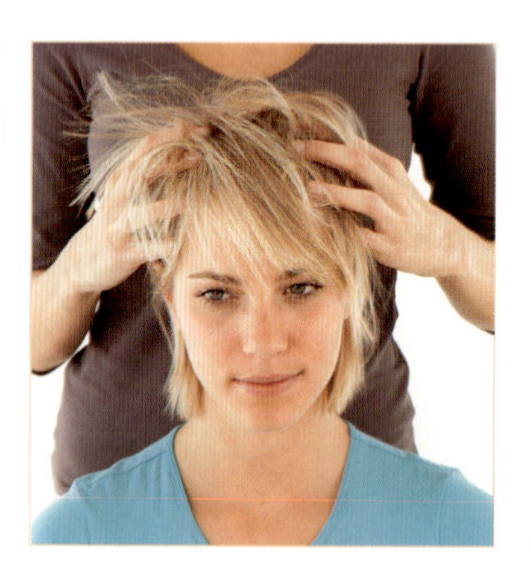

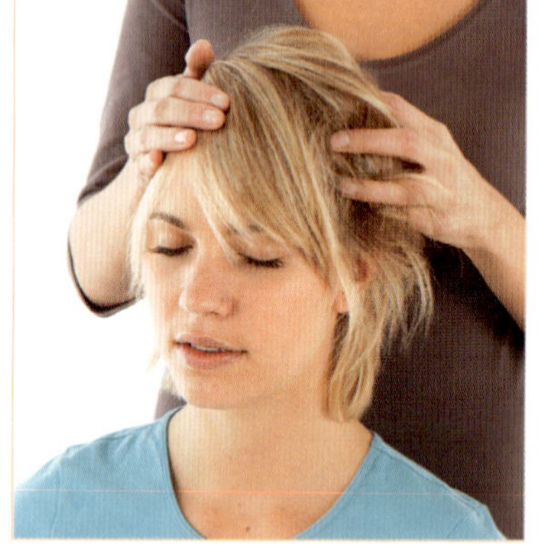

1 **Pressão com os dedos.** Se for usar óleo, é o momento de aplicá-lo. Despeje um pouco nas mãos e espalhe-o nos cabelos do parceiro, esfregando-os bem e até as pontas. Se não for usar, faça essa sequência antes de trabalhar o rosto. Comece com movimentos de lavagem no couro cabeludo, pressionando com a ponta dos dedos para um ótimo relaxamento.

2 **Rotações.** Segure a cabeça do parceiro com uma das mãos, pousando a ponta dos dedos e do polegar da outra no couro cabeludo. Abra os dedos e conserve essa posição. Gire a ponta dos dedos no local, fazendo com que o couro cabeludo se movimente sob elas de cada vez. Troque de mãos para cobrir o máximo de área possível.

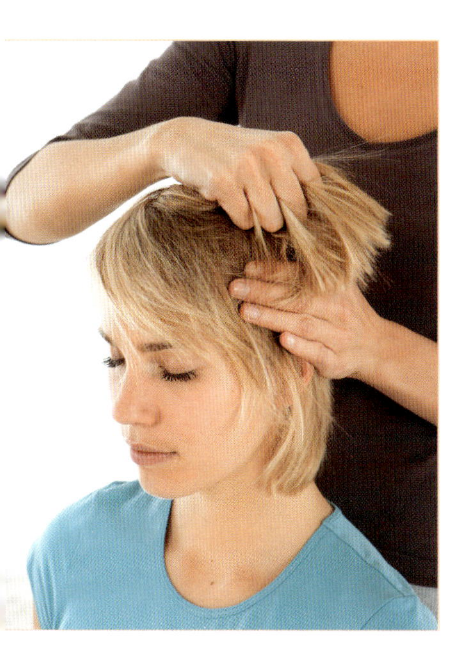

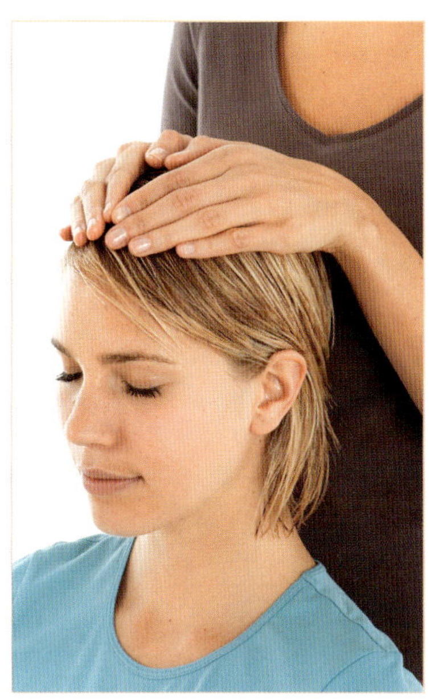

3 **Puxão.** Insinue a mão sob os cabelos e segure-os firmemente junto às raízes. Isso impede que o toque seja doloroso. Puxe com firmeza, sem deslizar, por toda a extensão da cabeça, em pequenas mechas. Isso proporciona uma sensação agradável principalmente na parte posterior da cabeça. Troque de mão para trabalhar o restante da área.

4 **Descanso.** Para finalizar, respire calmamente e coloque as mãos acima da cabeça do parceiro. Espere alguns instantes e, aos poucos, baixe-as até tocar o couro cabeludo. Respire de novo calmamente, espere mais alguns instantes e deslize as mãos até os ombros, para encerrar a massagem.

Massagem indiana rápida para a cabeça

Se você dispuser apenas de alguns minutos para fazer a massagem indiana, experimente esta sequência, que alivia a tensão no pescoço e ombros, estimulando ao mesmo tempo o couro cabeludo. Ela pode ser feita praticamente em qualquer lugar e proporciona um bom aumento de energia.

1 **Compressão nos ombros.** Fique atrás do parceiro. Pouse as mãos nos músculos da parte superior dos ombros, levante-os e comprima-os entre os dedos e os polegares. Segure-os firmemente para evitar beliscões e mantenha a pressão por alguns instantes. Trabalhe do pescoço para os braços.

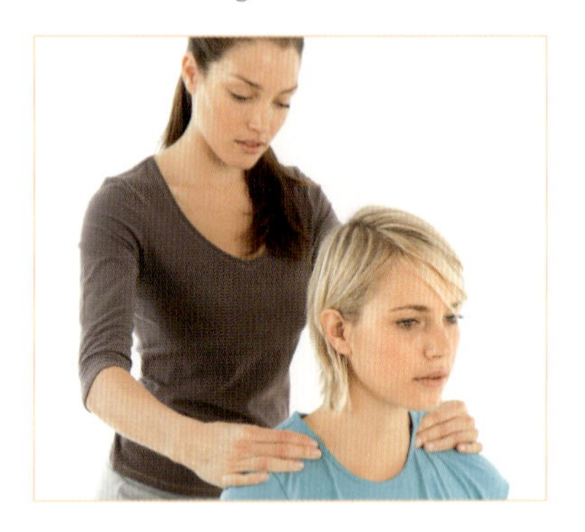

2 **Percussão nas costas.** Feche ligeiramente os punhos e vá golpeando do alto de um dos ombros na direção do pescoço e das costas. Faça-o de leve nas imediações do pescoço e siga até a parte inferior das costas. Repita várias vezes e passe para o outro lado da coluna. Mantenha os pulsos descontraídos para produzir um som oco com os golpes.

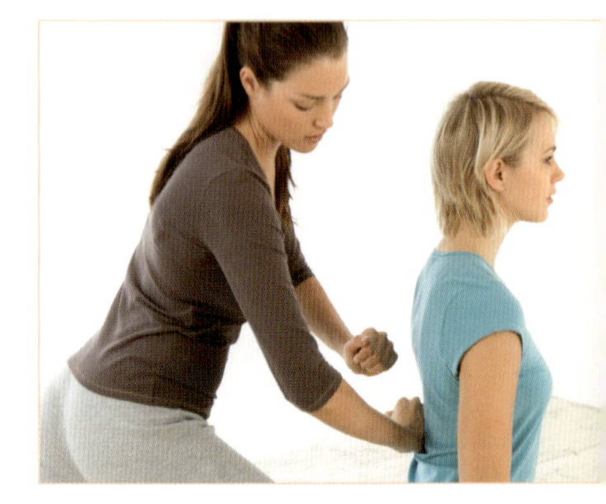

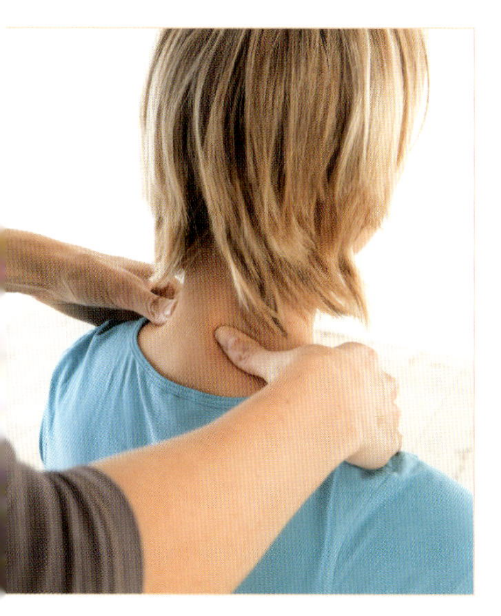

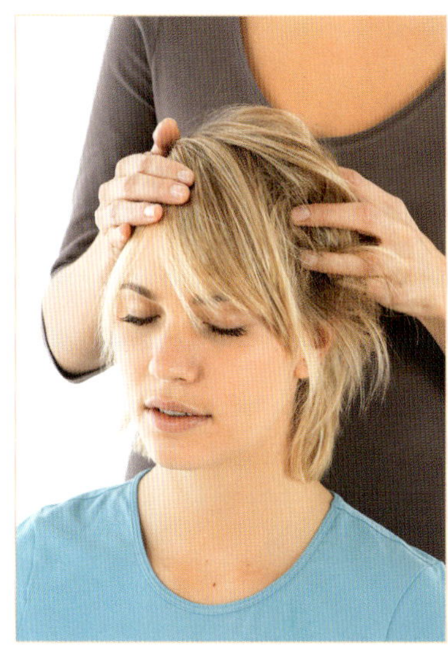

3 **Círculos no pescoço.** Com os dedos pousados no ombro do parceiro, coloque os polegares na base do pescoço, a cerca de 2,5 cm da coluna. Faça círculos sobre os músculos, subindo para a base do crânio. A pele deve mover-se sob seus polegares. Repita os movimentos várias vezes para relaxar o pescoço.

4 **Rotações no couro cabeludo.** Apoiando a cabeça do parceiro com uma das mãos, abra bem os dedos da outra e pouse-os com as pontas e o polegar no couro cabeludo. Gire-os sobre a área, fazendo o máximo de movimento possível e pressionando bem. Varie de posição e em seguida troque de mão até estimular todo o couro cabeludo.

Automassagem

Os passos seguintes compreendem técnicas indianas de automassagem que você fará em si mesmo para também se beneficiar delas. São excelentes quando você está tenso ou com dor de cabeça, além de dar brilho e vida aos seus cabelos.

1 **Fricção na parte superior das costas.** Alcance um dos ombros com a mão oposta. Com a palma, friccione vigorosa e rapidamente o alto do ombro, até produzir calor. Esfregue para a frente e para trás entre o ombro e o braço; repita no outro ombro.

2 **Percussão nos braços.** Envolva a parte superior do braço com a mão em concha, nós dos dedos proeminentes, fazendo contato com os dedos e o tênar. Pressione com a concha para cima e para baixo, rapidamente, chegando até o pulso para estimular a circulação e mantendo o punho descontraído para produzir um som cavo. Repita no outro braço.

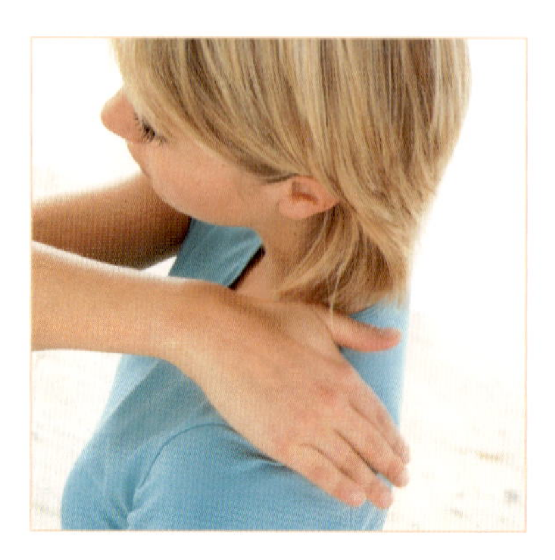

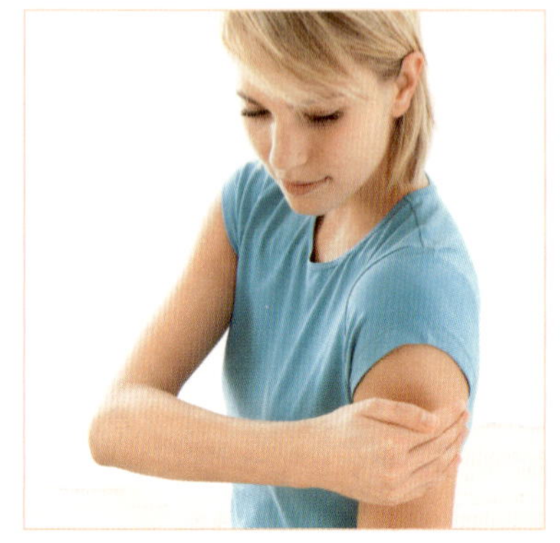

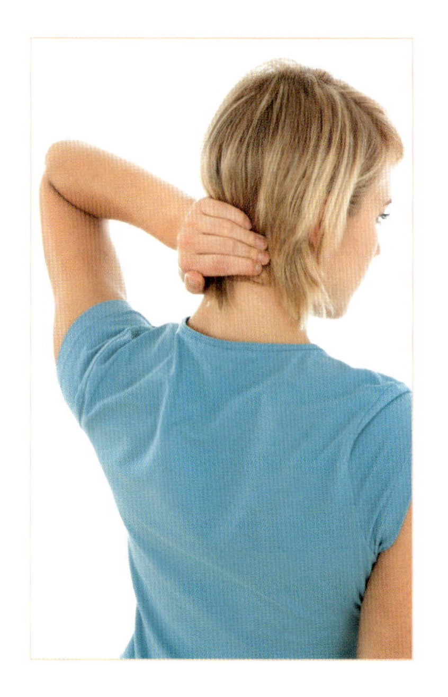

3 **Compressão no pescoço.** Alcance com uma das mãos a nuca, dedos num dos lados da coluna e tênar no outro. Mantenha os nós dos dedos erguidos sobre a própria coluna. Começando pela base do pescoço, comprima e esprema os músculos até a base do crânio. Repita com a outra mão para equilibrar a pressão.

4 **Movimento de serrar o pescoço.** Com o indicador e o médio juntos, alcance a base do crânio. "Serre" rápida e levemente os músculos, na direção das orelhas. Movimente os dedos para a frente e para trás várias vezes para relaxar os músculos. Repita no lado oposto da coluna.

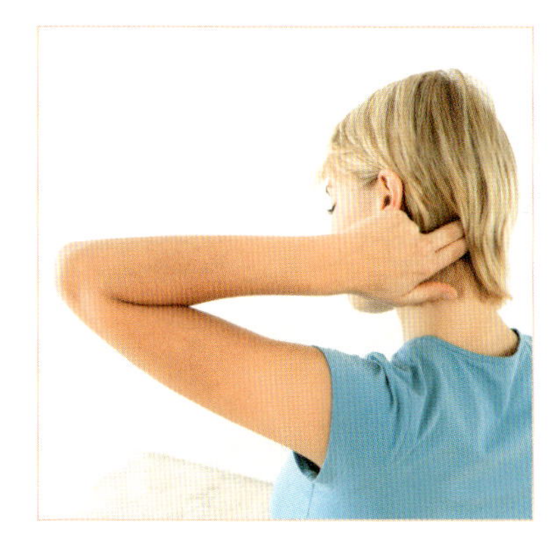

5 **Pressão com os polegares no pescoço.** Pouse os polegares na nuca, com os dedos no couro cabeludo para apoio. Os polegares devem ficar a cerca de 2,5 cm da coluna, logo abaixo da base do crânio. Faça círculos sobre os músculos com a polpa dos polegares, na direção das orelhas. Isso é ótimo para reduzir a tensão.

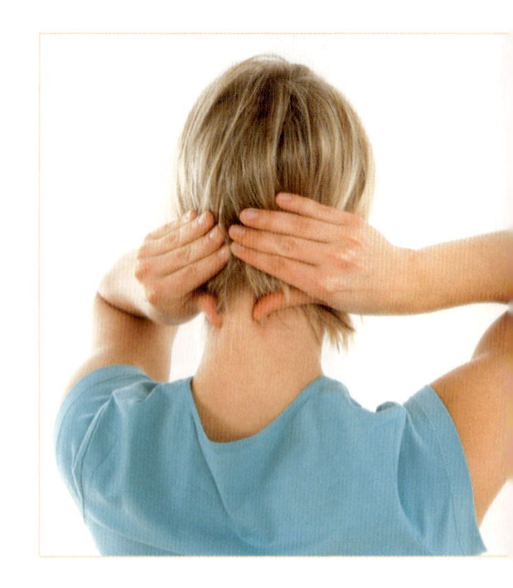

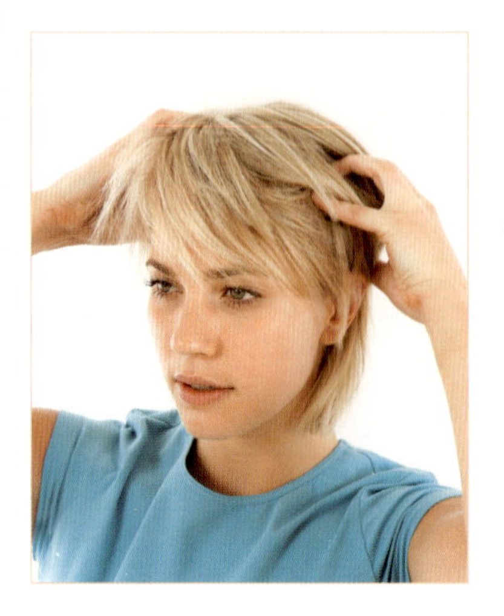

6 **Rotações na cabeça.** Pouse as mãos no couro cabeludo, nós dos dedos erguidos e os próprios dedos abertos. Gire-os e pressione-os no local, com as mãos ao mesmo tempo. Isso proporciona uma boa sensação principalmente em volta das orelhas, têmporas e nuca. A pressão deve ser exercida com a polpa dos dedos e polegares.

7 **Fricção na cabeça.** Com a palma da mão, friccione vigorosamente o couro cabeludo. Os movimentos devem ser rápidos e intensos para estimular o couro cabeludo e a raiz dos cabelos. Trabalhe metade da área e mude de mão para cobrir a parte restante. Enquanto fricciona, agite as extremidades do cabelo para deixá-lo fofo.

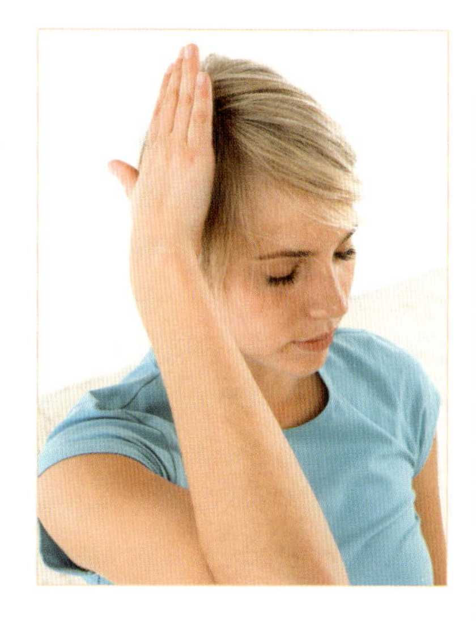

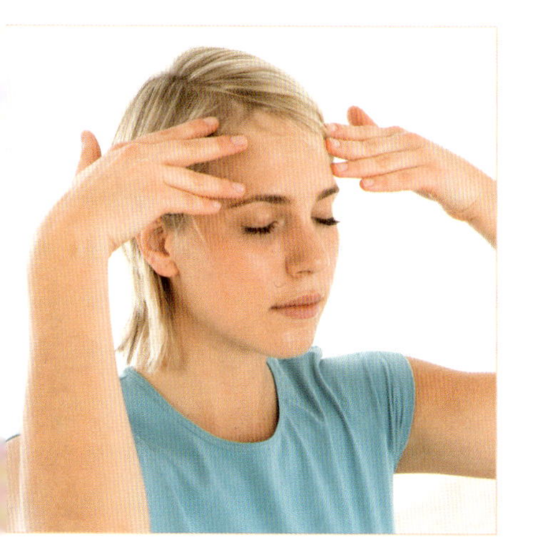

8 **Pressão com os dedos no rosto.** Junte os dedos e pouse as pontas no meio da testa. Devagar, arraste-os na direção das têmporas. Isso contribui para aliviar a tensão. Repita em vários trajetos, mantendo sempre os olhos fechados para ajudar no processo de relaxamento.

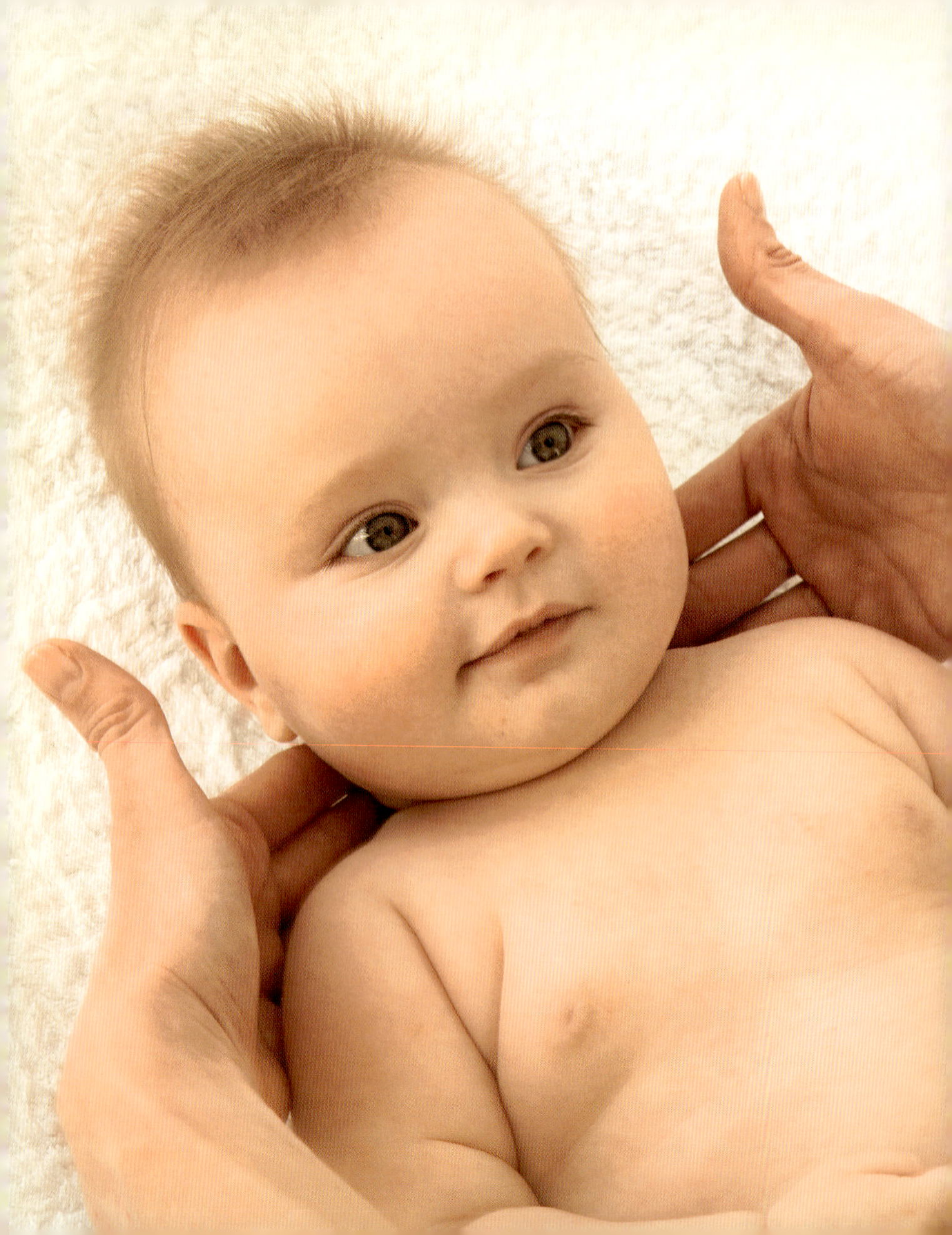

Massagem em situações especiais

Seu parceiro pode ter necessidades especiais (por exemplo, massagem em profundidade ou esportiva) ou talvez você precise alterar o enfoque de suas técnicas (para, digamos, massagear uma mulher grávida ou um casal). Seguem-se algumas sugestões para incorporar à sua prática ou ser usadas isoladamente. Neste último caso, lembre-se de seguir os princípios de relaxamento dos músculos, no início, e movimentos leves, no fim. Familiarize-se com as técnicas (pp. 48-101) antes de começar e sempre peça informações ao parceiro, consolidando assim sua experiência. A massagem em bebês é apresentada como uma sequência independente para o corpo inteiro e deve ser usufruída tanto pelo bebê quanto pelo massagista.

Massagem em bebês

Esta massagem é uma maneira maravilhosa de você se ligar ainda mais ao seu bebê. Se você mesma já fez massagem durante a gravidez, o bebê reconhecerá logo o ritmo delicado dos movimentos. Se não, será um bom começo para a vida dele. Você poderá facilmente adaptar as técnicas do modo mais conveniente ao seu bebê.

Os bebês reagem ao toque. A massagem estimula suas respostas e estreita o laço natural mãe-filho.

A massagem no bebê exige apenas o instinto materno e um pouquinho de conhecimento das técnicas e óleos mais indicados.

Os movimentos devem ser suaves e agradáveis, com muito alisamento e pouca pressão. Uma delicada estimulação dos músculos e articulações favorece o desenvolvimento do bebê, com movimentos intuitivos, abordagem flexível das técnicas e nenhum toque forçado – especialmente se seu bebê é irrequieto. No

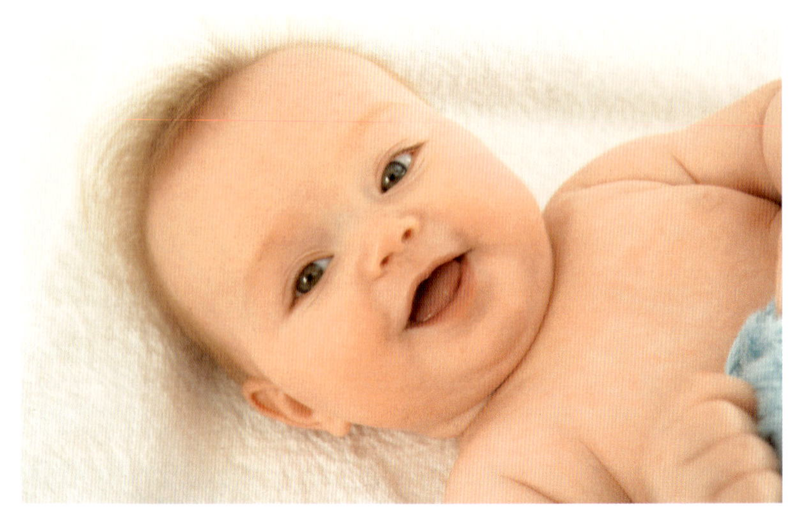

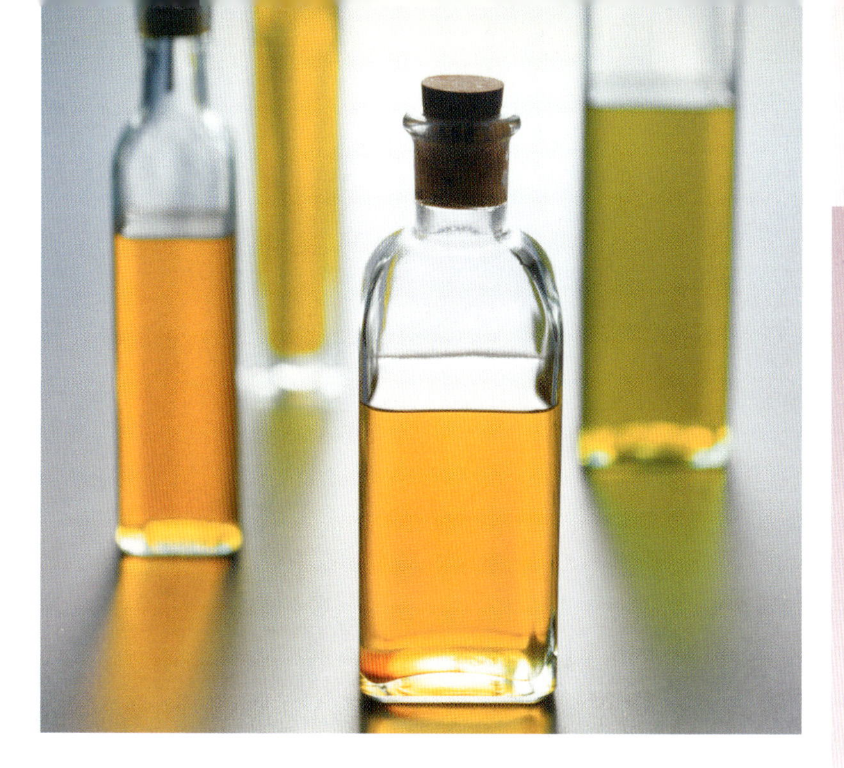

entanto, desenvolvendo-se uma rotina relaxante, a massagem ajudará a acalmá-lo. Massageie somente quando você mesma estiver calma, de modo que será conveniente gastar algum tempo para criar um ambiente acolhedor. Evite massagear seu bebê logo depois de alimentá-lo.

Óleos indicados

A pele do bebê é extremamente sensível, portanto é necessário cuidado na escolha dos óleos: nunca os de aroma forte ou densos demais, nunca os que possam causar reações. Use os que proporcionem efeito benéfico, hidratante. O de girassol com um pouco de jojoba é perfeito; o de calêndula também. Use óleos orgânicos sempre que possível. Quanto aos essenciais, somente em misturas.

Use somente os óleos mais puros para hidratar a pele sempre muito delicada do bebê. No caso dos essenciais, consulte um aromaterapeuta.

Aplicação

A massagem no bebê é boa tanto para ele quanto para a mãe, proporcionando um momento de tranquilidade em que ambos podem estreitar seus laços. Você mesma escolherá os toques sugeridos nesta sequência, pois é importante não fatigar nem estimular demais o bebê.

Torne a massagem parte de sua rotina diária desde o princípio e continue enquanto o bebê a estiver apreciando. Se necessitar de orientação, existem cursos especializados. Os óleos devem ser puros, orgânicos e sem perfume (p. 279). Massageie antes, nunca depois, das refeições. A massagem nos bebês se destina a incrementar e estimular a sensibilidade, devendo ser acima de tudo divertida e agradável.

Prepare com antecedência tudo aquilo de que irá precisar, mantendo ao seu alcance óleos (se for usá-los), panos, lenços de papel e um cobertor ou toalha. Muitas vezes é bom inserir a massagem na rotina, por exemplo, antes do banho, do sono, da alimentação ou do cochilo. Se for usar algum óleo, faça um teste de sensibilidade na parte interna do cotovelo do bebê, 24 horas antes da aplicação (a pele dele é muito delicada e pode apresentar reação alérgica). A massagem pode também ser "seca", se

PONTOS DE ENFOQUE

Técnicas: os toques principais são pressão delicada com a ponta dos dedos, alisamento e torção leve.

Movimentos: devem ser suaves, delicados, calmantes e reconfortantes. Nada de pressão forte ou toques rápidos e repentinos.

Equipamento: algo confortável para você se recostar; cobertores, toalhas, lenços de papel à mão; música agradável para criar um ambiente tranquilo; óleo vegetal puro.

Informação: o bebê lhe passará informações instantâneas.

Tempo: a massagem deve levar de 5 a 10 minutos, dependendo da idade do bebê.

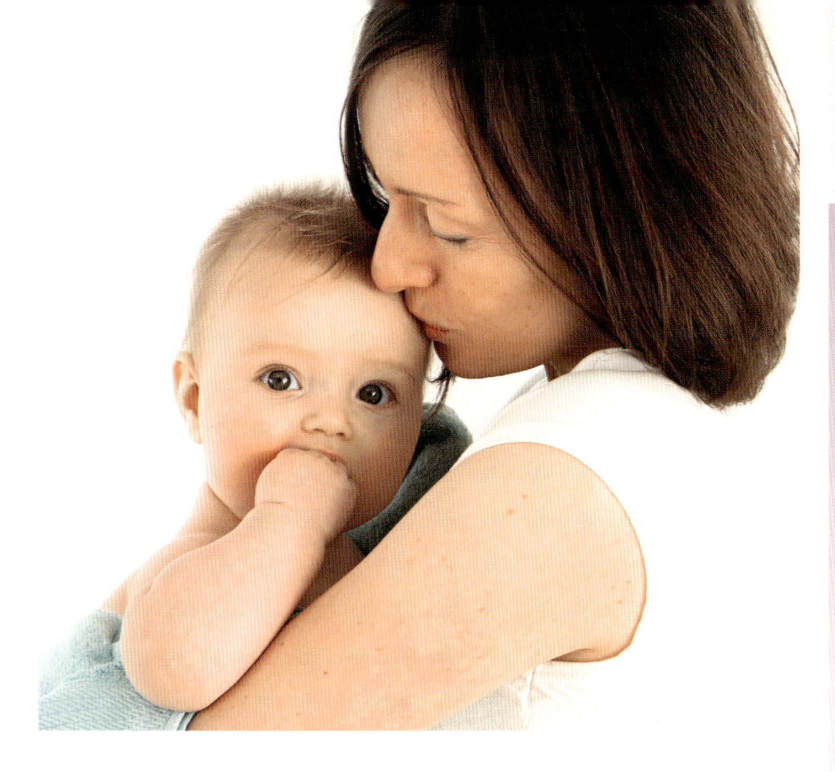

você preferir, usando menos pressão para não friccionar muito a pele. Pode mesmo ser feita com o bebê vestido.

Sente-se numa cadeira de encosto ou no chão contra a parede. Coloque o bebê deitado num acolchoado sobre a mesa (tenha sempre a segurança em mente) ou num cobertor sobre o chão, diante de você. Se o bebê for muito pequeno, talvez seja melhor deitá-lo no colo – é questão de preferência pessoal, desde que haja contato físico.

Torne a massagem do bebê parte de sua rotina diária. Ela deve ser carinhosa e alegre, com bastante contato físico.

ADVERTÊNCIA

Movimentos nas articulações não devem ser tentados até o bebê completar dois meses.

Parte frontal do corpo do bebê

É melhor começar pela parte da frente do bebê, pois assim você mantém contato visual e ajuda-o a relaxar. Faça movimentos fluidos e concatenados. Use sua intuição, adaptando ou encurtando a sequência conforme achar mais conveniente.

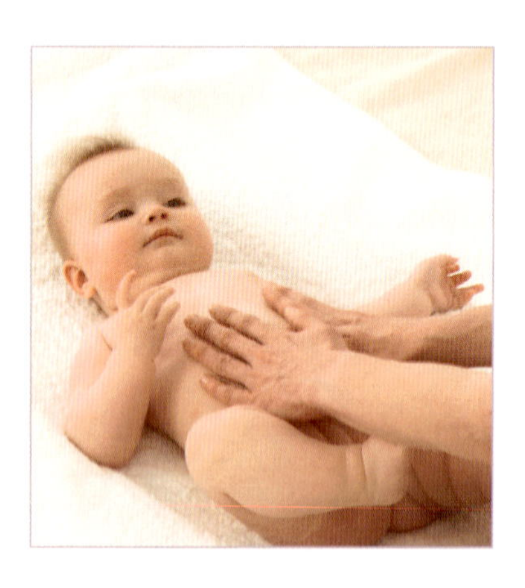

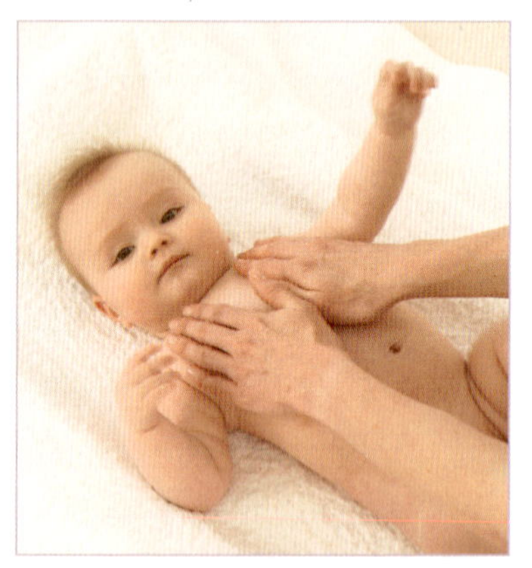

1 **Primeiro contato.** Comece a massagear a parte da frente para manter o contato visual enquanto o bebê se acostuma com os movimentos. Encontre a posição que achar mais conveniente. Passe um pouco de óleo nos dedos e pouse as mãos no abdome do bebê, com as pontas logo abaixo do umbigo. Detenha-se por alguns instantes e apenas observe.

2 **Alisamento.** Comece a massagem deslizando levemente as mãos do abdome aos ombros e, descendo pela caixa torácica, de volta à posição inicial. Repita várias vezes para relaxar e tranquilizar o bebê. Molde as mãos aos músculos em movimentos suaves e rítmicos. Use menos pressão ao descer as mãos.

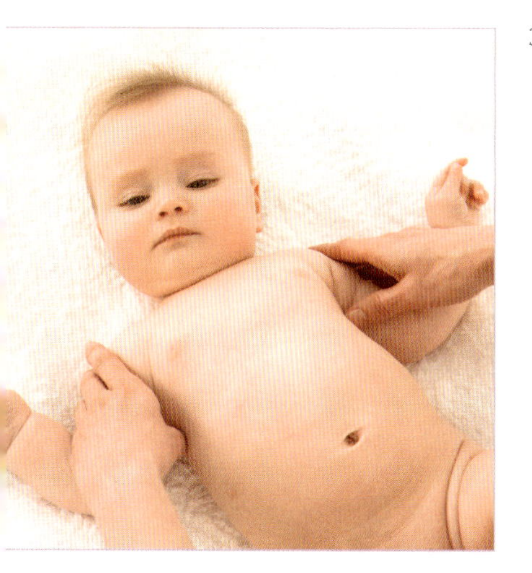

3 **Alisamento.** Repita os toques de alisamento, dessa vez subindo pelo abdome e descendo pelos braços. Comprima os músculos muito levemente, como parte do toque. Repita várias vezes em diferentes posições para espalhar o óleo. Os movimentos devem ser contínuos e repetitivos.

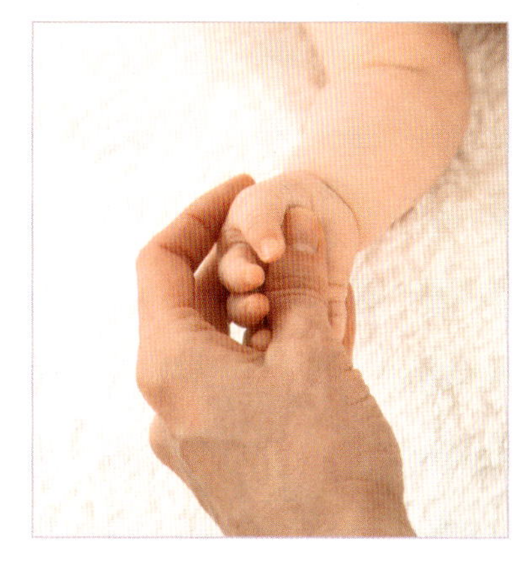

4 **Círculos.** Depois de completar a rotina de alisamento, faça círculos com os polegares sobre as mãos. Dependendo da posição do bebê, você poderá fazer círculos na palma ou no dorso. O importante é relaxar a mão e entreabrir os dedos. Repita várias vezes.

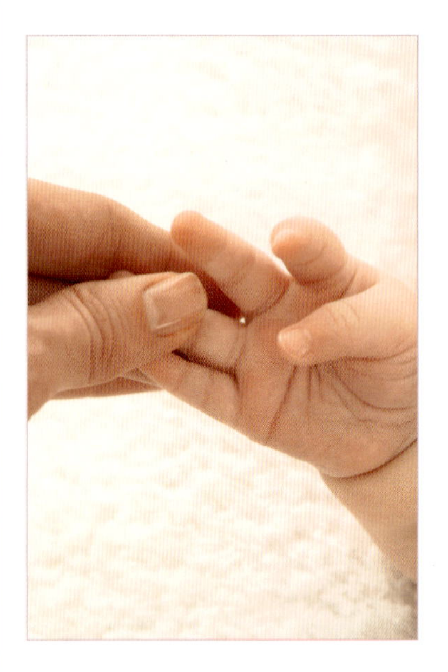

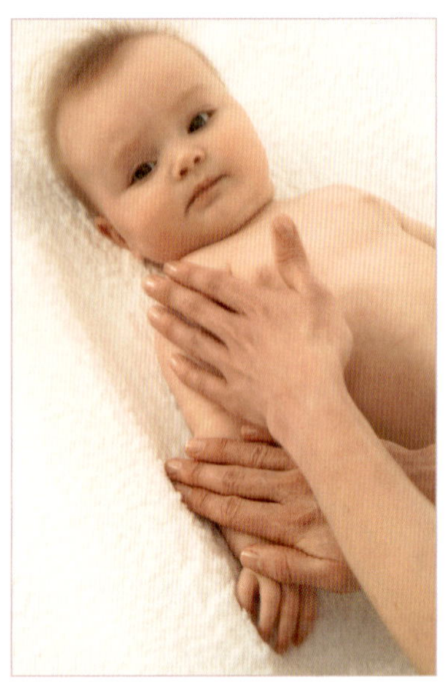

5 **Compressão.** Suavemente, comprima cada um dos dedos do bebê separadamente, usando o mínimo de força enquanto desce até as pontas. Poderá fazê-lo em ambas as mãos simultaneamente ou numa só. Imprimir movimentos de "bicicleta" é outra técnica favorita. Com delicadeza, mova os pulsos também, envolvendo assim o braço inteiro no toque.

6 **Pressão com a palma.** Aplique um pouco mais de pressão nos braços, alternando a palma das mãos numa série de movimentos curtos. Comece pelo pulso e suba até o ombro, encurvando a mão na articulação. A pressão deve ser exercida pela palma. Se quiser, use uma das mãos como apoio e a outra para massagear o braço.

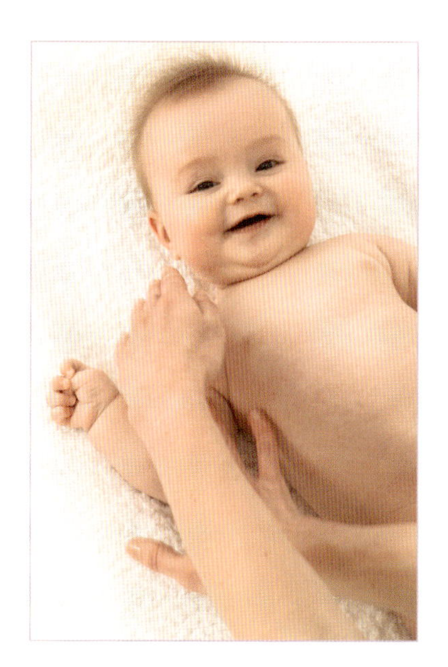

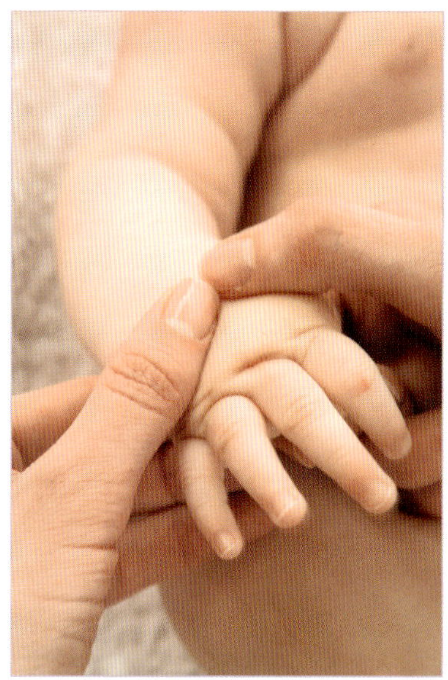

7 **Toque de pluma.** Use a ponta dos dedos numa série de toques acariciantes, descendo do ombro até o pulso. Embora leve e agradável, esse toque estimula a pele e a sensação. Mantenha os pulsos erguidos e as mãos descontraídas, de modo que o movimento seja ondeante.

8 **Círculos.** Apoiando o pulso do bebê por baixo, faça pequenos círculos com os polegares. Comece com os polegares juntos no centro do pulso e em seguida descreva espirais para fora sobre a articulação. A pressão, com a polpa dos polegares, tem de ser bem leve, e eles devem deslizar pela pele.

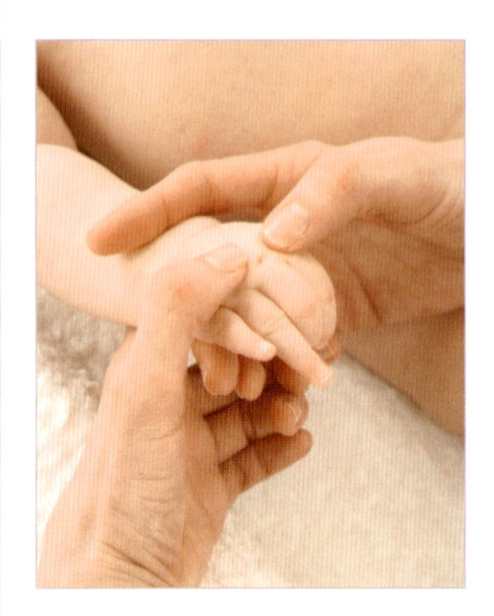

9 Círculos com os polegares. Continue a descrever círculos nas costas da mão do bebê. Segure-a por baixo com os dedos e faça os círculos para fora, com a parte inferior carnuda dos polegares. Os movimentos devem ser em espiral, em toques deslizantes sobre a pele. Repita em diversos trajetos sobre o dorso da mão do bebê.

10 Círculos com os polegares. Vire a mão do bebê com a palma para cima. Sustente-a com os dedos, por baixo. Com a parte inferior carnuda dos polegares, faça pequenos círculos na palma, cobrindo o máximo de sua área. Seus dedos, embaixo, proporcionarão resistência. Comprima a mão do bebê delicadamente, ao terminar.

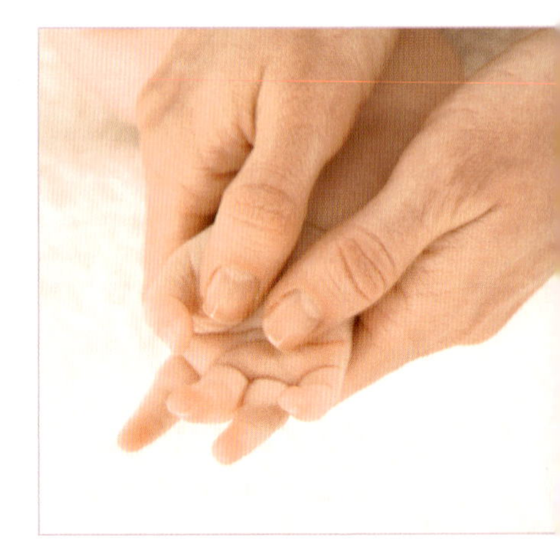

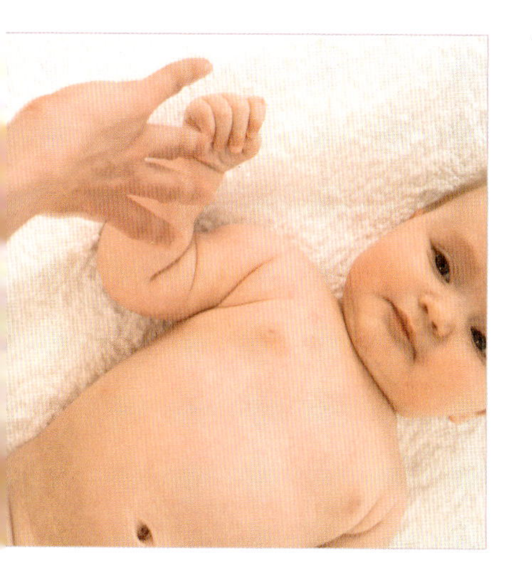

11 **Toque de pluma.** Ainda sustentando a mão do bebê, toque-a de leve e em seguida vire-a com a palma para cima. Continue tocando a palma com a ponta dos dedos e depois alise cada dedo em toda a sua extensão. Os toques proporcionarão sensações agradáveis e estimularão a pele. Repita todos os movimentos na outra mão.

12 **Pressão.** Volte ao peito, repita o alisamento e pressione ligeiramente o tronco num toque em sentido descendente. Com o bebê em posição segura, pouse as mãos cruzadas nos lados opostos das costelas, moldando-as ao peito. Deslize-as lentamente na direção uma da outra, chegando ao outro lado. Repita os movimentos na parte inferior do abdome.

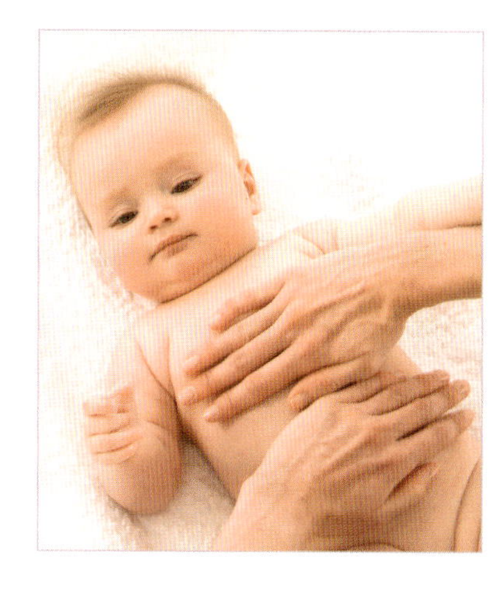

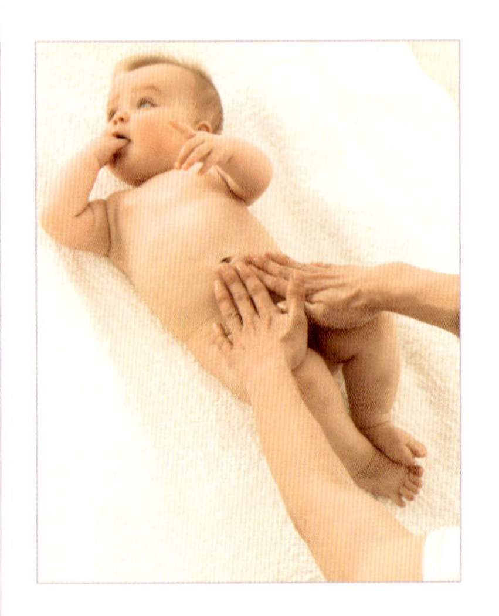

13 **Alisamento.** Use mais óleo se necessário e alise para fora o abdome do bebê, agora descendo na direção das pernas. Comprima ligeiramente para estimular os músculos, como parte do toque, espremendo e torcendo de leve a pele. Repita em várias posições, espalhando o óleo pela maior área possível da pele.

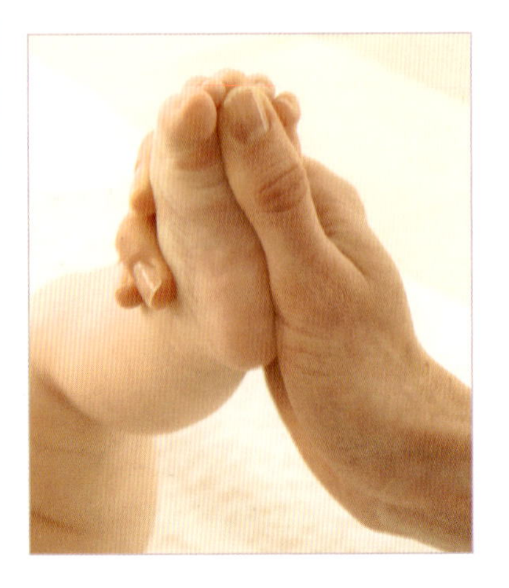

14 **Compressão.** Após completar a sequência do alisamento, comprima os pés entre os dedos, em cima, e os polegares, embaixo. Massageie as solas com os polegares, um pé de cada vez caso achar mais fácil. Deslize as mãos, sempre comprimindo de leve, pelos pés e a parte superior dos dedos.

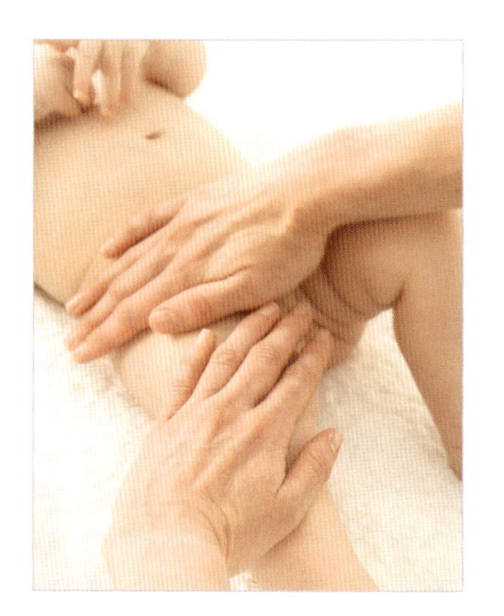

15 **Pressão com as palmas.** Massageie com as palmas estiradas uma das pernas, começando logo acima do calcanhar e terminando no quadril. Em seguida, com um pouco mais de pressão nas palmas, aplique uma série de movimentos curtos. Suba pela perna e detenha-se no quadril, curvando as mãos em volta da articulação. Repita várias vezes para cobrir toda a coxa.

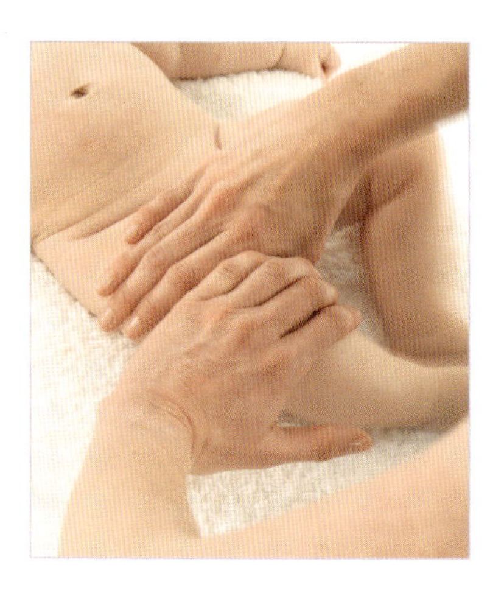

16 **Pressão.** Molde as mãos à parte externa da coxa, com os dedos apontando para dentro. Delicadamente, deslize-as para o centro da perna, cruzando-as. Pressione suavemente a coxa, descendo pela perna até onde puder. Você poderá aplicar um pouco de pressão nesse toque desde que suas mãos deslizem sem aderir à pele.

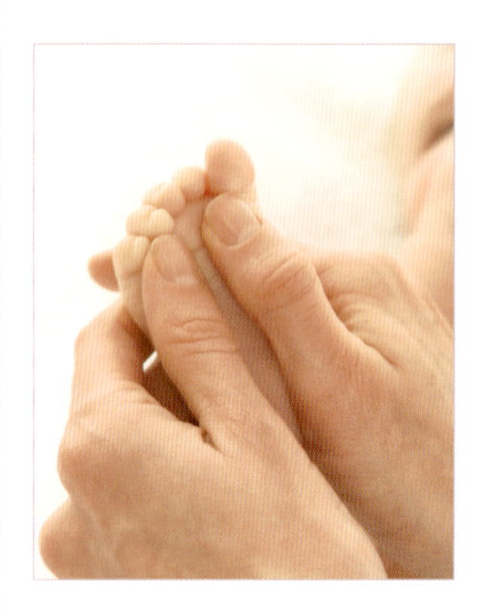

17 **Círculos com o polegar.** Segure o pé do bebê e faça pequenos círculos na sola com os polegares. Os círculos devem descrever espirais. Você poderá pressionar levemente a base dos dedos. Percorra o máximo possível da sola, sem no entanto pressionar o dorso do pé. Em caso de dúvida, massageie apenas a parte protuberante da sola e o calcanhar.

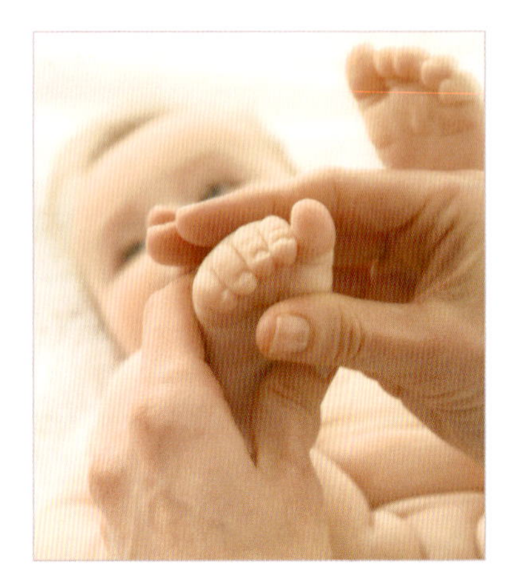

18 **Pressão.** Coloque os polegares sob o pé e os dedos por cima. Pressione para a frente e para trás, completando um movimento com cada mão. Continue na direção dos dedos e repita várias vezes, sempre com os polegares oferecendo resistência por baixo. Isso é ótimo para relaxar os músculos.

19 Alongamento. Segure o calcanhar com uma das mãos e coloque os dedos contra a sola. Pressione de leve o pé para baixo, mas pare logo que encontrar resistência. O exercício passivo é ótimo para fortalecer as articulações. No entanto, como as do bebê são muito móveis, o melhor é fazer isso com a máxima delicadeza.

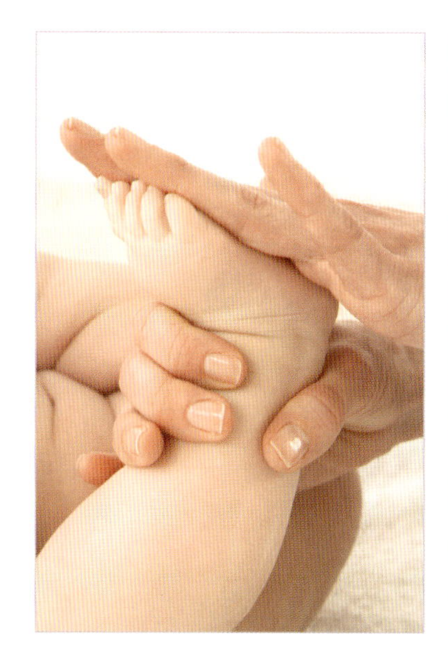

20 Alongamento. Sustente a perna pelo calcanhar e o joelho. Suavemente, empurre-a na direção do corpo, para estirá-la à altura do quadril. Repita várias vezes. Segure delicadamente de modo a poder parar quando sentir resistência. Tente também com a perna para o lado. Esfregue delicadamente o calcanhar e repita na outra perna.

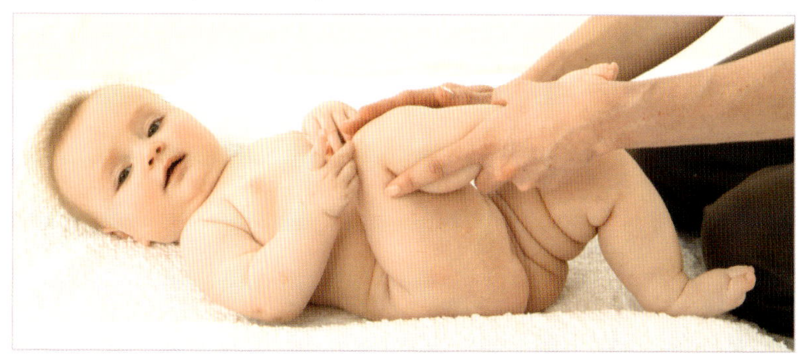

21 **Círculos.** Volte ao abdome e alise até o peito. Em seguida, separe as mãos e desça-as pelos lados da caixa torácica. Nesse ponto, faça grandes círculos sobre as costelas, subindo pelos lados do corpo e descendo de novo. Repita várias vezes, deslizando os dedos abertos e as mãos descontraídas sobre a pele.

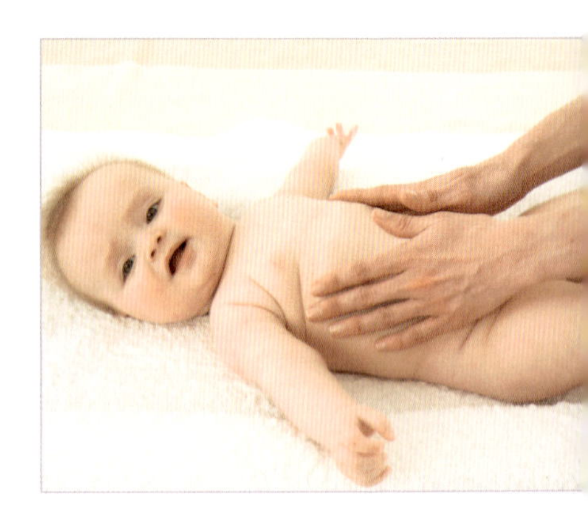

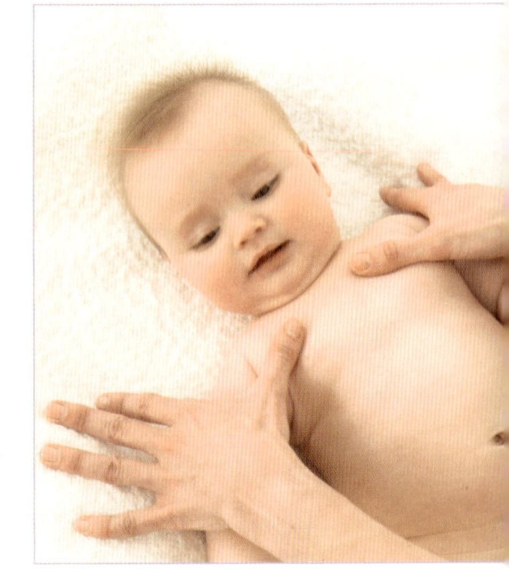

22 **Alisamento.** Pouse os polegares juntos no centro do peito, logo abaixo da clavícula. Aplique um pouco mais de óleo, caso seja necessário. Lentamente, massageie o alto do peito na direção dos ombros com a polpa dos polegares. Rodeie os ombros e repita várias vezes.

23 **Pressão com os dedos.** Alcance a nuca do bebê com a ponta dos dedos, os indicadores envolvendo o crânio. Pouse os médios e anulares nos músculos dos lados da coluna. Muito suavemente, pressione esses músculos com a ponta dos dedos e massageie para cima, na direção da base do crânio.

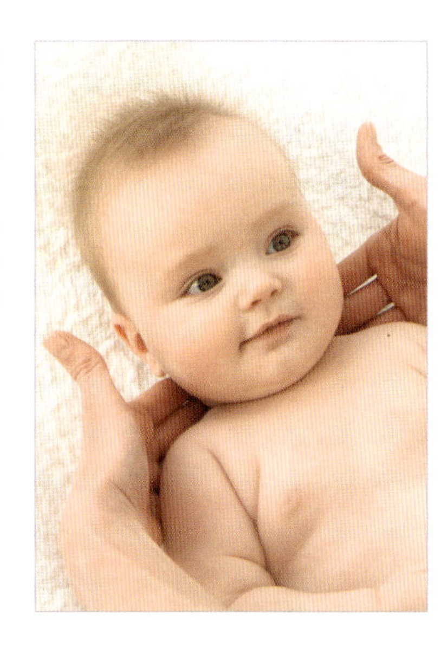

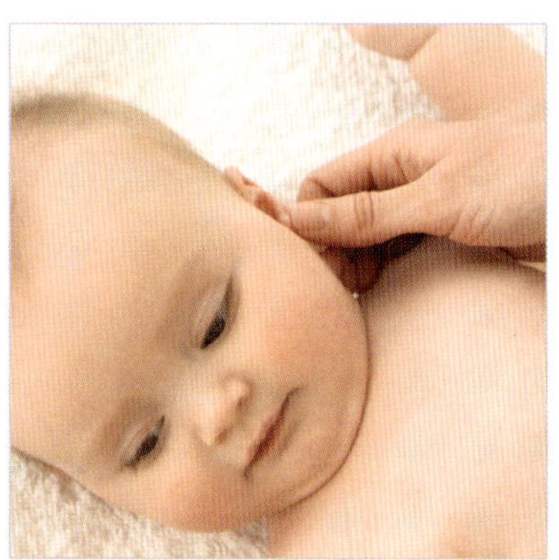

24 **Compressão.** Com as mãos envolvendo ainda a cabeça, massageie as bochechas com os polegares num movimento circular em direção às orelhas. Em seguida, sempre com delicadeza, comprima os lóbulos das orelhas entre os polegares e os indicadores, massageando em volta e atrás das orelhas. Esses movimentos devem ser curtos, agradáveis e reconfortantes.

O rosto

A massagem no rosto e no couro cabeludo do bebê deve ser bem leve, evitando-se óleo nas imediações dos olhos. Torne-a divertida, para que a experiência toda da massagem seja agradável e algo que você e a criança desejem sempre. Tem-se aí a ocasião para o contato visual, para o estímulo de sons vocais e sorrisos.

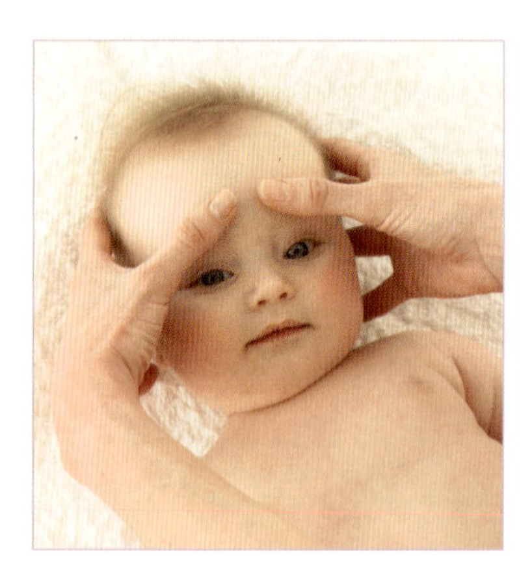

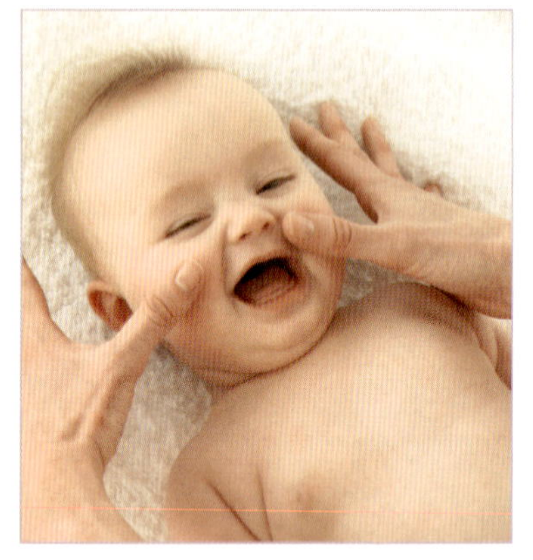

1 **Alisamento.** Com a cabeça do bebê apoiada, toque delicadamente a testa com a polpa dos polegares. Comece com os polegares juntos no centro da testa e, devagar, afaste-os. Repita várias vezes, evitando a área dos olhos. Talvez precise de um pouco mais de óleo para que os polegares deslizem sobre a pele.

2 **Alisamento.** Coloque os polegares nas bochechas e repita os toques de alisamento na direção das orelhas. Os polegares devem deslizar suavemente pela pele. Dê um leve beliscão nas maçãs do rosto do bebê, para que ele sorria. Repita em diversas linhas por toda a área do rosto.

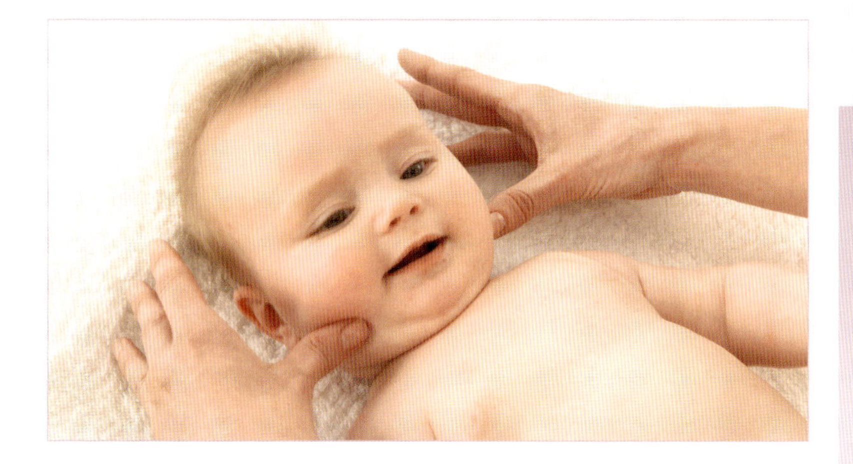

3 **Alisamento.** Mova os polegares para o queixo, encurvando os indicadores por baixo e colocando a polpa dos polegares bem no centro. Devagar, afaste as mãos ao longo da linha da mandíbula. Repita várias vezes e, no último toque, aperte levemente os lóbulos das orelhas.

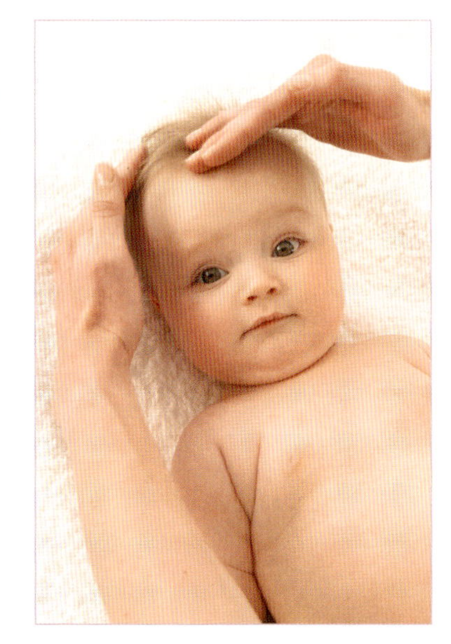

4 **Alisamento.** Pouse as palmas logo acima da linha do couro cabeludo, com os dedos voltados para o centro da cabeça. Suavemente, massageie a área na direção da nuca. Alterne as mãos para obter um ritmo lento e relaxante. Essa é uma boa ocasião para manter intenso contato visual e produzir sons reconfortantes.

Parte posterior do corpo do bebê

Uma vez relaxado, seu bebê deve estar pronto para receber massagem na parte posterior do corpo. Faça movimentos amplos, breves, leves e concatenados, encurtando a sequência caso você ou o bebê se cansem. Adapte os movimentos à posição do bebê.

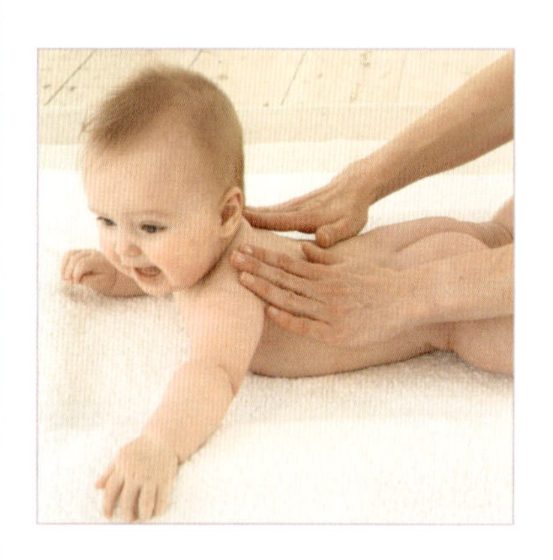

1 **Alisamento.** Encontre uma posição confortável para a massagem, que proporcione apoio ao bebê. Passe um pouco de óleo nos dedos e alise as costas do bebê. Comece, com os dedos juntos, pela parte inferior das costas, suba até os ombros e desça pelos lados do corpo. Os toques devem ser suaves, com suas mãos moldadas à forma dos músculos.

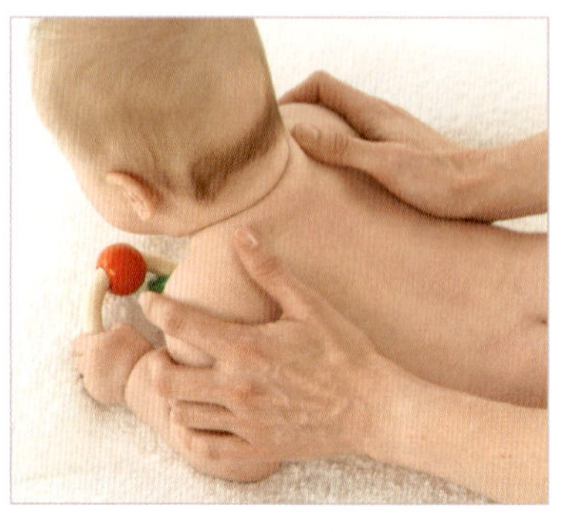

2 **Círculos.** Repita o alisamento e, separando as mãos, faça círculos nos ombros com os polegares. Os círculos devem ser espirais contínuas, com os polegares deslizando sobre a pele. Repita várias vezes. Comece a 2,5 cm de distância da coluna e avance na direção dos braços.

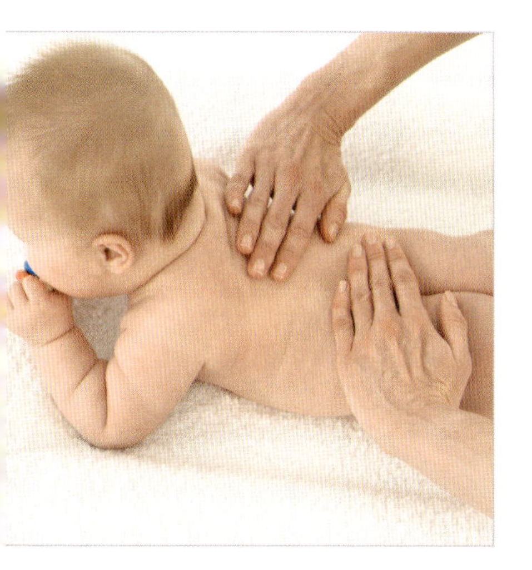

3 **Pressão.** Pouse as mãos logo abaixo das axilas, de cada lado das costelas. Devagar, aproxime-as, cruzando-as para o outro lado. Vá pressionando suavemente na direção da parte inferior das costas. O toque deve ser delicado, com as mãos deslizando sobre a pele sem repuxá-la. Repita várias vezes.

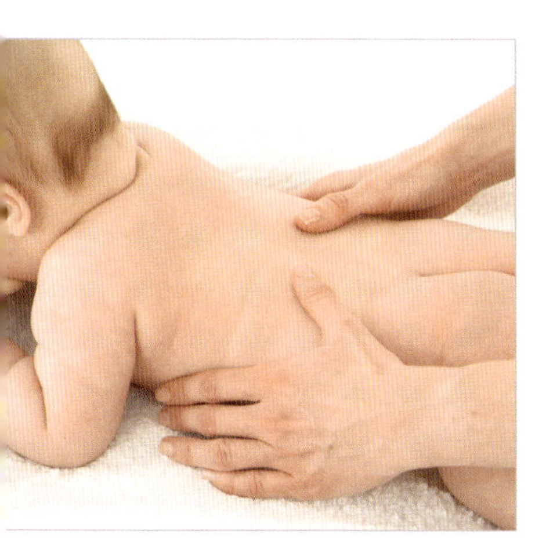

4 **Círculos.** Voltando à parte inferior das costas, faça grandes círculos acima das nádegas com os polegares. Comece a 2,5 cm de distância da coluna e descreva espirais ao longo da pele. Usando as laterais dos polegares, você obterá uma pressão uniforme, sem que eles afundem na carne. Repita várias vezes.

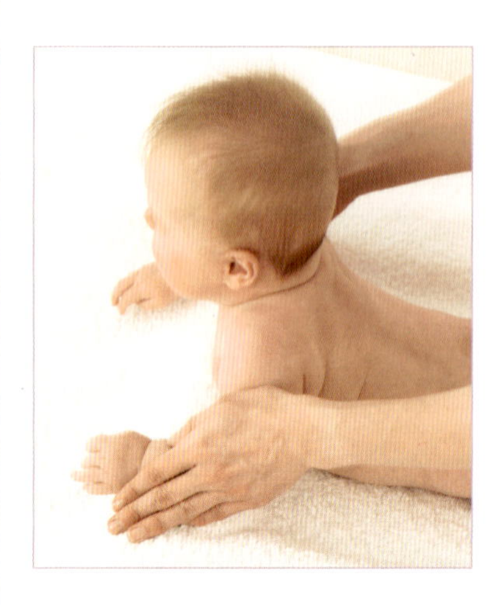

5 **Alisamento.** Aplique um pouco mais de óleo nas mãos e, outra vez, alise as costas do bebê, descendo pela parte posterior dos braços até as mãos. Deslize as mãos e os dedos num movimento amplo e contínuo. Repita várias vezes, com óleo suficiente, para estimular a pele.

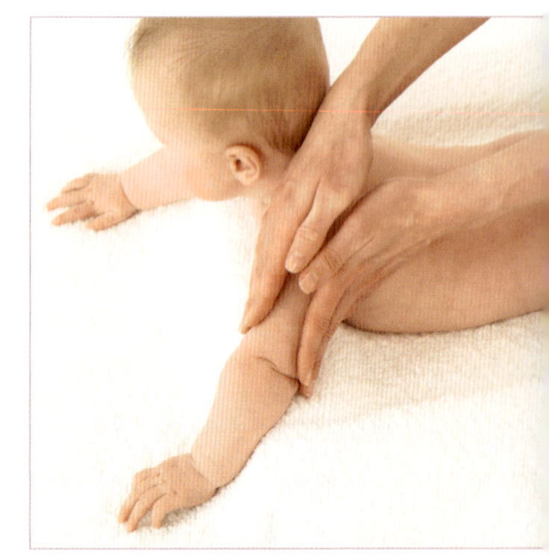

6 **Balanço.** Envolva a parte superior do braço com as mãos. Delicadamente, balance os músculos, avançando na direção do pulso. Mantenha a mão moldada aos músculos e, à altura do cotovelo, diminua os movimentos. Ajuste as mãos para posicionar bem o bebê e apenas balance o braço na medida do possível.

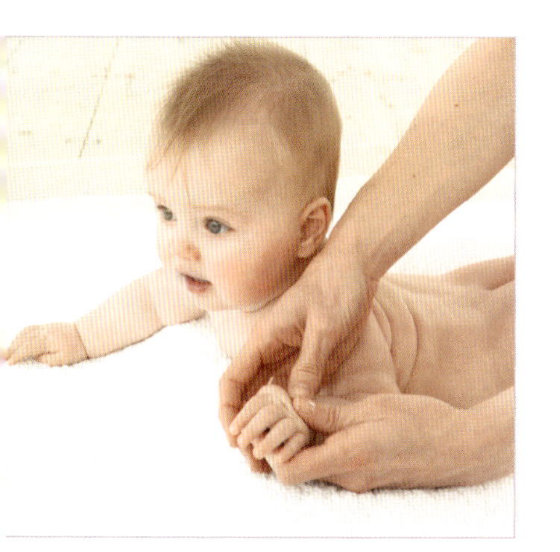

7 **Deslocamento com os polegares.** Apoie a cabeça do bebê e deslize os polegares sobre as costas da mão até os dedos, abrindo-os ao máximo enquanto isso. Desloque os polegares em vários trajetos, usando as laterais dos polegares para movimentos mais suaves. Faça círculos de leve entre os tendões e em volta dos nós dos dedos.

8 **Compressão.** Comprima os dedos delicadamente entre seu indicador e polegar. Massageie um por um, descendo até a ponta. Você poderá também friccionar e girar os dedos do bebê entre os seus próprios. Alise o braço do ombro até a ponta dos dedos e repita os movimentos no outro braço.

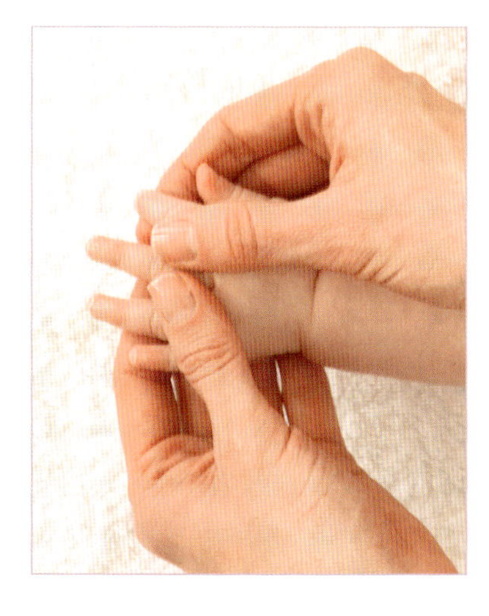

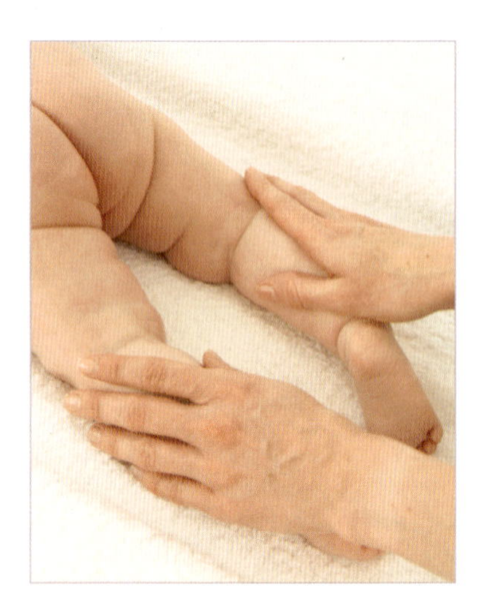

9 **Alisamento.** Passe um pouco de óleo nos dedos, caso necessário, e pouse as pontas juntas na parte inferior das costas do bebê. Deslize-os para cima, juntos, e em seguida separe as mãos para massagear as nádegas e descer para as pernas. Repita os toques várias vezes, chegando até os pés.

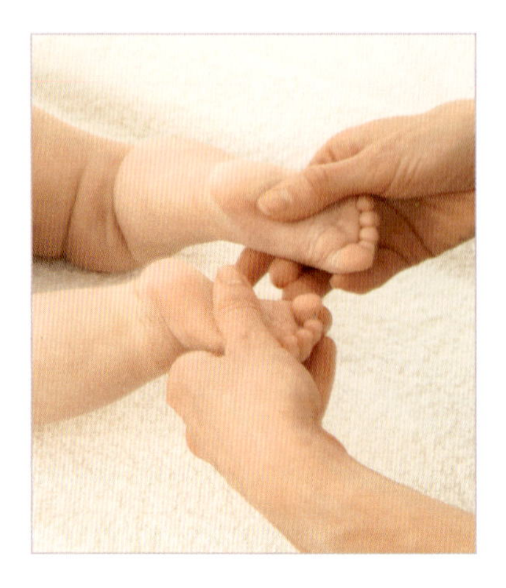

10 **Compressão.** Após o último alisamento, comprima as solas com os dedos, apoiando os pés por baixo e aplicando os polegares às solas. Comprima delicadamente entre os dedos e os polegares, concentrando-se sobretudo nas partes protuberantes das solas. Evite o dorso do pé.

11 **Pressão.** Pouse as mãos de cada lado da coxa, dedos apontando para dentro. Devagar, deslize as mãos uma pela outra para alcançar o lado oposto da perna. Continue pressionando para cima e para baixo da coxa, até o joelho. Mantenha seus pulsos relaxados e suas mãos moldadas aos músculos.

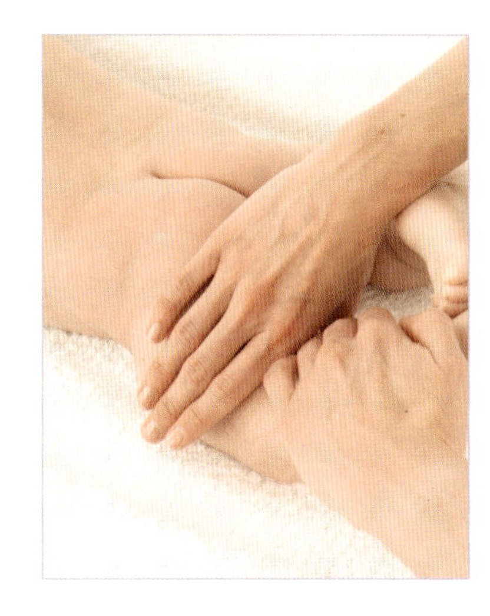

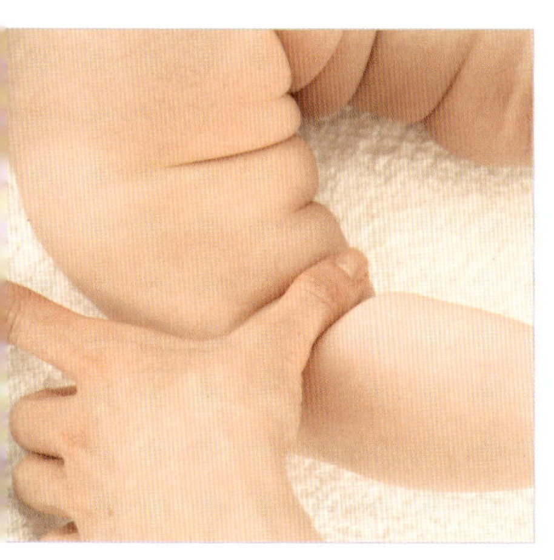

12 **Pressão com o polegar.** Para massagear a parte de trás do joelho, mude os toques para movimentos com os polegares. Apoie o joelho por baixo, se necessário, e deslize os lados dos polegares para fora, sobre a dobra. Curve os polegares em volta dos lados do joelho, antes de repetir os toques. Em seguida, desça pela panturrilha até o calcanhar.

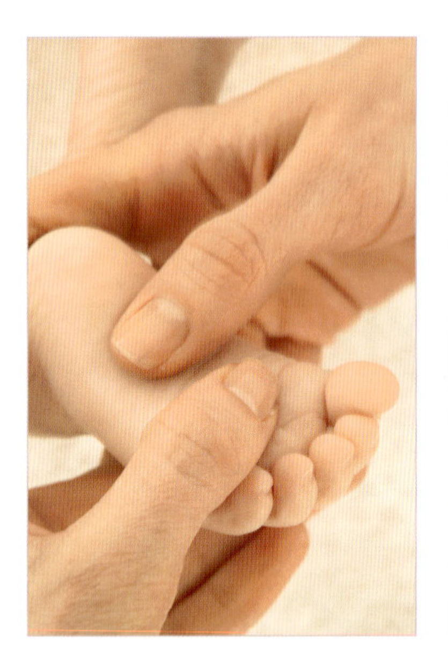

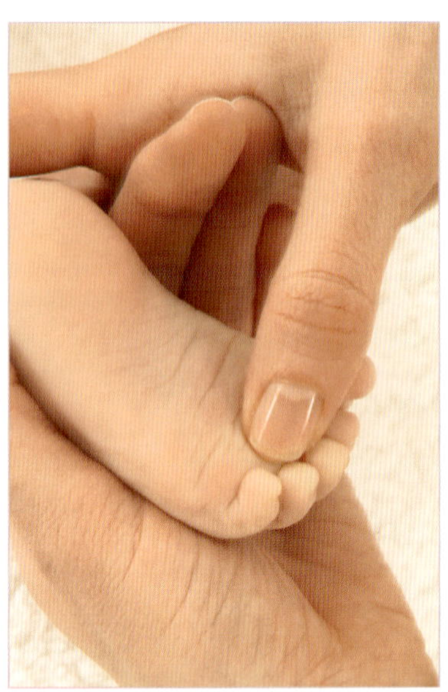

13 **Pressão.** Envolva o pé do bebê nas mãos, dedos embaixo e polegares na sola. Pressione para a frente e para trás ao longo do pé com ambas as mãos ao mesmo tempo. Em seguida, desloque os polegares para o centro e volte. Os polegares devem deslizar com facilidade pela pele enquanto os dedos permanecem firmemente moldados ao pé.

14 **Pressão com o polegar.** Ainda segurando o pé com as mãos, delicadamente faça círculos e pressione a base dos dedos. Use a ponta do polegar para pressionar levemente no meio e em volta das articulações, sem esquecer a base dos dedos. Esse é um ótimo movimento para relaxar os pés. A pressão deve ser leve e reconfortante.

15 **Tração.** Envolva o pé com uma das mãos e, delicadamente, vá puxando os dedos um por um. Trabalhe da base do dedo à ponta. Pressione levemente os dedos do bebê entre seus dedos e o polegar, para tornar os movimentos divertidos. Mantenha a pressão na polpa de cada dedo antes de passar para a ponta.

16 **Toque de pluma.** Apoiando a perna com uma das mãos, acaricie-a em todo o comprimento com a outra, em movimentos leves, para estimular a pele. Toques curtos com a ponta dos dedos são mais agradáveis, além de relaxar e tranquilizar. Repita várias vezes no pé e passe para a outra perna.

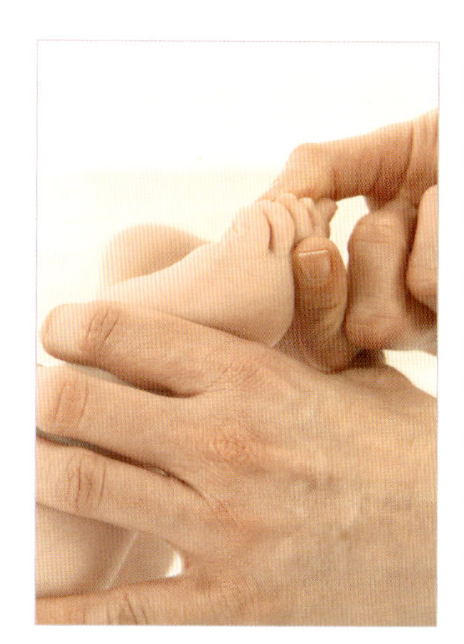

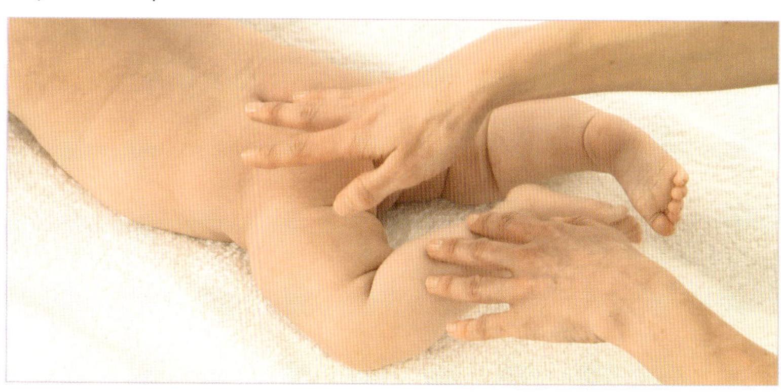

17 **Puxão.** Esta é uma ligeira variação do movimento de puxar. Segure o bebê por baixo do ombro. Pouse o polegar e o indicador na nuca, nos músculos de cada lado da coluna. Delicadamente, erga a mão e deslize os dedos sobre a pele enquanto a puxa. O toque deve ser bem leve, sem apertar nem beliscar. Repita mais duas vezes para relaxar o pescoço.

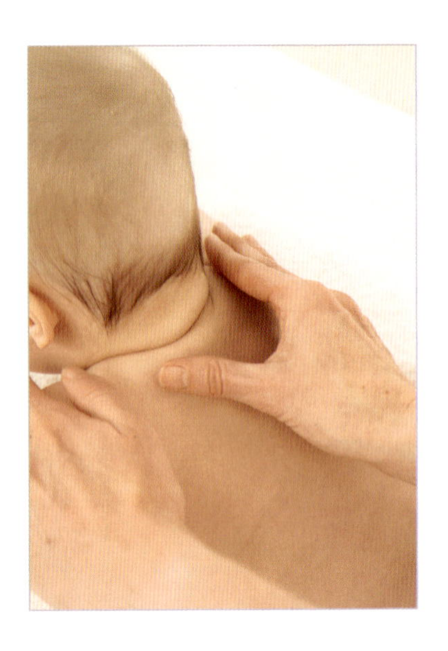

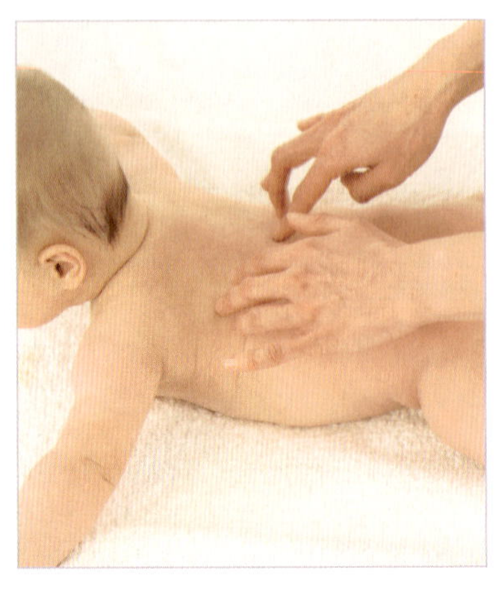

18 **Percussão.** Delicadamente, bata de leve com a polpa dos dedos, em movimentos curtos e suaves como gotas de chuva, toda a extensão das costas do bebê. Evite tocar a coluna. Desça dos ombros à parte inferior das costas, numa sequência de movimentos agradáveis. Repita várias vezes.

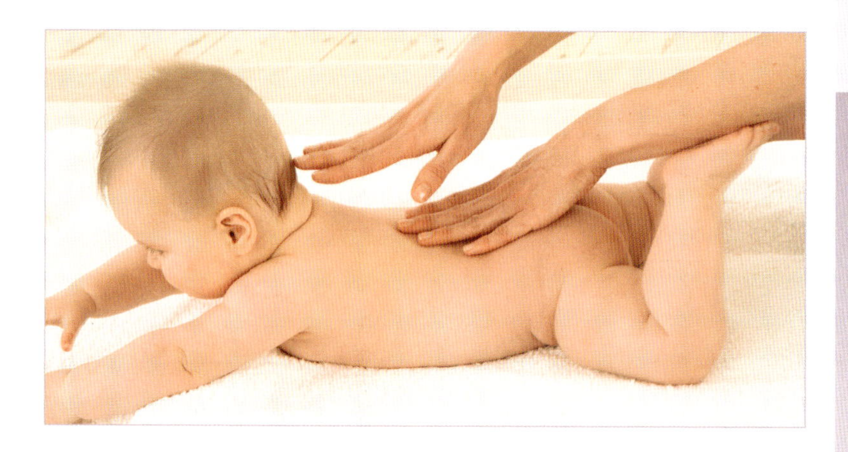

19 Toque de pluma. Suavemente, acaricie a coluna com a ponta dos dedos, num movimento descendente dos ombros à parte inferior das costas. Mantenha os pulsos descontraídos e faça uma série de toques leves, alternando as mãos. Esses movimentos devem ser calmantes, relaxantes e estimulantes.

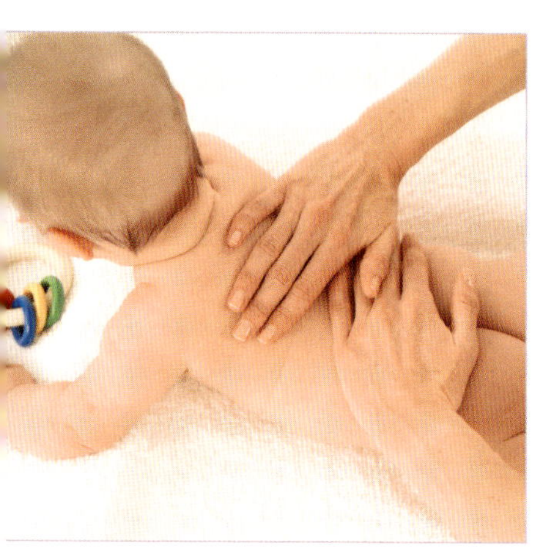

20 Descanso. Para terminar a massagem, pouse as mãos de leve nas costas do bebê e mantenha-as assim por alguns instantes. Uma das mãos deve ficar entre as escápulas e a outra sobre o sacro. Respire calmamente por alguns instantes e concentre-se no contato entre suas mãos e a pele do bebê. Em seguida, vire-o de frente para você.

Massagem do casal

A massagem pode proporcionar muita alegria. É um ótimo recurso para ajudar os casais a combater o stress e reaproximar-se tanto física quanto emocionalmente. As técnicas básicas continuam as mesmas, mas o acréscimo de movimentos e nuanças sensuais pode transformar a massagem numa dança romântica. Os toques sensuais devem ser agradáveis, leves, demorados – e vir do coração.

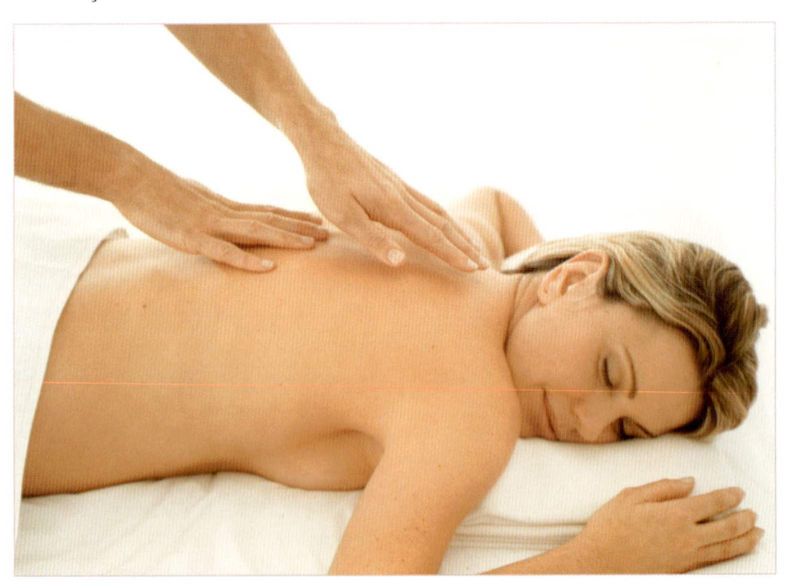

1 **Toque de pluma na pele.** Esse toque – de conexão – pode transformar-se em carícia. Use os dedos, a ponta dos dedos e as unhas para tocar delicadamente o corpo do parceiro. Quanto mais leve for o toque, mais estimulará a pele. Explore com calma o contorno dos músculos e articulações, de uma maneira firme e carinhosa.

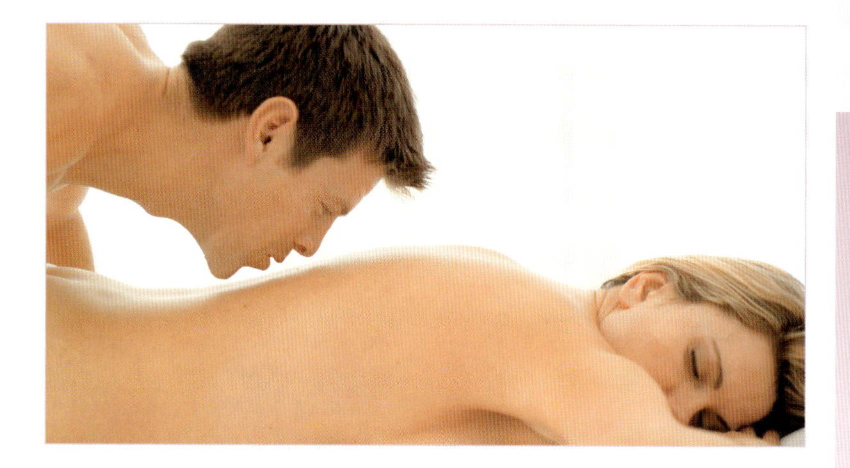

2 **Sopro na pele.** Eis um toque românti-co para encerrar qualquer sequência. Depois de massagear delicadamente os músculos, sopre a superfície da pe-le. Quanto mais perto você estiver do corpo, mais tépido será seu hálito. Ex-perimente-a nos membros e na nuca.

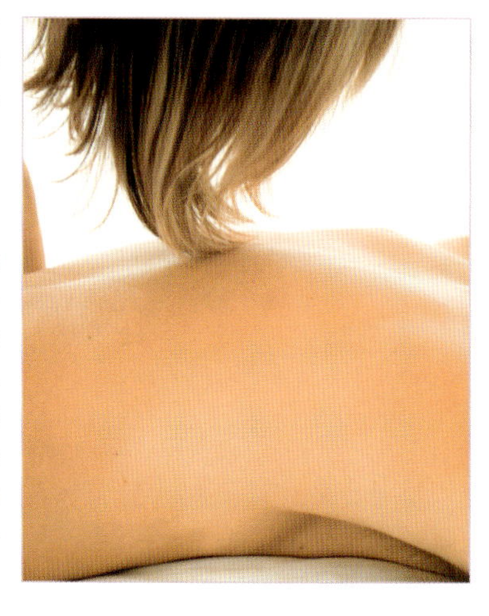

3 **Varredura com os cabelos.** Use esta técnica ao final de qualquer sequên-cia de massagem. O comprimento maior dos cabelos facilitará o toque, mas você poderá ser inventivo. Use as pontas para acariciar e "varrer" a pele do parceiro. A sensação é ótima em áreas grandes como as costas. Os to-ques demorados funcionam melhor.

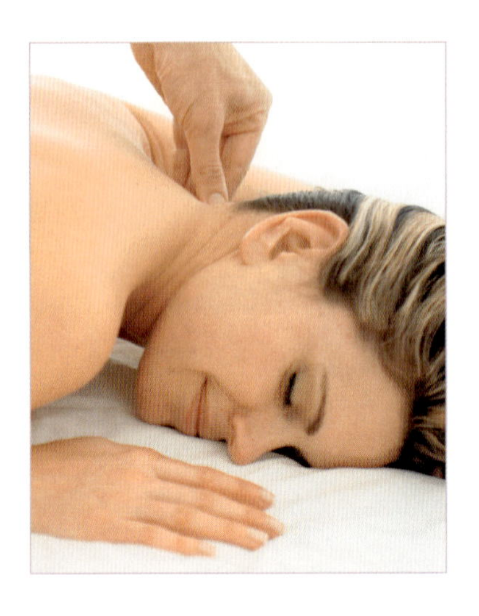

4 **Compressão no pescoço.** Seja criativo ao massagear. Recorra à proximidade e à intimidade para fazer massagens em momentos inesperados, como um modo de expressar ternura e admiração. Ninguém se sente carinhoso quando está tenso. Comprima a nuca do parceiro entre os dedos e o polegar – como sempre, evitando movimentos diretos sobre a coluna.

5 **Pressão com os dedos no rosto.** A massagem no rosto proporciona uma sensação fantástica, mas se você lhe acrescentar alguns toques acariciantes e suaves, ela se tornará algo verdadeiramente especial. Use a polpa e a ponta dos dedos para percorrer os traços do rosto do parceiro. Trabalhe de dentro para fora em toques lentos, demorados. Percorra a linha em volta dos olhos, nariz e boca. Pressione suavemente a parte superior das sobrancelhas e lábios.

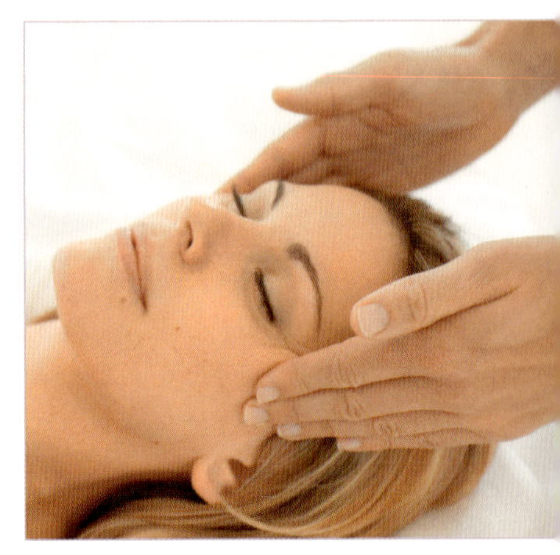

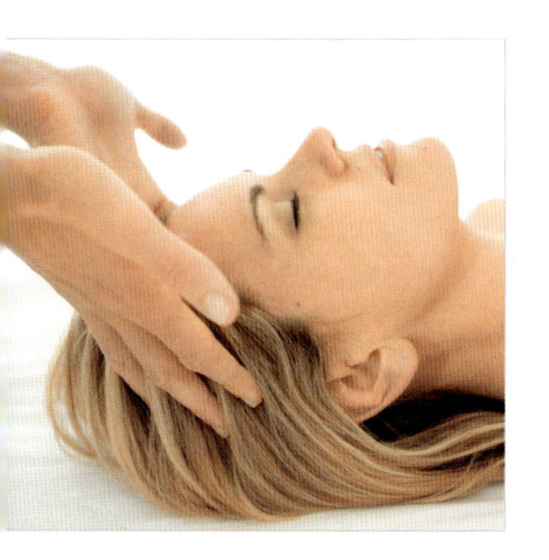

6 **Tração do cabelo.** Massagear o couro cabeludo é ótimo, do mesmo modo que puxar de leve os cabelos junto às raízes. Torne os toques divertidos. Puxe das raízes até a ponta, revirando os fios entre os dedos. Dobre as extremidades, puxe-as delicadamente, franzindo o cabelo.

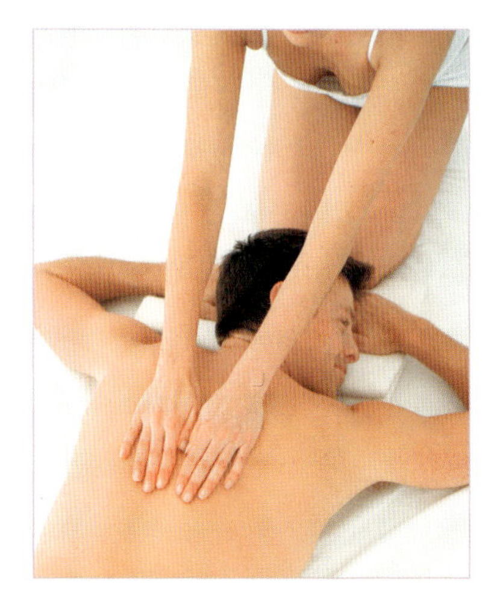

7 **Alisamento nas costas.** Seja inventivo com as técnicas que já conhece.Tente diferentes maneiras de alisar as costas, variando a pressão, a posição e o tempo. Mãos e ponta dos dedos são muito usadas; por que não tentar com os antebraços ou pés? Mantenha contato total com o contorno dos músculos para melhores resultados.

Massagem na gravidez

A massagem produz ótimos resultados na gravidez. Ajuda a aliviar as dores nas costas, a tensão no pescoço, o incômodo nos tornozelos, o cansaço nas pernas e a sensibilidade nos seios, contribuindo assim para o bem-estar da parceira. Ao mesmo tempo, o bebê começará a responder às sensações e rotinas conhecidas.

ADVERTÊNCIA

Durante a gravidez, a pressão tem de ser bem mais leve, para evitar o excesso de estímulo. Evite pressionar a parte inferior das costas e o abdome durante os primeiros quatro meses.

1 Círculos na parte inferior das costas. A parte inferior das costas pode se tornar bastante incômoda durante a gravidez. Tente este toque quando a parceira estiver deitada de lado e apoie-a com travesseiros para maior conforto. Pouse uma das mãos no corpo para sustentá-la e a outra, espalmada, na concavidade das costas. Devagar, faça círculos no sentido anti-horário, deslizando as mãos sobre a pele com a ajuda de um pouco de óleo. Os toques devem ser amplos e relaxantes, e com pouca pressão.

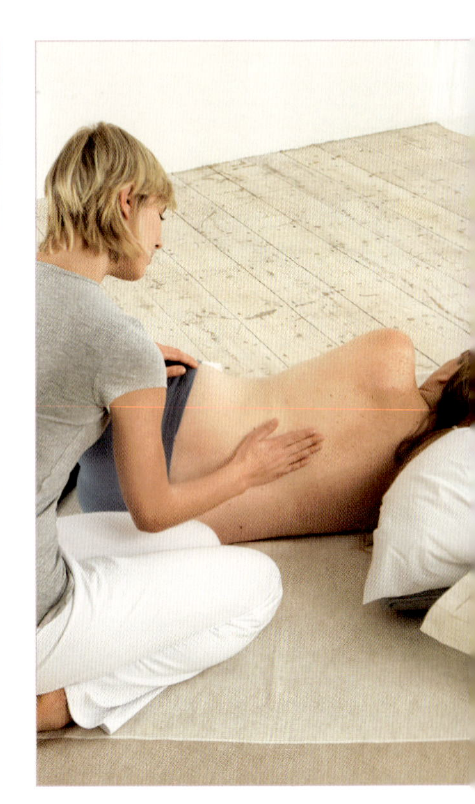

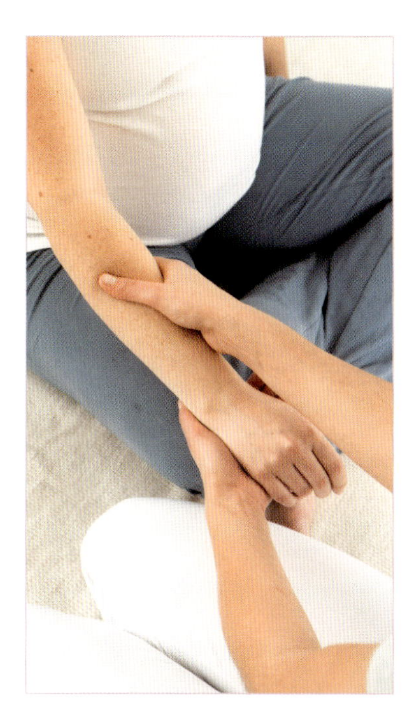

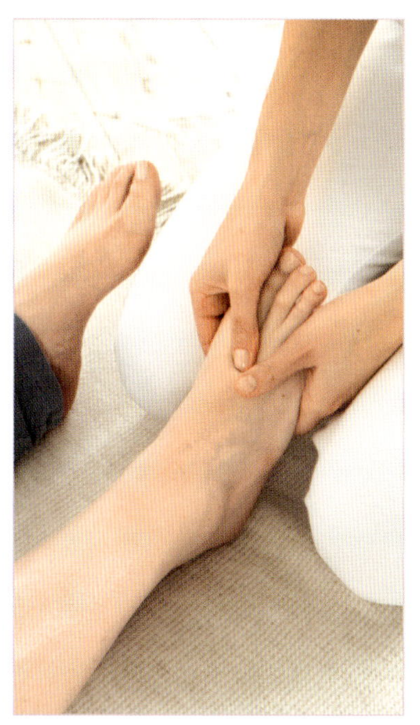

2 **Compressão nos braços.** Passe um pouco de óleo nas mãos. Mantendo a parceira devidamente apoiada, envolva o antebraço com as mãos e comprima-o. Alivie a pressão na altura do cotovelo e continue na direção do ombro. Repita os toques lentamente, para que sejam agradáveis. Passe para o outro braço.

3 **Pressão com os polegares nos pés.** Os pés são outra parte do corpo que se cansam muito, especialmente no fim da gravidez. Com as pernas em repouso, você poderá massagear a parte superior dos pés, fazendo círculos em torno das articulações e comprimindo a área entre os tendões. Use os polegares para fazer círculos nos tornozelos também. Pressione de leve a parte protuberante da sola.

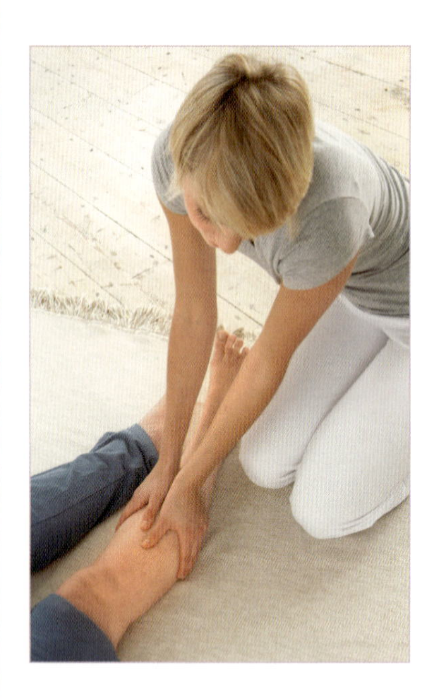

4 **Compressão nas pernas.** Com as pernas da parceira em repouso, passe um pouco de óleo nas mãos e vá comprimindo, para cima, os músculos da panturrilha, fazendo círculos em volta do joelho e continuando até a coxa. Isso ajuda a aliviar o cansaço nas pernas. Talvez você precise mudar de posição para trabalhar a coxa. Caso a parceira tenha veias varicosas, simplesmente alise a pele.

5 **Pressão com os dedos nas costas.** Com a parceira deitada de lado e devidamente apoiada, deslize os dedos pelos músculos das costas a partir da coluna. Abra os dedos e passe-os por entre as costelas, como se fossem um ancinho. A parceira terá de virar-se para que você repita os toques no outro lado.

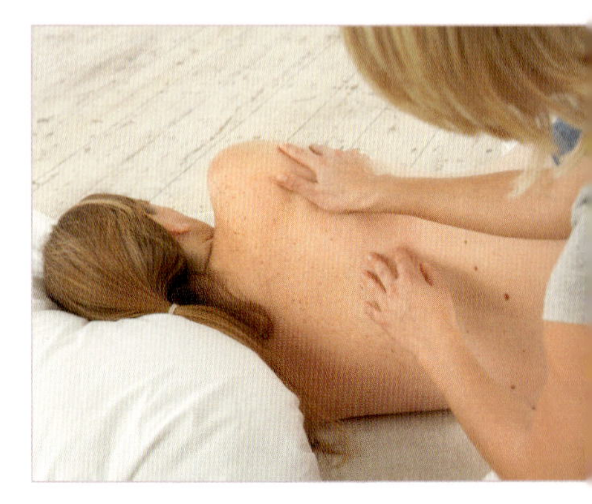

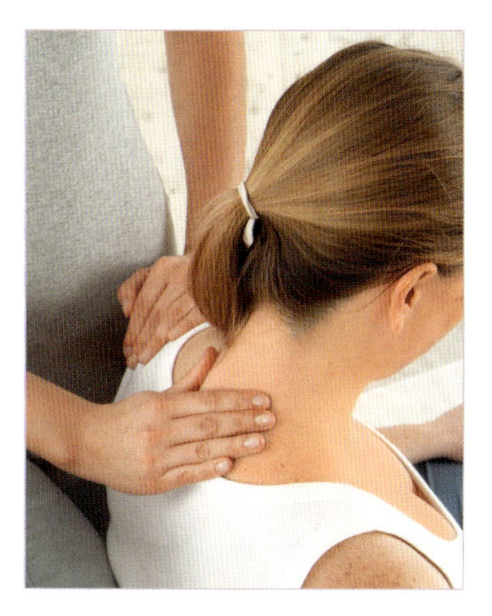

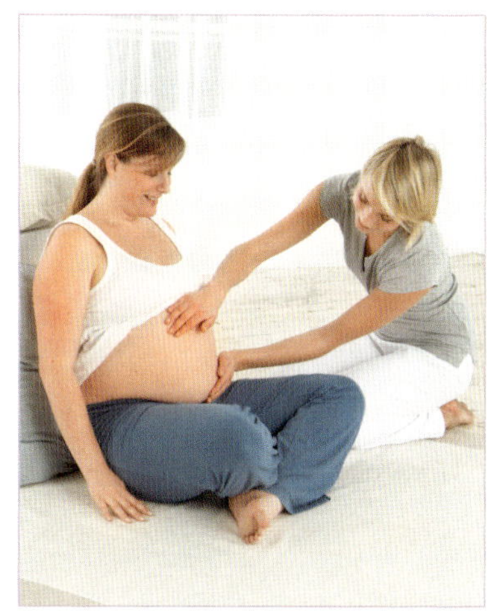

6 **Compressão no pescoço.** Mantendo a parceira apoiada confortavelmente, comprima os músculos do pescoço com uma das mãos e use a outra para contato corporal. Comprima cada lado da coluna com o polegar e os dedos, mantendo os nós dos dedos levantados para não tocar a coluna. Esse toque, quando lento, é melhor; e não deve haver pressão muito forte nessa área.

7 **Alisamento no abdome.** Você talvez já aplique esta massagem. Caso contrário, passe um pouco de óleo nos dedos e faça grandes círculos em sentido horário sobre o abdome. Use a palma das mãos e molde-as ao abdome da parceira. Com o tempo, conseguirá perceber as respostas do bebê.

ADVERTÊNCIA

Só tente essa massagem após os primeiros quatro meses de gravidez.

Massagem profunda dos tecidos

Esta massagem envolve a aplicação de técnicas especializadas aos músculos e tecido conectivo. A pressão maior pode ser muito agradável, mas você deve ser cauteloso ao aplicá-la. As técnicas ajudam a aliviar a tensão persistente e a corrigir problemas de postura. As sugestões abaixo dão uma ideia deste estilo de massagem.

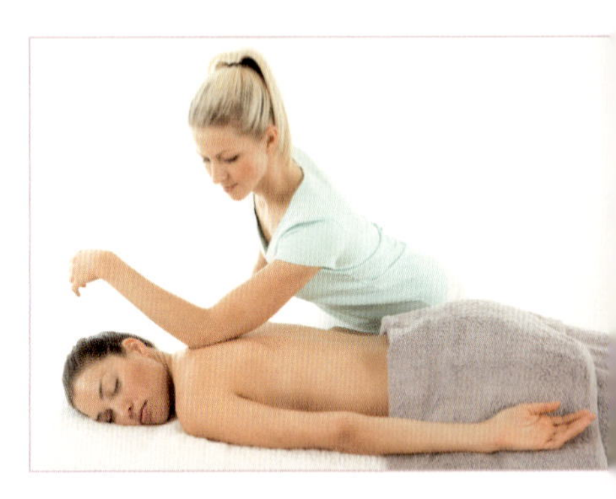

1 **Pressão com o cotovelo nas costas.** Passe um pouco de óleo nas costas do parceiro. Apoiando-lhe o corpo, incline-se sobre ele e pouse o cotovelo sobre os músculos do outro lado da coluna. Pressione para cima, subindo pelos músculos até a parte superior das costas, fazendo um movimento circular em torno do ombro com o antebraço. Evite um ângulo muito fechado do cotovelo, para que ele pressione, mas não se afunde nos músculos.

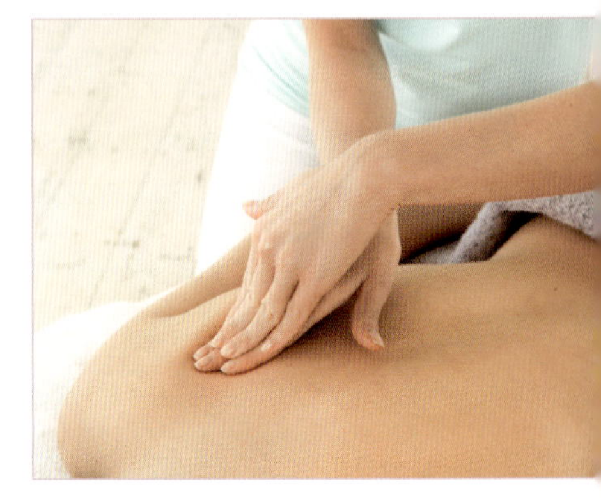

2 **Pressão com os dedos nos ombros.** Aplique uma pressão dupla com os dedos em torno da escápula do parceiro. Comece com uma das mãos no alto do ombro e sobreponha-lhe a outra para aumentar a pressão. Deslize-as pelo contorno da escápula enquanto pressiona para relaxar os músculos e estimular a circulação.

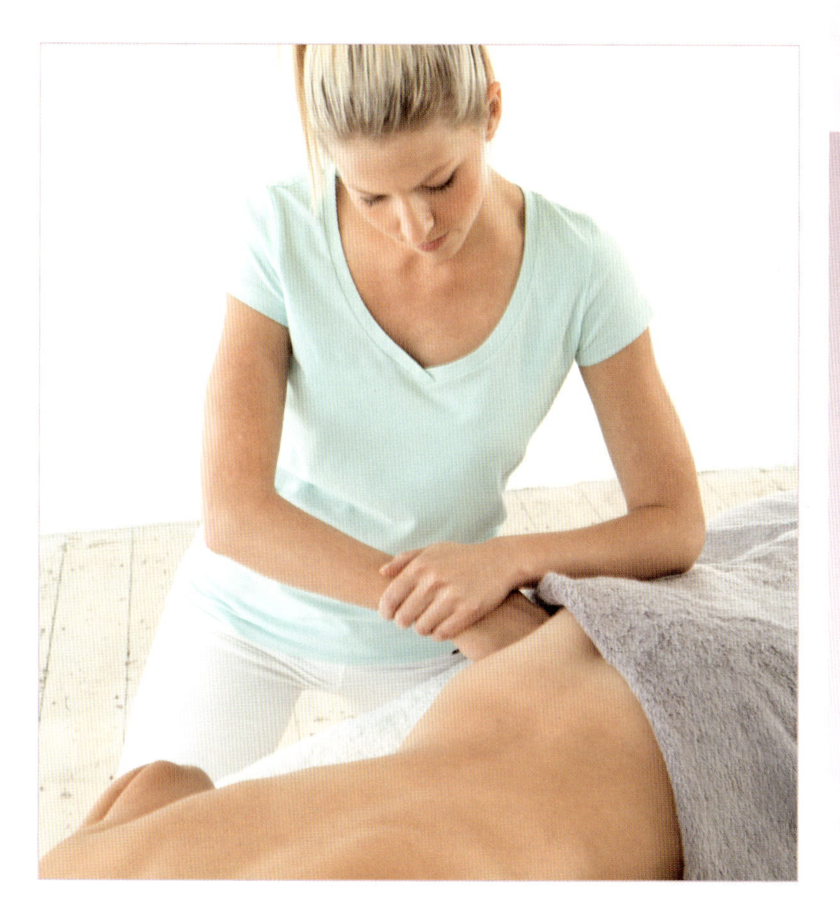

3 **Pressão com os nós dos dedos nas nádegas.** Use as mãos para trabalhar áreas carnudas como as nádegas. Feche o punho e pressione com os nós dos dedos, pondo a outra mão por cima para aumentar a pressão. Incline-se sobre o parceiro com o peso do corpo e comprima os músculos, descrevendo círculos. Tome cuidado para não pressionar nenhum osso.

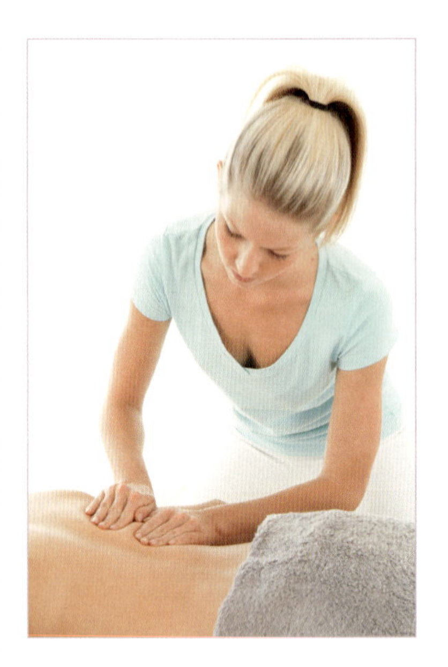

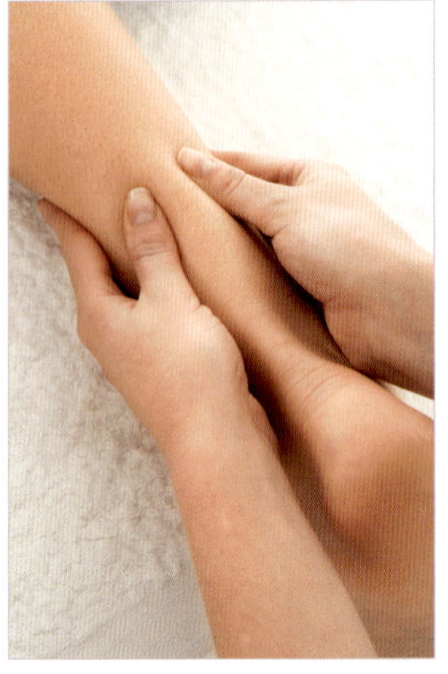

4 **Pressão com os dedos nas costas.** Pouse a ponta dos dedos das mãos nos músculos laterais da coluna. Pressione e, ao mesmo tempo, deslize os dedos pela linha dos músculos. Isso deve ser feito num movimento lento e profundo, sem atingir a coluna. O toque funciona melhor quando há um aumento do tônus muscular.

5 **Deslocamento com os polegares nas panturrilhas.** Sustente a perna pelo calcanhar e coloque os polegares logo acima do osso, de cada lado dos tendões. Desloque os polegares para cima, na direção dos músculos da panturrilha, aplicando pressão com a polpa. Repita várias vezes, pressionando firmemente, mas sem provocar dor. Faça-o atrás e nas imediações do osso, para melhores resultados.

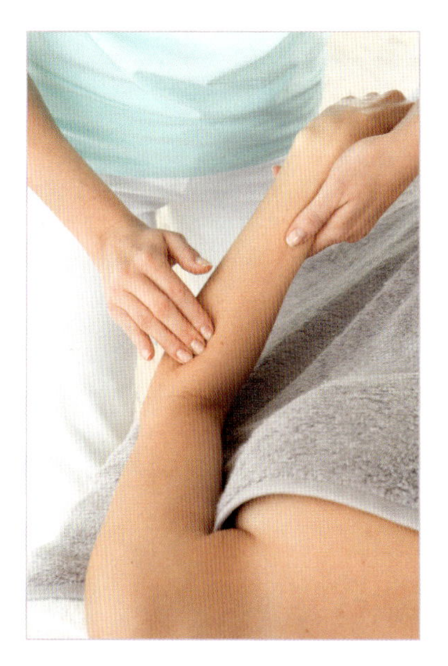

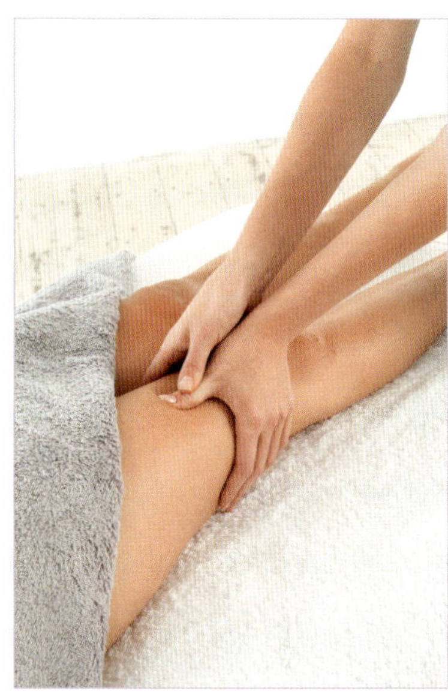

6 **Vibração nos antebraços.** Localize a área muscular entre os ossos e o antebraço. Pouse a polpa dos dedos sobre os músculos, pressione e faça vibrar a área. Isso aumenta a penetração da pressão, devendo por isso ser feito apenas em músculos volumosos. Detenha-se por alguns instantes e afrouxe. Trabalhe ao longo do antebraço e repita no outro lado.

7 **Pressão com o polegar nas coxas.** Pouse o polegar na coxa, cerca de 5 cm acima da rótula. Deslize-o pela crista dos músculos e, com a polpa do polegar, pressione na direção do quadril. O movimento deve acompanhar a linha dos músculos e terminar a uns 5 cm abaixo do quadril. Comece sempre com uma pressão leve e consulte o parceiro antes de aumentá-la. Repita na outra perna.

Massagem esportiva

Muitos atletas recorrem à massagem esportiva para manter-se em forma. Ela ajuda a evitar contusões graças ao relaxamento dos músculos e ao exercício passivo das articulações, sendo também ótima após a prática do esporte para eliminar o excesso de ácido lático. Trata-se de uma técnica especializada, mas os toques seguintes fornecerão os elementos básicos.

1 **Rotação dos quadris.** Curve a perna do parceiro na direção do corpo, segurando-a pelo joelho e o calcanhar. Pressione a parte inferior, empurrando o joelho contra o peito até encontrar resistência. Nessa altura, gire a perna pelo quadril para obter um alongamento. Explore o alcance de movimentos do parceiro e repita, aumentando aos poucos o raio do giro.

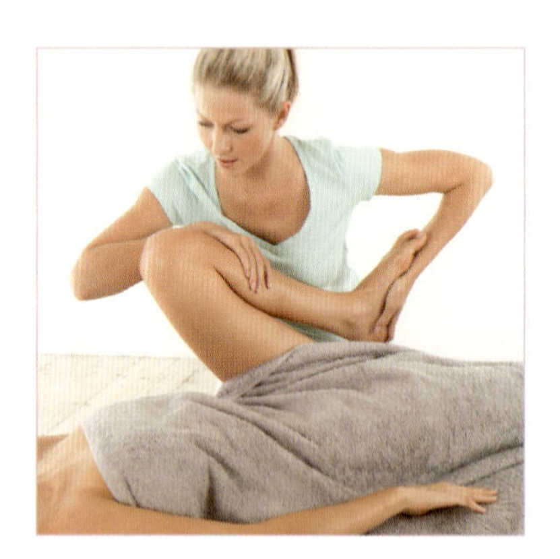

2 **Pressão com os dedos nos joelhos.** Pressione em volta da rótula com a polpa dos dedos, acompanhando-lhe o contorno em círculos. A outra mão proporcionará orientação e resistência. Cuidado para não pressionar a própria rótula. Essa é uma boa técnica para estimular a articulação, mas deve ser evitada caso haja problemas no joelho.

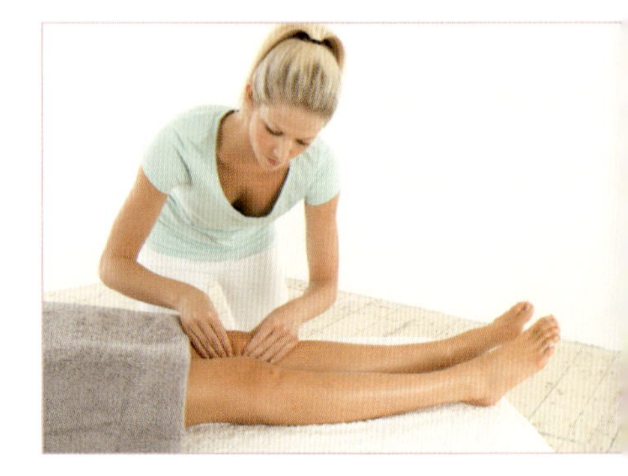

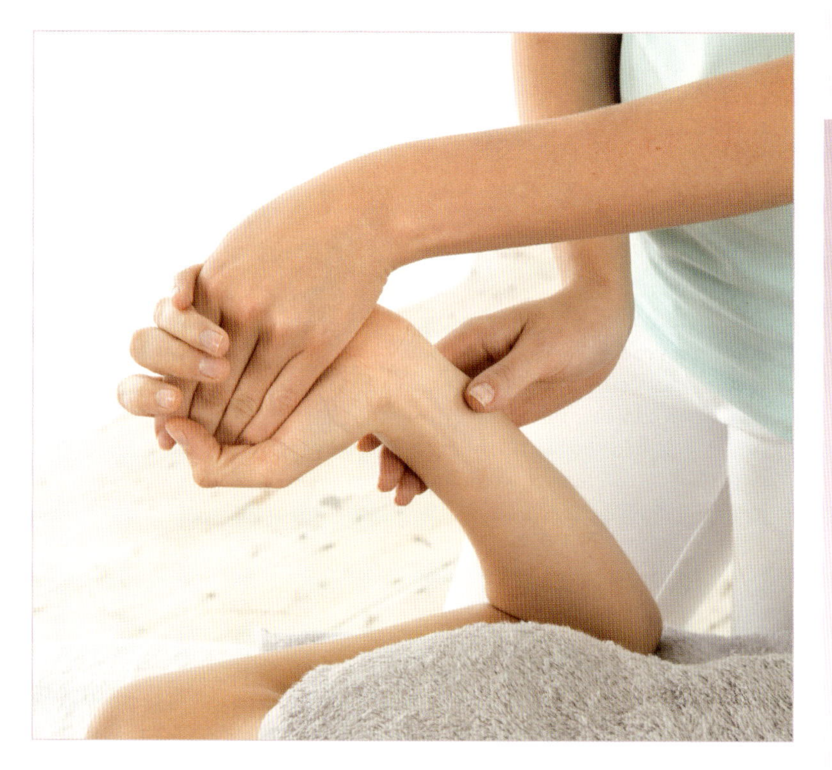

3 **Rotação dos pulsos.** Mantenha o braço do parceiro apoiado pelo cotovelo. Segure a mão dele com firmeza e aplique pressão com a palma. Isso é ótimo para o exercício passivo da articulação. Em seguida, poderá girar lentamente a mão pelo pulso em ambas as direções, pressionando sempre para aumentar a mobilidade da articulação.

4 **Compressão das pernas.** Os músculos das panturrilhas costumam ficar muito tensos, mas você pode ajudar a melhorar a circulação adaptando a técnica de compressão já conhecida. O parceiro deve pousar o calcanhar em seu ombro, dando-lhe liberdade para usar as duas mãos. Comprima os músculos da panturrilha na direção da parte posterior do joelho, com contato total das mãos. Cuide apenas para não pressionar demais o joelho.

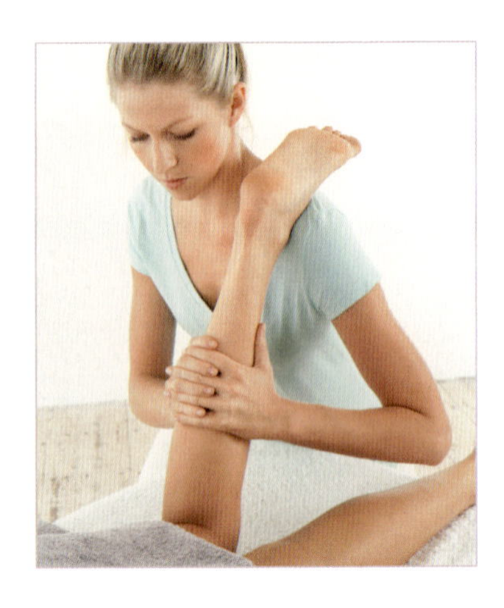

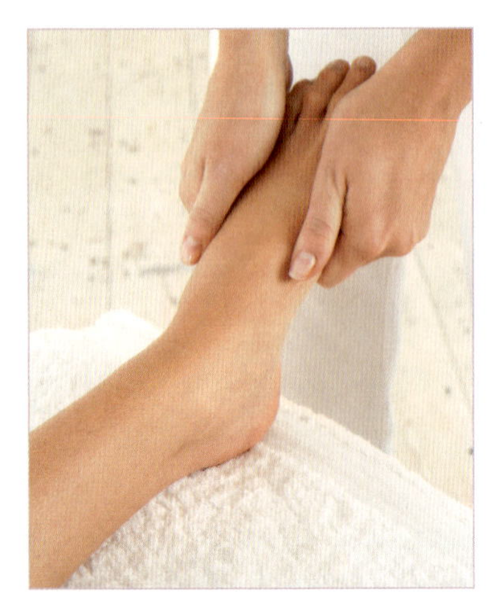

5 **Compressão nos pés.** Coloque as mãos de cada lado do pé. Comprima firmemente entre os dedos e o tênar das mãos. Em seguida, estire os tendões puxando para baixo um lado do pé e empurrando o outro para cima. Procure movimentar-se ao máximo e depois inverta a direção das mãos. Repita até os músculos relaxarem, ficando mais flexíveis.

6 **Pressão com a palma nos ombros.** Curve o braço do parceiro atrás das costas para expor a escápula. Mantenha uma das mãos sob o ombro para apoio, estenda o polegar e o indicador da outra e deslize-os sob a escápula o mais longe que puder, sem causar desconforto. Pressione com a palma e a membrana entre o indicador e o polegar. Este toque é excelente para relaxar o ombro.

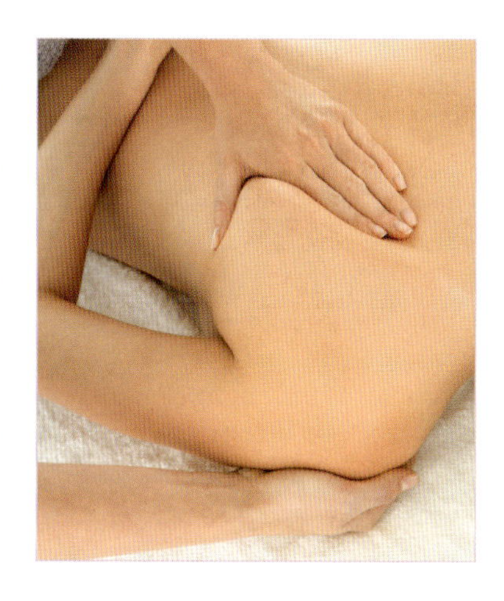

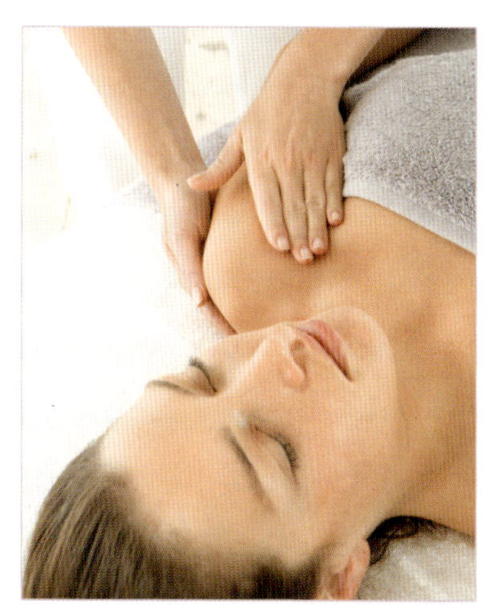

7 **Fricção nos ombros.** Pouse as mãos na curvatura do ombro, uma por cima e a outra por baixo. Esfregue vigorosamente a área entre as mãos para melhorar a circulação. Friccione também em volta da articulação e a parte superior do braço, numa série de movimentos rápidos. O contato deve ser feito com as palmas. Bom toque para aquecer antes da atividade física.

Massagem de beleza

Os benefícios estéticos da massagem são muitos. Músculos relaxados, livres de detritos metabólicos, melhoram a aparência do rosto, enquanto uma circulação mais rápida e o uso de óleos nutritivos dão mais suavidade à pele. Sentir-se bem faz a pessoa parecer mais bonita, gerando aquele brilho inestimável que vem de dentro.

1 **Círculos nas têmporas.** Pouse a ponta dos dedos nas têmporas do parceiro. Pressione levemente e faça círculos em sua direção, repuxando os lineamentos e estirando a pele. É importante, sempre, repuxar os lineamentos para fora, tornando-os mais descontraídos e soltos. Faça meios círculos para evitar qualquer pressão na direção do rosto.

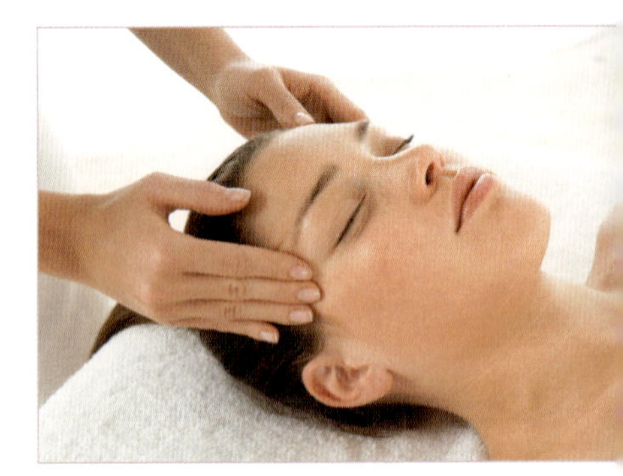

2 **Compressão das sobrancelhas.** Pouse os polegares e os indicadores nas saliências das sobrancelhas. Trabalhando a partir da linha interna, erga e comprima as sobrancelhas a intervalos regulares, na direção das têmporas. Isso aumenta a circulação dos músculos, mas também ajuda a relaxar a fronte e os olhos. Repita diversas vezes ao longo da linha das sobrancelhas, mantendo os dedos firmes. Procure afastar-se ao máximo dos olhos.

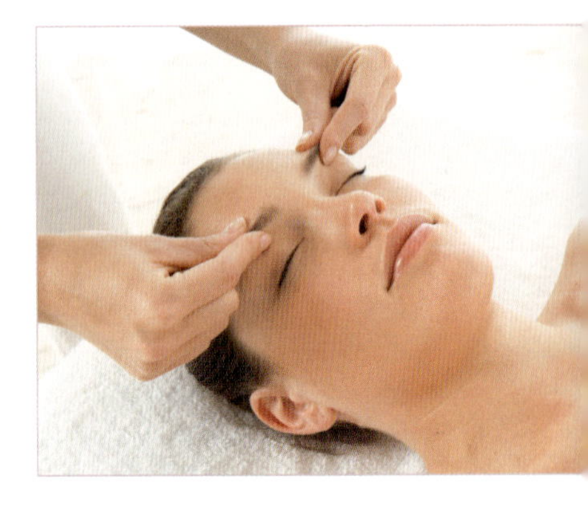

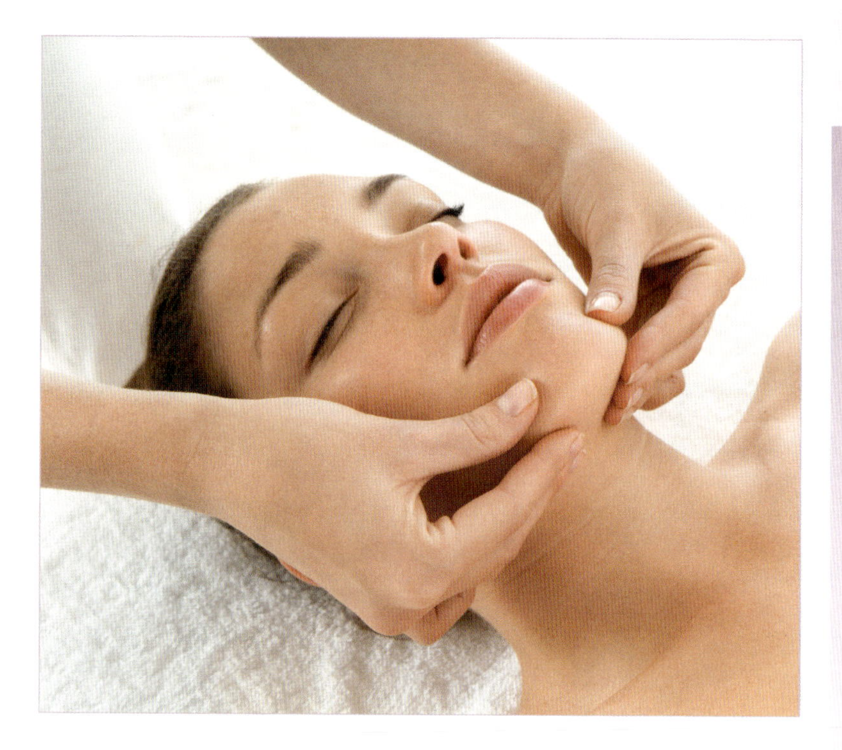

3 **Compressão da mandíbula.** Este toque ajuda a definir melhor a mandíbula. Passe um pouco de óleo nos dedos, se necessário, e pouse a ponta dos dedos sob a linha da mandíbula, com os polegares juntos no meio do queixo. Comprima a mandíbula enquanto afasta as mãos para os lados, ao longo da linha do osso. Assim fazendo, você estira levemente a pele e estimula os músculos.

4 **Círculos na mandíbula.** Pouse a ponta dos dedos nos músculos localizados no ângulo da mandíbula do parceiro. Esses músculos costumam ficar muito tensos, dando ao rosto uma expressão contraída. Pressione com a polpa dos dedos, fazendo círculos amplos sobre os músculos, ao mesmo tempo que induz o parceiro a descontrair a mandíbula. Use a ponta dos dedos para pressionar sempre que sentir algum ponto particularmente tenso.

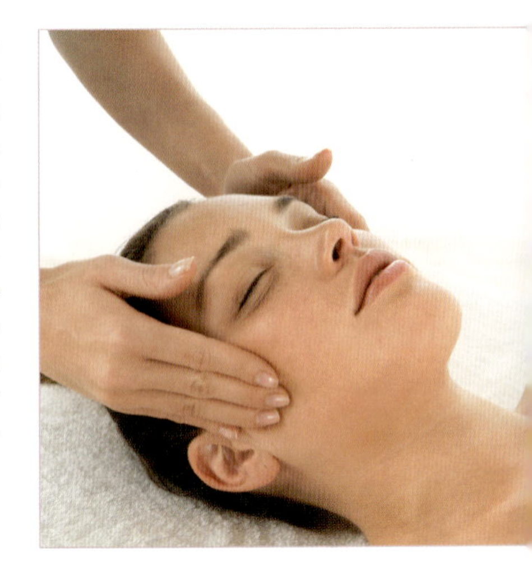

5 **Alisamento das pálpebras.** Com os olhos do parceiro fechados, pouse levemente a polpa dos dedos médios sobre as pálpebras, perto da ponte do nariz. Firme e suavemente, deslize os dedos pelas pálpebras, sem pressionar os olhos. Certifique-se de ter óleo suficiente nos dedos para não repuxar a pele – mas não o bastante para irritar os olhos.

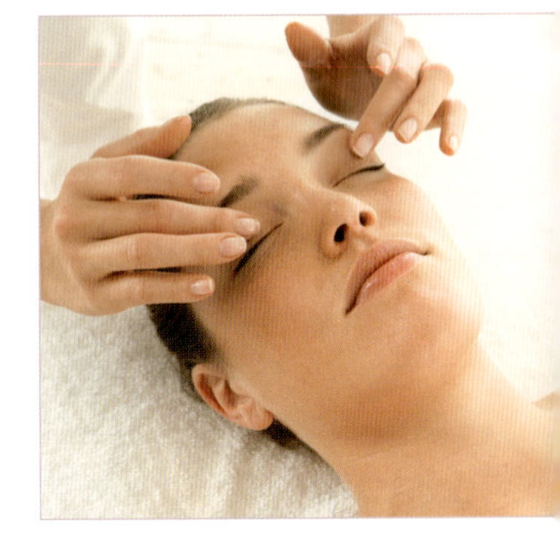

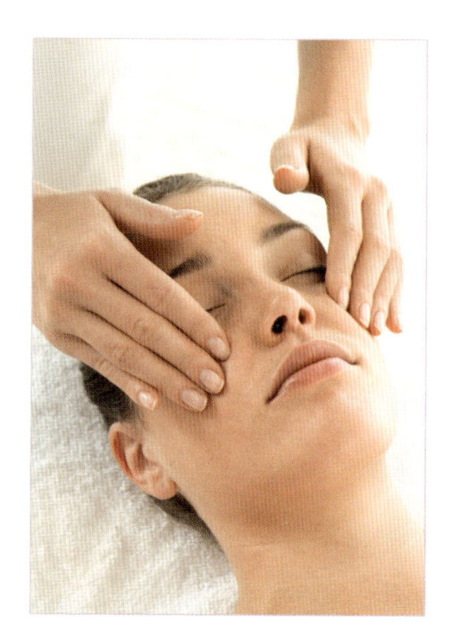

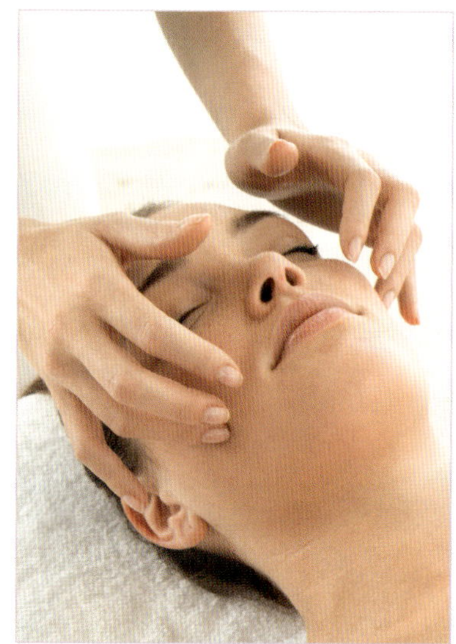

6 **Círculos nas bochechas.** Pouse a polpa dos dedos sobre as bochechas do parceiro. Faça círculos pequenos e espiralados na área, partindo do nariz para as orelhas. Isso estimula os músculos e melhora a circulação, sem repuxar a pele. Repita em três linhas horizontais, terminando sempre num toque firme, para cima.

7 **Percussão nas bochechas e mandíbula.** Aplique pancadinhas de leve nas bochechas e mandíbula, à semelhança de gotas de chuva. Use a polpa dos dedos para fazer movimentos suaves. Mantenha a mão firme, com os pulsos erguidos. Os movimentos devem ser rápidos e leves. Esse toque estimula a pele, melhora a circulação e proporciona uma aparência saudável e atraente.

Massagem do campo energético

Toda massagem que trata a pessoa inteira é terapêutica. A abordagem holística leva em conta o corpo, a mente, as emoções e a dimensão espiritual de cada ser humano. Trabalhar um único aspecto pode comprometer o equilíbrio do todo – e curar significa restaurar o equilíbrio.

Centros e campos de energia

Como vimos, os *chakras* são pontos de comunicação de energia (pp. 246-47). Acredita-se que cada um dos sete centros de energia principais possua sua localização especial e esteja associado a certos aspectos físicos, possuindo também cor e vibração sonora diferentes. Além disso, existem inúmeros campos de energia em volta da pessoa: as chamadas "auras". Algumas pessoas conseguem ver ou "ler" as auras e as cores que elas encerram. O campo de energia mais próximo do corpo é conhecido como corpo etérico e você poderá senti-lo mantendo a mão a cerca de 15 a 23 cm de distância da pele. Supõe-se que desequilíbrios energéticos afetem nosso bem-estar físico e sejam mesmo causa de doenças. Assim, reequilibrar a energia nos ajuda a recuperar a saúde, havendo terapeutas que trabalham unicamente com os campos energéticos. Se você desenvolver um toque terapêutico, melhorará em muito sua massagem.

As técnicas de campo de energia trabalham tanto no corpo como acima dele. Aprimorar a sensibilidade é o primeiro passo, que envolve também a empatia e o respeito pelo parceiro. Esvazie a mente, concentre-se nas mãos e observe qualquer sensação que lhe ocorrer. Seja objetivo: apenas observe. Experimente as técnicas que se seguem após massagear os músculos (ou antes, para ajudar o parceiro a relaxar). Com a prática, você ganhará confiança e poderá aperfeiçoar sua técnica.

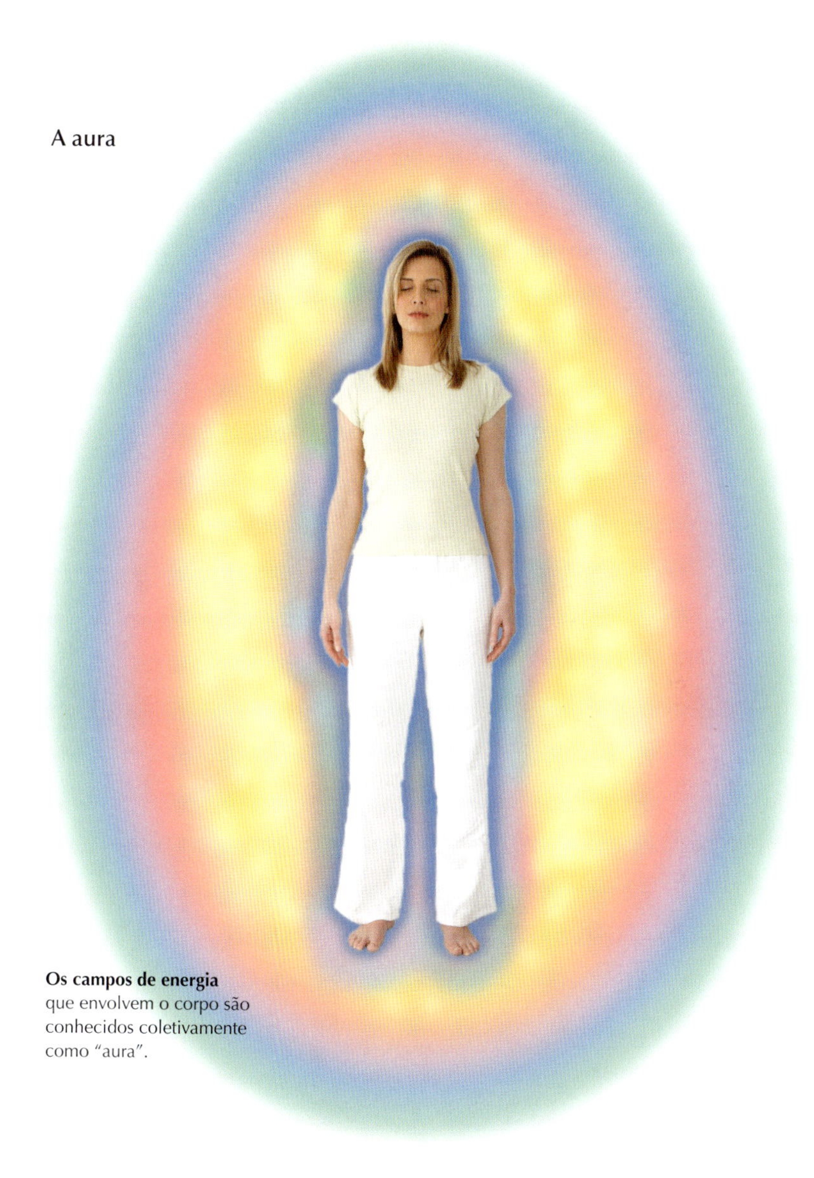

Os campos de energia que envolvem o corpo são conhecidos coletivamente como "aura".

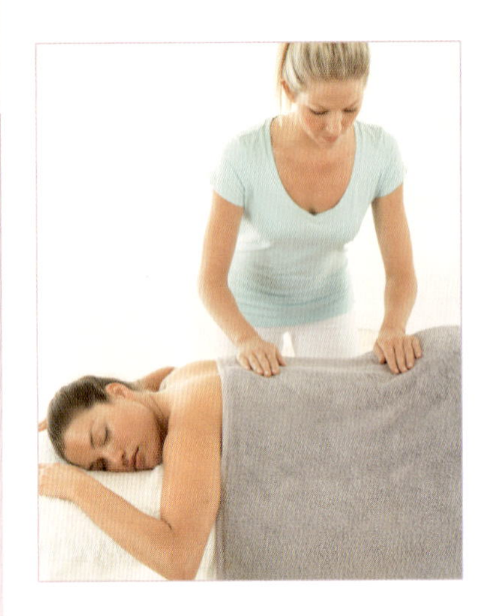

1 **Mãos acima das costas.** Depois de massagear as costas, encerre a sequência pousando uma das mãos entre as escápulas e a outra sobre o sacro do parceiro. Respire devagar, esvazie a mente e concentre-se nas sensações das mãos. Imagine uma energia positiva fluindo por suas palmas. Isso é reconfortante e ajuda a conectar as partes superior e inferior das costas.

2 **Percepção da energia nas costas.** Pouse uma das mãos, espalmada, sobre o sacro do parceiro. Lentamente, erga-a cerca de 10 a 15 cm do corpo. Faça círculos no sentido anti-horário sobre a área e observe as sensações da mão. Baixe-a aos poucos e pouse-a de novo sobre o sacro. Esse toque relaxa a parte inferior das costas.

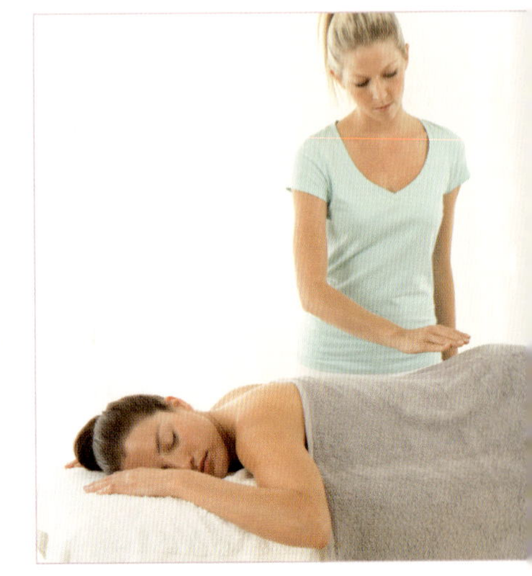

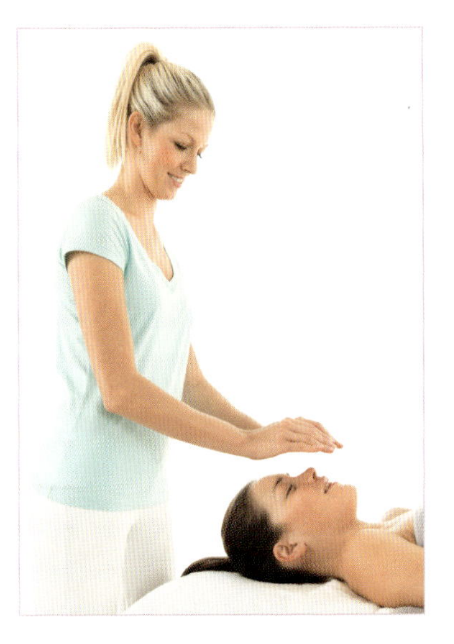

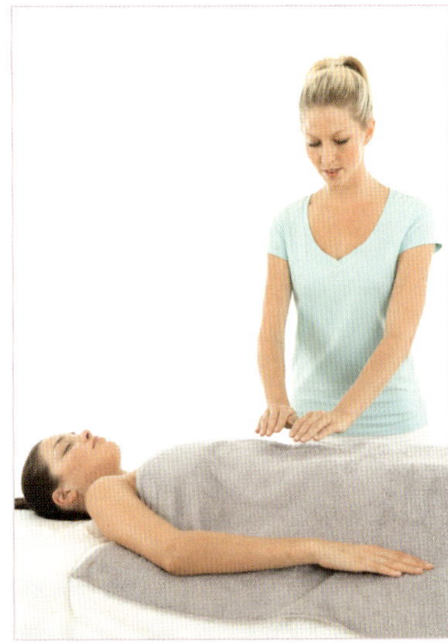

3 **Mãos acima dos olhos.** Este é um ótimo toque, muito relaxante, após massagear o rosto. Encurve as mãos em concha e mantenha-as cerca de 15 cm acima dos olhos do parceiro, deixando-os à sombra. Respire calmamente e imagine uma energia positiva fluindo pelas palmas. Conserve as mãos firmes e a mente, serena. O parceiro deve sentir a tepidez emanada de suas mãos.

4 **Mãos acima do abdome.** Experimente este toque após massagear o abdome. Técnica de reequilíbrio, é especialmente indicada se seu parceiro apresenta alguma sensibilidade. Mantenha as mãos acima do abdome e procure captar quaisquer sensações que lhe ocorram. Baixe-as aos poucos e pouse-as de cada lado do umbigo. Projete energia positiva pelas palmas.

5 Mãos dos lados da cabeça. Este toque é excelente para dores de cabeça ou tensão mental. Coloque as mãos a certa distância de cada lado da cabeça do parceiro, palmas para dentro. Mantenha-as descontraídas. Procure captar quaisquer sensações que lhe ocorram e imagine uma energia positiva fluindo pelas palmas. Afaste as mãos um pouco mais da cabeça e repita, aumentando gradativamente a distância de cada vez.

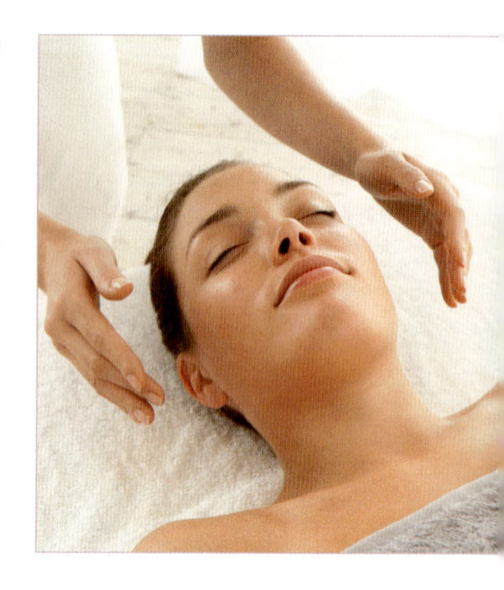

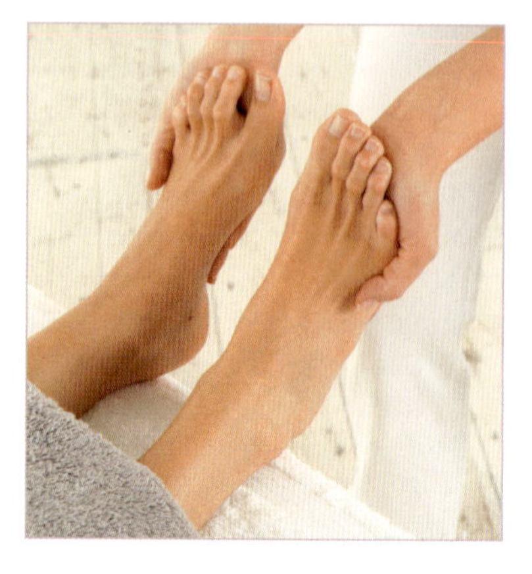

6 Mãos nos pés. Este toque ajuda a reequilibrar ou centrar o parceiro após a massagem, chamando a atenção para os pés. Depois de massageá-los, pouse as mãos descontraídas sobre as solas. Relaxe as palmas e sinta bem o toque. Concentre-se unicamente nos pontos de contato entre vocês dois.

7 **Percepção da energia** sobre a cabeça. Fique atrás do parceiro. Coloque as mãos cerca de 30 cm acima do alto da cabeça. Relaxe as palmas e procure captar quaisquer sensações que lhe ocorram. Aos poucos, baixe as mãos e molde-as ao alto da cabeça. Observe a mudança de sensação à medida que vai se aproximando do corpo. Imagine uma energia positiva fluindo pelas palmas.

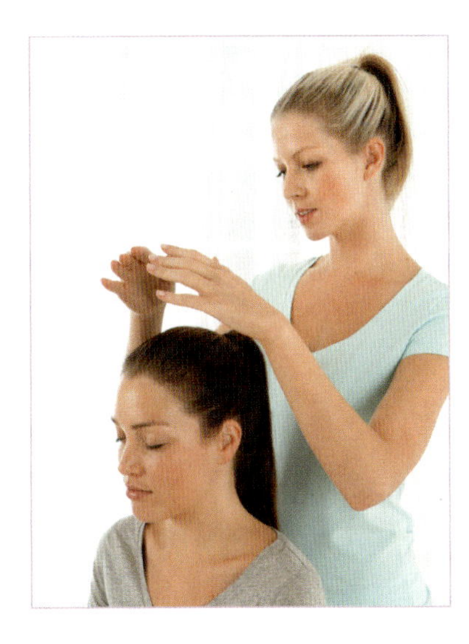

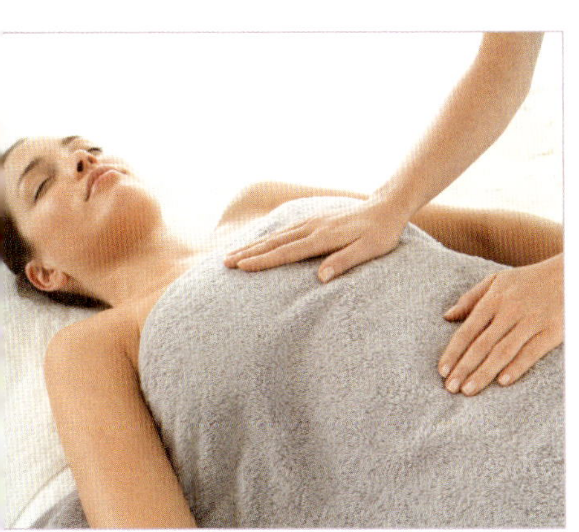

8 **Mãos na frente do corpo.** Pouse uma das mãos, espalmada, sobre o peito e a outra sobre o abdome. Simplesmente deixe-as ali pousadas. Acompanhe os movimentos da respiração e respire você mesmo calma e regularmente. Observe quaisquer alterações no ritmo respiratório do parceiro e concentre-se na tepidez de suas próprias mãos. Esse toque é ótimo para reequilibrar o parceiro, sobretudo quando ele está emocionalmente abalado.

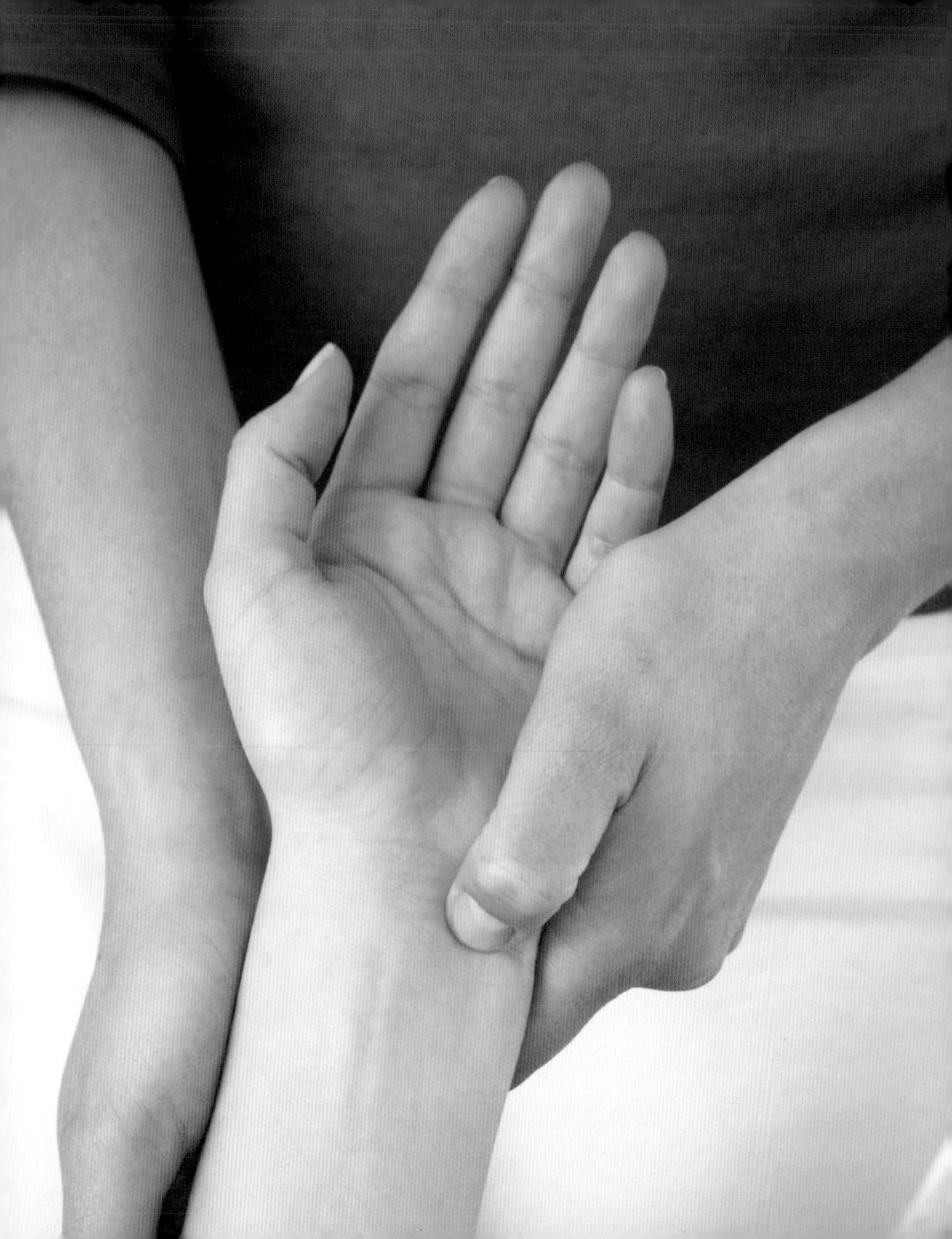

Doenças comuns

A massagem tem sido usada há tempos como remédio caseiro. Nas páginas seguintes, abordamos algumas doenças comuns e damos sugestões de massagem para curá-las. No mínimo, a massagem proporciona alívio para a dor, ao passo que a redução do stress ajuda a amenizar os sintomas. As técnicas mais eficientes foram incluídas, independentemente da tradição. No caso dos pontos de acupressão e meridianos, você mesmo decidirá qual abordagem é mais conveniente, a massagem chinesa (pp. 156.99) ou o shiatsu (pp. 200-43). Nossas sugestões não substituem a ajuda médica, particularmente importante em doenças que afetam bebês ou crianças.

Dores de cabeça devidas a tensão

As dores de cabeça são males comuns e podem ser causadas por cansaço dos olhos, má postura, dieta inadequada e stress. A massagem costuma ser bastante eficiente para o alívio das dores de cabeça provocadas por tensão. O problema, porém, às vezes se deve a causas mais sérias, devendo-se procurar auxílio médico principalmente quando as dores são muito intensas e demoradas.

Círculos no couro cabeludo. Para aliviar a sensação de rigidez, pouse uma das mãos no couro cabeludo do parceiro. O contato deve ser feito com a polpa dos dedos e polegares. Faça círculos no local e movimente ao máximo o couro cabeludo. Repita em várias posições para aumentar a circulação, usando a outra mão como apoio. Comece devagar e intensifique a pressão à medida que a tensão começar a ceder.

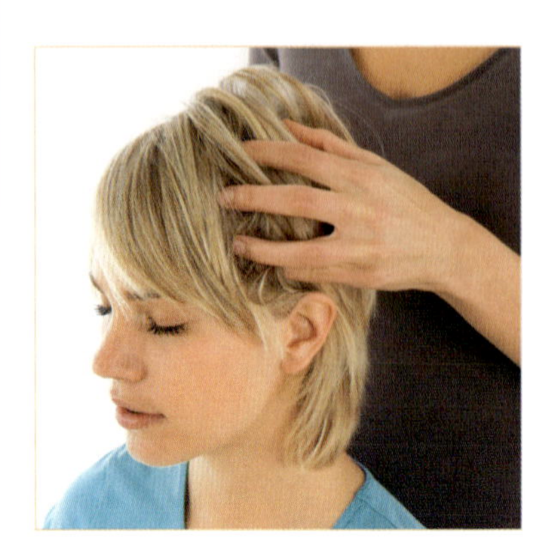

Pressão com os dedos nos globos oculares. Localize o ponto VB1, situado mais ou menos a um dedo dos globos oculares. Encontre as pequenas depressões no osso e faça no local pequenos círculos com a ponta dos dedos médios. A pressão deve ser exercida no sentido da linha do cabelo, distanciando-se do rosto. Pressione lentamente os pontos, mantenha a pressão por alguns instantes e afrouxe. Esse é um tratamento favorito da técnica shiatsu.

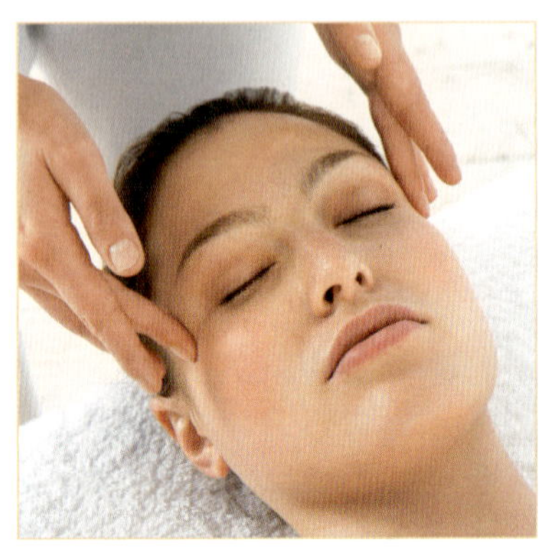

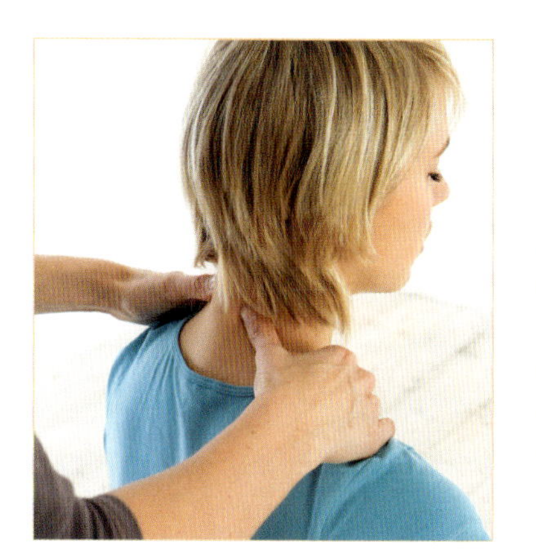

Pressão com os polegares no pescoço. A posição de bruços pode ser desconfortável para quem está com dor de cabeça; assim, tente aliviar a tensão no pescoço – causa de inúmeros episódios de cefaleia – com o parceiro sentado. Pouse os polegares sobre os músculos de cada lado da coluna e faça círculos no sentido da base do crânio. Pressione essa área, trabalhando os pontos de tensão, avançando no sentido das orelhas.

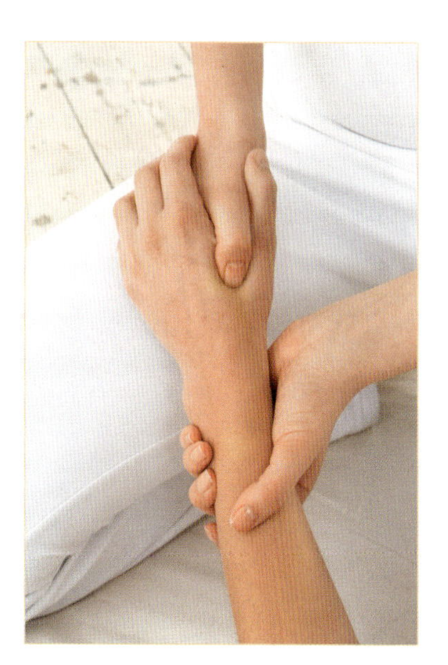

Pressão com o polegar nas mãos. Trabalhar essa área pode aliviar dores de cabeça, sobretudo as de origem digestiva. Coloque o polegar sobre a membrana entre o indicador e o polegar do parceiro, com o dedo médio por baixo. Localize a pequena depressão onde está o ponto IG4. Pressione esse local em círculos, com a ponta do polegar, resistindo com o dedo médio. Pergunte ao parceiro se a pressão não o está incomodando e repita na outra mão.

ADVERTÊNCIA

Não trabalhe o ponto IG4 durante a gravidez.

Obstrução dos seios da face

Um seio da face obstruído pode provocar sensações que vão desde o sufocamento à dor intensa. Pressionar os pontos certos alivia a congestão. Vá aos poucos até perceber resultados. Talvez precise repetir os movimentos durante vários dias para que seu parceiro sinta alívio.

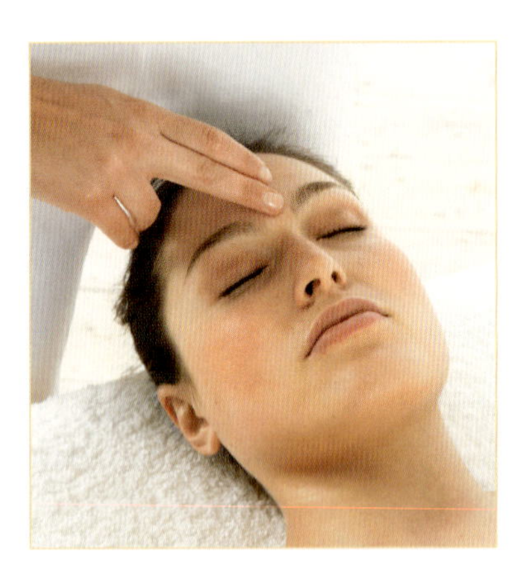

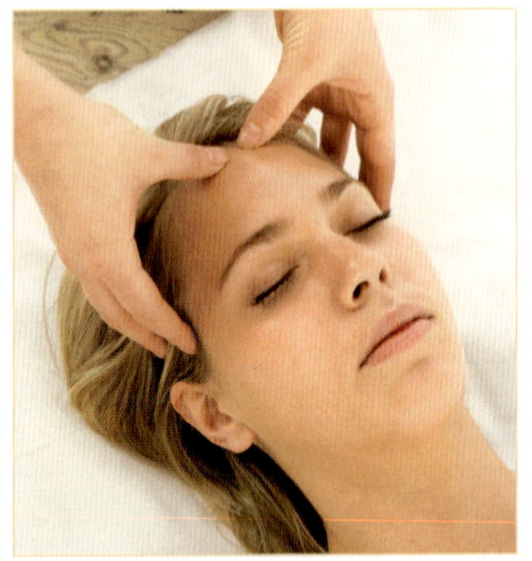

Pressão com o dedo entre as sobrancelhas. Pouse a ponta do dedo médio no ponto Yintang, entre as sobrancelhas. Posicione bem o dedo, pressione com delicadeza, mantenha a pressão por alguns instantes e afrouxe. Repita várias vezes, pressionando e afrouxando lenta e uniformemente até o parceiro sentir algum alívio. Isso ajuda também a acalmar o sistema.

Pressão com os polegares na cabeça. Trabalhe ao longo do meridiano da bexiga na linha que vai das sobrancelhas à linha do cabelo e à nuca. Pressione com os polegares num ritmo uniforme: posicione, pressione, mantenha, afrouxe. Isso ajuda a desobstruir os seios da face. Para eliminar o desconforto, pressione em várias linhas verticais na testa, em sentido ascendente.

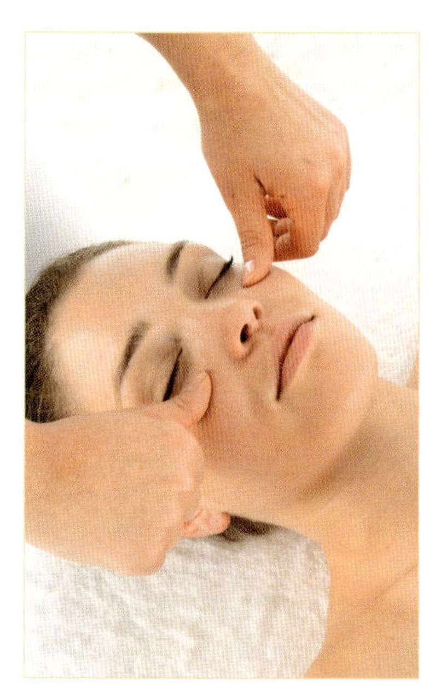

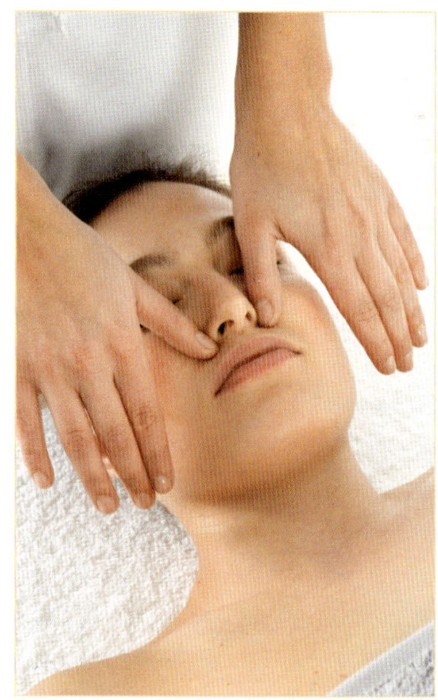

Pressão com os polegares nos globos oculares. Pressione ao longo da linha inferior dos globos oculares usando os lados dos polegares, a intervalos. A cerca de um terço do trajeto, há uma ligeira depressão no osso. É o ponto E1. Pressione-o e mantenha a pressão por alguns instantes, para desobstruir os seios da face. Continue a trabalhar na direção das têmporas.

Pressão com os polegares dos lados das narinas. Pressione o ponto IG20, na depressão de cada lado das narinas. Use a polpa dos polegares a fim de pressionar para baixo e no sentido das narinas. Isso proporciona um bom alívio aos seios da face, mas cuide para não impedir a respiração do parceiro. Pressione e mantenha a pressão por alguns instantes; em seguida, afrouxe.

Olheiras

As olheiras se devem às vezes à falta de exercício, dieta pobre, noitadas ou horas demais na frente do computador. Mas podem significar também problemas de saúde mais graves, que exigem atenção médica. Experimente estas técnicas de massagem para dar descanso aos olhos e melhorar a circulação.

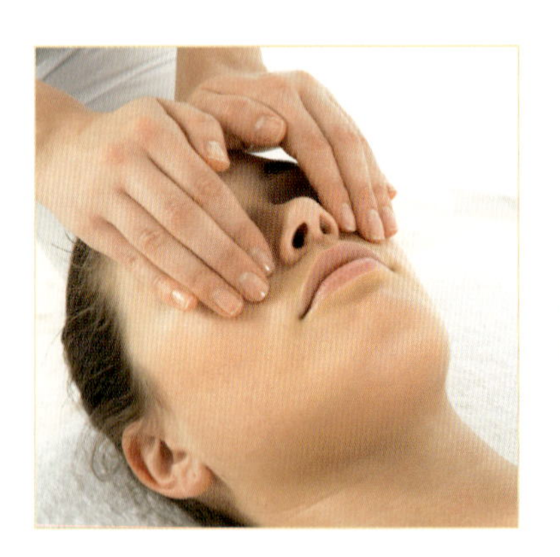

Mãos sobre os olhos. Este toque é ótimo para relaxar os olhos. Esfregue as mãos vigorosamente até ficarem aquecidas. Pouse-as em concha sobre os olhos do parceiro, com o tênar na testa e os dedos nas maçãs do rosto. Curve os pulsos para que as palmas fiquem bem distanciadas dos olhos. Apenas mantenha as mãos nessa posição. O calor de suas mãos ajudará a dar nova vida aos olhos do parceiro.

Círculos nas têmporas. Pouse a ponta dos dedos nas têmporas. Descreva um grande meio-círculo na direção da linha dos cabelos, levantando a pele. Isso estimula a circulação ao redor dos olhos e é psicologicamente revigorante. Repita em vários locais das têmporas, erguendo os dedos ao final de cada movimento para não repuxar a pele.

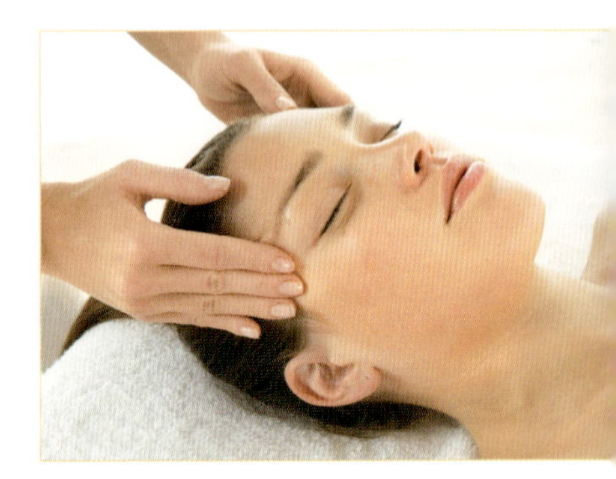

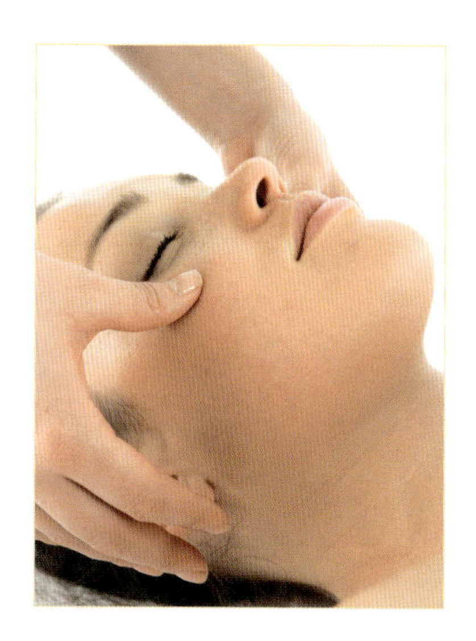

Círculos com os polegares sob os olhos. A falta de circulação é uma das causas das olheiras. Pouse os polegares sobre a proeminência inferior dos globos oculares, junto à ponte do nariz. Faça círculos para fora, em pequenas espirais na direção das têmporas, cuidando para não repuxar a pele, que é muito delicada nessa área. Repita em diversos trajetos para os lados, sob os olhos, para estimular a circulação dos músculos.

Compressão nas sobrancelhas. Comprima as sobrancelhas, seguindo-lhes o arco até as têmporas. Comece junto à inserção do nariz e aperte firmemente a pele entre os indicadores e os polegares. Repita várias vezes no caso de olhos cansados. Isso é ótimo para aliviar a tensão e dar brilho aos olhos.

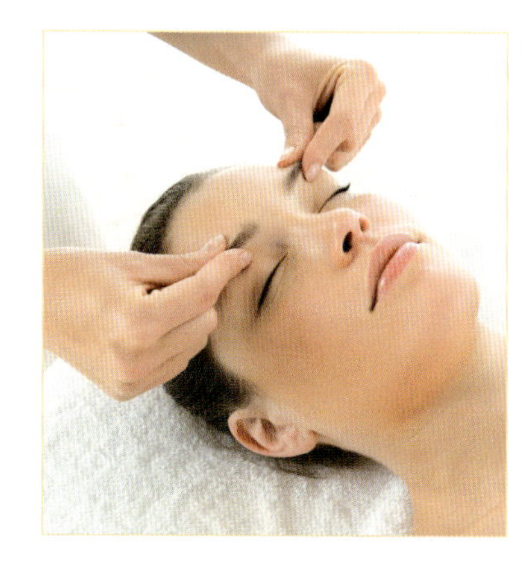

Dores na parte inferior das costas

As dores na parte inferior das costas costumam dever-se à má postura e ao estilo de vida sedentário. Elas agravam a tensão nos ombros e pescoço. Experimente as técnicas que se seguem para descontrair os músculos e melhorar a postura. Mas, primeiro, aplique sempre uma massagem geral relaxante.

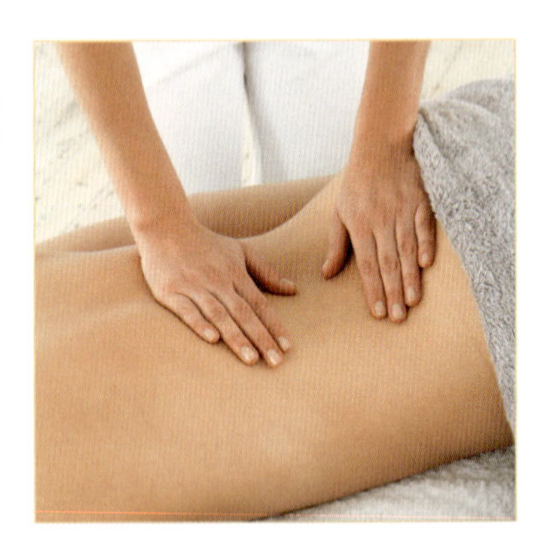

Pressão com a palma na parte inferior das costas. Espalme uma das mãos sobre o sacro do parceiro. Pouse a outra sobre os músculos da parte inferior das costas, encurvando-a em concha para não pressionar a coluna. Afaste as palmas uma da outra sem deslizá-las pela pele. Isso proporciona um bom alongamento aos músculos locais. Repita várias vezes.

Pressão com os antebraços na parte inferior das costas. Pouse os antebraços, um diante do outro, diagonalmente sobre a parte inferior das costas. Gradualmente, deslize-os sobre os músculos, pressionando ao mesmo tempo, de modo que um dos antebraços termine ao lado da caixa torácica e o outro sobre o quadril. Isso proporciona mais alongamento aos músculos. Repita o toque mudando a direção dos braços.

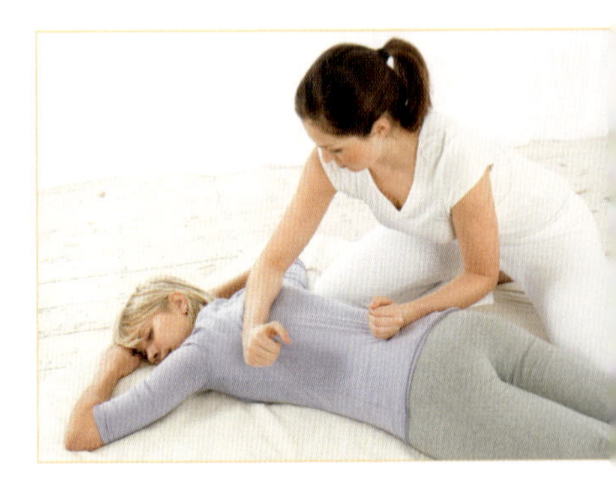

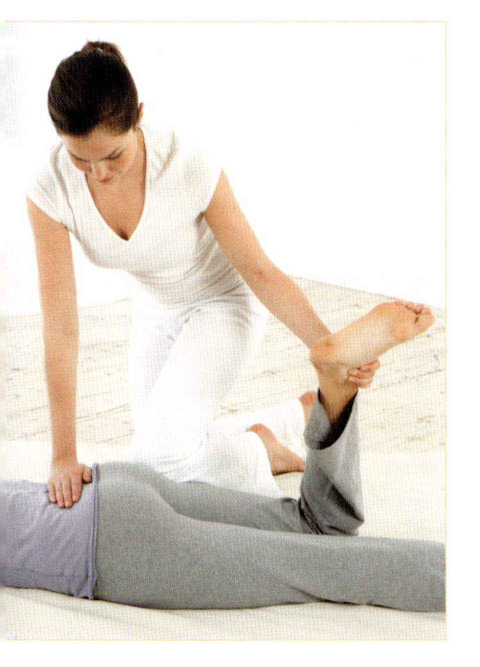

Flexionando as pernas. Com uma das mãos sobre o corpo para dar apoio, deslize a outra sob o tornozelo. Erga a parte inferior da perna e gire, então dobre-a devagar para trás na direção do quadril oposto. Isso fortalece o meridiano dos rins e é bom para a ciática.

Pressão com o cotovelo nas nádegas. Localize o ponto VB30, a dois terços da distância horizontal das nádegas e a um terço para baixo. Pressione esse ponto com o cotovelo dobrado, fazendo círculos e compressão nos músculos. Caso o toque seja doloroso, evite pressionar o ponto e descreva círculos em volta. Repita no outro quadril para estimular a circulação de energia e aliviar as dores ciáticas.

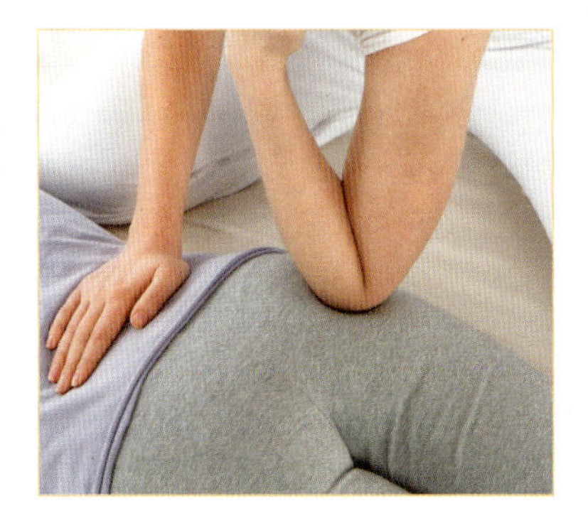

Tensão pré-menstrual (TPM)

A tensão pré-menstrual costuma fazer as mulheres sentir-se péssimas, emocionalmente irritáveis ou com dores fortes na parte inferior das costas e abdome. A dieta às vezes ajuda, como as técnicas de massagem que se seguem. Trabalhe com delicadeza, durante alguns dias, para aliviar a dor e a tensão, ativando ao mesmo tempo a circulação sanguínea.

Círculos na parte inferior das costas. Passe um pouco de óleo tépido nas mãos e alise a parte inferior das costas da parceira em toques longos, lentos e reconfortantes. Em seguida, faça círculos sobre a área no sentido anti-horário, com uma das mãos em cima da outra. Use a pressão que for conveniente para a parceira. Os toques aquecerão e relaxarão os músculos locais.

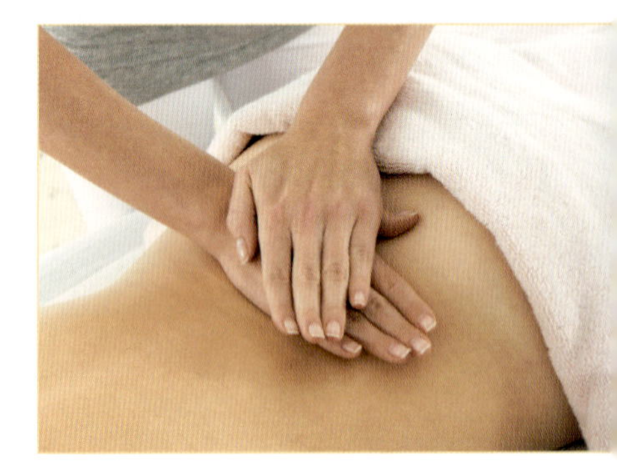

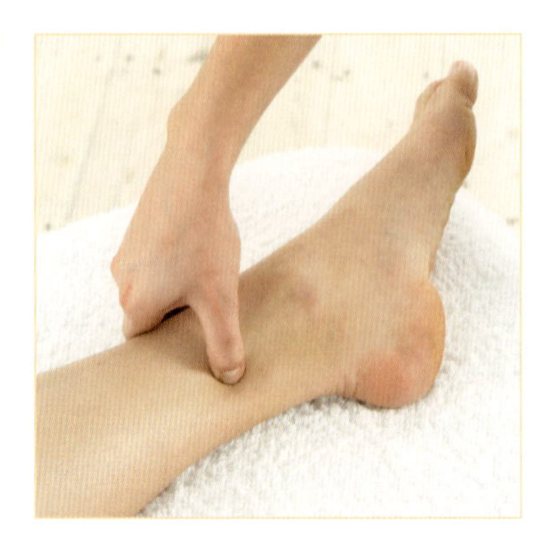

Pressão com o polegar nos tornozelos. Deslize o polegar pela parte interna da perna até mais ou menos a largura de três dedos acima da articulação do tornozelo. Pressione atrás do osso para encontrar o ponto BP6, que pode estar muito sensível. Faça círculos em volta para aumentar o fluxo do sangue. Mantenha a pressão por alguns momentos, afrouxe e volte a fazer círculos para diminuir a sensibilidade.

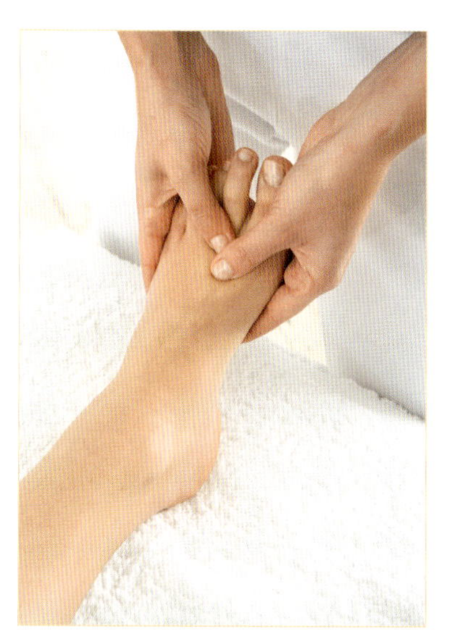

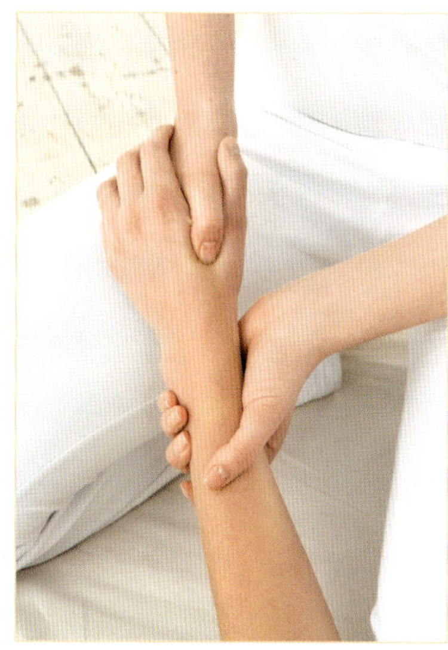

Pressão com os polegares nos pés. Encontre o ponto F3, localizado entre a base do dedão e o próximo. Antes, esfregue em círculos o local, caso esteja sensível, e a seguir pressione mais fortemente com o polegar. Comece devagar e vá aumentando a pressão; mantenha-a por alguns instantes. Esse é um ótimo ponto a estimular na semana anterior ao possível surgimento da TPM.

Pressão com o polegar nas mãos. Pouse o polegar no ponto IG4, localizado na membrana entre o dedo indicador e o polegar da parceira. Suba um pouco até encontrar o ponto, pressionando-o suavemente de início até que ele fique menos sensível. A seguir, pressione com mais força, apoiando a mão por baixo com o dedo médio. Mantenha a pressão por alguns instantes e afrouxe. Repita todos os movimentos na outra mão.

Pés doloridos

Os pés precisam trabalhar duro para sustentar o peso do corpo. Se você fica de pé a maior parte do tempo ou usa saltos altos, eles vão doer mesmo. Uma boa massagem ao fim do dia, com creme especial à base de menta, ajuda muito e é um tratamento agradável que você pode dispensar a seu parceiro. A pressão firme evita as cócegas.

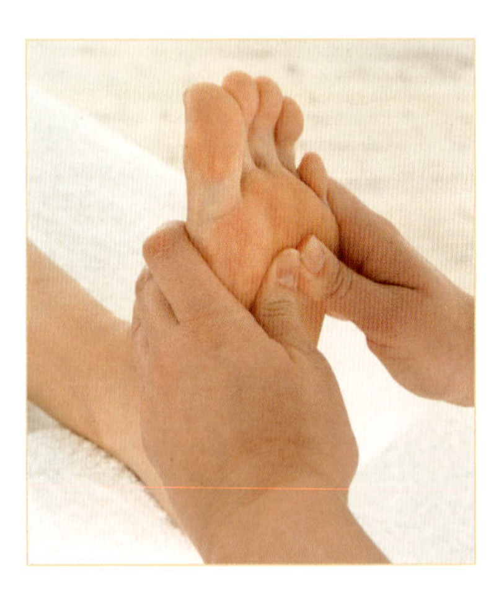

Círculos na sola dos pés. Com as pernas do parceiro levantadas, use os polegares para fazer círculos nas solas. Pressione e comprima com a polpa dos polegares. Evite trabalhar o peito do pé, pois isso pode ser desagradável, e continue massageando até os pés se descontraírem.

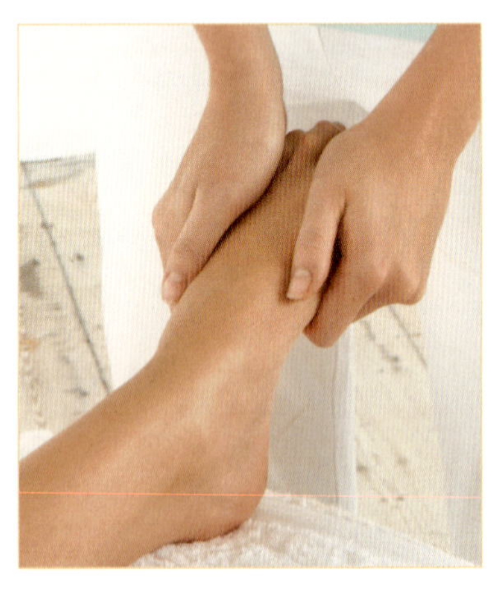

Compressão nos pés. Coloque as mãos de ambos os lados do pé do parceiro e comprima-o. Em seguida, empurre um dos lados para cima, enquanto puxa o outro para baixo. Mude de direção várias vezes para estimular a circulação e dar flexibilidade ao pé. Esse toque reduz o enrijecimento e combate os efeitos de se ficar de pé durante horas.

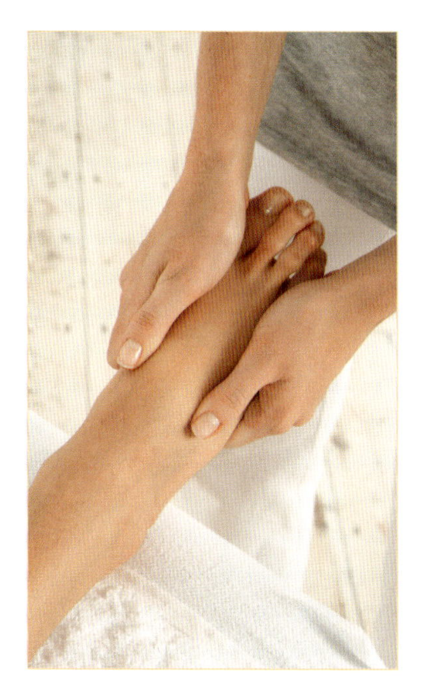

Pressão com os polegares nos pés. Encurve as mãos em volta do pé de modo que os polegares fiquem por cima. Pouse-os no sentido do comprimento, lado a lado, e deslize-os para fora. Sustente o pé com os dedos por baixo. Repita o movimento em vários trajetos, pressionando os músculos para relaxá-los.

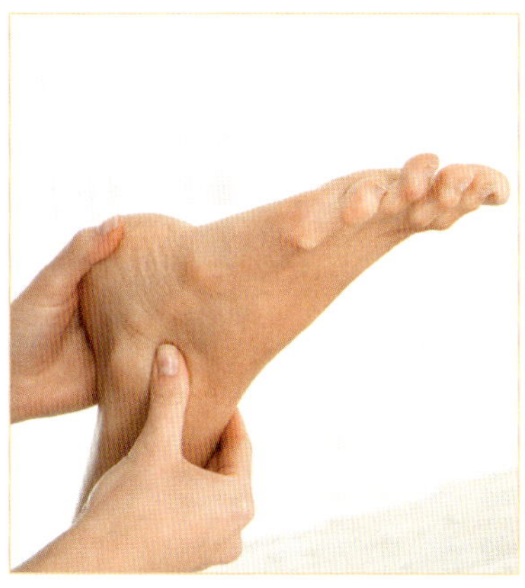

Círculos nos tornozelos. Faça círculos em volta da articulação do tornozelo para estimular a circulação e restaurar o movimento. Círculos maiores e mais distanciados funcionam melhor no começo; depois, você poderá se aproximar mais da articulação. Estimule o movimento passivo da articulação enquanto massageia, para combater um possível enrijecimento. Repita no outro pé.

Rigidez no pescoço

A maioria das pessoas sente tensão no pescoço e nos ombros. Um pescoço rígido pode ser resultado de má postura e estilo de vida sedentário, provocando dores de cabeça. Assim, experimente estas técnicas de massagem para aliviar a tensão e relaxar os músculos.

Compressão nos ombros. Comprima o alto dos ombros do parceiro, começando pelo pescoço e trabalhando para fora. Os dedos devem repousar sobre os músculos enquanto os polegares os comprimem. Pressione e faça círculos no local, atentando para os pontos de tensão. Onde os músculos estiverem sensíveis, diminua a pressão e aumente a amplitude dos toques.

Círculos no pescoço. Pouse os polegares nos músculos laterais da coluna, ao lado da vértebra proeminente (C7) na base do pescoço. Com os dedos pousados nos ombros, faça círculos e pressione para relaxar os músculos, que por sua vez relaxarão o pescoço. Esse ponto é conhecido como VG14.

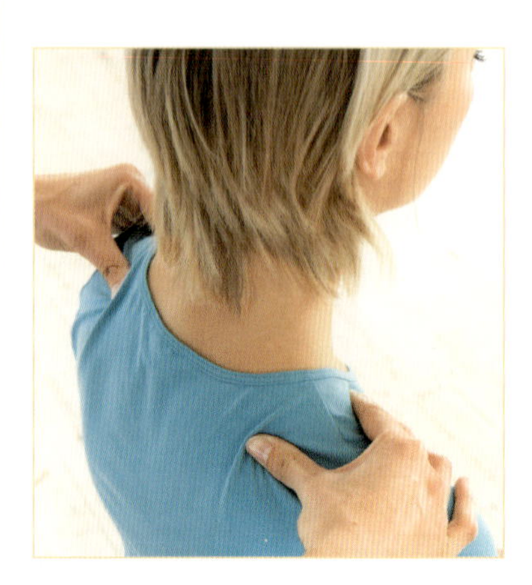

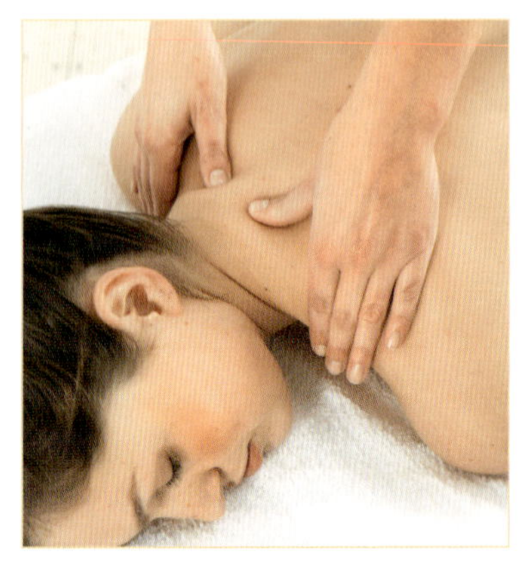

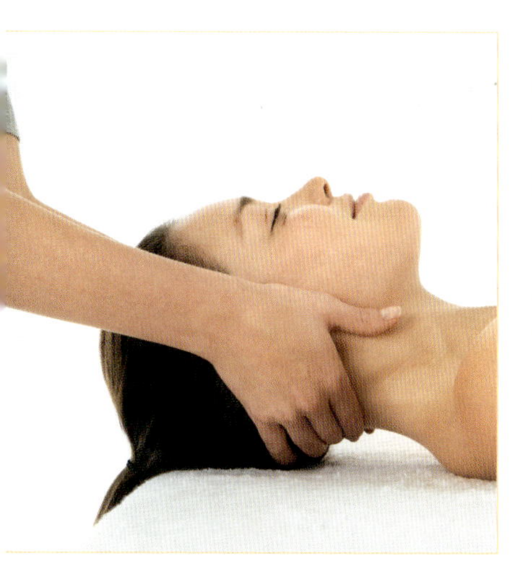

Alongamento do pescoço. Com o parceiro deitado de costas, ponha as mãos sob o pescoço e envolva a base do crânio. Levante ligeiramente a cabeça e puxe-a com delicadeza em sua direção, para estirar o pescoço. Isso alivia a tensão no local e dá a sensação de que a coluna se esticou. Baixe a cabeça devagar.

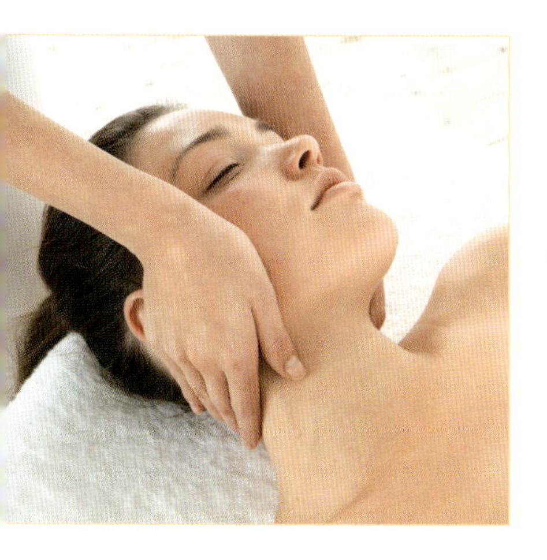

Balanço da cabeça. Ponha as mãos sob o pescoço e envolva a base do crânio. Vire a cabeça para um lado pressionando a palma de sua mão contra o pescoço e depois para o outro, com a outra mão. Balance-a suavemente para os dois lados, a fim de descontrair os músculos do pescoço e dos ombros.

Cabelos ralos

Estas técnicas de massagem podem ser úteis nos locais onde o cabelo não está crescendo suficientemente devido à falta de circulação ou ao stress. A massagem incrementa o fluxo de sangue no couro cabeludo e estimula os folículos capilares. Na pessoa saudável, ela consegue promover o crescimento do cabelo em questão de semanas.

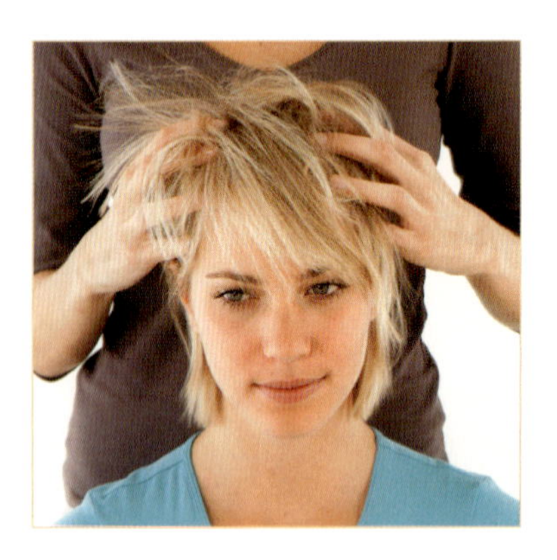

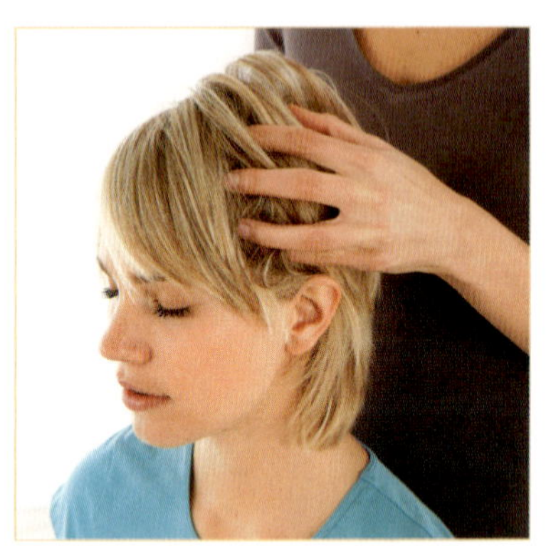

Pressão com os dedos no couro cabeludo. Com a polpa dos dedos e polegares no couro cabeludo do parceiro, massageie a cabeça inteira. Trabalhe até as pontas dos cabelos. Também é bom puxá-los de leve à altura das raízes. Seus dedos devem deslizar pelo couro cabeludo, pressionando com firmeza e estimulando o movimento dos cabelos. Tome cuidado para não arrancar fios nas áreas onde eles estão rareando.

Círculos no couro cabeludo. Pouse os dedos de uma das mãos no couro cabeludo, apoiando a cabeça com a outra. Faça círculos no couro cabeludo com a polpa dos dedos e polegares. Abra os dedos para que a mão conserve a mesma forma o tempo todo. Faça os círculos sem deslizar os dedos pela pele, a fim de estimular a circulação.

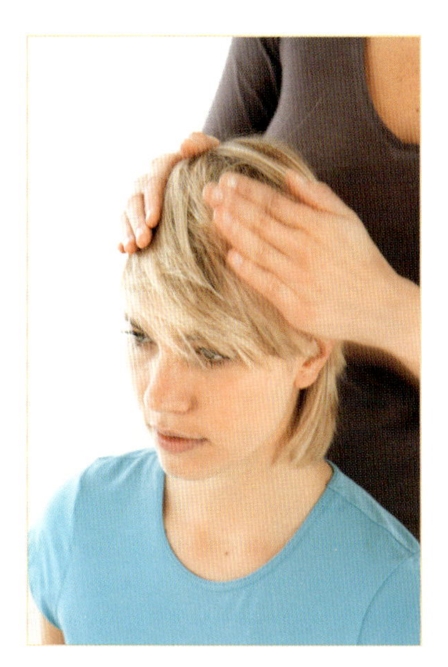

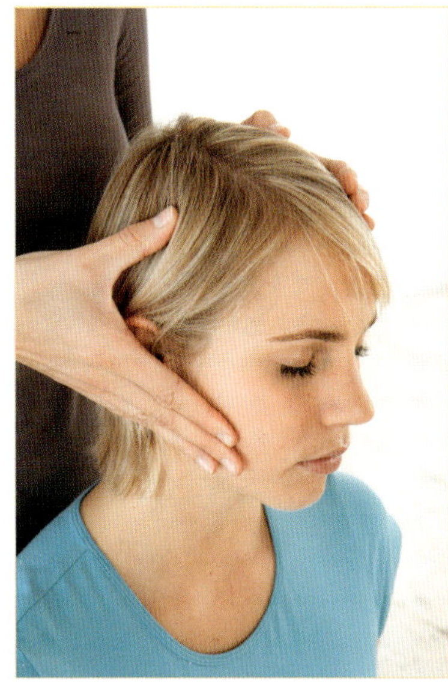

Fricção no couro cabeludo. Esfregue vigorosamente o couro cabeludo com a palma de uma das mãos, apoiando a cabeça com a outra. Os movimentos de fricção devem ser para a frente e para trás. Trabalhe pequenas áreas de cada vez, até sentir calor na palma. Tome cuidado nos pontos onde o cabelo esteja rareando.

Círculos com os polegares no couro cabeludo. Apoiando a cabeça com uma das mãos, faça círculos com a outra no couro cabeludo. Descreva pequenos movimentos em espiral com a ponta do polegar para estimular a área. Trabalhe com delicadeza, mas amplitude, nas áreas onde o cabelo esteja rareando. A aplicação de um creme nutritivo também pode ajudar.

Celulite

A chamada celulite, ou "pele de casca de laranja", geralmente implica retenção de líquidos e congestão de tecidos. Além da massagem, a dieta e o exercício desempenham papéis importantes em sua eliminação. Trabalhe com delicadeza, pois essas áreas costumam ser muito sensíveis. Repita diariamente.

Compressão das coxas e nádegas. A compressão é excelente para eliminar a congestão, mas exige cuidado porque pode ser dolorosa. Trabalhe a área da coxa e das nádegas do parceiro pressionando os músculos com os polegares contra os dedos. Alterne as mãos em movimentos rítmicos. O uso de óleos essenciais de limpeza pode ajudar.

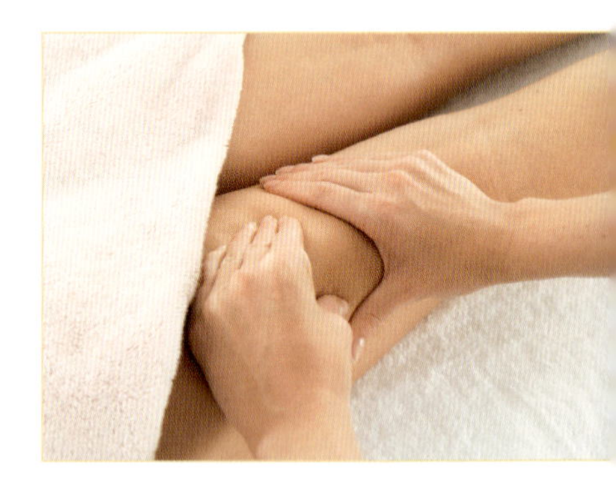

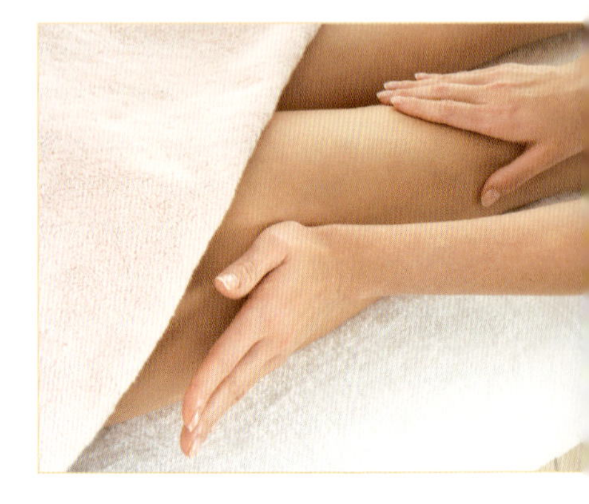

Pressão com o tênar nas coxas. Massageie ao longo dos músculos da coxa com o tênar das mãos, no sentido do quadril. Aplique pressão suficiente para obter resultados, mas sem provocar dor. Suba pela coxa com as mãos em toques longos e alternados, ou junte-as para obter maior pressão. Evite a parte interna da coxa.

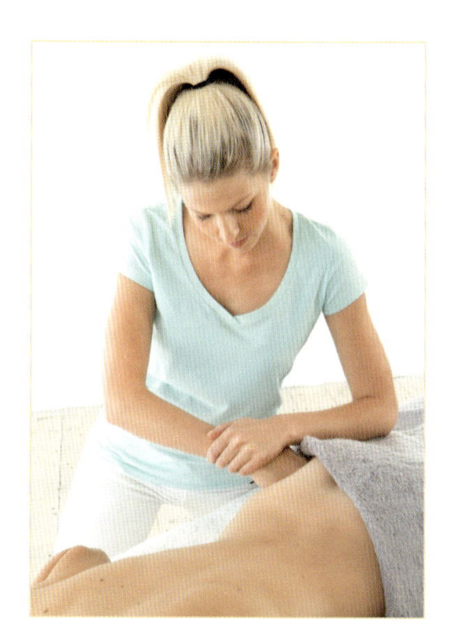

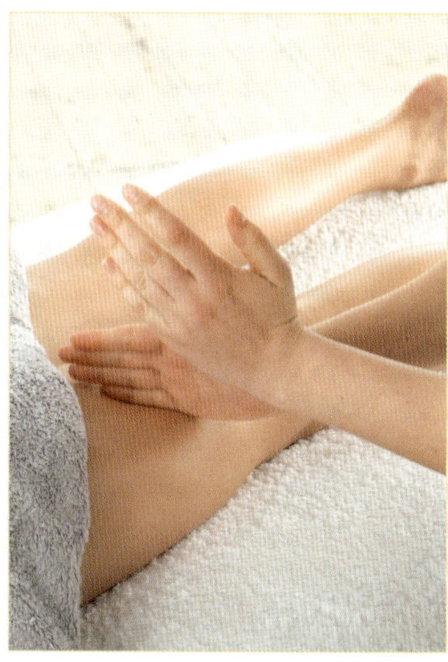

Pressão com os nós dos dedos nas nádegas e pernas. Feche o punho sem muita força e massageie as áreas congestionadas com os nós dos dedos. Esse toque é muito eficiente, mas não deve ser aplicado em áreas com pouco tônus muscular. Pressione em círculos o local para aumentar a circulação, mas limite-se às áreas carnudas, evitando ossos e a parte interna da coxa.

Percussão nas coxas. Use as mãos para percutir a coxa e aumentar assim a circulação. Mantenha os pulsos soltos e faça contato com os dedos mínimos. Os movimentos devem ser rápidos e leves, para produzir o som característico de percussão. Você poderá também aplicar outros movimentos de percussão, como golpes de leve e "ventosas", a fim de estimular a circulação local. Repita todos os movimentos na outra perna.

Resfriado e gripe

O resfriado pode ser um sinal de que sua imunidade está baixa e a gripe exige, em definitivo, repouso e conselho médico. Para aliviar os sintomas do resfriado comum, experimente as técnicas de massagem que se seguem. Convém ainda reduzir os níveis de stress e seguir uma dieta saudável.

Pressão com o polegar nos pulsos. Localize o ponto IG4, localizado no centro, entre os tendões, dois dedos e meio acima do pulso. Pressione-o com a ponta do polegar, apoiando o antebraço por baixo, para tonificar o organismo e eliminar o excesso de calor. Mantenha a pressão por alguns instantes, afrouxe e repita no outro pulso.

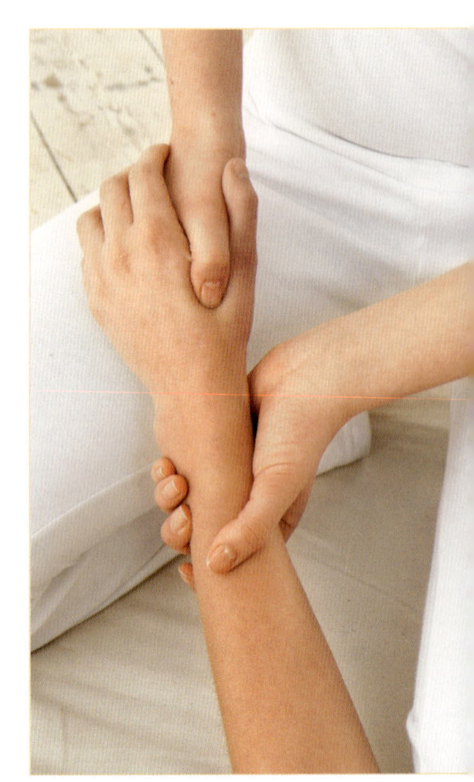

ADVERTÊNCIA

Não trabalhe o ponto IG4 durante a gravidez.

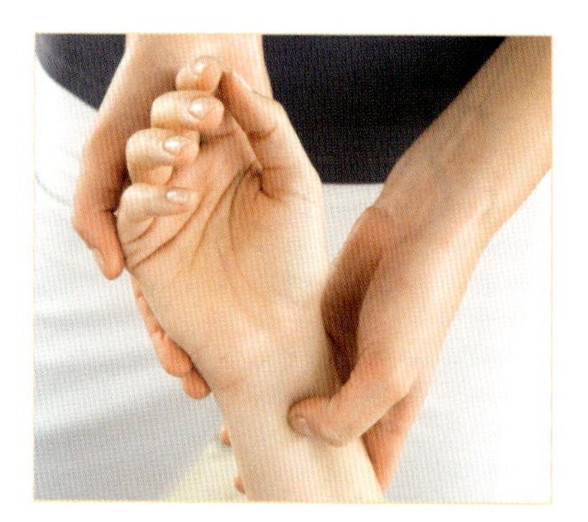

Pressão com o polegar nos pulsos. Localize o ponto PC6, localizado no centro, entre os tendões, dois dedos e meio acima do pulso. Pressione-o com a ponta do polegar, apoiando o antebraço por baixo, para tonificar o organismo e eliminar o excesso de calor. Mantenha a pressão por alguns instantes, afrouxe e repita no outro pulso.

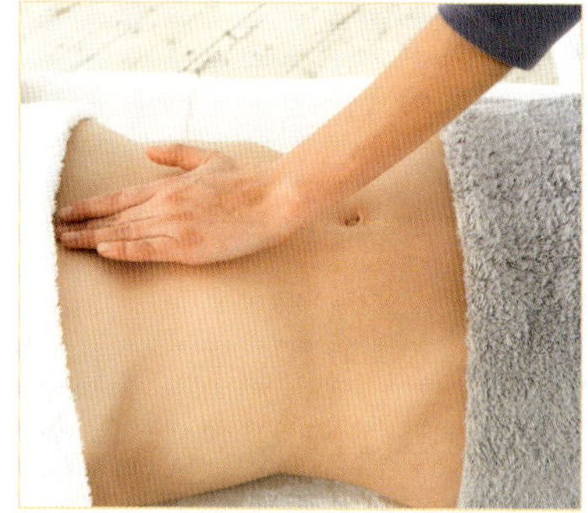

Pressão com o dedo no peito. Localize o ponto VC17 no esterno, a meio caminho entre os mamilos. Pressione-o com a polpa do dedo médio, mantenha a pressão por alguns instantes e em seguida faça círculos no local. Isso é ótimo para facilitar a respiração e aliviar a tensão emocional no peito. Repita durante vários dias para eliminar os sintomas.

Círculos na cabeça. Os sintomas de stress muscular e gripe às vezes se confundem. Em vez de enrolar-se na cama (instinto natural quando nos sentimos doentes), procure massagear a testa, o couro cabeludo e o pescoço em pequenos círculos com a ponta dos dedos. Isso muitas vezes ajuda o corpo a voltar ao normal e lhe dá a oportunidade de recuperar-se antes que o mal se agrave.

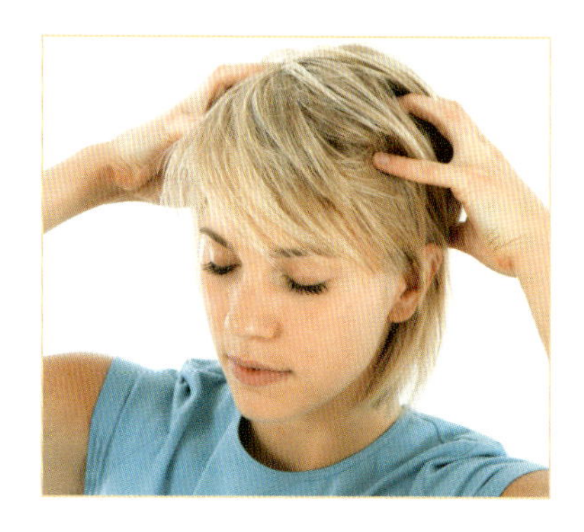

Problemas digestivos

Os problemas digestivos podem ser causados por dieta e estilo de vida inadequados, falta de exercício e stress. Problemas crônicos exigem cuidados profissionais, mas você pode experimentar as técnicas que se seguem para aliviar o incômodo geral. Mas revise também seus hábitos alimentares e reserve o tempo necessário para fazer refeições saudáveis.

Pressão com a palma nas pernas. O parceiro deve deitar-se no chão, com as pernas ligeiramente voltadas para dentro. Sustente-lhe o corpo com uma das mãos e "passeie" a outra, em sentido descendente, pelo lado da protuberância dos músculos, seguindo o meridiano do estômago. Pressione com a palma, afrouxe e volte a pressionar firme e uniformemente por todo o comprimento da perna. Evite o joelho.

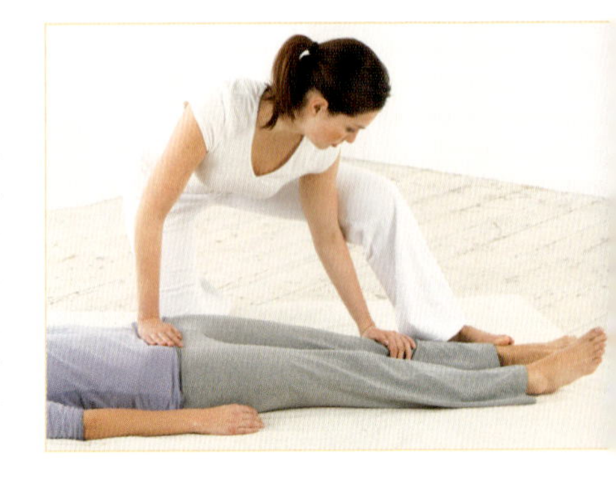

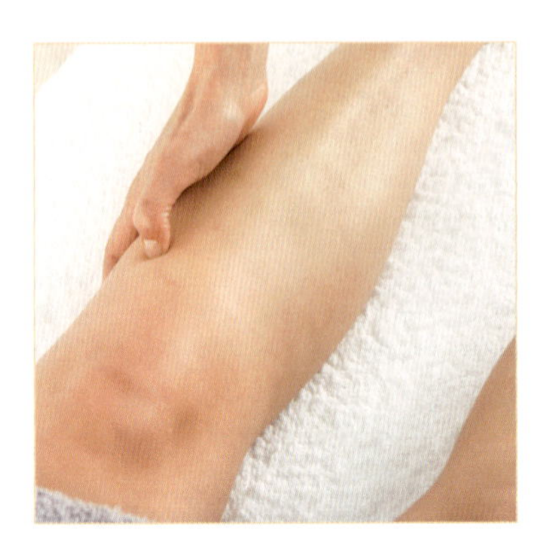

Pressão com o polegar nas pernas. Localize o ponto E36 na depressão da tíbia, três dedos abaixo do joelho. Massageie em círculos em volta desse ponto com a polpa do polegar, para incrementar a digestão. Em seguida, pressione o ponto diretamente, mantenha a pressão por alguns instantes e afrouxe. Esse é um local importante para massagear de tempos em tempos. Repita os movimentos na outra perna.

Alisamento no abdome. Um abdome descontraído facilita a digestão. Passe um pouco de óleo nas mãos e faça círculos no sentido horário sobre o abdome do parceiro. Os toques devem ser feitos com as palmas das mãos, sem pressionar muito. O objetivo é relaxar e suavizar, para que o processo digestivo normal ocorra.

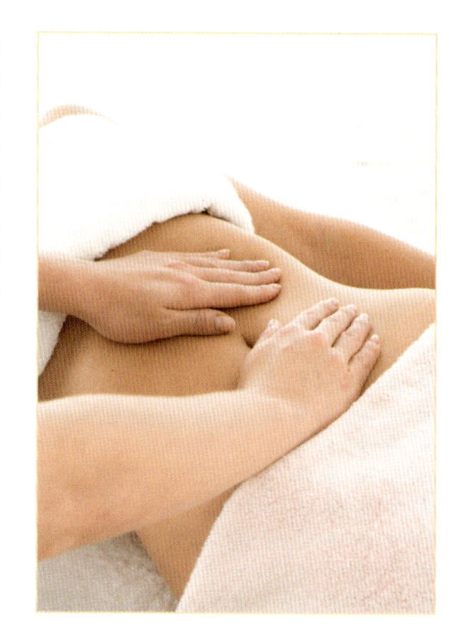

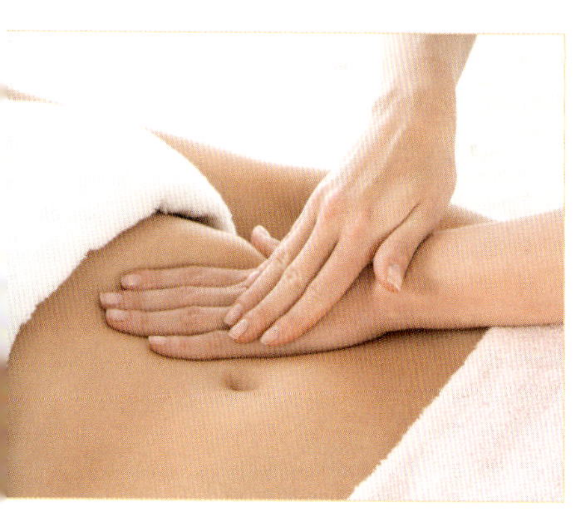

Pressão com a palma no abdome. Pouse uma das mãos logo abaixo da caixa torácica, com a outra por cima para dar apoio. Pressione suavemente quando o parceiro expirar. Afrouxe e repita, sempre coordenando o toque com a expiração do parceiro. Repita no outro lado para estimular o relaxamento, mas tome cuidado para a pressão não causar desconforto.

Ansiedade

A ansiedade impede as pessoas de atuar normalmente. Os casos crônicos precisam de ajuda especializada, mas, para situações temporárias, experimente algumas técnicas de relaxamento que podem reduzir a agitação mental. As pessoas temem o que possa acontecer, portanto use a massagem para mantê-las no presente.

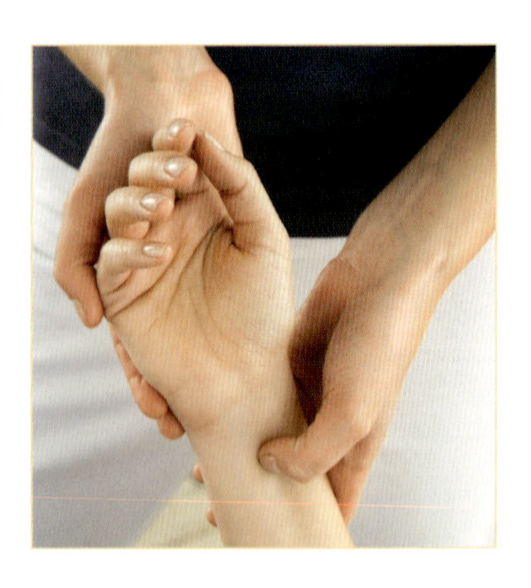

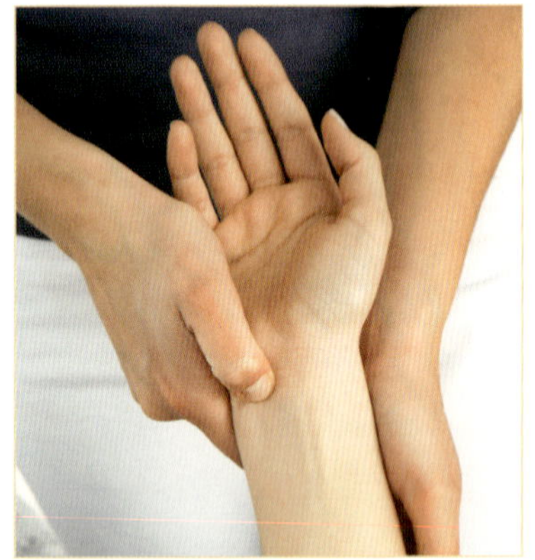

Pressão com o polegar no pulso. Sustente o braço do parceiro com uma das mãos e localize o ponto PC6 entre os tendões, dois dedos e meio acima do pulso. Pouse o polegar nesse ponto e pressione suavemente com a polpa, mantenha a pressão por alguns instantes e afrouxe. Aplicado juntamente com o seguinte, esse toque é muito útil quando o parceiro estiver ansioso ou tenso.

Pressão com o polegar no pulso. Encontre a depressão ao longo de uma linha que desce da parte interna do dedo mínimo, logo abaixo do pulso. É o ponto C7. Pouse o dedo junto ao osso e pressione com a ponta. Mantenha a pressão por alguns instantes e afrouxe para dar apoio e reduzir a ansiedade. Aplique esse toque em conjunção com o anterior. Repita os movimentos no outro pulso.

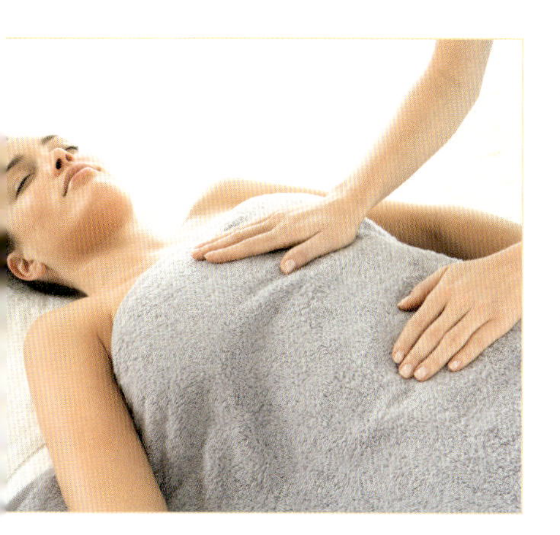

Descanso. Com o parceiro deitado de costas e coberto para maior conforto, respire com calma, esvazie a mente e pouse uma das mãos na parte inferior do abdome e a outra no peito. Elas devem erguer-se e baixar acompanhando a respiração do parceiro. Isso acalma as emoções e estimula a respiração, que se torna curta quando estamos ansiosos.

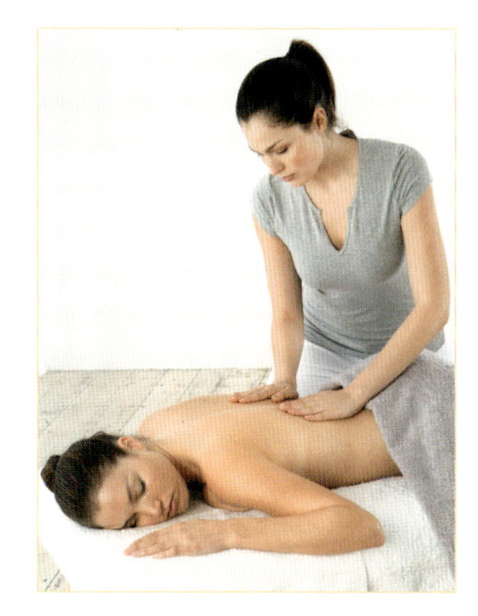

Alisamento nas costas. Esfregue um pouco de óleo aquecido nas mãos e alise as costas do parceiro em toques amplos. Trabalhe da parte inferior das costas para os ombros, onde suas mãos devem se separar e descer pelos lados da caixa torácica. Repita lentamente para deixar o parceiro tranquilo e termine alisando a parte inferior das costas e as pernas até os pés.

Cólica

Essa é uma condição aflitiva nos primeiros meses de vida do bebê e que pode deixar você sem saber o que fazer. Experimente os movimentos que se seguem entre as crises, para ajudar a acalmar o bebê. Se permanecer calma, o bebê não será influenciado por sua ansiedade.

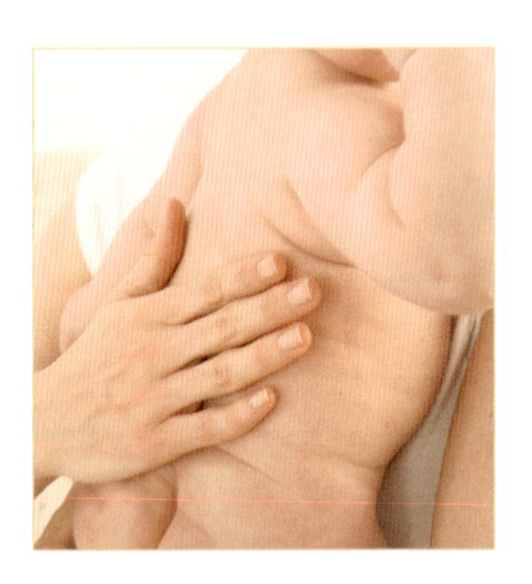

Círculos nas costas. Só a delicadeza do seu toque já pode acalmar o bebê. Com ele em posição ereta para facilitar a saída de gases, faça círculos amplos e reconfortantes nas costas. Massageie especialmente para descontrair o abdome. Os círculos devem ser descritos no sentido anti-horário, com pleno contato da mão. Apenas o calor de sua mão já será de grande ajuda.

Curvatura das pernas. Suavemente, curve a perna do bebê pelo joelho e aproxime a coxa do peito. Não a estire demais nem exerça nenhuma pressão. Esse toque ajuda a aliviar a pressão no abdome. Repita o movimento várias vezes em cada perna, parando ao encontrar qualquer resistência. O efeito é maior quando o bebê está confortável.

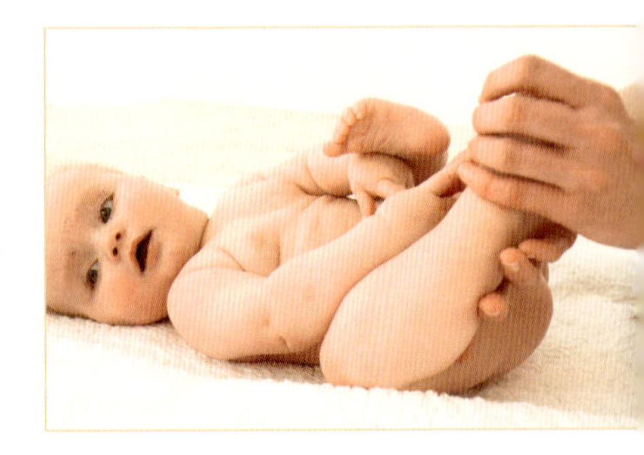

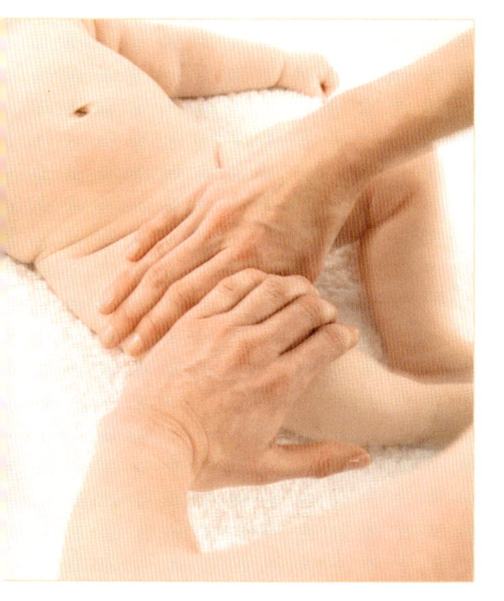

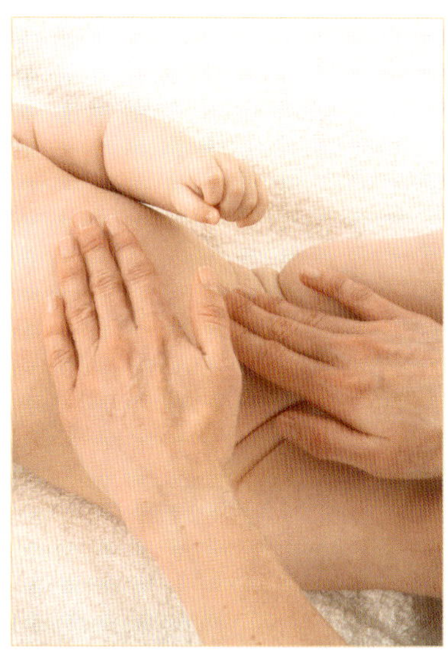

Alisamento nas pernas. Passe um pouco de óleo nos dedos e, delicadamente, alise as pernas dos tornozelos às coxas, evitando pressionar os joelhos. A massagem nas coxas é boa para a circulação e ajuda a aliviar o incômodo das cólicas. Trabalhe na direção do abdome e desça pelas pernas, num ritmo uniforme.

Alisamento no abdome. Passe um pouco de óleo nos dedos e alise delicadamente o abdome. Siga o trajeto do intestino grosso e, em toques suaves, faça círculos no sentido horário. É melhor fazer isso em bases regulares, para manter o abdome relaxado. Aplique toques leves com a parte inferior dos dedos.

Dentição

O aparecimento da dentição é um período de desconforto e nenhuma mãe gosta de ver seu filho incomodado. Um pouco de massagem suave nas gengivas ajuda a melhorar a circulação local. A massagem não só é agradável por si mesma como distrai o bebê em boa hora. Trabalhe em bases regulares.

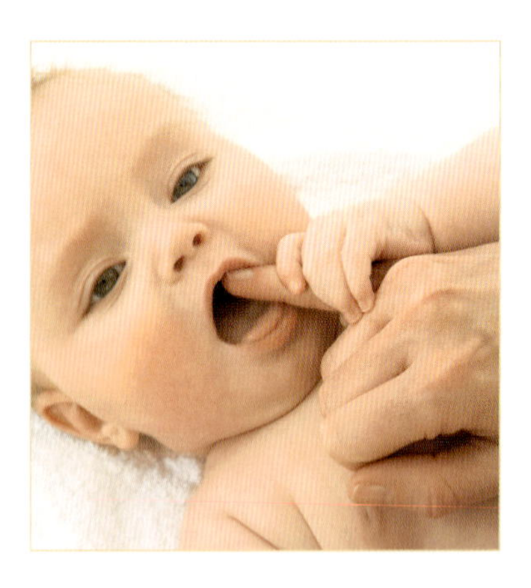

Círculos nas gengivas. Massageie com delicadeza e cuidado as gengivas do bebê. Use a ponta do dedo mínimo, faça pequenos círculos e trabalhe as gengivas até onde alcançar. Todo movimento na gengiva superior deve terminar em sentido ascendente; na gengiva inferior, em sentido descendente. Não massageie onde haja inflamação.

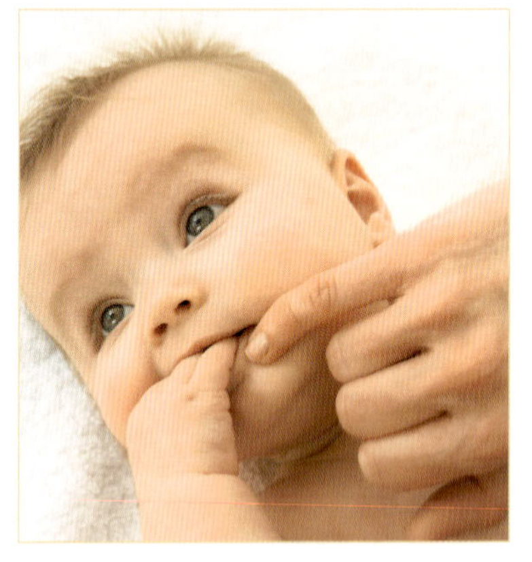

Círculos na boca. Faça círculos nas gengivas, dessa vez trabalhando delicadamente sobre a face. Pressione com leveza com a ponta do dedo mínimo para estimular a circulação e a drenagem. Trabalhe ao redor da boca, pressionando delicadamente contra as gengivas. Os toques devem terminar em sentido ascendente, na gengiva superior, e em sentido descendente, na inferior.

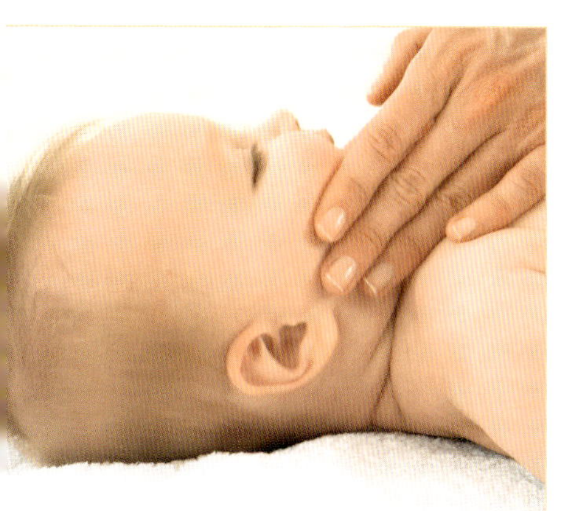

Círculos na mandíbula. Faça círculos delicadamente em torno do ângulo da mandíbula, para estimular a circulação. Use a ponta dos dedos em movimentos suaves, aplicando mais pressão perto das orelhas. Trabalhe com a polpa dos dedos, para que eles não se afundem na carne, e levante de leve a pele durante o toque.

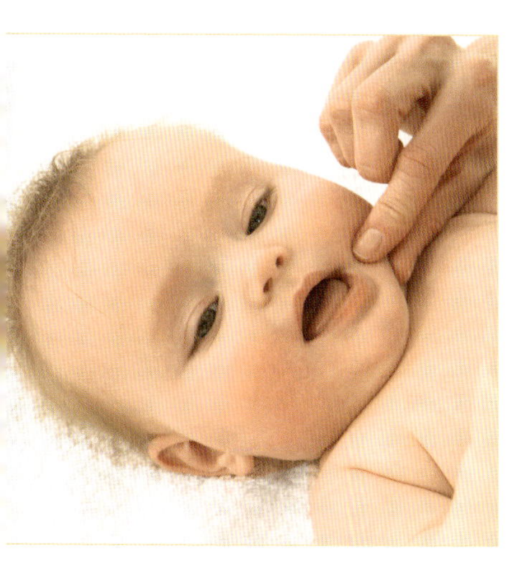

Compressão da mandíbula. Com a ponta dos dedos e dos polegares, comprima de leve a área em volta do ângulo da mandíbula. Ao mesmo tempo, levante os músculos ligeiramente num movimento delicado de beliscão. Levantar em vez de apertar alivia a pressão e estimula o fluxo de sangue no local. Tudo pode se transformar num joguinho agradável.

Lesão por esforço repetitivo (LER)

Digitar ou ter atividades em que repetimos constantemente pequenos movimentos pode resultar, com o tempo, em danos graves. Mantenha seus dedos e mãos flexíveis com massagem e exercícios diários para proporcionar aos músculos uma boa variedade de movimentos.

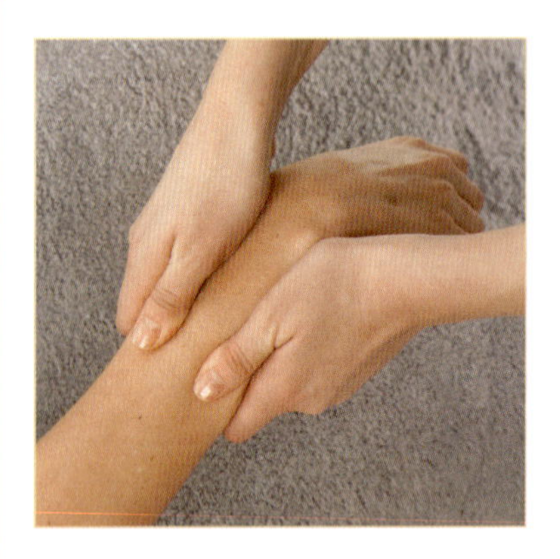

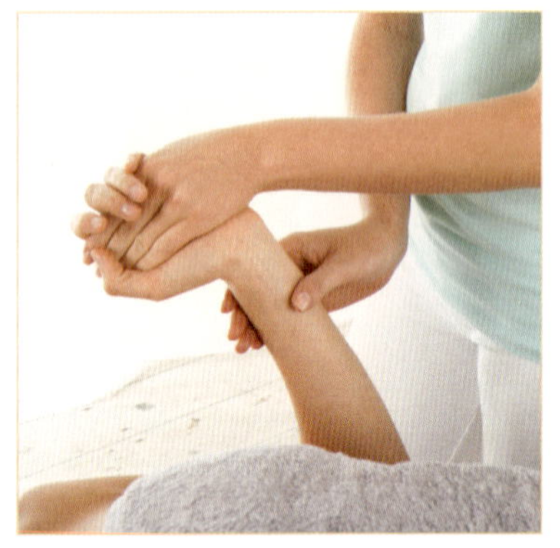

Compressão nos pulsos. Pouse os polegares juntos no centro do antebraço do parceiro e os dedos em volta do pulso. Aplique pressão com toda a extensão dos polegares e deslize-os na direção de seus dedos. O toque é melhor sem óleo, pois assim você pode comprimir mais os músculos. Estimular a circulação e a drenagem é vital para minimizar a tensão na área.

Rotação dos pulsos. Segure a mão do parceiro e gire-a a partir do pulso, para dar mais mobilidade à articulação. Não havendo incômodo, tente descrever o movimento mais amplo possível. A tensão ocorre devido à repetição dos mesmos movimentos, por isso preservar a mobilidade é muito importante.

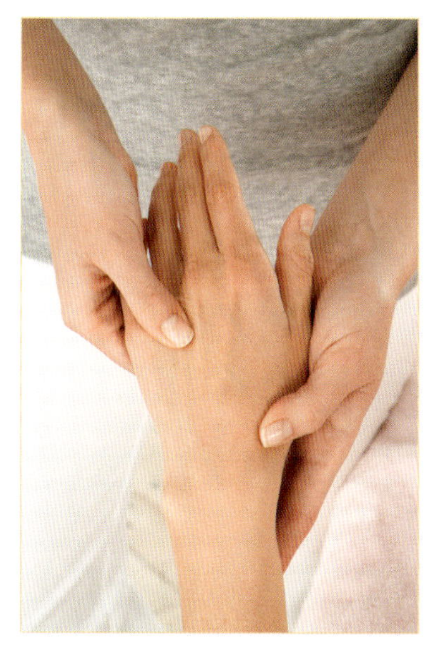

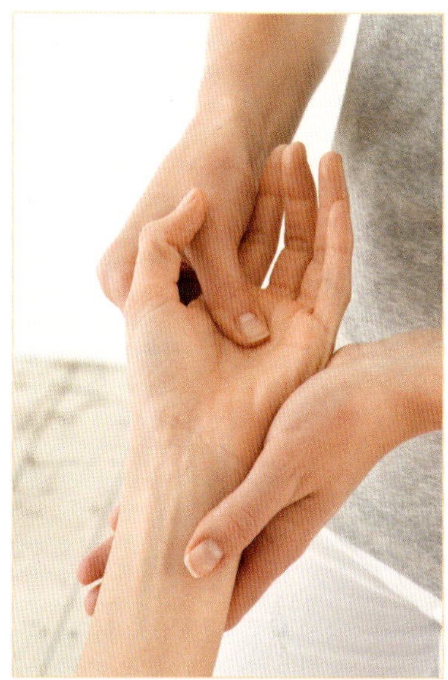

Compressão nas mãos. Espalhe um pouco de óleo nas mãos e trabalhe a área entre os dedos do parceiro, com seu polegar em cima e o dedo médio embaixo. Aperte com força enquanto desce por entre os tendões. Repita na outra mão, pressionando e descrevendo círculos para aliviar a tensão.

Círculos nas palmas. Apoiando a mão do parceiro por baixo para oferecer resistência, pressione em círculos a palma com o polegar. A pressão deve ser firme enquanto você trabalha os músculos e as articulações. Não se esqueça das proeminências na base do polegar e ao lado da mão. Faça círculos delicadamente em volta da base das articulações dos dedos até os músculos começarem a relaxar.

Articulações doloridas

É muito importante manter a mobilidade graças ao estímulo da circulação. Não se deve massagear quando as articulações estiverem inflamadas e convém tomar todo o cuidado para não causar dor. A dieta é um fator importante para evitar o acúmulo de detritos, que podem irritar o corpo.

Compressão nas coxas. Para estimular a circulação e a drenagem, trabalhe acima, nunca em cima, das articulações do parceiro. Passe um pouco de óleo nas mãos e comprima os músculos das coxas, drenando-a na direção dos quadris. Evite pressionar a articulação do joelho e use um suporte caso necessário. Faça contato com a mão inteira, para cobrir toda a extensão da coxa.

Círculos nos ombros. Se a articulação não estiver inflamada, envolva com os dedos a ponta do ombro do parceiro e faça círculos em volta (não em cima) da articulação com os polegares. Descreva grandes círculos, distanciando-se da articulação. Um pouco de óleo tépido ajudará a suavizar o toque e a estimular a circulação.

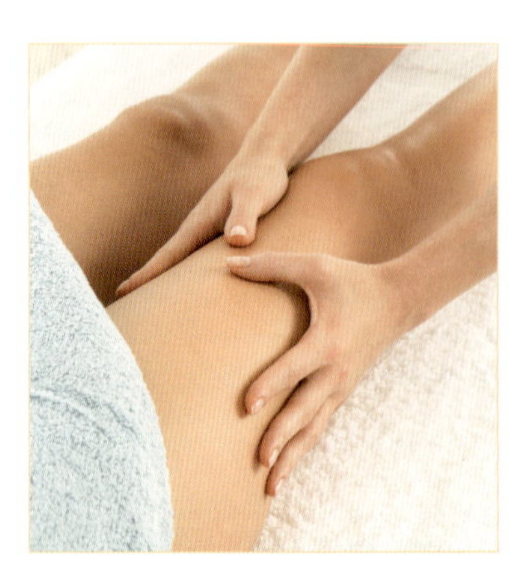

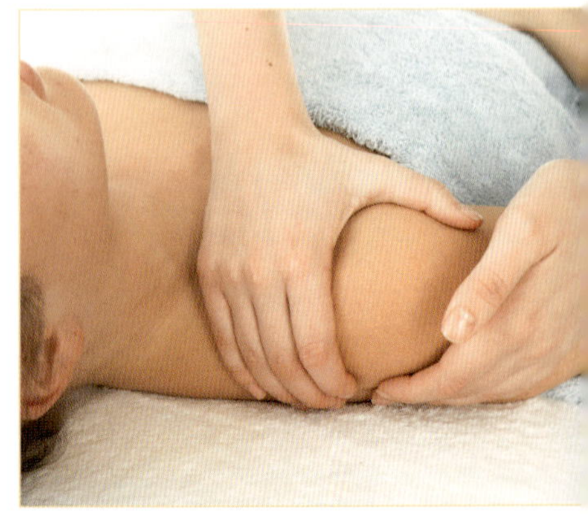

Pressão com o polegar nos dedos. Use os polegares para pressionar em volta (mas não diretamente em cima ou embaixo) da articulação dos dedos. Pare se o parceiro se queixar de dor. Pressione e faça círculos delicadamente, junto aos ossos. Curve o dedo ao massageá-lo, se isso não causar desconforto, para estimular a circulação e aumentar a mobilidade. Um exercício passivo suave sempre é útil.

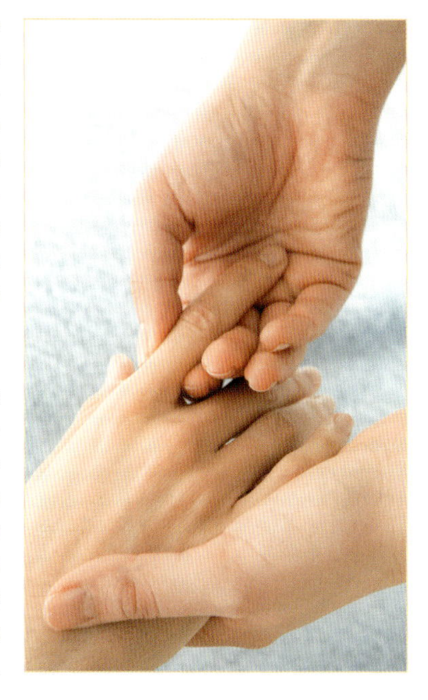

Rotação nos dedos. Só aplique esse toque caso não haja inflamação nas articulações. Segure um dedo, puxe-o delicadamente e gire-o. Tente imprimir-lhe o máximo de movimento possível. Gire o dedo em círculos amplos e depois faça um movimento de bicicleta. Alguns minutos diários de exercício passivo das articulações ajudam, com o tempo, a diminuir a rigidez. Repita os movimentos na outra mão.

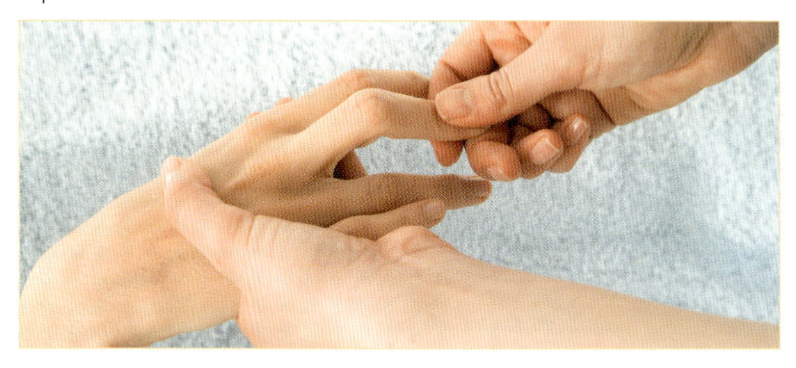

Dor de ouvido

A dor de ouvido pode ter inúmeras causas e, quando muito forte ou prolongada, exige atenção médica. Mas, se não for grave, as seguintes técnicas descongestionantes sem dúvida ajudarão. Repita o toque tantas vezes quantas forem necessárias.

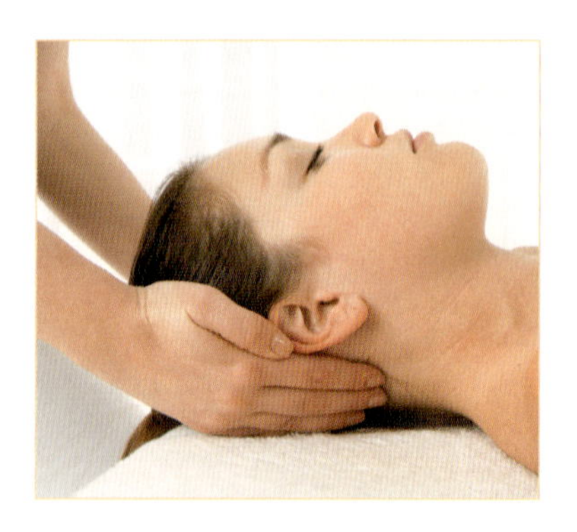

Círculos atrás das orelhas. Use a ponta dos dedos para, delicadamente, massagear a área atrás das orelhas do parceiro. Comece os círculos na linha dos cabelos e, aos poucos, avance na direção das orelhas. O local que proporciona mais benefícios é o mais próximo delas. No entanto, os círculos devem distanciar-se das orelhas. Pergunte ao parceiro se a pressão não lhe está causando incômodo e continue, sempre delicadamente, por vários minutos.

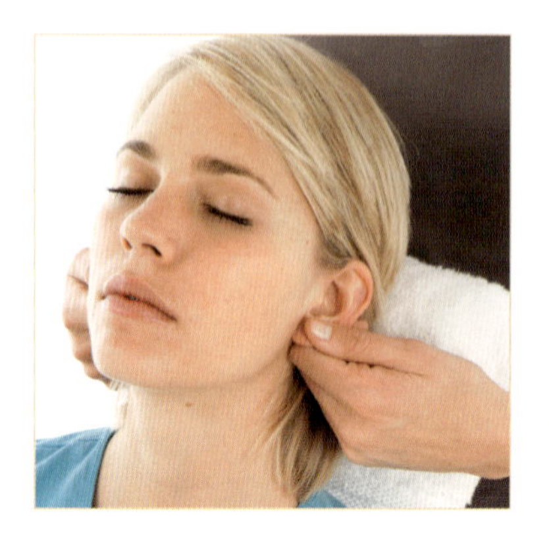

Compressão nas orelhas. De leve, comprima a parte interna das orelhas com os polegares e os indicadores, em diversos trajetos ao longo do formato das orelhas. Chegando à abertura do ouvido, levante os lóbulos e puxe-os delicadamente. Vá se aproximando aos poucos da abertura, sempre comprimindo e apertando.

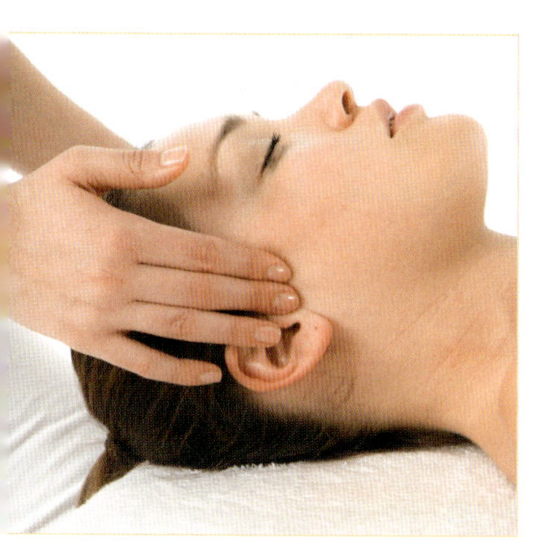

Pressão com os dedos na mandíbula. Peça ao parceiro para relaxar ou descair a mandíbula. Pressione com os dedos a área perto do ângulo da mandíbula e continue massageando o local, na direção da entrada do ouvido. Pressione e aperte delicadamente em volta da área até o parceiro experimentar algum alívio. Assegure-se de que a mandíbula esteja relaxada.

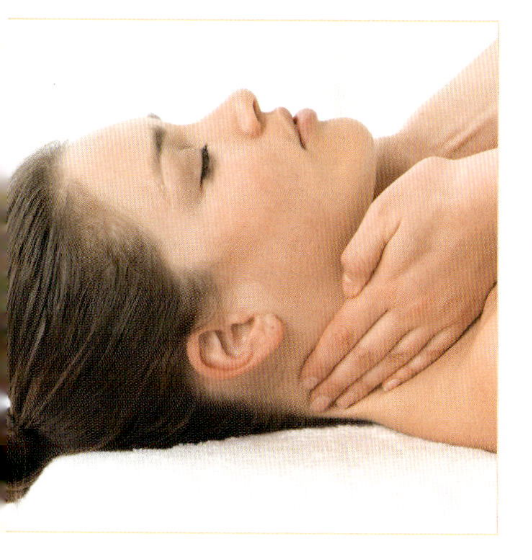

Círculos no pescoço. Pouse a ponta dos dedos das mãos nos músculos do pescoço, logo abaixo dos lóbulos das orelhas. Faça semicírculos lentos na direção da coluna, movimentando ao mesmo tempo a pele. Essa área costuma estar um pouco frouxa ou sensível. Trabalhe lenta e repetidamente por vários minutos para promover a drenagem. Isso ajuda a eliminar a sensação de "bloqueio".

Má circulação

Essa condição quase sempre se traduz em mãos e pés frios, podendo de um modo geral ser aliviada por um pouco de exercício e algumas técnicas de massagem que estimulam a circulação e aumentam o fluxo de energia pelo corpo. A má circulação tem diferentes causas e as condições mais sérias exigem cuidados médicos.

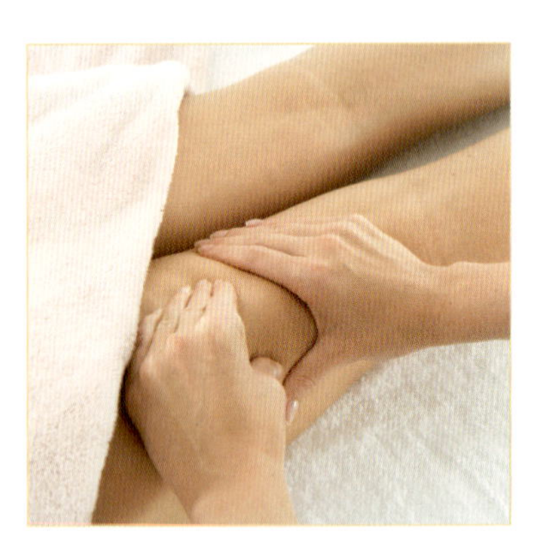

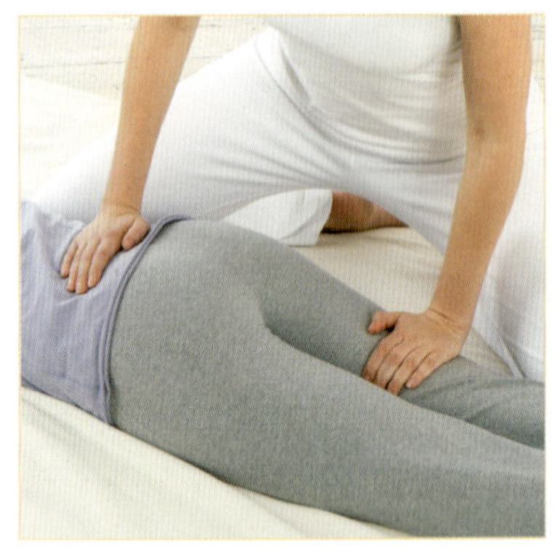

Compressão nas pernas. Onde a circulação é ruim, a pele costuma ser mais fria ao toque ou ter uma cor diferente da área circunvizinha. Comprima firmemente para estimular a circulação nas áreas musculares, particularmente coxas e nádegas. Pressione o músculo entre os polegares e os dedos até notar diferença.

Pressão com a palma nos braços ou pernas. Pouse uma das mãos no corpo para apoio e "passeie" a palma da outra pelos braços ou pernas, dependendo do problema. Pouse a mão, pressione, mantenha a pressão e afrouxe, trabalhando ao longo dos meridianos. Aplique um toque mais delicado nas articulações e repita várias vezes. Puxar e estirar o membro também ajuda a estimular o fluxo de energia.

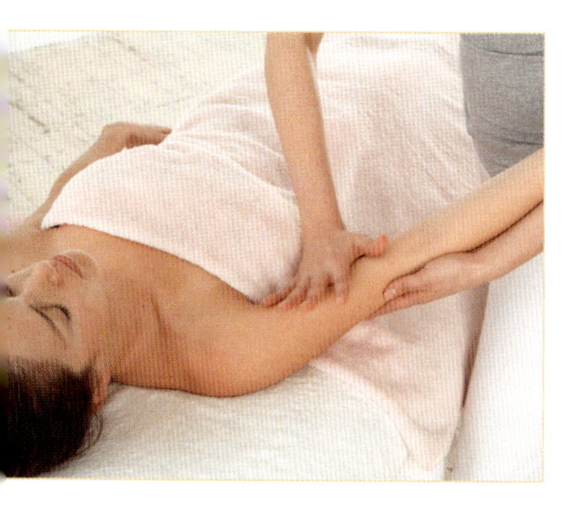

Fricção nos braços. Com a palma da mão, friccione o meridiano do coração em sentido descendente, do lado do dedo mínimo, na parte interna do braço. Desça da axila ao dedo mínimo do parceiro. Em seguida, belisque e comprima firmemente toda a extensão do braço até os dedos. Termine com um leve beliscão na ponta do dedo mínimo. Isso estimula a circulação.

Pressão com o polegar nas pernas. Localize o ponto B6, três dedos acima da articulação do tornozelo, bem diante do osso. Isso é ótimo para estimular a circulação e tonificar o corpo. Comece delicadamente, pois esse ponto costuma ser muito sensível. Pressione com a polpa do polegar, mantenha a pressão e afrouxe. Faça círculos em volta do ponto, como alternativa mais delicada. Repita o movimento no outro lado.

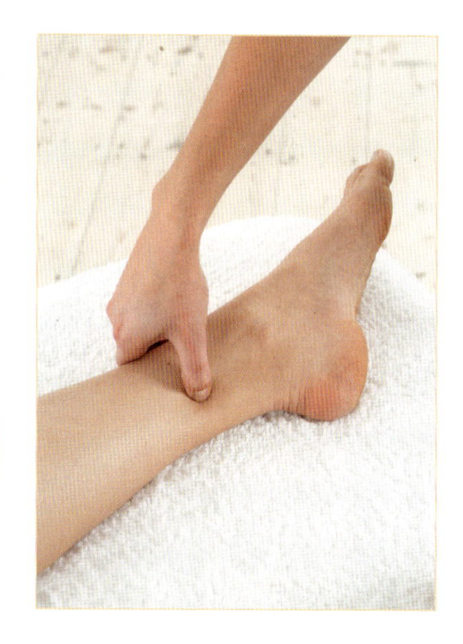

ADVERTÊNCIA

Não trabalhe o ponto BP6 durante a gravidez.

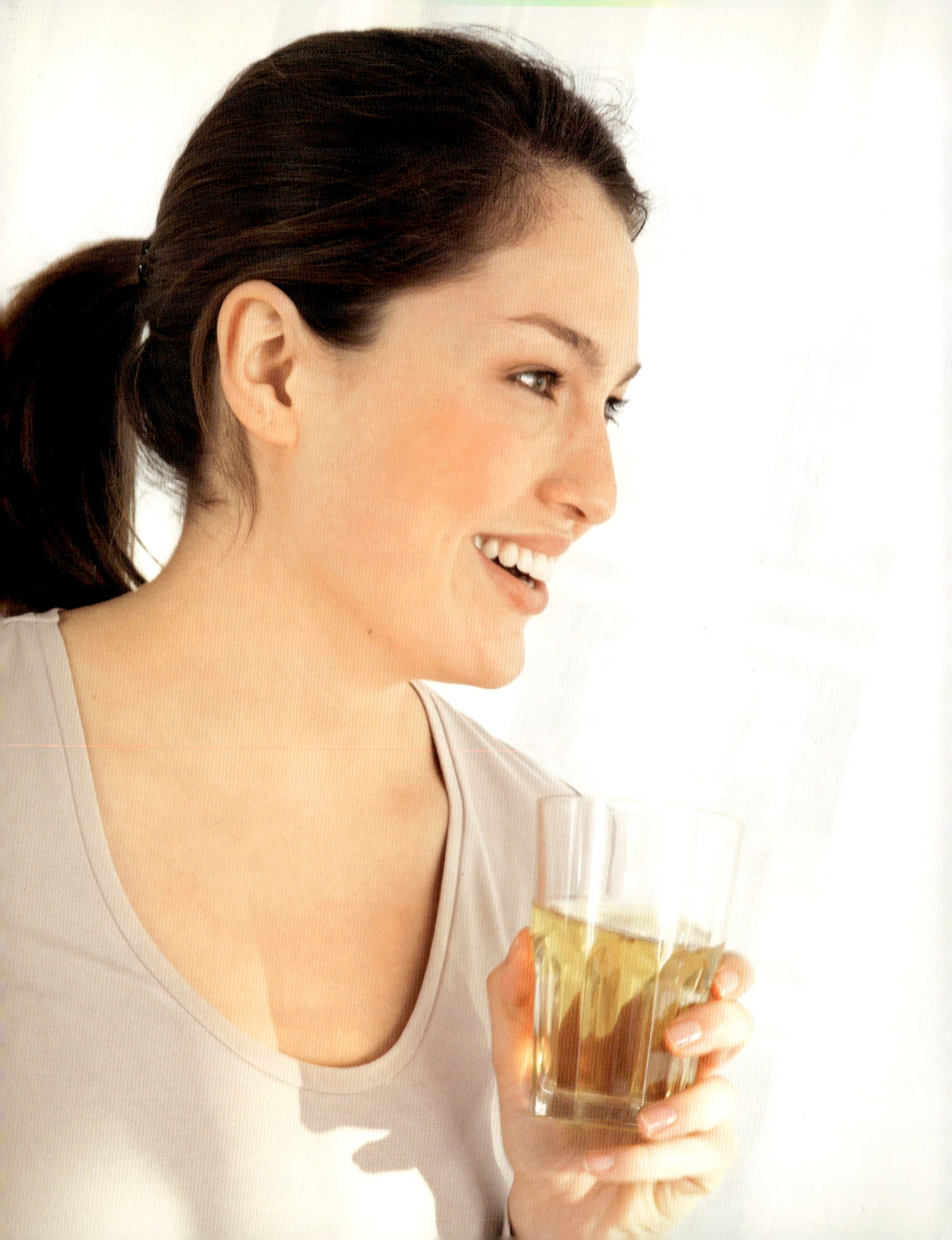

Dicas de estilos de vida

A massagem é apenas um dos elementos que contribuem para manter o corpo e a mente saudáveis. As dicas que se seguem dão uma ideia das outras maneiras pelas quais você pode assumir a responsabilidade por seu próprio bem-estar. Experimentando-as, você provavelmente se sentirá motivado a explorar algumas das abordagens em maior profundidade. Algumas funcionam melhor em certas situações ou para certas personalidades, ao passo que em outras ocasiões e para outras pessoas um método diferente atrairá mais. Mas todas essas abordagens complementam a massagem. A sensação de impotência só faz piorar o problema; porém, a escolha de um estilo de vida positivo é de fato bem mais interessante e muito mais divertida!

Stress

A reação mais comum à massagem é uma sensação de intenso relaxamento. Essa palavra simples aponta para uma grande variedade de benefícios. Mas, não havendo relaxamento e na presença de stress prolongado, ocorrerá um impacto negativo em nossa saúde, autoestima e qualidade de vida.

A resposta "lutar ou fugir"

Um certo grau de stress não faz mal. Ele nos desafia e nos motiva a ser criativos. O stress agudo estimula o sistema nervoso simpático, fazendo com que as glândulas adrenais segreguem substâncias químicas responsáveis pela aceleração dos processos metabólicos e o fornecimento da energia necessária para enfrentar as situações de perigo: a chamada resposta de "lutar ou fugir". As respostas de curto prazo se traduzem em aumento da taxa de batimentos cardíacos e respiração, na dilatação das pupilas e na intensificação da sudorese. O aumento de energia promove a atividade dos músculos e nos capacita a praticar os atos físicos apropriados. Os recursos são temporariamente desviados de funções menos úteis para situações críticas como reprodução, digestão e sono. Essas reações aos estímulos são respostas naturais com que nosso corpo pode lidar com facilidade.

Os efeitos de um stress prolongado, crônico, nos debilitam e têm consequências graves para nossa saúde. Quando somos constantemente estimulados e permanecemos em estado de alerta, nossos recursos se esgotam. São liberados mais hormônios do que nosso corpo pode absorver, resultando daí a exaustão tanto física quanto mental. Não conseguimos nos "desligar" e esse stress constante se torna perigoso.

Combate ao stress pela massagem

A resposta ao stress é individual, como também a tolerância. O que pode ser excitante para um é deprimente para outro. No entanto, nosso moderno estilo de vida, com sua tônica nos valores materiais, excesso de estímulos, dieta pobre, falta de exercício e má qualidade de sono compromete nossa capacidade de resistir. Não admira que percamos com facilidade o equilíbrio natural da saúde.

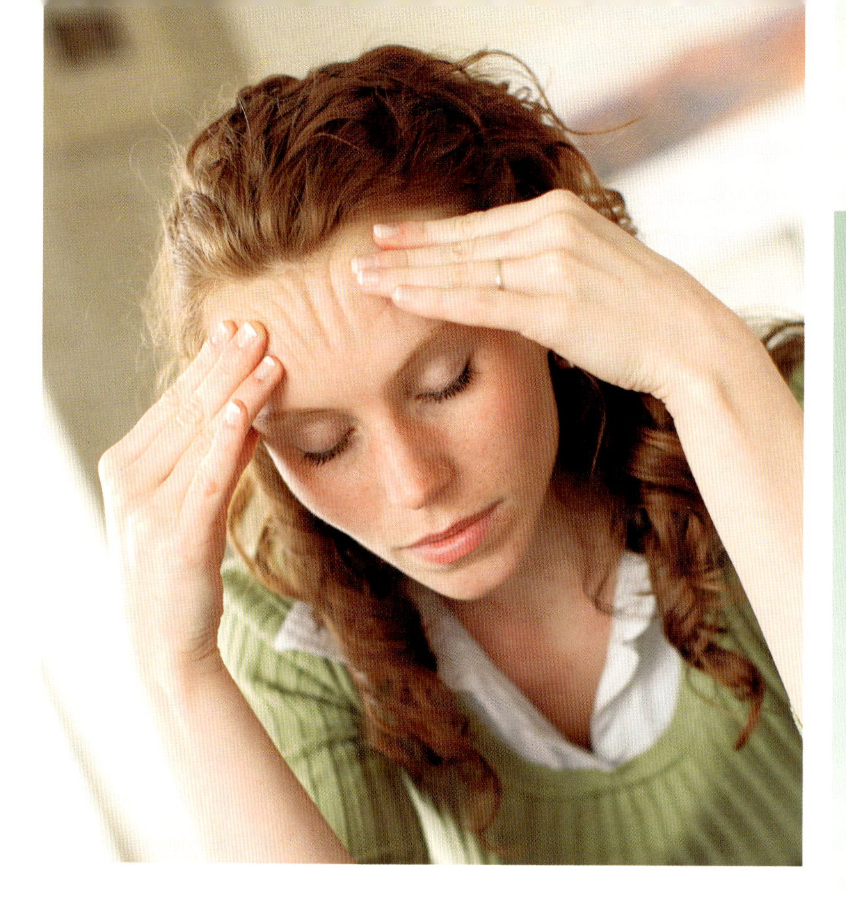

O stress pode ter um impacto debilitante em nossa qualidade de vida. A massagem é uma grande arma para reduzir seus efeitos.

Felizmente, quando começamos a combater de verdade o stress, o dano pode ser revertido. A massagem é uma arma fantástica, que consegue o benefício de acelerar a eliminação de detritos metabólicos como os hormônios produzidos pelo stress. Ela relaxa a mente, induzindo uma sensação de confiança e bem-estar. Depois que experimentamos o relaxamento em profundidade, a busca de um estilo de vida positivo e equilibrado se torna um modo de vida.

DICAS PARA COMBATER O STRESS

Eis algumas dicas para combater o stress a curto prazo. A abordagem a longo prazo, porém, exigirá um pouco mais de esforço para promover uma mudança definitiva.

- Mude aquilo que puder. Não permita que as situações se tornem crônicas. Há fatores externos que você pode modificar – e deve fazê-lo o mais depressa possível.
- Caso haja fatores externos que não pode modificar, modifique ao menos sua reação a eles.
- Respire fundo antes de enfrentar uma situação. Verá que assim dará uma resposta mais à altura.
- Faça tudo com moderação para reduzir a montanha-russa dos altos e baixos extremos.
- Faça bastante exercício ao ar livre. Um corpo saudável enfrenta melhor o stress.
- Diminua o sal e o açúcar da dieta.
- Reduza o consumo de cafeína, álcool, cigarros e drogas. Eles fazem você se sentir pior a longo prazo.
- Procure substitutos saudáveis para isso, que lhe deem energia, como alimentos frescos, boa música ou um banho relaxante com óleos essenciais.
- Priorize. Enfrente uma situação tensa por vez.
- Conviva com pessoas positivas, otimistas.
- Aprenda com seus erros.
- Reserve um tempo para suas necessidades pessoais, sem se sentir culpado por isso.
- Ajude os outros. Isso colocará seus próprios problemas na devida perspectiva.
- Peça ajuda quando necessário. Essa é uma atitude positiva a tomar.
- Adquira o hábito de dormir cedo. Cansado, você não conseguirá resolver problemas.
- Divirta-se mais – o riso nos mantém saudáveis e faz os problemas parecerem mais fáceis de resolver.
- Torne seus relacionamentos mais positivos. Veja o melhor nas pessoas.

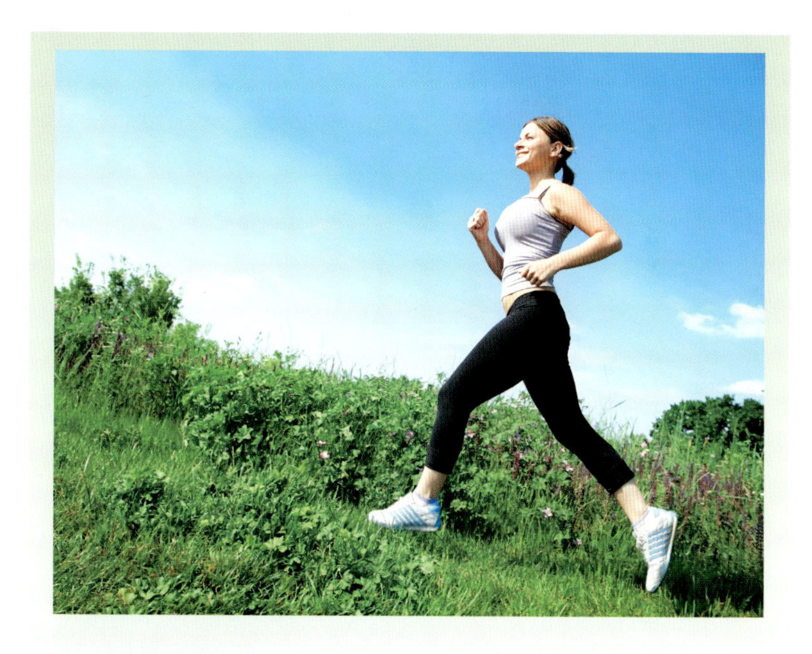

- Se não puder receber massagem regularmente, adote uma rotina diária de automassagem.
- Expresse suas emoções de maneira positiva. Guardá-las para você mesmo pode redundar em desastre.
- Ouça antes o coração que a cabeça.

O exercício regular ajuda a manter o corpo e a mente saudáveis, reduzindo os efeitos negativos do stress.

- Seja o melhor amigo de você mesmo. Cumprimente-se quando agir bem ou, se algo não funcionar, simplesmente por ter feito a tentativa. Um tapinha mental nas costas opera maravilhas.

Relaxamento

É relaxando que o corpo se recupera do desgaste, físico ou mental. Esses processos são governados pelo sistema nervoso parassimpático (p. 18) e ajudam a manter o equilíbrio interno. O relaxamento é um estado ativo e não passivo.

Pode incluir a recreação, mas com frequência relaxamos nosso corpo enquanto continuamos a estimular nossa mente. O verdadeiro relaxamento nos regenera por inteiro e nos fornece uma nova perspectiva de vida. Existem diferentes técnicas adequadas a diferentes pessoas, que de início podem exigir alguma prática.

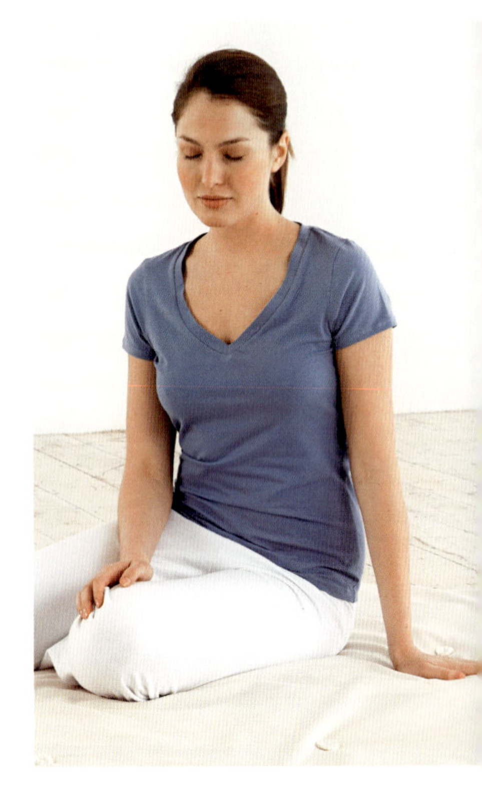

Relaxamento progressivo

Deite-se ou sente-se numa posição confortável. Observe quais áreas do seu corpo estão tensas ou desconfortáveis. A seguir, fisicamente, contraia e relaxe cada parte do corpo de cada vez, começando pelos pés e terminando na cabeça. Relaxe durante alguns minutos e respire calmamente. Para concluir, trabalhe em sentido descendente, movimentando cada parte até chegar aos pés.

O verdadeiro relaxamento exige prática e um pouco de esforço, mas experimente com diferentes técnicas até encontrar um método que lhe convenha.

Visualização

Algumas pessoas podem visualizar com facilidade, mas não todas. A visualização é um meio de canalizar a energia mental para algo positivo – ou seja, você cria uma situação ideal na mente. Inclua o máximo de informação sensorial possível, para que a experiência se torne real, e evoque a imagem ou os sentimentos que experimentou sempre que precisar. As visualizações podem ser orientadas por outra pessoa, para que você se descontraia e inclua tudo na experiência.

Como praticar a visualização

Escolha um local tranquilo, onde esteja bem à vontade. A música poderá ajudá-lo a relaxar. Esqueça os problemas diários e respire calmamente. Imagine-se num local agradável, como um campo. Procure experimentar todos os panoramas, sons, aromas e cores. Caminhe então para o alto da colina próxima, sente-se, olhe em volta e guarde essa sensação.

Sono

Um bom sono é vital para que o corpo se recupere após o desgaste do dia. Com frequência nosso sono é fragmentário ou temos dificuldade em nos "desligar" mentalmente. Cada pessoa necessita de uma quantidade de sono e a preocupação com a insônia só aumenta a ansiedade. Estabelecer uma rotina de sono, como também contrair o hábito do cochilo ocasional, pode ajudar.

DICAS PARA DORMIR

- **Evite cafeína ou comidas pesadas antes de ir para a cama.**
- **Tome um banho morno algumas horas antes de deitar-se. Óleos relaxantes também ajudam.**
- **Esqueça os problemas do dia, pois de momento não poderá fazer nada para solucioná-los. Só no dia seguinte.**
- **Torne seu quarto um lugar relaxante, com música suave e pouca luz.**
- **Pingue uma gota de óleo essencial sob o travesseiro.**
- **Pense em alguém ou alguma coisa boa. Relaxe.**

Meditação, óleos e ervas

A meditação acalma a mente e as emoções. As técnicas se ligam muitas vezes a tradições espirituais, mas podem ser praticadas por si mesmas. É boa ideia ser orientado por um profissional experiente. As técnicas variam do esvaziamento da mente à atenção concentrada na respiração, num objeto ou som.

Como meditar

Encontre uma posição confortável, em que possa estar tranquilo. Respire calmamente e relaxe o corpo. Concentre a atenção na respiração, enquanto inspira e expira, sem no entanto tentar respirar desta ou daquela maneira. Elimine todos os pensamentos que lhe venham à mente e não se envolva emocionalmente. Faça isso durante dez minutos por dia. No fim, descobrirá que está mais calmo.

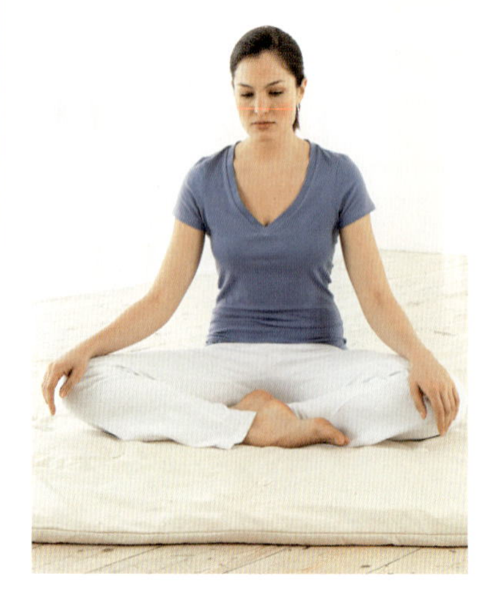

Óleos

Óleos essenciais também são usados para ajudar a relaxar. Podem ser aplicados sob a forma de loções para o corpo, óleos de banho ou aromatizantes de ambiente. Prefira os óleos naturais, nunca os preparados sintéticos. As moléculas dos óleos essenciais iniciam um processo pelo qual impulsos elétricos são encaminhados para o cérebro, afetando positivamente o humor. Escolha os óleos terapêuticos de que gosta (pp. 388-89). Pingue uma ou duas gotas num lenço para as emergências, mas *nunca* os aplique diretamente na pele. Experimente os óleos de bergamota, lavanda ou gerânio para melhorar o humor.

Muitas técnicas de meditação exigem a postura de meditação sentada. Com a prática, você obterá a paz de espírito.

Óleos essenciais e ervas ajudam a relaxar. Faça de sua escolha e preparo parte do processo terapêutico.

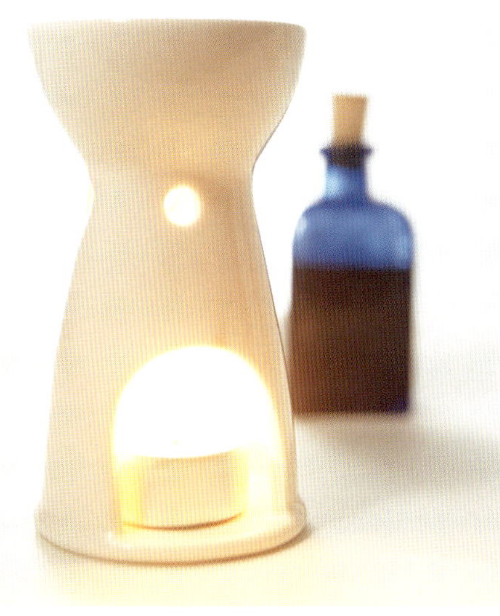

Como aromatizar um aposento

Coloque um pouco de óleo num difusor. Use algumas gotas do seu óleo essencial favorito ou misture um número igual de gotas de até três tipos. Não deixe o difusor ao alcance das crianças. Os óleos podem também ser misturados a um pouco de água num candeeiro, que deve ser colocado numa superfície plana, também longe do alcance das crianças. Areje o recinto depois, para evitar a saturação, e não o aromatize perto de crianças ou animais domésticos.

Ervas

O uso de ervas remonta às primeiras civilizações e, em muitas tradições, integram o sistema de tratamento médico. Para uso terapêutico, você deve recorrer a um herbanário qualificado, mas algumas ervas são seguras e podem ser usadas sem receio. Chás são preparados com ervas frescas ou secas para ajudar no relaxamento. Não contendo cafeína, os chás de ervas são excelentes para se tomar durante o dia, após as refeições ou para melhorar a digestão à noite, antes do sono.

Como preparar uma infusão de ervas

Esquente água numa panela. Para preparar uma infusão que ajude no relaxamento, acrescente uma colher de chá de ervas secas como camomila, erva-cidreira ou flores de limão (se usar ervas frescas, dobre a quantidade). Despeje a água fervente e deixe em infusão por cerca de dez minutos. Poderá juntar um pouco de mel a gosto. Para estimular a digestão, prepare um chá de hortelã após as refeições. Para melhorar a concentração e a acuidade mental, beba uma xícara de chá de alecrim.

Atitude positiva

O stress é uma resposta individual a uma situação que você pode ou não enfrentar com êxito. Se pode, procure resolver o problema, pois assim se sentirá melhor imediatamente. Se não pode, tente modificar de algum modo sua resposta, pois assim aliviará a pressão.

Se você fica muito emotivo ou nervoso, respire fundo e conte até dez antes de reagir: talvez lhe ocorra uma solução diferente. Retire-se fisicamente da situação até que tudo se acalme e vá fazer outra coisa. Se normalmente esconde suas emoções, procure liberá-las de maneira positiva e faça algo de construtivo. Se gosta de estar no controle, descontraia-se um pouco.

A pessoa dominada pelo stress torna-se ansiosa com facilidade no desafio seguinte; por isso, é melhor que tente ser positiva e apenas gozar o momento presente. Encare os problemas como oportunidades para fazer valer seu talento ou desenvolver qualidades ocultas. Concentrar-se no aqui e agora é uma ótima maneira de modificar suas reações habituais.

Oportunidade de aprender

Quando você se deparar com um problema ou dificuldade num relacionamento, dê um passo atrás e pergunte-se o que poderá aprender com a situação. Tente ser o mais objetivo possível. Em seguida, busque uma solução alternativa baseada naquilo que observou. Você não precisará de mais ninguém para, com sua resposta, modificar a situação.

Ver o lado bom

Se você acha difícil lidar com alguém ou alguma coisa, procure descobrir as boas qualidades desse alguém ou dessa coisa para promover uma mudança. Olhe tudo por lentes cor-de-rosa e ficará surpreso com o que irá descobrir. Tente detectar os pontos positivos. Em seguida, pratique o mesmo exercício em si mesmo. Quase sempre, é com nós mesmos que somos muito mais duros e intransigentes.

Linguagem positiva

Tente ser positivo usando apenas palavras positivas durante um dia inteiro. Você ficará surpreso ao descobrir até que ponto uma linguagem negativa po-

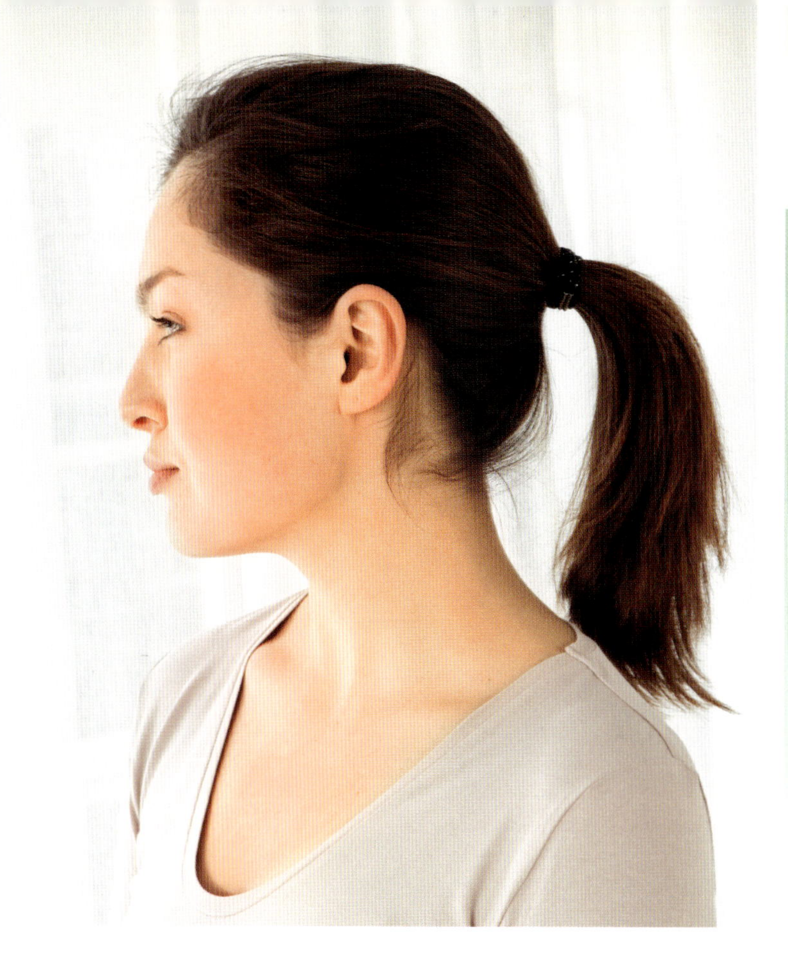

de afetar seus pensamentos e reações, impedindo-o de tentar coisas novas. As conotações negativas "grudam". Aborde tudo e todos de maneira nova, com mente aberta.

O stress pode ser aliviado pelo modo como reagimos às situações. Esqueça os esquemas convencionais e ficará surpreso com os resultados.

Dieta

O corpo é, de fato, uma máquina impressionante. Repara células e tecidos diariamente. As células precisam de nutrição adequada e de um ambiente saudável para viver – e essa parte cabe a nós. Quando estamos muito ocupados, o equilíbrio de nossa dieta fica comprometido e nosso corpo enfraquece.

Uma alimentação imprópria aumenta o nível de stress e afeta nossa capacidade de agir e pensar com clareza. Manifesta-se também em problemas da pele, falta de brilho nos cabelos e unhas, dores persistentes e suscetibilidade às infecções.

Para manter-se saudável, procure pesquisar o que vem a ser realmente uma boa nutrição e mantenha-se atento aos ingredientes de sua comida. Procure diminuir estimulantes como cafeína e álcool, que esgotam a energia. Reduza o consumo de alimentos muito salgados, pois o sal retém água nos tecidos. E diminua também o açúcar, que é um campo de cultivo para vírus e células doentes. Os alimentos processados não têm valor nutritivo, de modo que é melhor reservar algum tempo para você mesmo criar seus pratos saudáveis. O tempo é importante também para você apreciar a comida e ter uma boa digestão. Comer à noite pode provocar insônia; procure comer mais cedo ou fazer refeições leves.

Em geral, sabemos muito bem o que *devemos* comer, portanto não deve ser difícil mudar. Experimente as seguintes sugestões.

Limpeza

Para uma boa limpeza interna, beba logo de manhã um copo de água pura fervida, com uma fatia de limão. Acrescente um pouco de mel, se necessário. Verá como vai se sentir bem mais leve.

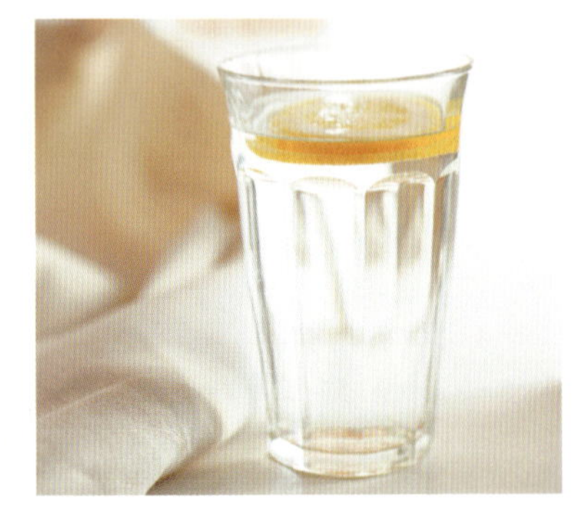

Pequenas mudanças podem trazer grandes resultados. Procure aumentar seu consumo de água e veja como se sente melhor.

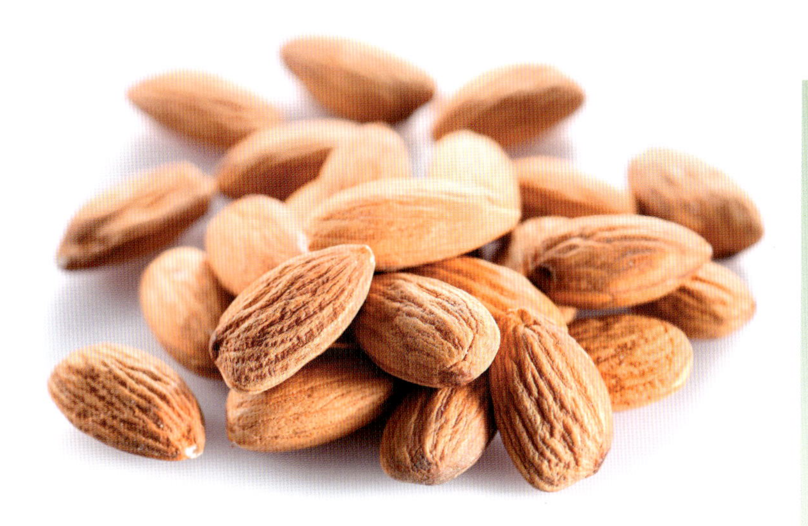

Tente substituir ao menos uma xícara de chá comum ou café, diariamente, por uma de chá verde ou de ervas.

Alimentos naturais

Alimentos muito salgados não são saudáveis. Procure então comer apenas aqueles que apresentem um bom equilíbrio natural de sódio e potássio. Um dos melhores é o aipo orgânico que, fatiado, pode servir como petisco. A amêndoa também é ótima, um alimento excelente para o cérebro (mas, se ingerida em excesso, pode ser tóxica); coma apenas algumas, regularmente.

Uma boa nutrição ajuda nosso corpo a funcionar adequadamente. Coma petiscos saudáveis durante o dia para manter os níveis de energia elevados.

Acidez

Excesso de acidez pode causar problemas para o corpo, provocando dores nas articulações. Procure balancear sua dieta com alimentos alcalinos, com vegetais frescos. Plantá-los você mesmo em pequena escala pode ser divertido: por exemplo, brotos de bambu em potes de vidro ou verduras em floreiras. Assim, eles ficarão viçosos e bem frescos.

Exercício

O exercício é bom para o corpo. Melhora a circulação, significando isso que as células recebem nutrientes e os músculos, oxigênio. Mantém o coração saudável e baixa a pressão sanguínea. Também acelera a drenagem dos tecidos, removendo os detritos metabólicos.

O sistema linfático, que ajuda a transportar os detritos, é estimulado pela atividade muscular. Graças ao movimento, as articulações permanecem flexíveis, os ferimentos se curam mais depressa e a combinação de ar fresco com exercício produz pensamentos claros e pele macia. Uma exposição moderada ao sol estimula a produção de vitamina D, importante para conservar uma boa visão.

Achar um tempo para o exercício é vital. O exercício pode ser criativo ou formal, social ou solitário, quando não simplesmente parte de outra atividade. Como em tudo, a moderação é o segredo: o exercício tem de ser agradável, nunca um aborrecimento. O exercício benéfico mobiliza o maior número de grupos musculares possível, sem acumular tensão indevida nas articulações. A natação é um ótimo exemplo. O exercício diário regular é algo a que com o tempo você se apegará, tornando-se ainda melhor à medida que forem surgindo os

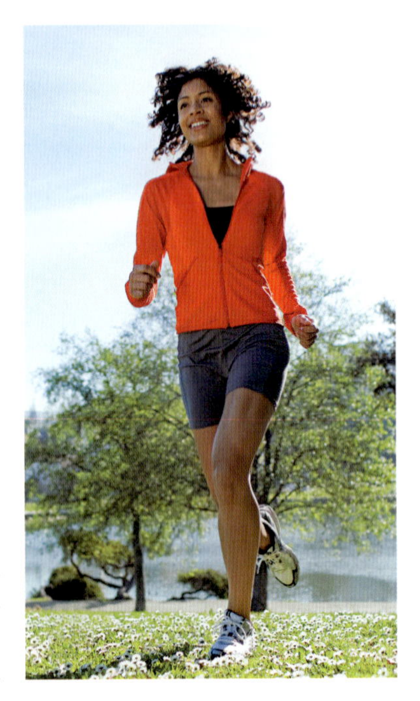

Ar fresco e exercício são uma excelente combinação. Quanto mais esforço, mais benefícios você colherá.

resultados. Se estiver fora de forma, faça primeiro uma avaliação física. Eis algumas sugestões.

Exercício para o corpo e a mente

Use o exercício para promover o equilíbrio mente-corpo, adotando uma disciplina que dê conta de todos os aspectos. O yoga e as artes marciais são o ideal, pois não apenas trazem saúde física como acalmam a mente e as emoções. Graças ao estudo persistente, eles aumentarão sua autoconfiança e independência.

Exercício informal

Exercício é tudo aquilo que mantém você em movimento. Procure caminhar depressa de volta do trabalho, para variar, balançando os braços para auxiliar os pulmões. Seja mais ativo ao exercitar seu bichinho de estimação. Intensifique as atividades de jardinagem. Dance bastante. Transforme o exercício em parte de outra atividade, pois assim esta será mais divertida.

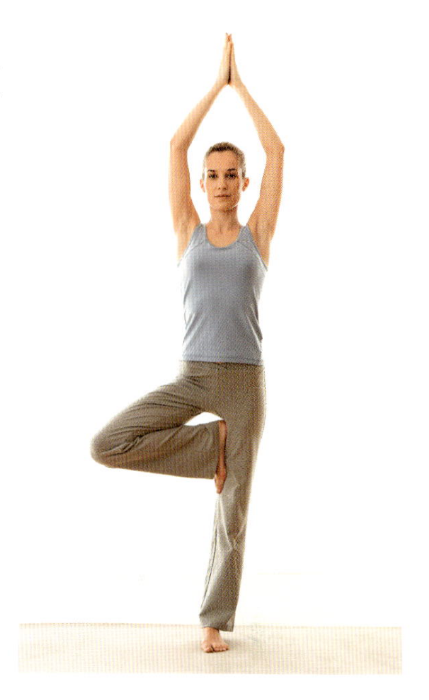

O yoga é perfeito para ganhar força e flexibilidade, com melhora consequente da postura. Também pode ajudar você a desenvolver uma visão mais positiva do mundo.

Exercício estacionário

Mesmo que você, por algum motivo, careça de mobilidade, o exercício é importante. Mova-se tanto quanto puder, sentado ou deitado. Gire as articulações ou movimente os membros para cima e para baixo. O bocejo leva mais oxigênio aos pulmões. Isso é ainda mais importante quando a pessoa está se recuperando de um ferimento. Quanto mais você fizer para ajudar seu corpo, mais benefícios colherá.

Os efeitos da massagem

Então, o que podemos esperar da massagem? O que acontece depois? Os efeitos físicos são: melhor circulação e drenagem, mais flexibilidade das articulações, estímulo do sistema nervoso central e dos órgãos por meio dos pontos de reflexo.

A pele quase sempre melhora em consequência da intensificação da circulação periférica. E o sistema imunológico se beneficia do aumento da drenagem. O sistema nervoso central em geral se acalma, reduzindo a tensão mental, controlando as emoções e gerando uma sensação positiva de bem-estar. A autoestima cresce e tem-se uma imagem mais positiva do corpo. O fluxo de energia é estimulado, resultando daí uma saúde melhor. As ideias e perspectivas ganham novas dimensões; e, graças à maior atenção aos sentidos, mente e corpo estabelecem um contato mais estreito.

Efeitos imediatos e de longo prazo

Os efeitos podem ser bastante pronunciados num primeiro momento. Os músculos costumam doer um pouco logo depois, devido ao estímulo, e algumas pessoas se sentem um tanto dispersas. Isso se deve, em geral, a mudanças na pressão sanguínea provocadas pela posição deitada, de modo que a melhor solução é esperar, virar o corpo e levantar-se lentamente. A pessoa pode se sentir muito cansada, também devido aos processos físicos que ocorrem; nesse caso, convém repousar tranquilamente por cerca de uma hora e beber bastante água.

Quando a massagem se torna um hábito regular, os benefícios cumulativos incluem melhor saúde geral, menos enrijecimento e mais flexibilidade, com maior aptidão para enfrentar o dia a dia. Parece também que a pessoa desenvolve uma visão mais positiva da vida.

Os benefícios de dar e receber

Uma experiência ou atividade compartilhada aproximam pessoas. A massagem é duplamente compensadora porque diz respeito a um tipo especial de comunicação emocional que envolve muito mais que palavras. É uma forma incondicional de dar e receber, ensejando ao parceiro uma maravilhosa oportunidade de simplesmente descansar e recuperar as forças.

Aplicar massagem acalma, alivia e estreita relacionamentos. À medida que suas técnicas forem se aperfeiçoando, sua confiança aumentará – e é maravilhoso desenvolver esses dons terapêuticos. Mantenha-se em seus limites e não esgote suas reservas atuais, mas descanse por algum tempo para reequilibrar-se. A massagem é uma prática positiva e fascinante, um meio ideal para empregar bem o tempo: uma jornada que pode levar a um destino inesperado.

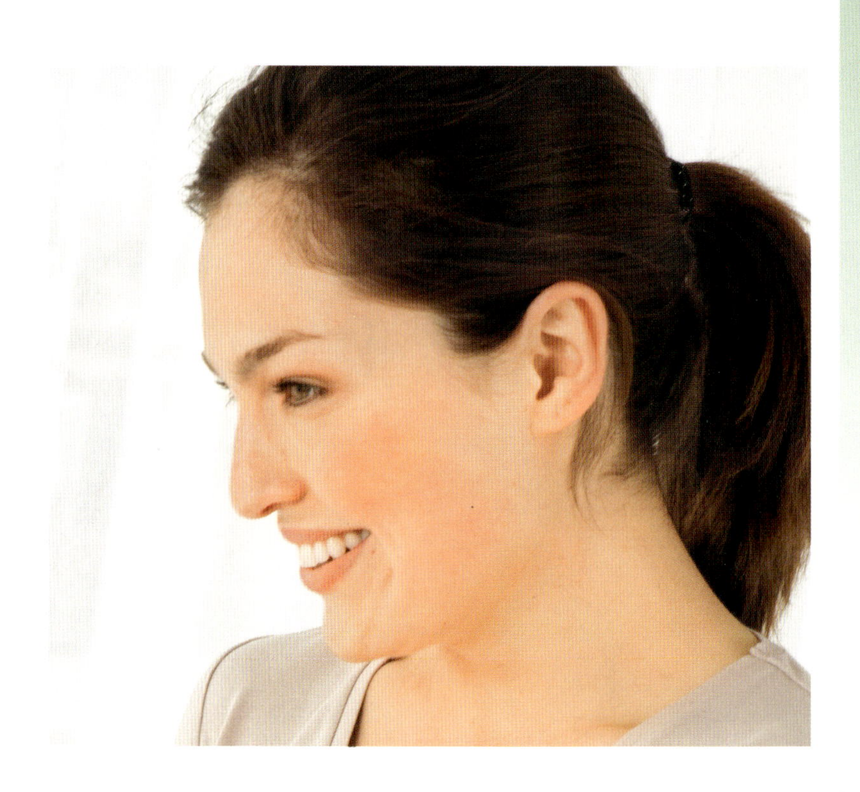

Lista de óleos essenciais

Os óleos essenciais são substâncias aromáticas voláteis extraídas de raízes, cascas, talos, folhas, frutos e flores de arbustos ou árvores. Seu perfume é terapêutico e produz efeitos diferentes no corpo, mente e emoções. Os óleos são concentrados e devem por isso ser sempre diluídos – *nunca* aplicados diretamente na pele.

Cuide para não deixar os óleos ao alcance de crianças e animais domésticos. Os óleos essenciais são usados em preparados para banho e cosméticos. Em casa, é costume usá-los para perfumar ambientes (pp. 378-79), podendo também ser acrescentados, bem diluídos, ao óleo de massagem.

Para a massagem, pingue até quatro gotas de óleo essencial em 10 ml (2 colheres de chá) de óleo vegetal (pp. 32-3). Compre óleos essenciais naturais de graduação terapêutica em fornecedores confiáveis. A procedência, devido às preocupações ambientais, deve ser eticamente irrepreensível.

ÓLEOS ESSENCIAIS RECOMENDADOS

NOME	QUALIDADE	COMO USAR
Limão (*Citrus limon*)	**Reconfortante**	**Bom para pele oleosa e fadiga (Nota: não usar na pele diretamente exposta ao sol)**
Toronja (*Citrus paradisi*)	**Reconfortante**	**Bom para pele congestionada e exaustão nervosa**
Bergamota (*Citrus bergamia*)	**Reconfortante**	**Bom para manchas e depressão (Nota: não usar na pele diretamente exposta ao sol)**
Neroli (*Citrus aurantium var. amara*)	**Óleo fino; Reconfortante Estimulante**	**Bom para rugas, ansiedade, crise nervosa (Nota: não usar na pele diretamente exposta ao sol; use com moderação)**

Eucalyptus (*Eucalyptus radiata*)	Estimulante	Como aromatizante de ambiente para problemas respiratórios
Árvore do chá (*Melaleuca alternifolia*)	Estimulante	Como aromatizante de ambiente para casos de infecção, resfriado e gripe
Lavanda (*Lavandula angustifolia*)	Calmante	Bom para alergias e tensão nervosa
Hortelã (*Mentha piperita*)	Estimulante	Bom para massagem nos pés e dores de cabeça (Nota: forte demais para óleo de massagem no corpo inteiro)
Camomila (*Anthemis nobilis*)	Calmante	Bom para pele sensível e insônia
Alecrim (*Rosmarinus officinalis*)	Estimulante	Bom para pele oleosa e fadiga mental (Nota: não usar em casos de gravidez, epilepsia e pressão alta)
Gerânio (*Pelargonium graveolens*)	Restaurador do equilíbrio	Bom para pele madura e stress (Nota: use com moderação)
Ylang-ylang (*Cananga odorata var. genuina*)	Relaxante	Bom para os cuidados da pele, tensão nervosa e frustração (Nota: use com moderação)
Jasmin (*Jasminum grandiflorum*)	Óleo fino; sedativo	Bom para pele seca e depressão (Nota: use com moderação)
Rosa (*Rosa damascena*)	Óleo fino; sedativo	Bom para pele seca, depressão e tristeza (Nota: use com moderação)
Cedarwood (*Cedrus atlantica*)	Sedativo	Bom para os cuidados da pele masculina e stress (Nota: não usar durante a gravidez)
Olíbano (*Boswellia carteri*)	Sedativo , purificante	Bom para pele madura, stress e tensão mental
Patchuli (*Pogostemon cablin*)	Estabilizante	Bom para os cuidados da pele masculina e exaustão nervosa

Perguntas mais frequentes e suas respostas

Com que frequência devo receber massagem?
Todos os dias, se você quiser. Desde que não haja problemas de saúde, é uma questão de escolha. A massagem regular funciona melhor, de modo que convém recebê-la pelo menos uma vez por mês.

Como saber se estou aplicando a pressão correta?
A informação do parceiro é essencial. A pressão é uma questão de preferência, portanto use a que julgar correta, começando devagar e ajustando-a aos poucos. A massagem deve ser firme o bastante para estimular os músculos, mas, se provocar dor, é que está forte demais.

Como saber se estou massageando da maneira certa?
Pergunte ao parceiro o que ele está sentindo. O aprendizado é uma experiência conjunta e nem sempre se acerta a princípio. Seu parceiro ajudará. Massageie na direção do coração e use movimentos de toque entre as técnicas para manter o ritmo.

Não estou gostando da massagem. Como não magoar meu parceiro ao dizer-lhe isso?
Você não o magoará se lhe passar informações construtivas. Seus comentários e sugestões poderão melhorar a técnica dele.

Como saber se é seguro aplicar uma massagem?
Avalie com o parceiro se não há contraindicações (p. 13). Se tiver alguma dúvida, pare e procure conselho médico antes de prosseguir.

A massagem é boa para pessoas idosas?
Ela pode ajudar muito os idosos, que em geral têm circulação fraca, articulações rígidas e pouco contato social. Não use muita pressão. Uma simples massagem nas mãos pode fazer uma pessoa sentir-se especial.

Não tenho tempo para uma massagem completa. Como então integrá-la à minha rotina diária?
Simplifique-a – escolha só algumas técnicas. Trabalhe a área que exige mais atenção. Mesmo cinco minutos podem fazer toda a diferença.

Não gosto de seguir uma rotina formal. Posso inventar meus próprios toques?
Os toques de massagem seguem certos princípios e a rotina proporciona uma estrutura para começar. Depois de adquirir alguma experiência, você poderá tentar outros toques. O parceiro lhe dirá como está se sentindo.

Não me sinto muito confiante, embora meu parceiro diga que está satisfeito com minha massagem. Que fazer a respeito?
A confiança vem com a prática. Mas que tal você mesmo receber uma massagem profissional, para inspirar-se?

Índice

T

V

Y

Agradecimentos

Meus mais efusivos agradecimentos a todos quantos contribuíram com entusiasmo para este projeto. Agradecimentos especiais a Jessica Cowie, editora-executiva da Octopus, Charlotte Macey, editora-sênior, Penny Stock, editora de arte executiva, e Mandy Greenfield, editora de texto, por seu trabalho duro e encorajamento. Obrigada novamente a Russell Sadur pelas magníficas fotografias, ao assistente fotográfico Henry Trumble e às modelos Carla Collins, Olivia Garson, Fleur Roose e Bailee Roup. Obrigada também a Sarah Rade, nossa modelo grávida, e a Sarah Bryan e ao bebê Georgie May Bradshaw pela parte da massagem em bebês.

Meus agradecimentos a todos quantos me ajudaram com o texto, uma vez mais a W. Llewellyn McKone, professor de medicina esportiva osteopática, pelos dados sobre anatomia, fisiologia e massagem; Morgane Pairain, por sua contribuição à sequência de massagem chinesa, e Yasuko Nomura, por sua ajuda com as técnicas e fotos de shiatsu.

Por fim, meus agradecimentos aos muitos professores que, ao longo dos anos, me inspiraram com suas ideias e ajudaram a dar forma a este livro, especialmente Sara Thomas, P. J. Cousin, Dolat Pirani e Chris Jarmey.

Você poderá contatar Susan Mumford em www.susanmumford.co.uk,
e-mail: susan@susanmumford.co.uk

Designer: Peter Gerrish
Fotográfo: Russell Sadur

Fotos especiais: Octopus Publishing Group Ltd /Russell Sadur

Outras fotos:
Alamy Chris Rout, 373; Image Source Black, 251; ImageRite, 165; Bridgman Art Library Museo di Storia della Fotografia Fratelli Alinari, Florença, 11; Getty Images Noah Clayton, 384; Octopus Publishing Group, 247, 385; Frazer Cunningham, 327; Russell Sadur, 306-09; Shutterstock Kristian Sekulic, 375; Valentyn Volkov, 383; Welcome Library, Londres, 159.